Minimally Invasive Gynecology
An Evidence Based Approach

微 创 妇 科 学
循 证 视 角

主　　编　[巴西] Geraldo Gastal Gomes-da-Silveira
　　　　　[巴西] Gustavo Py Gomes da Silveira
　　　　　[巴西] Suzana Arenhart Pessini

主　　译　徐明娟

副 主 译　蔡圣芸

译　　者（按姓氏笔画排序）

马　进　王　静　成　坤　刘胜楠
刘晨雾　严久琼　苏晓玲　李　励
李本栋　李雯慧　陆胜莲　陈　俊
胡　越　俞晓敏　闻笔伟　贺海威
夏蕾蕾　顾仲毅　逯非凡

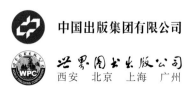

中国出版集团有限公司

世界图书出版公司
西安　北京　上海　广州

图书在版编目 (CIP) 数据

微创妇科学：循证视角 /（巴西）杰拉尔多·加斯特尔·戈梅斯·达西尔维拉，（巴西）古斯塔沃·皮·戈梅斯·达西尔维拉，（巴西）苏珊娜·艾伦哈特·佩西尼主编；徐明娟主译 . —西安：世界图书出版西安有限公司，2023.8

书名原文：Minimally Invasive Gynecology: An Evidence Based Approach
ISBN 978-7-5192-4780-5

Ⅰ.①微… Ⅱ.①杰… ②古… ③苏… ④徐… Ⅲ.①妇科学—显微外科学 Ⅳ.① R713.162

中国版本图书馆 CIP 数据核字（2022）第 196387 号

First published in English under the title
Minimally Invasive Gynecology: An Evidence Based Approach
edited by Geraldo Gastal Gomes Silveira, Gustavo Py Gomes Silveira and Suzana Arenhart Pessini, edition: 1
Copyright © Springer International Publishing AG, part of Springer Nature, 2018
This edition has been translated and published under licence from Springer Nature Switzerland AG.
Springer Nature Switzerland AG takes no responsibility and shall not be made liable for the accuracy of the translation.

书　　名	**微创妇科学 循证视角** WEICHUANG FUKEXUE XUNZHENG SHIJIAO
主　　编	[巴西]Geraldo Gastal Gomes-da-Silveira [巴西]Gustavo Py Gomes da Silveira [巴西]Suzana Arenhart Pessini
主　　译	徐明娟
策划编辑	马可为　何志斌
责任编辑	邵小婷　何志斌
装帧设计	绝色设计
出版发行	**世界图书出版西安有限公司**
地　　址	西安市雁塔区曲江新区汇新路 355 号
邮　　编	710061
电　　话	029-87214941　029-87233647（市场营销部） 029-87234767（总编室）
网　　址	http://www.wpcxa.com
邮　　箱	xast@wpcxa.com
经　　销	新华书店
印　　刷	西安雁展印务有限公司
开　　本	787mm×1092mm　1/16
印　　张	24.5
字　　数	470 千字
版次印次	2023 年 8 月第 1 版　2023 年 8 月第 1 次印刷
版权登记	25-2022-155
国际书号	ISBN 978-7-5192-4780-5
定　　价	298.00 元

医学投稿　xastyx@163.com ‖ 029-87279745　029-87285296
（如有印装错误，请寄回本公司更换）

Mauricio Simões Abrão, M.D., Ph.D. Department of Obstetrics and Gynecology, University of São Paulo Medical School, São Paulo, SP, Brazil

Arnold P. Advincula, M.D. Department of Obstetrics and Gynecology, Division of Gynecologic Specialty Surgery, Columbia University Medical Center/New York-Prebyterian Hospital, New York, NY, USA

Karolina Afors ICESP, University of São Paulo, São Paulo, Brazil

Carlos Eduardo Mattos da Cunha Andrade, M.D., M.Sc. Gynecologic Oncology Department, Hospital de Câncer de Barretos, Barretos, SP, Brazil

Maria Andrikopoulou, M.D. Winthrop University Hospital, Mineola, NY, USA

Alejandro Aragona, M.D. University of Buenos Aires, Buenos Aires, Argentina Oncologic Hospital of Buenos Aires " Marie Curie", Buenos Aires, Argentina

Bruno Roberto Braga de Azevedo, M.D. Instituto de Hematologia e Oncologia do Paraná and Hospital São Vicente, Curitiba, PR, Brazil

Kaven Baessler, M.D. Franziskus und St. Joseph Krankenhäuser, Beckenbodenzentrum, Berlin, Germany

Ashley Bartalot, M.D. Winthrop University Hospital, Mineola, NY, USA

Dina A. Bastawros, M.D. Urogynecology and Minimally Invasive Gynecologic Surgery, Advanced Surgical Specialties for Women, Carolinas Healthcare System, Charlotte, NC, USA

Department of Obstetrics and Gynecology, Mercy Medical Plaza, Charlotte, NC, USA

Nicolas Bourdel Department of Gynecologic Surgery, CHU Estaing, Clermont-Ferrand, France

Lucie Bresson, M.D. Department of gynecologic oncology, Centre Oscar Lambret, Lille, France

Michel Canis Department of Gynecologic Surgery, CHU Estaing, Clermont-Ferrand, France

Francisco Carmona, M.D., Ph.D. Department of Gynecology, Institut Clínic of Gynecology, Obstetrics and Neonatology, Hospital Clínic of Barcelona, Barcelona, Spain

Jesus Paula Carvalho, M.D., Ph.D. Department of Gynecology, Instituto do Câncer do Estado de São Paulo (ICESP), Faculdade de Medicina da Universidade de São Paulo, São Paulo, SP, Brazil

Gemma Casals, M.D., Ph.D. Department of Gynecology, Institut Clínic of Gynecology, Obstetrics and Neonatology, Hospital Clínic of Barcelona, Barcelona, Spain

Marcello Ceccaroni, M.D., Ph.D. Department of Gynecology and Obstetrics, Gynecologic Oncology and Minimally-Invasive Pelvic Surgery, International School of Surgical

Anatomy, "Sacred Heart" Hospital, Negrar (Verona), Italy

Cecilia Escayola, M.D. Hospital Pilar Quiron Salud, Barcelona, Spain

Geórgia Fontes Cintra Gynecologic Oncology Department, Hospital de Câncer de Barretos, Barretos, SP, Brazil

Roberto Clarizia, M.D., Ph.D. Department of Gynecology and Obstetrics, Gynecologic Oncology and Minimally-Invasive Pelvic Surgery, International School of Surgical Anatomy, "Sacred Heart" Hospital, Negrar (Verona), Italy

G. Willy Davila Section of Urogynecology and Reconstructive Pelvic Surgery, Cleveland Clinic Florida, Weston, FL, USA

Hemikaa Devakumar Section of Urogynecology and Reconstructive Pelvic Surgery, Cleveland Clinic Florida, Weston, FL, USA

Giovanni Favero, M.D. Department of Advanced Operative and Oncologic Gynecology, Asklepios Hospital, Hamburg, Germany

Department of Gynecology, Instituto do Câncer do Estado de São Paulo (ICESP), Faculdade de Medicina da Universidade de São Paulo, São Paulo, SP, Brazil

Gustavo Leme Fernandes, M.D., Ph.D. Gynecology Oncology Division, Department of Obstetrics and Gynecology, Central Hospital of Irmandade da Santa Casa de Misericórdia de São Paulo, São Paulo, SP, Brazil

Rodrigo Fernandes ICESP, University of São Paulo, São Paulo, Brazil

Iwona Gabriel, M.D. Department of Obstetrics and Gynecology, Medical University of Silesia, Bytom, Poland

Antonio Gil-Moreno, M.D., Ph.D. Unit of Gynecologic Oncology, Department of Obstetrics and Gynecology, Hospital Materno-Infantil Vall d'Hebron, Barcelona, Spain

Geraldo Gastal Gomes-da-Silveira CliniOnco, Porto Alegre, Rio Grande do Sul, Brazil

Natalia R. Gomez-Hidalgo Department of Surgery, Memorial Sloan Kettering Cancer Center, New York, NY, USA

Meritxell Gràcia, M.D. Gynecology Department, Institut Clínic de Ginecologia, Obstetrícia i Neonatologia, Hospital Clínic de Barcelona, Barcelona, Spain

Giampietro Gubbini, M.D. Clinica Madre Fortunata Toniolo, Bologna, Italy

Stephanie Henderson The Women's Center, Banner University Medical Center Phoenix, University of Arizona College of Medicine-Phoenix, Phoenix, AZ, USA

Delphine Hudry Department of Gynecologic Oncology, Centre Oscar Lambret, Lille, France

Rosanne Kho, M.D. Department of Obstetrics and Gynecology, Women's Health Institute, Cleveland Clinic, Cleveland, OH, USA

Christhardt Köhler, M.D., Ph.D. Department of Advanced Operative and Oncologic Gynecology, Asklepios Hospital, Hamburg, Germany

William Kondo Department of Gynecology, Sugisawa Medical Center, Curitiba, PR, Brazil
Department of Gynecology, Vita Batel Hospital, Curitiba, PR, Brazil

Eric Leblanc, M.D. Department of Gynaecologic Oncology, Oscar Lambret Center, Lille, France

Nucelio L.B.M. Lemos, M.D., Ph.D. Department of Obstetrics and Gynecology, University of Toronto, Women's College Hospital, Toronto, ON, Canada

José Clemente Linhares, M.D., M.Sc. Breast and Gynecologic Oncology Department, Instituto de Oncologia do Paraná, Erasto Gaertner Hospital, Curitiba, PR, Brazil

Obianuju Sandra Madueke-Laveaux, M.D. Department of Obstetrics and Gynecology, Division of Gynecologic Specialty Surgery, Columbia University Medical Center/New York-Prebyterian Hospital, New York, NY, USA

Javier F. Magrina, M.D. Department of Obstetrics and Gynecology, Mayo Clinic Arizona, Phoenix, AZ, USA

María-Angeles Martínez-Zamora, M.D., Ph.D. Department of Gynecology, Institut Clínic of Gynecology, Obstetrics and Neonatology, Hospital Clínic of Barcelona, Barcelona, Spain

Charles E. Miller, M.D. The Advanced Gynecologic Surgery Institute, Naperville, IL, USA
Department of Obstetrics and Gynecology, Lutheran General Hospital, Naperville, IL, USA

Renato Moretti-Marques, M.D., Ph.D. Oncology Department, Hospital Israelita Albert Einstein, São Paulo, SP, Brazil

Jamal Mourad The Women's Center, Banner University Medical Center Phoenix, University of Arizona College of Medicine-Phoenix, Phoenix, AZ, USA

Jordina Munrós, M.D. Gynecology Department, Institut Clínic de Ginecologia, Obstetrícia i Neonatologia, Hospital Clínic de Barcelona, Barcelona, Spain

Fabrice Narducci, M.D. Department of gynecologic oncology, Centre Oscar Lambret, Lille, France

Farr Nezhat, M.D., FACOG, FACS Weill Cornell Medical College, Cornell University, Ithaca, NY, USA
Department of Obstetrics, Gynecology and Reproductive, Medicine School of Medicine, Stony Brook University, Stony Brook, NY, USA
Minimally Invasive Gynecologic Surgery and Robotics, Winthrop University Hospital, Mineola, NY, USA

Sara Peralta, M.D. Department of Gynecology, Institut Clínic of Gynecology, Obstetrics and Neonatology, Hospital Clínic of Barcelona, Barcelona, Spain

Suzana Arenhart Pessini, M.D., Ph.D. Universidade Federal do Rio Grande do Sul (UFRGS) and Universidade Federal de Ciências da Saúde de Porto Alegre (UFCSPA), Porto Alegre, RS, Brazil

Tatiana Pfiffer, M.D. Abteilung für Gynäkologie, Helios Mariahilf Klinik, Hamburg, Germany

Daniele Mautone, M.D. Department of Gynecology and Obstetrics, Gynecologic Oncology and Minimally-Invasive Pelvic Surgery, International School of Surgical Anatomy, "Sacred Heart" Hospital, Negrar (Verona), Italy

Denis Querleu, M.D. Department of Surgery, Institut Bergonié, Bordeaux, France

Pedro T. Ramirez Department of Gynecology Oncology and Reproductive Medicine, The University of Texas MD Anderson Cancer Center, Houston, TX, USA

Harry Reich, M.D., F.A.C.O.G., F.R.C.O.G. Advanced Laparoscopic Surgery, Columbia Presbyterian Medical Center, New York, NY, USA

Ricardo dos Reis Gynecologic Oncology Department, Hospital de Câncer de Barretos, Barretos, SP, Brazil

Reitan Ribeiro, M.D. Gynecologic Oncology Department, Hospital Erasto Gaertner, Instituto de Oncologia do Paraná, and Hospital Marcelino Champagnat, Curitiba, PR, Brazil

Surgical Oncology Department, Erasto Gaertner Hospital, Curitiba, PR, Brazil

Mariona Rius, M.D. Gynecology Department, Institut Clínic de Ginecologia, Obstetrícia i Neonatologia, Hospital Clínic de Barcelona, Barcelona, Spain

Mateus Moreira Santos Rosin Department of Obstetrics and Gynecology, University of São Paulo Medical School, São Paulo, SP, Brazil

Giovanni Roviglione, M.D. Department of Gynecology and Obstetrics, Gynecologic Oncology and Minimally-Invasive Pelvic Surgery, International School of Surgical Anatomy, "Sacred Heart" Hospital, Negrar (Verona), Italy

Kirsten J. Sasaki, M.D. The Advanced Gynecologic Surgery Institute, Naperville, IL, USA
Department of Obstetrics and Gynecology, Lutheran General Hospital, Naperville, IL, USA

Alexandre Silva e Silva, M.D. Department of Gynecology, Instituto do Câncer do Estado de São Paulo (ICESP), Faculdade de Medicina da Universidade de São Paulo, São Paulo, SP, Brazil

Gustavo Py Gomes da Silveira, M.D., Ph.D. Federal do Rio Grande do Sul (UFRGS) and Universidade Federal de Ciências da Saúde de Porto Alegre (UFCSPA), Porto Alegre, RS, Brazil

Alejandro Soderini, M.D., Ph.D. University of Buenos Aires, Buenos Aires, Argentina
Oncologic Hospital of Buenos Aires " Marie Curie", Buenos Aires, Argentina

Kevin J.E. Stepp, M.D. Urogynecology and Minimally Invasive Gynecologic Surgery, Advanced Surgical Specialties for Women, Carolinas Healthcare System, Charlotte, NC, USA
Department of Obstetrics and Gynecology, University of North Carolina-Chapel Hill, Charlotte, NC, USA
Mercy Medical Plaza, Charlotte, NC, USA
Department of Obstetrics and Gynecology, Mercy Medical Plaza, Charlotte, NC, USA

Carlo Tantini, M.D. Centro de Pesquisa e Assistência em Reprodução Humana (CEPARH), Salvador, BA, Brazil
CENAFERT/INSEMINA, Centro de Medicina Reprodutiva, Salvador, BA, Brazil

Audrey Tsunoda, M.D. Department of gynecologic oncology, Hospital Israelita Albert Einstein Curitiba, São Paulo, Brazil

Audrey T. Tsunoda, M.D., Ph.D. Gynecologic Oncology Department, Hospital Erasto Gaertner, Instituto de Oncologia do Paraná, Universidade Positivo and Hospital Marcelino Champagnat, Curitiba, PR, Brazil

Gersia Araújo Viana, M.D. CENAFERT/INSEMINA, Centro de Medicina Reprodutiva, Salvador, BA, Brazil

Marcelo de Andrade Vieira Gynecologic Oncology Department, Hospital de Câncer de Barretos, Barretos, SP, Brazil

Arnaud Wattiez, M.D., Ph.D University of Strasbourg-France, Head of Gynecology department Latifa Hospital, Dubai, UAE
University of Strasbourg, Strasbourg, France

Monica Tessmann Zomer Department of Gynecology, Sugisawa Medical Center, Curitiba, PR, Brazil
Department of Gynecology, Vita Batel Hospital, Curitiba, PR, Brazil

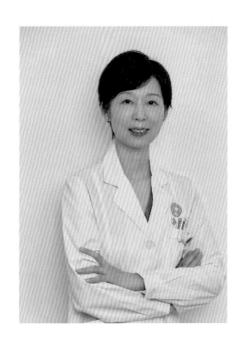

徐明娟

主任医师，教授，博士生导师

　　现任上海长海医院妇产科主任。兼任中国医师学会内镜医师分会内镜诊疗质量管理与控制专业委员会常务委员，上海市抗癌协会妇科肿瘤专业副主任委员，上海市医学会妇产科分会委员，上海市医学会妇科肿瘤分会委员。美国华盛顿大学巴恩斯－犹太医院（Barnes-Jewish Hospital）妇科肿瘤中心访问学者，李瑞麟医学教育奖学金获得者，上海青年医师优秀导师。从事医教研工作 30 余年，主攻妇科恶性肿瘤综合诊治及妇科疾病微创治疗方向。

　　主持或参与国家级和上海市多项基金资助项目，先后荣获国家科技进步二等奖、上海市科技进步一等奖，主编或参编书籍 10 余部，已培养研究生 20 余名，以第一作者或通讯作者在国内外 SCI 或核心期刊发表论文多篇。

腹腔镜子宫切除术是妇科腹腔镜手术成熟的标志，也是妇科腹腔镜肿瘤手术的基础。美国 Harry Reich 教授在 1988 年 1 月完成世界上首例腹腔镜子宫切除术；德国 Semm 教授于 1991 年完成世界首例腹腔镜筋膜内子宫切除术；中国上海长海医院妇产科刘彦教授和惠宁教授在 1993 年 2 月完成中国第一例腹腔镜子宫切除术，并且出版了中国第一部《实用妇科腹腔镜手术学》。这些知名学者为腹腔镜微创技术倾注的毕生心血为微创手术的发展奠定了良好的基础，同时也激励着年轻医生不忘初心、砥砺前行。

Minimally Invasive Gynecology: An Evidence Based Approach 一书是由巴西南大河联邦大学和阿雷格里联邦医科大学的多位肿瘤学专家主笔，并且邀请来自欧洲、南美洲和北美洲等地区妇科领域的知名学者共同编写而成。全书包括32章，涵盖了妇科解剖结构和手术路径、子宫内膜异位症、一般妇科手术、泌尿妇科学手术、妇科肿瘤学手术以及手术并发症共六部分内容。本书结构层次清晰，语言通俗易懂，内容丰富新颖，翔实的文字内容与高清彩色插图的完美结合再现了术中解剖操作的关键步骤，为广大妇科医师开展妇科微创手术提供了有益的理论依据。

应世界图书出版西安有限公司的邀请，由我和蔡圣芸教授带领我院妇产科团队共同翻译本书，我们深感荣幸。上海长海医院妇产科于 1949 年建科，在中国妇产科学泰斗李瑞麟教授，长海医院原副院长赵亚南教授，学科带头人戎霖、沙金燕、崔英、惠宁、徐明娟等教授的带领下，目前为全军计划生育优生优育技术研究所、全国首批爱婴医院、全国首批妇产科硕士学位和博士学位授予点、全国住院医师规范化培训基地、上海市专科医师培训基地，科室亚专业齐全。在刘彦和惠宁两位教授的带领下，我科在国内率先开展了腹腔镜和机器人等微创技术，积累了丰富的临床经验。

鉴于在妇科微创手术方面的诸多体会和一些见解，我们欣然接受了本书的翻译工作，并且在力求严格忠于原著的原则上，尽可能地展现英文原著作者的本意。

经过两年多的翻译、整合、修改，我们终于可以将《微创妇科学：循证视角》一书奉献给广大的读者。本书译者均为临床一线工作中具有丰富临床经验的中青年专家和学者，他们竭尽全力，精益求精。希望每一位从事妇科工作的读者都能从本书中获益，为进一步提高我国妇科微创手术水平贡献一份力量。然而，由于水平有限，本译著中难免存在不足之处，谨望各位专家和学者批评、指正！

徐明娟

上海长海医院妇产科主任

主任医师，教授，博士生导师

本书致力于将全球顶尖专家在微创妇科领域中最重要的观点和主张编撰成书。

组建一支微创妇科领域的"梦之队"是一项非常细致的工作。我们所邀请的每位作者都是基于其在本章节特定主题方面所积累的个人经验和拥有的国际地位，与作者所在的国家、大洲或医学团体无关。我们相信，基于贡献者的权威能够构建一部坚实、可靠的科学原稿，通过这种方法可以在编写过程中不掺杂任何其他的利益或目的。

结果令人十分满意：本书图文并茂，可读性强，内容翔实。非常感谢来自欧洲、南美洲以及美国等地区的同事，他们为本书的编写工作付出了大量时间和精力，使我们能够向世界各地的妇科医生呈现这本微创妇科领域中独一无二的著作。

通过此书，希望可以展现更深入的科学内容，从而对从事妇科微创领域的各位同行或经验丰富的妇科医生有所裨益。

Geraldo Gastal Gomes-da-Silveira
Gustavo Py Gomes da Silveira
Suzana Arenhart Pessini

郑重声明

　　本书提供了相关主题准确且权威的信息。医学是不断更新并拓展的领域，因此相关实践操作、治疗方法及药物都有可能发生改变，建议读者审查相关主题的最新信息，包括产品的制造商、建议剂量、配方、方法和疗程、不良反应及相关措施。作者、编辑、出版者或经销商不对书中的错误或疏漏以及应用其中信息所产生的任何后果负责，关于出版物的内容不作任何明确或暗示的保证。作者、编辑、出版者和经销商不承担由本出版物所造成的任何人身或财产损害责任。

目录

第 4 部分　泌尿妇科学手术

第 5 部分　妇科肿瘤学手术

第 6 部分　手术并发症

第1章 微创妇科学：一次治疗方式的革命性进步

Geraldo Gastal Gomes-da-Silveira

微创手术具有与经腹手术相同的治疗效果，但是并发症更少，恢复时间更短，感染率更低，出血量更少，美容效果更好，可以使患者更早重返工作岗位和社会生活，是一种成本更低的治疗方式。欢迎来到微创妇科学！

妇科学与微创手术：起源

在妇科手术的发展历史之中，经阴道途径一直作为多数子宫脱垂和尿失禁患者进行子宫切除术的微创手术方法。妇科医生其实很熟悉微创概念，因为经阴道途径代表了进行这些手术的自然微创路径。

1988年，Harry Reich完成了史上第一例腹腔镜子宫切除术。这一具有历史意义的手术打破了以往关于妇科学的常规手术模式，普及了崭新的妇科手术的思维方式。在过去的25年中，腹腔镜的发展促进了微创外科领域的许多进步。

在腹腔镜手术的发展过程中，由于缺乏可靠的动力设备和视频技术，其在最初几年的发展较困难。最初出现的问题主要与手术时间、出血量、泌尿道和肠道损伤以及较高的中转开腹率等因素有关。其中一个关键因素是缺乏腹腔镜手术标准，这也是该领域中首当其冲的挑战。只有少数技术熟练和富有创新精神的外科医生能够完成这些复杂的手术，并取得良好的效果。世界各地的腹腔镜外科医生也看到了新兴技术的发展前景。例如，腹腔镜子宫切除技术是在引入专门为此手术设计的举宫器后才得到标准化。除了外科技术之外，根据新的科学证据继续研究和改进手术器械也很重要。随着设备的进步，越来越多的手术可以采用微创的方法进行。

微创的概念

微创概念描述了一种在实施任何类型外科手术时创伤更少的技术。这并不意味着一个小手术，而是在手术入路、解剖和样本提取等方面可以减少并发症和发病率。

G. G. Gomes-da-Silveira
CliniOnco, Porto Alegre, Rio Grande do Sul, Brazil
e-mail: gggomesdasilveira@terra.com.br

© Springer International Publishing AG, part of Springer Nature 2018
G. G. Gomes-da-Silveira et al. (eds.), *Minimally Invasive Gynecology*,
https://doi.org/10.1007/978-3-319-72592-5_1

微创手术这个术语可能会与保守的妇科手术或保留生育能力的手术发生混淆。例如，通过经腹手术行单侧输卵管卵巢切除术治疗Ⅰ期卵巢癌，或通过经腹手术行保留生育能力的根治性宫颈切除术，这两者均不是微创手术。

微创手术的优点是出血量少，术后疼痛程度和感染率低，住院时间短。患者不仅恢复快，而且可以早日回归熟悉的社会和职业生活。

腹腔镜技术的发展：从技能到文化的改变

腹腔镜手术的进步遵循事物通用发展曲线，这不同于个人学习曲线。第一阶段，因为外科医生还处于学习过程，所以多数手术的腹腔镜技术尚未得到标准化。学习曲线的第二阶段，要求具有更高质量的视频设备、改进的电源和符合人体工程学的器械。第三阶段则涉及更个性化的学习过程，即拥有复杂腹腔镜手术经验的外科医生开始指导无经验的外科医生。在学习曲线的最后阶段，许多手术开始遵循微创方法，因为更多的科学证据支持在多种不同领域中使用微创手术，尤其是癌症、美容修复和感染性疾病领域。

如今，腹腔镜技术和设备（视频和手术设备）的改进使许多手术变得更加安全，出血量更少，并且采用了神经保留技术。外科医生通过使用现代视频设备所看到的视野可能比在经腹手术中看到的视野更清晰。目前，凭借先进的外科技术和良好的设备，通过腹腔镜进行

难以置信的骨盆神经和血管解剖操作已经成为可能。

尽管微创手术与经腹手术相比具有许多优势，但是推广这些技术并鼓励世界上大多数外科医生系统地学习仍然是一项挑战，其原因包括学习曲线长，以及仪器和手术设备的缺乏。许多外科医生在顺利完成微创妇科培训并回到他们的医院或机构后，并未进一步开展微创手术。

为什么微创理念难以普及？在许多机构中，从领导层到手术团队，传统手术的理念仍然根深蒂固，只有当机构文化打破旧俗时才能发生改变，而且这种改变取决于信息、教育、科学进步、系统思维、培训方式、团队的齐心协力以及上级支持。应将微创理念推广到机构的各个层次，作为一个整体，目标应一致。

科学学会的参与

在微创妇科的发展过程中，科学学会［例如，在美国向世界范围内推进微创妇科发展的美国妇科腹腔镜医师协会（AAGL）以及在欧洲的欧洲妇科内镜协会（ESGE）］的工作对这一概念的科学和技术演变至关重要。与大多数科学创新相反，微创妇科（特别是腹腔镜手术）并非源于公立大学和传统医学院校，它起源于一个由私人机构和社会机构发展起来的平行研究领域。

在此期间，经阴道手术在社会机构中再次充分发展。随着新的肿瘤粉碎术和癌症手术技术的发展，以及压力性尿

失禁手术中尿道吊带的应用，经阴道手术变得更加普及和标准化。在腹腔镜手术和经阴道手术的良性竞争中，两种技术都有所改进，而且变得更加有效、安全，这对外科医生和患者来说是有利的。

从医院角度出发

微创治疗的另一个重要益处是降低了患者对医院病床的需求。目前，多数医院的住院床位占用率达到100%，这导致了新的手术患者入院困难。微创妇科手术可缩短住院时间，从而增加床位周转率。除此之外，微创技术使得许多手术（如子宫切除术）可以在门诊中进行。

结　论

通过充分利用微创技术，可以改变机构文化，并且所有员工为一个目标共同努力，这些可使每个人群受益，包括外科医生、医院、医疗保健系统，最重要的是患者。患者将接受最高水平的治疗，这可使围手术期并发症的发生率降至最低，患者恢复更快。随着微创概念的普及，妇科学也取得了一定的进展。

毫无疑问，微创概念是一次治疗方式的革命性进步！

（逯非凡　译）

第2章 腹腔镜子宫切除术：腹腔镜手术发展的重要转折点

Harry Reich

腹腔镜子宫切除术：历史视角

腹腔镜子宫切除术，又称为腹腔镜子宫血管结扎术，是经腹子宫切除术的替代方法，更注重输尿管识别和阴道残端悬吊。腹腔镜子宫切除术很少用于治疗未合并其他相关病因的正常大小子宫的异常子宫出血，这些病例中多数可以通过阴道进行手术，而不需要使用腹腔镜[1]。

背　景

腹腔镜子宫切除术的出现并非偶然。在腹腔镜出现之前需要具备一些必要的手术技能，而且早于腹腔镜中录像机的问世。右利手的外科医生通常站在患者左侧，对于他们而言，也需要练就左手技能，因为当外科医生的右手持腹腔镜镜头时，必须使用左手操作。

腹腔镜子宫切除术源于我在20世

H. Reich, M.D., F.A.C.O.G., F.R.C.O.G.
Advanced Laparoscopic Surgery, Columbia
Presbyterian Medical Center, New York, NY, USA

© Springer International Publishing AG, part of Springer Nature 2018
G. G. Gomes-da-Silveira et al. (eds.), *Minimally Invasive Gynecology*,
https://doi.org/10.1007/978-3-319-72592-5_2

纪70年代末和80年代初决心要解决的一个问题，即通过经阴道手术和腹腔镜手术的结合最大限度地减小腹部切口。1976年，我发现通过双极电凝阻断骨盆漏斗韧带的血流可以有效控制卵巢出血，从而促进这一术式的发展。在接下来的10年中，我开始使用腹腔镜协助完成经阴道子宫切除术，基本上可以完成目前所谓的"腹腔镜辅助经阴道子宫切除术"。在1980年后的25年中，我所开展的经腹手术不到20台。

1976年，我开始私人执业，经阴道手术是我感兴趣的主要领域。那一年，我是一家不孕症诊所的顾问，该诊所有100多名定期来体检但从未接受过腹腔镜检查的患者。在住院医师培训期间，我对不孕症患者进行了诊断性腹腔镜检查，如果有指征，通常会在2个月后采用经腹手术，术中切除卵巢型子宫内膜异位病灶，并分离输卵管粘连。1976年末，我意识到许多这样的手术可以与诊断性腹腔镜检查同时进行。20世纪70年代末，直肠子宫陷凹被认为是"无人敢闯的手术禁区"，该处疼痛主要通过骶前神经切除术治疗。

1983 年，我在波士顿马拉松赛期间拜访 Bob Hunt 后，开始使用带有 CLEF 光源系统的奥林巴斯 OM2 相机记录所有手术操作过程（自购所有设备）。在 1980 年以前，只要是不适合单纯采用经阴道路径的经阴道全子宫切除术，我都将腹腔镜作为术中辅助的一部分。因此，截至 1988 年，我在行经阴道子宫切除术的同时已经做了许多例腹腔镜卵巢切除术和粘连松解术。今天，我们将对这些病例所开展的术式称为腹腔镜辅助经阴道子宫切除术[2-4]。

我认为，1976—1980 年是我学习进步的时期，当时正踌躇满志打算成为一名成功的腹腔镜外科医生。截至 1985 年，我已经能够胜任几乎所有的腹腔镜或经阴道妇科手术，包括肿瘤手术。那年夏天，在法国的克莱蒙费朗，我和 Bruhat 教授及他的团队一起交流了 2d，了解到在美国尚无学者开展这些手术后我信心满满，于是继续坚持走最初选择的道路。1985 年，我在美国妇产科医师学会（ACOG）介绍了腹腔镜辅助治疗盆腔脓肿的经验，在美国妇科腹腔镜医师协会（AAGL）展示了腹腔镜子宫内膜异位症切除术和腹腔镜卵巢切除术。此后不久，我开始教授这些原创技术，在接下来的 20 年中就职于 AAGL 并教授高级腹腔镜课程。1984 年，Ron Levine 在德国基尔拜访 Kurt Semm 后，提出了采用圈套器进行腹腔镜卵巢切除术。随后 Ron 于 1986 年 4 月在美国路易维尔组织了第一次独立的腹腔镜手术课程，并邀请 Semm、Hulka 和 Hasson 一起成为教员。Kurt Semm 用他磕磕绊绊的英语

对我说："你学会缝合，你就是国王。"他不喜欢我使用电外科手术。

重申一下，在 1986 年之前，外科医生在右手握住腹腔镜、右眼观察手术区域的情况下完成这些手术，几乎不需要助手协助。1986—1990 年，我通过注视连接分光器的视频显示器进行手术，以便助理外科技师和学生也可以看到手术操作。20 世纪 90 年代，我转而使用更传统的视频观察技术，但是需要将摄像机握在右手，手术过程中很少需要助理医生的协助，因此缝合时需要护士或者麻醉师手持摄像机。这些技术中的大部分操作已经随着目前饱受争议的新技术而消失。

首次腹腔镜子宫切除术

文献记载的第一例腹腔镜子宫切除术于 1988 年 1 月实施，得此命名的原因是子宫的主要血供是通过腹腔镜充分切断的。该手术与腹腔镜全子宫切除术的唯一区别是将阴道残端从阴道闭合[5-8]。

该病例为如孕 14 周大小且有症状的子宫肌瘤。在下腹部使用 3mm 与 5mm 的穿刺器进行穿刺，解剖、电凝并分离左侧骨盆漏斗韧带和右侧卵巢固有韧带，暴露两侧的输尿管和子宫血管，使用双极电凝结扎子宫血管，而非常规从阴道完成血管结扎。裸化并暴露两侧的子宫动静脉和输尿管，以确保其远离双极电凝能量区。使用安培计监控电流流量，以确定双极电凝过程中的电流最大值。术中打开阴道前后穹隆，然后经阴道完成手术，手术时间为 3h。所有器械均可重复使用，包括穿刺器。

腹腔镜全子宫切除术概念的发展

1988 年后，又一个问题得到解决了：腹腔镜全子宫切除术。对于外科医生而言，从腹腔镜手术转换为经阴道手术并再次转回腹腔镜手术，这样既麻烦又耗时，我不喜欢患者在麻醉状态下改变体位。我认为腹腔镜的视野非常好，多数情况下可以通过腹腔镜环形切开阴道，术中使用 CO_2 激光进入腹腔镜手术通道，或者采用电流切割的外科手术电刀切开宫颈阴道连接处，将后穹隆通过海绵钳夹持后切开，将前穹隆用狭窄的 Deaver 拉钩暴露后切开，然后缝合切口，切断子宫骶韧带。整个过程中出现的主要问题是气腹的流失。我们花费两年时间进行摸索，通过湿垫、气囊导管和充满空气或液体的手术手套维持阴道残端缝合过程中的气腹，这是一段艰难的过程。

1990 年 12 月，在英国伦敦的一次会议上，我遇到了来自德国的 Gerhard Buess 教授，他当前在术中使用德国 Richard Wolf GmbH 公司生产的大型肛门镜缝合直肠。这种器械有利于在腹腔镜子宫切除术切开过程中维持气腹，并对之后缝合阴道残端有益，这正是我所需要的。德国这家公司为我改装了这种器械。该设想很简单：器械必须比肛门镜长，直径约 4cm（在多数女性中，直径 3.5cm 的器械可导致漏气过多）。当将该器械应用于子宫颈时，外科医生可以看到阴道前后与子宫颈的连接处。阴道后侧边缘比前侧边缘长，因此可以先进入后穹隆，然后进入前穹隆，将阴道左右两侧向上和向外推离输尿管以完成旁侧切口，同时应不损失气腹。取出子宫后，将器械重新插入阴道，在残端闭合过程中保持气腹。我认为，要想成功进行腹腔镜子宫切除术，必须分离子宫骶韧带，在手术结束行阴道残端修补时可进行预防性残端悬吊。这种阴道装置至今仍然可以在 Wolf 公司的目录中找到。我相信，目前在市面上出现的多数阴道穹隆固定系统都是对 90 年代早期同类器械的进一步完善[7-9]。

我注意到，仪器的管道开口应足够大，不要紧贴子宫颈，此可避免使用阴道穹隆固定系统（Koh 杯）进行筋膜内子宫切除术时常见的脱垂问题。筋膜内子宫切除术使子宫骶韧带附于宫颈环周围，但是对纠正持续性脱垂问题毫无作用。多数妇科医生通常为了避免切割子宫骶韧带而使用 Koh 杯进行筋膜内子宫切除术。

我不做筋膜内子宫切除术。

请注意，1929 年发表在 *Surg Obstet Gynecol* 期刊上的 "Richardson abdominal hysterectomy technique" 是为了解决次全子宫切除术带来的问题而编写的。**文中所介绍的技术的主要变化是，在筋膜外切除整个子宫，将阴道前后残端固定于子宫骶韧带处。**

那么，为什么有些医生会推广次全子宫切除术和筋膜内子宫切除术呢？我不知道！将作为 1 水平支撑结构的靠近子宫骶韧带接点处的后穹隆切开会导致未来盆腔器官的脱垂，就像次全子宫切除术一样！这种切割手术更像是次全子宫切除术，而并非腹腔镜全子宫切除术。

我一直强调，腹腔镜子宫切除术是经腹子宫切除术的替代品，不是经阴道子宫切除术的替代品。自 1987 年以来，除了疑似晚期癌症患者外，多数患者能够接受经阴道或腹腔镜子宫切除术。子宫大小和子宫内膜异位症的严重程度不作为禁忌证，相反，它们是进行腹腔镜手术的适应证。只有不到 15% 的子宫切除术患者进行了卵巢切除术，因为我认为卵巢功能应该得以保留。

1988 年 1 月，腹腔镜子宫切除术这一概念一经问世就迅速得到康涅狄格州诺沃克市美国外科公司的认可。该公司迅速采纳了这一概念，即外科医生更愿意通过手术技术而非电凝结扎子宫动脉。腹腔镜手术夹和腹腔镜吻合器的发展始于 1988 年，此时康涅狄格州的诺沃克市有一个致力于腹腔镜子宫切除术研究的小团体。

不幸的是，大企业对新领域研究的目的是追求大商机。由于普外科医生对腹腔镜手术夹和腹腔镜吻合器有巨大需求，临床试验就变得不必要了。腔镜切割吻合器（EndoGIA）也是如此，这是一种很好的普外科器械，但是妇科中很少使用。于是腹腔镜辅助经阴道子宫切除术诞生了。

腹腔镜辅助经阴道子宫切除术不是腹腔镜子宫切除术，这是一种昂贵的经阴道子宫切除术。妇科医生被鼓励在子宫切除术中使用腔镜切割吻合器（EndoGIA）进行简单的阴道上端切除。医院管理人员很快计算出，腹腔镜子宫切除术的成本过高。昂贵的一次性穿刺器以及多次激发吻合器的费用超过了当时医保或其他保险公司的报销费用。此与胆囊切除术不同，在胆囊切除术中，外科医生可以只用一个一次性的吻合器，激发 1 次或 2 次即可，而腹腔镜子宫切除术中至少需要激发吻合器 4 次，手术花费太高。保险公司对腹腔镜技术的报销费用是很低的。我认为，这泯灭了美国大多数女性对腹腔镜子宫切除术的选择权。世界其他地方则很少采用吻合器，腹腔镜子宫切除术在那里蓬勃发展。

腔镜切割吻合器（EndoGIA）

腔镜切割吻合器在 20 世纪 90 年代末被发明。我采用腔镜切割吻合器进行了第一例腹腔镜全子宫切除术。在 1991 年的大部分时间里，我偏重于在分离输尿管后使用腔镜切割吻合器进行腹腔镜子宫切除术。在某些情况下，使用腔镜切割吻合器后才分离输尿管，因为我们认为腔镜切割吻合器远端较宽，并且太靠近输尿管，这是不安全的。之后，我将双极电凝换成腔镜切割吻合器，但腹腔镜子宫切除术的接受程度并未提高。医院管理人员不愿意为妇科医生使用昂贵的一次性器械买单，这与他们对普外科手术的态度形成了鲜明对比。

当时我觉得取得进步的最好方式是追溯到大家所熟知的经腹手术技术，即子宫血管的缝合、结扎。尽管我对大血管使用双极电凝拥有 30 年的经验，但是缝合技术已经存在了几个世纪。当审视腹腔镜子宫切除术和腹腔镜手术的发展过程时，人们认识到使用太多昂贵的器械是阻碍该技术发展的主要原因。简单的解决办法是使用缝线结扎主要血管，类似于在较大的经腹手术中的操作。我认为，缝合、结扎输尿管附近的子宫和卵巢血管是最安全的技术。线结末端活组织的粘连仍然令我困扰，因为结扎后的粘连可能比双极电凝后的粘连更常见。

缝 合

更多关于缝合的内容见以下描述。Kurt Semm 在 1986 年鼓励我学习缝合。为此，我非常感谢他。我认为他是对的，缝合的能力代表了腹腔镜外科医生的水平。在早期，1986—1988 年，我使用了一个小的 Keith 针和一个活结，就像 Kurt 和 Liselotte Mettler 所采用的打结方法一样。由于 Courtenay Clarke 的坚持，我在 1989 年采用了打结推杆来做体外打结。此后不久，我改进了自己的技术，将大的弯针通过 5mm 穿刺器进入腹腔。从那时起，我觉得自己可以将手术做得和大多数经腹手术医生一样，甚至更好[10]。

为什么要用缝线结扎子宫动脉而不是双极电凝呢？如果使用缝线结扎，假如术后行常规膀胱镜检查时怀疑输尿管有问题，则可以拆除缝线。除非外科医生绝对确信子宫动脉远离输尿管，否则缝合绝对是最好的选择。当然，这意味着外科医生必须具备一定的缝合技巧。这些年我了解到，大多数普外科医生认为从右侧 3 点钟到 6 点钟或 6 点钟到 9 点钟的位置进行缝合是非常容易的，但是从 9 点钟到 12 点钟位置的缝合是有困难的，这毫无道理。如果外科医生用左手而不是右手抓住缝线，通过反手旋转手腕，则从 9 点钟到 12 点钟位置进行缝合应该很容易。

因此，我在腹腔镜子宫切除术方面的进步包括三个阶段：第一阶段，双极电凝可以对大血管进行止血，这一发现使得此类手术成为可能；第二阶段，业界认可手术中可使用吻合器，一次性吻合器给手术带来了全新的局面；第三阶段，最安全的技术是缝合。通常情况下，所看到的缝合效果就是所得到的效果，并且没有能量扩散的危险。在大多数情况下，当分离输尿管与血管时，双极电凝的效果很好。大多数妇科医生不解剖输尿管。因此，我认为当妇科医生看到子宫动脉搏动时，使用结扎技术缝合子宫血管更安全，并且在手术结束时应通过膀胱镜检查输尿管，静脉推注靛胭脂染料以确保染料从输尿管开口流出。如果未流出，应进行腹腔镜检查并解开缝线以排除潜在的输尿管损伤，这项操作很简单[11-12]。

尽管某种情况可能永远不会发生，但是最后再次确认缝合情况是有必要的。工业界似乎永远致力于以减少外科专业知识为代价改进新的双极电外科器械。关于大子宫，我觉得选择性结扎裸化的子宫动脉并使静脉引流更有意义，这样将至少减少 1 个单位的血液流失。

正如我们当时和今天所知，腹腔镜全子宫切除术和相关的手术步骤可以通过可重复使用的器械完成。事实上，在过去的 20 年内发明的多数手术都可以通过使用可重复使用的器械在手术室中完成。当我在世界各地教授这项技术时也使用可重复使用的器械，因为我介绍腹腔镜全子宫切除术时去过的大多数国家（智利、西班牙、澳大利亚、意大利、俄罗斯、爱尔兰）都没有一次性器械。现在，全世界都在使用美国、墨西哥或中国制造的一次性器械。

最后，我们应知道 20 世纪 80 年代时在腹腔镜妇科手术领域著书立说是非常困难的，因为实施腹腔镜手术的先驱中只有很少数人有学术地位。腹腔镜子宫切除术在 1988 年之前未被公开报道，这成为主要难题。事实上，在 20 世纪 90 年代早期，许多关于腹腔镜手术的论文都发表在一份从未被 *Index Medicus*（医学文献索引）认可的期刊上——*Gynaecological Endoscopy*。这种对我们腹腔镜体系的曲解使得许多腹腔镜手术先驱的伟大著作十多年来被引用的次数寥寥无几。

我痛苦地记得，尽管我已将这些技术传授给了各位专家，但是关于双极卵巢切除术和直肠子宫陷凹分离术治疗深部纤维性子宫内膜异位症的文章直到 20 世纪 80 年代才得以发表。1988 年，我的一篇关于腹腔镜手术治疗卵巢癌的论文在美国引起了强烈反响，但是在欧洲却没有[13-14]。

技　术

腹腔镜全子宫切除术的技术

本文主要介绍我开展的腹腔镜全子宫切除技术，因为其他类型的腹腔镜子宫切除术只是在这项更具代表性手术的基础上将部分步骤进行修改，其作用旨在预防并发症。除了膀胱镜检查外，这项技术自从 1993 年问世以来几乎未发生变化，在原始论文中，腹腔镜全子宫切除术仅是经腹子宫切除术的替代品，而不是经阴道子宫切除术的替代品。该论文介绍了通过子宫骶韧带悬吊术在腹腔镜下闭合阴道穹隆的细节，描述了腔镜下结扎子宫血管的方法，以及通过我的自创方法使弯针穿过 5mm 切口的过程。

根据患者临床个体情况，基于目前可选的手术方式，可向患者提供广泛的咨询服务。如果不详细说明保留子宫的子宫肌瘤剥除术和（或）子宫内膜异位症切除术等其他中型手术操作所带来的风险和益处，则提倡子宫切除术显然无法被接受。然而，当腹腔镜手术不合适而中转开腹时，外科医生并不认为这是一种并发症。此时应监控中转率，保障患者利益，由熟练的腹腔镜外科医生主刀。经腹子宫切除术中转率超过 25% 的外科医生没有资格向患者吹嘘他们的腹腔镜手术能力和专业程度。或许，腹腔镜手术中转开腹也应该被视为一种并发症吧！

术前准备

术前积极处理患者合并症，鼓励患者在手术前一天补充水分，并快速灌肠以排空肠道。无须对下腹部、耻骨和会阴部备皮。在经气管插管的全身麻醉下进行腹腔镜手术，并置入胃管以最大限度减少肠道扩张。将患者手臂置于身体两侧，固定肩锁关节处的肩带。取 Trendelenburg 体位，可达 40°，麻醉诱导后使用抗生素以预防感染。

切　口

选取包括脐部在内的 3 个腹腔镜穿刺点。气腹压力在初次插入脐部穿刺器之前达到 25~30mmHg，之后降至 15mmHg。对于较大肌瘤的患者，在腹腔镜直视下放置腹下象限穿刺器，位置在腹直肌外侧、髂前上棘旁。左下象限穿刺口是我的主要操作入口，因为我站在患者左侧，右手持内镜。采用 5mm 切口可以减少切口并发症和瘢痕形成，并起到美容作用。如果 5mm 切口足以满足需要，则采用 12mm 切口就是微创手术的退步。

阴道准备

每年，子宫和阴道举宫器的创新都会出现。Valtchev 举宫器（Conkin Surgical Instruments，Toronto，Canada）已经问世 25 年，可以对子宫进行前方、后方、两侧共 4 个方向的操纵，以便外科医生观察宫颈和阴道后侧。目前较新的设备由 Pelosi、Wattiez、Hourcabie、Koninckx、Zepeda、Koh、McCartney、Donnez 和我开发。我仍然继续使用 Valtchev 举宫器和 Wolf 管。

探 查

开始腹腔镜全子宫切除术前，检查上腹部，确认阑尾，切除子宫内膜异位症，用微型双极电凝控制出血。

腹膜后分离

首先，在圆韧带前用剪刀打开腹膜，建立 CO_2 气腹以扩张后腹膜。然后通过腹腔镜镜头对腹膜后间隙进行"光学解剖"，方法是将镜头推入与子宫平行的松弛扩张的结缔组织中，进一步识别子宫血管和输尿管。随后通常结扎子宫动脉，尤其对于大子宫患者。

输尿管游离术（可选）

输尿管可在内侧、上方或外侧（直肠旁间隙）被识别。一般情况下不使用支架，因为支架可能导致血尿和输尿管痉挛。腹腔镜外科医生应在腹腔镜子宫切除术中解剖（裸化）输尿管和（或）子宫血管。

膀胱游离

在圆韧带中部分离，用剪刀或勺形电极从下腹左侧开始打开膀胱腹膜反折，继续穿过中线到达右侧圆韧带。膀胱子宫反折与子宫连接的上界有一条白线与子宫紧密相连，其与膀胱顶部之间的距离为 2~3cm。提起膀胱，在白线以下切开。通过锐性或钝性分离将膀胱从子宫和阴道前壁游离，直至暴露阴道前壁。在这个区域中，将膀胱的肌性连接电凝或切开。

子宫上方的血供

当需要行卵巢切除术时，用剪刀在骨盆漏斗韧带的两侧"开窗"侧腹膜，通过 Clarke-Reich 打结器将 2-0 薇乔免结扎缝线穿过"窗口"并在体外打结，这个动作有助于提高缝合技巧。使用剪刀或电切割在子宫-卵巢动脉吻合外侧分离阔韧带。我很少电凝骨盆漏斗韧带，因为这会在手术早期产生较多烟雾。

当需要保留卵巢时，在 25~35W 的切割电流下，用双极电凝钳夹卵巢固有韧带和输卵管，行电凝直至完全干燥，然后分离。或者用 2-0 薇乔缝线穿过圆韧带处制造的洞口，在近子宫处将卵巢固有韧带和输卵管蒂进行缝合、结扎。

如果需要保留卵巢且子宫较大，可用 30mm 或 45mm GIA 型吻合器分离卵巢固有韧带、圆韧带、输卵管连接处。这可能有利于节省部分手术时间，随之增加的成本也是合理的。许多并发症的发生与吻合器的使用有关。虽然使用吻合器可减少手术时间，但是也增加了术后出血和输尿管损伤的风险，因此结扎或电凝血管蒂则显得更安全。

结扎子宫血管

子宫血管可以在起始处、横跨输尿管处、进入子宫或在靠近子宫处结扎。大多数外科医生使用双极电凝结扎这些血管，但是我更喜欢缝合，其原因是，如果膀胱镜检查结果提示输尿管可能受损，则可以将结扎线拆除[11-12]。

在大多数情况下，于宫旁两侧子宫血管上升处进行缝合结扎，解剖阔韧带并暴露子宫血管。将每个子宫血管残端用 0 号薇乔线通过 CTB-1 钝针（Eticon JB260，27″）缝合结扎，因为钝针可减少周围静脉出血。将针通过 5mm 穿刺器引入腹腔，快速转动持针器，使针围绕子宫血管蒂进行缝合。如果用左手从患者左侧操作，这个动作是反向的；如果用右手从右侧操作，这个动作是正向的。在某些情况下，可以完全裸化血管，并在动脉周围通过 Clarke-Reich 打结器将 2-0 薇乔缝线进行体外打结[10]。

在子宫较大的情况下，可选择性结扎子宫动脉而不结扎其毗邻静脉，从而使子宫有机会将血回流到全身循环，这也有利于缩小子宫体积，从而避免粉碎和取出。

宫颈阴道连接的分离和环切术

分离两侧主韧带，通过双极电凝钳夹子宫骶韧带，在举宫器上方、宫颈阴道交界附近进入阴道后方进行操作。将直径 4cm 且可重复使用的阴道穹隆固定系统（R.Wolf）放置于阴道中，以防止气腹丧失，然后画出宫颈阴道交界处的周围轮廓，以阴道穹隆固定系统作为支撑，使用 CO_2 激光或电刀完成环形切开。如有必要，可粉碎子宫，然后从阴道中取出。

我知道，妇科文献在描述腹腔镜全子宫切除术时经常使用"Colpotomy"这个术语，但这是错误的！"Colpotomy"应被翻译为"切开阴道"（colpos="阴道"；tomy= 希腊语中的"切开"）。

阴道切开术是一种从阴道内实施的切开术，如果从腹腔镜方向进行切开，应称为"直肠子宫陷凹切开术"。这一个名字完全是由业界推广的。

术语"直肠子宫陷凹切开术"首次使用的时间是 1985—1986 年，当时其作为切除卵巢和子宫肌瘤的手术步骤之一。术语"环形直肠子宫陷凹切开术"最早出现于 1989—1990 年，用来描述子宫切除术中为分离阴道和子宫颈所做的切开手术。我想不起是谁使用的"环形阴道切开术"这个术语，应该是直到子宫切除术中所用宫颈杯的出现才被业界命名。

直肠子宫陷凹切开术是一种依次通过陷凹处腹膜、直肠阴道筋膜、阴道壁进行的切开术。该切口是在直肠已经与阴道后壁和宫颈分离后，通过使用阴道穹隆固定系统清晰暴露阴道轮廓，同时压迫阴道周边血供的基础上完成的。

阴道切开术是一种在阴道内操作并穿过阴道实施的切开术，通常伴有至少 100mL 的出血量，这与几乎无出血的直肠子宫陷凹切开术不同。

粉碎术（腹腔镜和阴道）

粉碎术可以通过腹腔镜或阴道进行。阴道内粉碎术是使用一把装有 10 号刀片的手术刀在子宫上做一个环形切口，并以宫颈为支点向外牵拉宫颈。将子宫肌层沿平行于子宫腔轴线的方向环形切开，保持手术刀尖端始终在子宫肌瘤内并指向中央、远离周围阴道。

当阴道受限或需要行次全子宫切除术时，可以通过前腹壁进行粉碎术，不建议使用可重复使用的电动粉碎器。使用抓钳或抓钩抓住肌瘤，将其提拉至皮肤切口处，使用装有 10 号刀片的长手术刀通过去核技术对肌瘤进行粉碎，直到可以通过穿刺器切口将肌瘤取出。在临床实践中，这些器械通常可以通过有弹性的 5mm 切口插入，无须配套穿刺器。

腹腔镜下子宫骶韧带悬吊的阴道穹隆闭合术 [15]

将阴道穹隆固定系统放置于阴道中，用于封闭阴道残端以维持气腹，通过双极电凝痕迹或借助直肠探针识别子宫骶韧带。第一针的缝合很重要，因为要将子宫骶韧带、主韧带及直肠阴道筋膜连接在一起。通过单针缝合将子宫骶韧带、主韧带和阴道后筋膜一起穿过中线，然后在体外打结。将骨盆内筋膜向上、向后提升到骶骨中空处，为阴道残端顶端提供良好支撑。用 1 根或 2 根 0 号薇乔缝线间断垂直闭合阴道的其余部分和覆盖的耻骨颈筋膜。我从 1990 年开始使用与此同样的技术。

关于减少阴道残端闭合处开裂的一些建议：

- 垂直缝合。
- 缝合前用微型双极钳止血。
- 适当间隔的间断缝合有利于引流，避免倒刺缝线连续缝合。
- 通过筋膜而非阴道进行缝合。
- 缝合的目的是支撑，不是止血。
- 闭合阴道残端时应缝合筋膜，而不是阴道上皮。
- 使用电外科和超声刀切割阴道残端比用 CO_2 激光更具破坏性。
- 超声刀的温度可能超过 200℃，请勿使用。
- 使用低压切割电流，避免使用电凝电流。

膀胱镜检查 [11-12]

1990 年，我将膀胱镜引入腹腔镜子宫切除术中，因为与大多数妇科医生不同的是，我有膀胱镜的使用权限。在大多数情况下，应于阴道闭合后进行膀胱镜检查，通过静脉注射靛胭脂染料检查输尿管的通畅情况。当仅看到输尿管但未分离时，尤其是未见输尿管时，使用膀胱镜检查十分必要。检查中两个输尿管开口处应该显现蓝色染料，同时也应检查膀胱壁处是否存在缝线和热损伤。

注水检查

每次手术结束时应进行注水检查，以检测手术过程中因 CO_2 气腹引起腹膜内压力增加而导致的血管和内脏出血。将 2~4L 乳酸林格液灌入腹腔以取代 CO_2 气腹，用力冲洗和抽吸腹腔，直到流出物中无出血。使用微双极钳通过电解质溶液进行电凝来控制进一步出血，并在腹膜腔中余留 1~2L 乳酸林格液。

无论选择经阴道手术还是经腹手术，我从不使用引流管。腹腔镜下间断垂直缝合可促进引流液到盆腔最低处，尽管液体残留在腹腔中，但是很少观察到阴道中有液体流出。

皮肤缝合

将深筋膜和皮肤真皮层对合，用单根 4-0 薇乔缝线垂直脐内切口相对缝合，将线结埋在筋膜下，这些措施可以防止缝线像棉芯一样将细菌传送到软组织或腹腔中。用 Javid 血管夹（V. Mueller，McGaw Park，IL）轻轻夹闭下腹部 5mm 切口，用火棉胶（AMEND，Irvington，NJ）覆盖切口以利于引流过量的乳酸林格液。

结 论

腹腔镜子宫切除术于 1988 年 1 月首次开展，术中必须行腹腔镜下子宫血管结扎。虽然子宫切除术不是最难的腹腔镜手术，但是由于必须结扎 4 个非常明确的血管蒂，所以手术的整个过程可能会漫长、乏味。1988 年前，没有学者考虑通过腹腔镜行子宫切除术。世界上开展腹腔镜手术的主要研究中心在法国的克莱蒙费朗、德国的基尔和美国宾夕法尼亚州的金斯顿。我承认，Kurt Semm、Maurice Bruhat 和 Hubert Manhes 对我的影响很大，因为他们知道知识没有国界。当然，我的大部分想法都是原创的。

腹腔镜胆囊切除术经过 5 年时间才得到普遍采用。在过去的 25 年中，

虽然腹腔镜子宫切除术一直被认为可行，但是只是零零散散地被接受。在我们这个专业领域中，试管婴儿技术已开始流行，但是腹腔镜手术却没有，差距一目了然。经腹子宫切除术仍然是基于系统培训化和经济化的一种首选治疗方法，这造成了一种伦理困境。我们是否为患者提供了最佳选择？作为专家，我们需要回答这个问题。如果医生花费大量时间却得不到回报，他们为什么要花费时间学习新技术？腹腔镜子宫切除术的类型通常由手术过程中的切除范围决定。最近发表的 Cochrane 系统评价根据 Garry 等人前期发表的研究[16-17]，由 Reich 和 Roberts 针对子宫切除术的不同手术方法做了详细介绍。

Glayton 和 Cochrane 数据库最近发表的论文中回顾性分析了有证据支持的子宫切除术研究，并得出结论：经阴道子宫切除术优于经腹子宫切除术。如果可以安全进行经阴道子宫切除术，则没有证据支持需要选用腹腔镜子宫切除术。与经腹子宫切除术相比，腹腔镜子宫切除术的失血量少、住院时间短、恢复正常活动的速度快，但是需要的手术时间更长、费用更高，并且更容易发生尿路损伤。研究结果强调，经阴道子宫切除术应该是首选的手术方式。腹腔镜子宫切除术应被视为经腹子宫切除术的替代方法[18-20]。

多数学者同意，与经腹手术相比，微创手术为患者带来了显著益处。目前，在许多医疗中心中，以前的排除标准（例如恶性肿瘤、子宫大小如孕 12 周以上、子宫脱垂、子宫切除术联合包括直肠切除术的深部浸润型子宫内膜异位症切除

术）被认为是腹腔镜全子宫切除术的适应证。事实上，腹腔镜全子宫切除术并未在技术上取得显著进步。新一代切割和闭合设备恰恰是昂贵的双极设备，而且是一次性的，旨在为业界赚取更多利润。高级的举宫器并不比来自加拿大多伦多的可重复使用的 Valtchev 举宫器更好用。

我相信，大多数子宫切除术都可以通过腹腔镜来完成。可以肯定的是，如果症状是出血，特别是体积较大的子宫肌瘤引起的出血，可以通过腹腔镜全子宫切除术解决，并且女性患者会欣然接受。为什么目前很少开展腹腔镜子宫切除术？**因为大多数妇科医生都没有接受过腹腔镜手术的培训，甚至也未曾接受阴道手术的训练。**事实的真相是，妇科手术的低费用使得内科治疗和尽可能避免手术更具成本效益。腹腔镜全子宫切除术从诞生到现在，存在的主要问题仍然是工作和额外培训的回报不合理。

腹腔镜子宫切除术显然对存在禁忌证或不能进行阴道手术的患者有益。当经阴道手术的适应证不明确时，腹腔镜探查可用于确定经阴道子宫切除术是否可行。根据这一理论，患者可以避免腹部切口，从而缩短住院时间和康复时间。腹腔镜外科医生应该意识到风险以及如何将风险最小化，当发生风险时，如何通过腹腔镜手术进行补救。

（逯非凡 译）

参考文献

[1] Reich H. Hysterectomy as treatment for dysfunctional uterine bleeding. In: Smith SK, editor. Bailliere's clinical obstetrics and gynecology. Dysfunctional uterine bleeding, vol. 13. London: Bailliere Tindall (Harcourt Health Sciences), 1999: 251-269.

[2] Reich H, McGlynn F. Laparoscopic oophorectomy and salpingo-oophorectomy in the treatment of benign tuboovarian disease. J Reprod Med, 1986, 31: 609.

[3] Reich H. Laparoscopic oophorectomy and salpingo oophorectomy in the treatment of benign tuboovarian disease. Int J Fertil, 1987, 32: 233-236.

[4] Reich H. Laparoscopic oophorectomy without ligature or morcellation. Contemp Ob Gyn, 1989, 34(3): 34.

[5] Reich H, DeCaprio J, McGlynn F. Laparoscopic hysterectomy. J Gynecol Surg. 1989, 5: 213-216.

[6] Reich H. Laparoscopic hysterectomy. Surgical laparoscopy & endoscopy, vol. 2. New York: Raven Press, 1992: 85-88.

[7] Reich H, McGlynn F, Sekel L. Total laparoscopic hysterectomy. Gynaecol Endosc, 1993, 2: 59-63.

[8] Garry R, Reich H. Laparoscopic hysterectomy. Oxford, England: Blackwell Scientific Publications Ltd, 1993 (Textbook).

[9] Reich H. The role of laparoscopy in hysterectomy. In: Rock JA, Faro S, Gant NF, Horowitz IR, Murphy A, editors. Advances in obstetrics and gynecology, vol. 1. St. Louis, MO: Mosby Year Book, 1994: 29-54.

[10] Reich H, Clarke HC, Sekel L. A simple method for ligating in operative laparoscopy with straight and curved needles. Obstet Gynecol, 1992, 79:143-147.

[11] Ribeiro S, Reich H, Rosenberg J. The value of intraoperative cystoscopy at the time of laparoscopichys terectomy. Hum Reprod, 1999, 14: 1727-1729.

[12] Reich H. Letters to the editor. Ureteral injuries after laparoscopic hysterectomy. Hum Reprod, 2000, 15: 733-734.

[13] Reich H, McGlynn F, Wilkie W. Laparoscopic management of stage I ovarian cancer. J Reprod Med, 1990, 35: 601-605.

[14] Reich H, McGlynn F, Wilkie W. Laparoscopic management of stage I ovarian cancer: a case report. Obstet Gynecol Surv, 1990, 45: 772-774.

[15] Reich H, Orbuch I, Seckin T. Reich modification of the McCall Culdoplasty to prevent and/or repair prolapse during total laparoscopic hysterectomy. In: Jain N, editor. Complete manual & atlas of laparoscopic suturing. New Delhi, India: Jay Pee Brothers, 2006: 78-82.

[16] Garry R, Reich H, Liu CY. Laparoscopic hysterectomy-definitions and indications. Gynaecol Endosc, 1994, 3:1-3.

[17] Reich H, Roberts L. Laparoscopic hysterectomy in current gynecological practice. Rev Gynaecol Prac, 2003, 3: 32-40.

[18] Clayton RD. Hysterectomy: best practice and research. Clin Obstet Gynecol, 2006, 20: 1-15.

[19] Johnson N, Barlow D, Lethaby A, et al. Surgical approach to hysterectomy for benign gynaeco logical disease. Cochrane Database Syst Rev, 2005, 1: CD003677.

[20] Johnson N, Barlow D, Lethaby A. Methods of hysterectomy: systematic review and meta-analysis of randomized controlled trials. BMJ, 2005, 330: 1478-1481.

第3章　机器人妇科手术

Arnold P. Advincula, Obianuju Sandra Madueke-Laveaux

引　言

微创手术为女性的医疗健康服务带来了革命性的变化。一位患有晚期盆腔腹腔肿瘤的女性，如果接受经腹手术，术后恢复期为6~8周，但如果接受门诊微创手术，则可以在不到2周的时间内康复。

毋庸置疑，尽管经阴道手术是对人体伤害性及破坏性最小的手术，但它并不适用于所有疾病，例如深部浸润型子宫内膜异位症（DIE）及复杂的子宫切除手术。对于这类临床疾病，腹腔镜无疑是微创手术的最佳选择。

传统腹腔镜手术是一种非常好的微创手术方式，于20世纪初由内科医生和泌尿科医生引进。至20世纪60年代及70年代，妇科医生率先推动了该手术的发展。在艰难克服"大问题需要大切口"这一根深蒂固的外科观念后，腹腔镜革命取得了成功。至20世纪90年代，腹腔镜技术最终被纳入外科领域中[1]。

自被引入到妇科手术以来，腹腔镜技术已从仅用于局限范围的较小手术（腹腔镜探查和输卵管结扎术）发展到可应用于较大范围及复杂的手术中[2]。随着腹腔镜技术在复杂外科手术中的广泛应用，其局限性也逐渐突出。这些局限性包括与视觉相反方向的手部操作、二维显像以及操作器械的有限活动范围[3]。随着计算机图像技术的发展和对腹腔镜手术局限性的充分了解，机器人辅助腹腔镜手术应运而生。

1998年，第一例妇科机器人手术完成。2005年，美国食品药品监督管理局批准了第一台妇科机器人手术设备——达芬奇手术系统（Intuitive Surgical Inc. Sunnyvale，CA）[4-5]。机器人辅助腹腔镜系统可提高手术操作的精确度和灵活度，

A. P. Advincula, M.D. (✉)

O. S. Madueke-Laveaux, M.D.

Department of Obstetrics and Gynecology, Division of Gynecologic Specialty Surgery, Columbia University Medical Center/New York-Prebyterian Hospital, New York, NY, USA

e-mail: aa3530@cumc.columbia.edu

osm2108@cumc.columbia.edu

© Springer International Publishing AG, part of Springer Nature 2018

G. G. Gomes-da-Silveira et al. (eds.), *Minimally Invasive Gynecology*,

https://doi.org/10.1007/978-3-319-72592-5_3

译者注：本章原著中参考文献[52]及以后的参考文献序号未按出现顺序排列。为避免混乱，译文中未进行统一修订，读者仍可根据正文中参考文献序号查阅文后相对应的文献。

并实现三维立体成像，同时可改进人体工程学，从而提高外科医生的操作舒适度。与传统腹腔镜手术相比，达芬奇机器人手术的学习曲线更短，这使外科医生能够克服传统腹腔镜的局限性，同时为患者提供微创手术的选择 [6-7]。与传统腹腔镜手术相比，达芬奇机器人手术仍存在自身的缺陷，如缺乏触感反馈，并且手术费用昂贵亦是目前争议最大的问题 [8]。

机器人的基本设置

在我们机构中，所有机器人程序的基本设置如下：

1. 患者体位

（1）患者取改良膀胱截石位，采用艾伦马镫形多功能腿架（Allen Medical Systems, Acton, Massachusetts），此可避免关节的极度屈曲、伸展和外展，并有利于防止因压迫神经引起损伤。

（2）使用标准的电动手术床，最大倾斜角度至少为 30°。

（3）防滑：使用粉色防滑垫（Pigazzi 定位系统），用于防止处于头低脚高位（Trendelenburg 位）的患者滑脱(图 3.1)。

2. 穿刺口位置

根据具体情况，穿刺口位置会有所不同：

• 术中所需要的机械臂数量。

• 术中所使用的达芬奇机器人型号为 Si 或 Xi（图 3.2，图 3.3）。

3. 机器人对接口

从患者左侧或右侧将达芬奇机器人 Si 与穿刺口对接，以保证畅通无阻地靠近会阴部（图 3.4）。

4. 举宫器

虽然任何标准的举宫器都有效，但我们在非子宫切除术中使用 Advincula Arch 举宫器，而在子宫切除术中使用配备 Koh-Efficient 阴道穹隆固定器（Cooper Surgical, Trumbull, CT）的 Advincula Delineator 举宫器或 Advincula Arch 举宫器（图 3.5）。

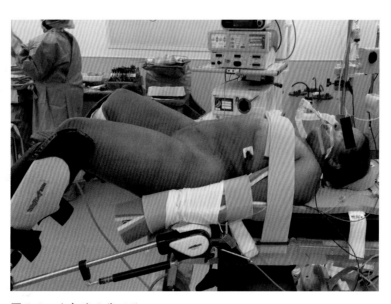

图 3.1　改良膀胱截石位

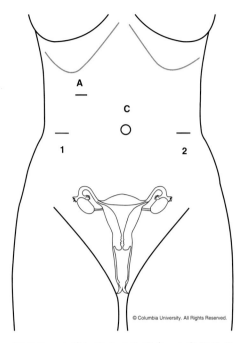

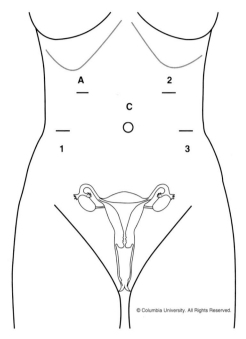

图 3.2 三臂机器人（达芬奇 Si）穿刺器位置：（A）5mm 穿刺器；（C）12mm 镜头接口；（1）8mm 机械臂穿刺器，单极电剪刀；（2）8mm 机械臂穿刺器，Gyrus PK 切割刀

图 3.3 四臂机器人（达芬奇 Si）穿刺器位置：（A）5mm 穿刺器；（C）12mm 镜头接口；（1）8mm 机械臂穿刺器；（2）8mm 机械臂穿刺器；（3）8mm 机械臂穿刺器。注意四臂机器人中 2、3 臂位置与三臂机器人安装的区别

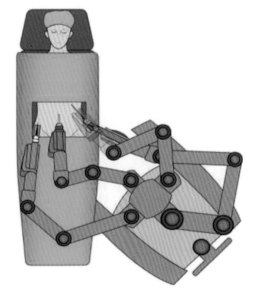

图 3.4 达芬奇机器人（Si）左侧对接

深部浸润型子宫内膜异位症

子宫内膜异位症是影响全世界女性健康的慢性疾病，由于该疾病通过腹腔镜手术被确诊，故确切的患病率尚不清楚。据估计，育龄期女性的患病率为 10%[9]。从无症状到严重且令人困扰的慢性盆腔痛，以至不孕症，均可为子宫内膜异位症的临床表现。

DIE 是一种严重的子宫内膜异位症，其定义为病变浸润腹膜下组织超过 5mm[10]。该病变可以发生在不同部位（直肠阴道隔、直肠、乙状结肠、膀胱、阴道）。患者的主要症状是疼痛，而疼痛的严重程度往往与病灶浸润深度相关[11-12]。

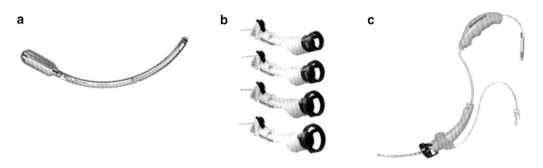

图 3.5 （a）Advincula Arch 举宫器；（b） Koh-Efficient 阴道穹隆固定器；（c） Advincula Delineator 举宫器

DIE 的典型症状包括痛经、大便困难及性交痛。此外，一些女性的症状还可表现为生育能力低下，月经量多及腹胀 [7]。该疾病可通过经直肠 / 阴道超声检查、CT 结肠成像和 MRI 检查协助诊断。腹腔镜下组织学检查是确诊该疾病的金标准 [13]。

当通过激素保守治疗无法缓解疼痛及改善生育功能时，应进行深部浸润型子宫内膜异位病灶的切除手术 [14]。治疗子宫内膜异位症时可以切除浅表病灶，也可以进行全子宫切除伴或不伴双侧输卵管及卵巢切除术。当病灶累及周围器官时，需切除部分器官以确保子宫内膜异位病灶被完整切除。

DIE 手术对妇科医生来说是一个独特的挑战，它可能是最适合采用机器人辅助手术治疗的疾病之一。然而，机器人技术在子宫内膜异位症手术中的作用是有争议的。目前为止，还没有随机对照试验来评估机器人技术和传统腹腔镜技术的优劣。现有的文献主要包括病例报告和回顾性研究，其表明了机器人技术在晚期子宫内膜异位症中的作用 [14-16]。2014年，Siesto 等人进行了一项回顾性队列研究，评估了机器人手术治疗 DIE 的可行性。在这项研究中所开展的一系列手术包括 19 例肠切除术，23 例直肠阴道隔结节切除术，5 例膀胱切除术，12 例阴道上段切除术。术中未出现手术并发症，无腔镜手术中转为开腹手术者，有 1 例患者发生吻合口瘘 [15]。Pellegrino 等人在 2015 年也进行了类似的研究，评估了机器人辅助腹腔镜手术在处理累及直肠阴道隔 DIE 的可行性。该研究结果显示，25 例患者接受病灶切除术并完全切除病灶结节，术后切缘干净，无失血，中位手术时间为 174min（范围 75~300min），中位随访时间为 22 个月（范围 6~50 个月），长期预后良好 [16]。Neme 等人报道了机器人辅助腹腔镜结直肠切除术治疗重度子宫内膜异位症的可行性。该研究中，对 10 例结直肠子宫内膜异位症女性患者进行机器人手术治疗，并根据患者短期并发症、临床效果、长期随访结果、疼痛缓解程度、复发率和生育情况进行评估。8 例女性接受广泛输尿管松解术，7 例接受卵巢囊肿剥除术，9 例接受单侧或双侧子宫骶韧带切除术，所有患者均接受环形和部分结直肠切除术。纳入患者的平均手术时间为157min，平均住院天数为3d。6例术前不孕患者中，4例术后自然受孕（67%），2例采用体外受精后受孕（33%）[17]。

手术时间延长是机器人辅助腹腔镜手术受到争议的一个重要因素，Magrina等人进行了一项回顾性研究，其目的是分析围手术期结局，以及影响手术时间、住院时间和导致术后并发症的因素，纳入病例包括493例Ⅲ期或Ⅳ期子宫内膜异位症并接受手术的患者（机器人辅助腹腔镜手术331例，常规腹腔镜手术162例）。研究发现，手术失血量、患者的手术次数及机器人的类型与手术时间的延长有显著相关性。2014年，Nezhat等人也开展了相似的回顾性队列研究，比较了机器人辅助腹腔镜手术（$n=32$）与传统腹腔镜手术（$n=86$）治疗Ⅲ期或Ⅳ期子宫内膜异位症的围手术期情况，主要观察指标为手术范围、预估失血量、手术时间、术中和术后并发症及住院时间，除机器人辅助腹腔镜手术组的手术时间较长（250.50min vs. 173.50min；$P<0.0005$）外，两组间无其他方面的显著差异[18]。

尽管机器人手术在子宫内膜异位症中的应用存在争议，并且缺乏一级证据，但越来越多的生殖医学专家提倡在生殖手术中使用机器人。他们认为，在传统腹腔镜的"反人体工程学"情况下要达到并保持熟练的技术，仍需要花费更多的时间和精力，而应用机器人技术可以"尽量缩短适应性限制而达到更先进的腔镜技术水平"[19]。

总而言之，机器人技术在子宫内膜异位症手术中的应用价值仍无定论，需要通过随机对照试验评估。而基于现有的文献资料，机器人辅助腹腔镜手术是一种安全、可行、有效的治疗DIE的手术方法。

Ⅳ期子宫内膜异位症手术的器械清单

机器人的基本设置参考前述步骤。我们使用四臂机器人装置来切除DIE病灶（图3.3）。

以下是我们专门用于切除DIE病灶的器械清单：

1. 机器人器械：单极电剪刀（机械臂1），Gyrus PK切割刀（机械臂2），长弯钳或ProGrasp镊（机械臂3），Mega持针器（机械臂1）。

2. EEA撑开器。

3. 穹隆固定器：用于切除侵犯阴道后壁的病变。

4. 2-0 V-Loc™可吸收倒刺缝线（MN）：在需要完整切除病灶行阴道切开术时使用。

子宫肌瘤切除术

子宫肌瘤是女性中最常见的盆腔实性肿瘤，在美国也是子宫切除术的主要手术指征[20]。50岁时，70%的白人女性及80%的黑人女性患有肌瘤[21]。虽然子宫肌瘤患者大多无症状，但是异常子宫出血伴贫血及子宫体积增大是子宫肌瘤患者中最常见的症状，子宫肌瘤也与生殖功能障碍相关[22]。

子宫肌瘤的诊断需结合体格检查和影像学检查，例如经阴道超声检查、生理盐水灌注超声及 MRI 检查。当异常子宫出血患者经药物治疗（激素治疗）失败，并且伴有明显症状同时希望保留生育能力时，手术治疗的唯一选择是子宫肌瘤切除术[23]。此外，一些不孕症患者需要通过子宫肌瘤切除术改善宫腔形态和潜在的生育结局。

子宫肌瘤切除术的方式（如经腹、腹腔镜、机器人或宫腔镜）取决于子宫肌瘤的位置、大小和数量，在一定程度上还取决于子宫肌瘤切除术的手术指征。在某些情况下，需要采用多种途径以获得最佳治疗结果，甚至需要分期手术。

在过去，传统的经腹手术是切除子宫肌瘤的唯一方式。该术式的住院时间长，输血率较高，术后疼痛及恢复期较长。随着微创手术的逐渐普及，腹腔镜子宫肌瘤切除术变得越来越普遍，并被认为是子宫肌瘤切除术的"标准"术式[24]。许多研究将腹腔镜子宫肌瘤切除术和经腹切除术进行比较，结果显示腹腔镜手术可以明显减少失血量，减轻术后疼痛，缩短住院时间和恢复期[25-27]。然而，传统腹腔镜子宫肌瘤切除术在技术上具有挑战性，并且可影响手术效果，需要由具有高度专业水平的腹腔镜外科医生完成。该手术的主要挑战包括在准确的界限内切开并剥除肌瘤，以及切口处多层的缝合[28]，后者存在潜在的子宫破裂风险。由于多例腹腔镜子宫肌瘤剥除术后在妊娠中晚期子宫破裂病例的发生，应更加严格地控制腹腔镜子宫肌瘤剥除术的适应证，尤其对于大于 5cm 肌瘤、多发性肌瘤、深部肌壁间肌瘤的患者[29]。

机器人辅助腹腔镜子宫肌瘤切除术（RALM）的发展解决了传统腹腔镜手术中的难题，并为更多患者提供了微创的选择。2004 年，Advincula 等人报道了第一项病例研究，观察了 35 例女性患者进行达芬奇机器人辅助腹腔镜子宫肌瘤切除术的情况[30]。自该研究报道后，有多项回顾性研究亦证实了达芬奇机器人辅助腹腔镜手术的安全性、可行性和有效性。

与传统的经腹子宫肌瘤切除术相比，RALM 的失血量少，住院时间短，术后恢复时间快，并发症少，但费用较高[31]。在一项由 Ascher-Walsh 等人进行的病例对照研究中发现，患者行 RALM 术后第 1 天的红细胞压积下降较少，恢复正常饮食天数减少，住院时间缩短，发热的发生率降低，但手术时间延长[32]。同样，Hanafi 等人发现，与传统经腹子宫肌瘤切除术相比，RALM 患者的住院时间更短，出血量更少，但手术时间延长[33]。Nash 等人在对 RALM 和经腹子宫肌瘤切除术的手术预后及费用进行比较、分析后发现，与经腹子宫肌瘤切除术相比，RALM 术后需要静脉注射氢吗啡酮镇痛的患者更少，住院时间更短，而临床预后相同，同时也观察到标本直径的增加与手术效率的降低之间存在相关性[23]。Mansour 等人和 Sangha 等人的回顾性队列研究也得出了相似的结论[34-35]。

已发表的文献综述提供了充分的证据，支持 RALM 优于经腹子宫肌瘤切除术。然而，当回顾性分析 RALM 和常规腹腔镜子宫肌瘤切除术的现有数据时发现，尽管现有证据明确表明了 RALM 的优势，但还需要进行更多的临床对照研究。

2013 年，Pundir 等人完成了一项 meta 分析和系统综述，比较了 RALM 与经腹和腹腔镜子宫肌瘤切除术的临床结局。该研究回顾分析了 10 项观察性研究的资料，其中 7 项研究比较了 RALM 和经腹子宫肌瘤切除术，4 项研究比较了 RALM 和腹腔镜子宫肌瘤切除术，还有一项研究比较了 RALM 与经腹子宫肌瘤切除术、腹腔镜子宫肌瘤切除术（这两组都包括在内）。与经腹子宫肌瘤切除术相比，RALM 的失血量和输血量少，并且住院时间明显缩短，二者发生并发症的风险相当，但是 RALM 的手术时间较长，手术费用明显较高；与腹腔镜子宫肌瘤切除术相比，RALM 患者的输血率较高，手术成本更高，在估计失血量、手术时间、住院时间和并发症方面无显著差异。因此可得出结论，基于手术预后，RALM 与经腹子宫肌瘤切除术相比有显著的短期优势，但与腹腔镜子宫肌瘤切除术相比无明显优势[36]。

Barakat 等人比较了 RALM、经腹子宫肌瘤切除术和腹腔镜子宫肌瘤切除术的手术结局：与腹腔镜子宫肌瘤切除术和经腹子宫肌瘤切除术相比，RALM 的出血量较少，住院时间缩短。有趣的是，在这项研究中，与腹腔镜手术组相比，机器人手术组中切除的肌瘤重量明显较重（223g vs. 96g），而经腹子宫肌瘤切除术组中平均重量为 263g[37]。Bedient 等人对 81 例行 RALM 和腹腔镜子宫肌瘤切除术患者进行了回顾性研究，结果表明两组患者的短期手术结局具有可

比性。Gargiulo 等人也发现，RALM 和腹腔镜子宫肌瘤切除术组的手术结局相似。在这项研究中，RALM 组的手术时间更长（191min vs. 115min），失血量显著增加。然而，腹腔镜子宫肌瘤切除术组患者术中使用了倒刺线缝合，正如研究者所认为的一样，这可能对观察指标的结果产生差异性影响。2009 年，Nezhat 等人进行了一项回顾性匹配对照研究，对 RALM 和腹腔镜子宫肌瘤切除术的疗效进行比较。研究结果发现，对于操作技术熟练的腹腔镜医生，RALM 并未展现出绝对的优势。因此，未来我们需要进一步研究来评估"RALM 对普通妇科医生的效用"。

2015 年，Gargiulo 和 Nezhat 合作编撰了相关著作的如下章节："Robot-assisted Myomectomy: Broadening the Laparoscopist's Armamentarium"。在该章节中，他们认为，尽管有强有力的证据表明腹腔镜手术比经腹手术更适用于子宫肌瘤切除术，但常规腹腔镜手术仍未得到充分利用，其原因是，它对手术者具有更高的手术技术要求。尽管缺乏一级证据支持机器人手术在子宫肌瘤切除术中的作用，但研究者认为，现有数据可以为获得该结论提供前提条件，并可提高实施经腹手术的门槛[38]。

大多数研究并未评估 RALM 术的远期结局，早在 2013 年已有 meta 分析[35]表明了其长期有利因素的不确定性，如复发情况、生育率和产科结局。我们对已发表文献进行回顾分析，查询到少数回顾性研究中显示的 RALM 术后妊娠结局。Pitter 等人于 2005 年 10 月—2010 年 11 月开展了一项研究，3

个中心共纳入接受 RALM 治疗的 872 例女性患者。截至 2011 年，这些患者中有 127 例受孕，107 例怀孕，92 例分娩，平均年龄为（34.8±4.5）岁，平均切除肌瘤数为（3.9±3.2）个，肌瘤平均大小为（7.5±3.0）cm，平均重量为（191.7±145）g。肌瘤切除数量越多，最大切口位置越靠近前壁，早产的发生率就越高。总的来说，这项研究的妊娠结局与文献报道的传统腹腔镜子宫肌瘤切除术的妊娠结局相符。Cela 等人于 2007—2011 年开展的一项纳入 RALM 术患者（48 例）的回顾性研究也得出了相似的结果，患者平均年龄为 35 岁，7 例女性（13%）在 RALM 术后怀孕 8 次；6 例产妇行剖宫产术，1 例为自然分娩，还有 1 例正在妊娠中，未发生自然流产或子宫破裂[39]。随后，Yeon Kang 等人在 2016 年报道了 100 例女性因肌壁间子宫肌瘤（FIGO 2-5 型）接受 RALM 术的治疗结局。切除肌瘤的平均数量为（3.8±3.5）个，平均大小为（7.5±2.1）cm。所有患者术后均恢复良好，无严重并发症发生，75% 的患者术后妊娠[40]。

Pitter 等人在 2015 年 3 月发表了第一篇关于 RALM 术后复发的论文。在这项回顾性调查中，研究者纳入 3 个医疗机构中行 RALM 术以缓解症状或治疗不孕症的 426 例女性患者。报道显示，62.9% 的女性在 3 年后仍然无症状，80% 的无症状患者为改善生育结局行 RALM 术，3 年后均妊娠，平均妊娠时间为 7.9±9.4 个月。总体来说，患者的妊娠率得到改善，但随着时间的推移，术后疾病复发率增加[41]。

在对现有数据详尽回顾后，可以公正地得出结论，机器人手术改变了以往子宫肌瘤微创治疗的手术模式。但是，仍然没有足够的证据支持它优于传统腹腔镜手术，临床中还需要开展更多、更全面的前瞻性研究。此外，在比较这两种模式的后续研究中，最好由精通这两种技术且超越学习曲线的外科医生完成[42]。

在我们的机构中，大多数子宫肌瘤切除手术是在机器人辅助下完成的。我们在选择行 RALM 术的研究病例时非常谨慎，目的是要确保手术成功，同时将风险降到最低。我们考虑的因素包括肌瘤的位置、大小和数量，患者的体质，以及子宫大小与患者身高的相对比例。MRI 检查是术前评估的重要环节，可以明确子宫肌瘤的分布位置，并且排除子宫腺肌病。尽管 RALM 对患者的纳入标准及门槛略有不同，但对于肌瘤大于 15 个、单发肌瘤大于 12~15cm 以及子宫增大至脐上两横指处的患者，不能进行机器人手术。

子宫肌瘤切除术的器械清单

请参考前述机器人基本设置。我们使用四臂机器人开展 RALM 术（图 3.3）。

以下是我们专门用于 RALM 术的器械清单：

1. 机器人器械：单极电剪刀（机械臂 1），Gyrus PK 切割刀（机械臂 2），可旋转拉钩（机械臂 3），Mega 持针器（机械臂 1）。

2. 举宫器（Advincula Arch）。

3. ALLY 子宫定位系统（Cooper

Surgical，Trumbull，CT）。

4. 细胞毒素/血管升压素（20U，加入 500mL 生理盐水），于 7 英寸（17.78cm）长的 22G 脊椎穿刺针中备用。

5. 防粘连膜（Johnson & Johnson，New Brunswick，NJ）。

6. 2-0 V-Loc™ 可吸收倒刺缝线（Medtronic，Minneapolis，MN）。

手术操作步骤参见 RALM 视频（请登录网站：https://doi.org/10.1007/978-3-319-72592-5_3）。

子宫切除术

在美国，子宫切除术仍然是最常见的妇科手术。2000—2004 年的研究数据表明，每年有超过 60 万例子宫切除术，其中约 2/3 的手术是经腹部的良性病变手术[43]。已有充分的证据表明，与经腹子宫切除术相比，经阴道或腹腔镜子宫切除术的失血量更少，住院时间和恢复期更短，总体并发症发生率更低[44-47]。微创子宫切除术的长期优势也得到肯定，Nieboer 等人进行了一项评估腹腔镜手术和经腹子宫切除术后患者生活质量的随机对照试验，在随机抽取的 59 例女性患者中，27 例接受了腹腔镜子宫切除术，32 例接受了经腹子宫切除术。4 年后，患者提供的一份生活质量问卷显示，问卷回复率为 83%，腹腔镜子宫切除术患者的得分较高（差别为 50.4 分），主要涉及身体功能、社会角色功能和生活能力等方面[48]。

美国妇产科医师学会在 2015 年发表的一份意见书中重申了 2009 年的一份声明，该声明支持经阴道入路作为良性子宫切除术的首选路径。由于经阴道手术的并发症发生率较低，并且有充分证据证明其优势[49-50]，所以声明中确定经阴道子宫切除术是良性子宫病变的首选术式。美国妇产科医师学会和美国妇科腹腔镜学会认为，经阴道手术不可行时腹腔镜手术可被推荐为替代方式[51]。显然，这些建议的主要目的是为了尽可能地避免经腹手术的并发症，然而在这些建议中，机器人手术的地位和作用还未被清楚阐述。这是因为，现有文献缺乏证明机器人辅助腹腔镜子宫切除术（RALH）优于经阴道或腹腔镜手术的证据。因此，美国妇产科医师学会建议"进行随机对照试验或相对严格的非随机前瞻性试验，以确定哪些患者可能从机器人辅助手术中获益，并明确其潜在风险"[49]。

自从机器人手术被批准用于妇科手术以来，目前已进行了多项观察性研究，但仅有 4 项随机对照试验比较了 RALH 和常规腹腔镜子宫切除术。2010—2014 年，共发表了 6 篇比较 RALH 和腹腔镜子宫切除术在妇科良恶性疾病中应用的相关综述及 meta 分析，这些综述大多数为观察性研究，结果显示 RALH 优于传统经腹子宫切除术。然而，RALH 和常规腹腔镜子宫切除术的比较结果则比较复杂[57]。Scandola 等人的 meta 分析比较了 RALH 和常规腹腔镜子宫切除术，发现 RALH 的住院时间更短，术后并发症更少（OR = 0.69；95% CI：-0.68~-0.17），并且极少数患者中转开腹手术（OR = 0.5；95% CI：0.31~0.79）[52]。这些结果与 2014 年 Cochrane 系统评价的观点不同。该综述表明，与常规腹腔镜子宫切除术或经腹子宫切除术相比，目前尚缺乏证据证明，RALH 治疗妇科肿瘤具有安全性和有效性[53]。Gala 等人的研究结果显示，RALH 优于经腹子宫切除术，但 RALH 和腹腔镜子宫切除术的数据对比存在矛盾，掌握 RALH 平台期似乎较腹腔镜子宫切除术用时短。作者在本研究中进一步得出结论，微创手术的具体方式应根据患者的症状、外科医生的手术能力及设备的可操作性决定[54]。

2016 年，*Journal of Minimally Invasive Gynecology* 发表了对上述随机对照研究的系统回顾和 meta 分析结果，其中 Lonnerfors 等人的 4 项随机对照试验是最新的研究，主要比较了 RALH 和传统的微创子宫切除术（经阴道和腹腔镜手术）的住院费用。本研究的纳入对象包括 122 例子宫如孕 16 周以下的良性疾病女性，这些女性被随机分为两组，即 RALH 组和微创子宫切除术组，由指定的术者确定微创子宫切除术的路径，首选经阴道子宫切除术。将 122 例女性患者随机分配到每个试验组，其中机器人手术组 61 例，微创手术组 61 例（经阴道手术 25 例，腹腔镜手术 36 例），经阴道子宫切除术的平均费用是 4579 美元，而传统腹腔镜子宫切除术的平均费用是 7059 美元。每个方案的亚组分析中比较了传统腹腔镜子宫切除术和 RALH 的费用，如果保险中预先包含了机器人手术的费用，则二者费用相近（7059 美元 *vs.* 7016 美元）。此外，评估短期并发症时次要结局显示，RALH 的出血量较少，术后并发症较少。研究者认为，基于住院费用的

考虑，RALH 不应替代经阴道子宫切除术。尽管经阴道子宫切除术占比过高，该研究在比较传统腹腔镜子宫切除术和 RALH 方面的证据力度不足，但该研究可能是表明常规腹腔镜子宫切除术和 RALH 在住院费用方面无明显差异的少有研究之一[55]。Martinez-Maestre 等人在随机前瞻性对照试验中比较了 RALH 和传统腹腔镜子宫切除术的总手术时间、中转开腹率、出血量、住院时间和并发症的差异，结果显示 RALH 的手术时间更短［（154.63 ± 36.57）min *vs.*（185.65 ± 42.98）min；*P*<0.01）］，但是两者在血红蛋白和血细胞比容下降等并发症以及中转开腹率方面无明显差异。这项研究得出的一个重要结论是：在研究组中，医生面对相对新的手术方式时，机器人辅助技术在学习曲线阶段可以加快手术进展[56]。Paraiso 和 Sarlos 等人在后两项随机对照研究中比较了 RALH 和传统腹腔镜子宫切除术的手术结局，结果显示 RALH 的手术时间更长，两种手术方式之间没有其他临床或统计学方面的显著差异[57-58]。

这项包括 326 例女性患者参与的随机对照试验的 meta 分析中，主要评估指标是围手术期并发症，次要评估指标是住院时间、手术时间、中转为替代手术患者例数、失血量、费用和患者体验评估（术后疼痛和生活质量）。该研究最终未显示 RALH 和腹腔镜子宫切除术的差异存在统计学意义或临床意义。7 项次要指标中，有 3 项（花费、疼痛和生活质量）存在不一致，不能被纳入正式的汇总分析。此外，根据其他 4 项次要指标的"显著差异性"

也很难得出可概括的结论。研究者也承认，本研究的一个局限性是样本量较少，此可导致 II 类错误的风险增加（当真正存在差异时无法识别）。然而研究者经过分析得出结论，与传统腹腔镜子宫切除术相比，RALH 的预后无显著改善，建议进行更多针对特定人群的研究来证实机器人手术的优势[59]。

在临床实践中，微创子宫切除术是绝对的最佳选择。我们的医生已熟练掌握经阴道、腹腔镜和机器人技术进行子宫切除术。尽管每一位外科医生对每一种手术方式都有自己独特的手术风格和不同的舒适度，但一般来说，RALH 适用于病情较为复杂的患者，包括子宫体积如孕 18~20 周以上、晚期子宫内膜异位症和有严重盆腹腔粘连手术史的患者。作为一个大型三级转诊中心，我们所开展的子宫切除术中有相当一部分属于复杂子宫切除术。

子宫切除术的器械清单

请参考前述的机器人基本设置。我们使用三臂或四臂机器人进行 RALH（图 3.2，图 3.3）。

以下是我们专门用于 RALH 的器械清单：

1. 机器人器械：单极电剪刀（臂 1），Gyrus PK 切割刀（臂 2），Mega 持针器（臂 1），+/– ProGrasp 钳（臂 3）。

2. 举宫器（Advincula Arch、Koh-Efficient system 或 Advincula Delineator）（Cooper Surgical，Trumbull，CT）。

3. +/–EEA 撑开器。

4. 2-0 V-Loc™ 可吸收倒刺缝线（Medtronic，Minneapolis，MN）。

骶骨阴道固定术

盆腔器官脱垂（POP）是全世界女性普遍面临的一种疾病。一些经常被引用的统计资料显示，女性在 80 岁之前因尿失禁或 POP 进行手术的风险为 11.1%[60-61]。2009 年 Wu 等人发表了一项预测研究，他们预测到 2050 年约 4400 万例女性将受到盆底疾病的困扰[62]。治疗 POP 的主要手段是手术。随着 POP 病例日益增多，妇科医生对 POP 的手术干预也越来越多。

1962 年，Lane 报道了将骶骨阴道固定术（SC）作为治疗阴道顶端脱垂的一种手术方式[63]。目前，该术式成为治疗脱垂的手术金标准，并且已被证明优于其他阴道手术——骶棘韧带固定术、子宫骶韧带悬吊术和阴道网片植入。SC 最初出现时是通过经腹手术进行的，与经阴道骶骨固定术相比，其明显的缺点是手术时间更长，恢复期更长，腹部手术成本更高[64]。为了克服这些缺陷，腹腔镜骶骨阴道固定术（LSC）逐渐被应用和采纳。

许多研究表明，与经腹手术相比，LSC 的住院时间更短，出血量更少，而手术时间的数据存在矛盾。Coolen 等人评估了 85 例子宫切除术后阴道残端脱垂患者行 LSC 术和经腹手术后并发症的发生率。研究结果显示，与经腹手术组相比，LSC 组的失血量显著减少［（77±182）mL *vs.*（192±126） mL）]，住院时间缩短（2.4d *vs.* 4.2d，$P<0.001$）。尽管两组之间的并发症发生率无显著统计学差异（$P=0.121$），但经腹手术组的并发症程度相对更为严重[65]。Hsiao 等人报道了相似的研究结果，但是 LSC 组的手术时间相对更长（219.9min *vs.* 185.2min；$P=0.045$）[66]。Freeman 等人进行了一项随机对照试验，主要比较了子宫切除术后出现阴道穹隆脱垂患者分别行 LSC 术和经腹手术 1 年后的阴道顶端 C 点位置（POP-Q 评分，处女膜以上或以外至少 1cm），研究显示经腹手术组的 C 点为 –6.63cm，LSC 组为 –6.67cm。为期 1 年的主观观察研究显示，90% 的经腹手术组和 80% 的 LSC 组"明显好转"，并且 LSC 组失血量较少，住院时间较短。该研究得出的最终结论是，LSC 术在临床治疗 POP 方面与经腹手术相当[67-68]。尽管 LSC 术较经腹手术有明显优势，但由于特殊的学习曲线，其在全球范围内很少被泌尿科医生采用[69]。因此，当达芬奇手术系统被批准用于妇科手术时（2005 年），一些妇科泌尿外科医生提出了使用机器人辅助骶骨阴道固定术（RASC）的建议。

与经腹手术相比，RASC 术既具有微创手术的优势，又避免了传统腹腔镜手术的局限[70]。有趣的是，Collins 等人报道，接受 RASC 术的女性并未比接受经腹手术的女性恢复得更快或术后疼痛减轻。考虑到大量的高质量证据支持微创手术优于经腹手术，这些数据确实令人惊讶[71]。

关于手术成本的差异，Elliot 等人于 2006—2010 年在一组接受 SC 手术患者的回顾性队列研究中对 RASC 术和经腹手术进行了成本最小化分析。该研究表明，与经腹手术相比，采用 RASC 术的成本降低了 4.2%[72]。Hoyte 等人报道了类似的结果，虽然 RASC 术的成本略低（6668 美元 *vs.* 7804 美元；$P=0.002$），但与经腹手术相比，其手术时间增加（212min *vs.* 166min）[73]。

自引入 RASC 术以来，共进行了两项比较 LSC 术和 RASC 术的随机试验。Paraiso 等人比较了手术时间（主要结局）和手术结果（包括术后疼痛、并发症、费用、术后主观和客观治愈率等次要结局）。研究结果显示，与 RASC 组相比，LSC 组患者的手术时间更短[（162 ± 47）min *vs.* （221 ± 47）min；$P<0.001$]，费用更低（14 342 美元 *vs.* 16 278 美元），并且接受 LSC 手术患者的术后疼痛程度较轻[74]。Anger 等人也报道了类似的结果，LSC 组患者的治疗时间更短[（178 ± 49.8）min *vs.* （202.8 ± 46.1）min]，费用更低（11 573 美元 *vs.* 19 616 美元），疼痛更少[75]。在这两项研究中，没有发现其他方面的显著差异。

这些研究中有一个值得注意的结果，在 Anger 等人的研究中，外科医生实施 RASC 手术的数量较少，为 10~50 台（没有 LSC 手术量的数据报告）。在 Paraiso 等人的研究中，1 名外科医生实施了 400~500 台 LSC 手术，10 台 RASC 手术，而另一名外科医生实施了 100 台 LSC 手术，10 台 RASC 手术。虽然 LSC 手术和 RASC 手术经验的明显差异对研究结果的影响尚未得出明确结论，但可以合理推断，该研究所得出的手术结果差异（包括患者术后疼痛、手术时间和术后并发症）都可能被外科手术医生行机器人和腹腔镜手术的有限经验所影响。

总之，对于机器人技术在 SC 术中的作用，目前尚未达成共识，现有的文献对其相对 LSC 术的优势尚未形成定论。2015 年，一项 meta 分析比较了 LSC 术和 RASC 术。作者得出结论，尽管 RASC 术具有广泛的应用，但其在并发症发生率和解剖结局方面的优势尚不清楚[76]。2016 年，另一项 meta 分析也对 LSC 术和 RASC 术进行了比较，承认机器人手术在"提高手术能力"方面的优势，但也对机器人手术的高成本和降低成本的必要性提出了警告[77]。

在我们的机构中，可基于外科医生和患者的选择采用腹腔镜或机器人手术进行 SC 手术。

骶骨阴道固定术的器械清单

请参考前述机器人基本设置。我们使用三臂或四臂机器人进行 RASC 手术（图 3.2，图 3.3）。

以下是我们专门为 RASC 手术列出的仪器清单：

1. 机器人器械：单极电剪刀（臂 1），Gyrus PK 切割刀（臂 2），Mega 持针器（臂 1），± 长尖钳（臂 3）。

2. 举宫器（Advincula Arch/Koh-Efficient system 或 Advincula Delineator）（Cooper Surgical，Trumbull，CT）。

3. 阴道拉钩。

4. 0 号可吸收外科缝线。

结 论

已发表文献中，由于缺乏关于机器人手术的一级证据，故无法明确机器人技术在妇科良性疾病中的作用。虽然现有的数据证据等级为低等至中等，但是在一些问题上仍具有普遍共识：

• 机器人手术在妇科良性疾病手术中发挥着重要作用。然而，这个角色的特殊作用还不清楚。

• 与经腹手术相比，机器人手术具有微创的优势。

• 机器人手术技术为良性疾病的治疗提供了一种安全、可行的微创手术方法。

• 机器人手术的费用昂贵，目前尚不清楚是否物超所值。

• 机器人手术较腹腔镜手术的优越性尚未得到证实。

• 如果经阴道手术是可行的选择，则不应选择机器人手术。

我们从术后护理方面的角度考虑，微创手术是首选。在任何时候，经阴道手术、腹腔镜手术和机器人手术应一直被优先提出和开展。微创手术的具体选择应基于患者的倾向和外科医生的手术经验，做出的选择应确保达到最好的结果。

（李雯慧 译）

参考文献

[1] Litynski GS. Endoscopic surgery: the history, the pioneers. World J Surg, 1999, 23(8):745-753.

[2] William W. Hurd, MD, MSc, MPH; Chief Editor:Michel E. Rivlin, MD. Gynecologic laparoscopy. Medscape. http://emedicine. medscape.com/article/265201-overview#showall. Accessed 16 Apr 2016.

[3] Rosero EB, Kho KA, Joshi GP, et al. Comparison of robotic and laparoscopic hysterectomy for benign gynecologic disease. Obstet Gynecol Surv, 2014, 69(1):18-19.

[4] Falcone T, Goldberg JM, Margossian H, et al. Robotic-assisted laparoscopic microsurgical tubal anastomosis: a human pilot study. Fertil Steril, 2000, 73:1040-1042.

[5] Diaz-Arrastia C, Jurnalov C, Gomez G, et al. Laparoscopic hysterectomy using a computer-enhanced surgical robot. Surg Endosc, 2002, 16:1271-1273.

[6] Soto E, Lo Y, Friedman K, et al. Total laparoscopic hysterectomy versus da Vinci robotic hysterectomy: is using the robot beneficial? J Gynecol Oncol, 2011, 22(4):253-259.

[7] Kumari S, Rupa B, Sanjay M, et al. Robotic surgery in gynecology. J Minim Access Surg, 2015, 11(1):50-59.

[8] Advincula AP, Song A. The role of robotic surgery in gynecology. Curr Opin Obstet Gynecol, 2007, 19(4):331-336.

[9] Eskenazi B, Warner ML. Epidemiology of endometriosis. Obstet Gynecol Clin N Am, 1997, 24(2):235-258.

[10] Cornillie FJ, Oosterlynck D, Lauweryns JM, et al. Deeply infiltrating pelvic endometriosis: histology and clinical significance. Fertil Steril, 1990, 53(6):978-983.

[11] Fauconnier A, Chapron C, Dubuisson J-B, et al. Relation between pain symptoms and the anatomic location of deep infiltrating endometriosis. Fertil Steril, 2002, 78(4):719-726.

[12] Fauconnier A, Chapron C. Endometriosis and pelvic pain: epidemiological evidence of the relationship and implications. Hum Reprod Update, 2005, 11(6): 595-606.

[13] Hsu AL, Khachikyan I, Stratton P. Invasive and noninvasive methods for the diagnosis of endometriosis. Clin Obstet Gynecol, 2010, 53(2): 413-419. https://doi. org/10.1097/GRF. 0b013e3181db7ce8.

[14] Practice Committee of the American Society for Reproductive Medicine. Endometriosis and infertility: a committee opinion. Fertil Steril, 2012, 98(3): 591, 598.

[15] Siesto G, Ieda N, Rosati R, et al. Robotic surgery for deep endometriosis: a paradigm shift. Int J Med Robot, 2014, 10(2): 140-146.

[16] Pellegrino A, Damiani GR, Trio C, et al. Robotic shaving technique in 25 patients affected by deep infiltrating endometriosis of the rectovaginal space. J Minim Invasive Gynecol, 2015, 22(7): 1287-1292.

[17] Neme RM, Schraibman V, Okazaki S, et al. Deep infiltrating colorectal endometriosis treated with robotic-assisted rectosigmoidectomy. JSLS, 2013, 17(2): 227-234.

[18] Nezhat FR, Sirota I. Perioperative outcomes of robotic assisted laparoscopic surgery versus conventional laparoscopy surgery for advanced-stage endometriosis. JSLS, 2014, 18(4).

[19] Gargiulo AR. Computer-assisted reproductive surgery: why it matters to reproductive endocrinology and infertility subspecialists. Fertil Steril, 2014, 102(4): 911-921.

[20] Management of uterine fibroids. Summary, Evidence Report/Technology Assessment: Number 34. AHRQ Publication No. 01-E051, 2001. Agency for Healthcare Research and Quality. Rockville, MD, USA.

[21] Baird DD, Dunson DB, Hill MC, et al. High cumulative incidence of uterine leiomyoma in black and white women: ultrasound evidence. Am J Obstet Gynecol, 2003, 188: 100-107.

[22] Stewart EA. Uterine fibroids. Lancet, 2001,

357: 293-298.

[23] Nash K, Feinglass J, Zei C, et al. Robotic-assisted laparoscopic myomectomy versus abdominal myomectomy: a comparative analysis of surgical outcomes and costs. Arch Gynecol Obstet, 2012, 285: 435-440.

[24] Herrmann A, De Wilde RL. Laparoscopic myomectomy the gold standard. Gynecol Minim Invasive Ther, 2014, 3(2): 31-38.

[25] Holzer A, Jirecek ST, Illievich UM, et al. Laparoscopic versus open myomectomy: a double-blind study to evaluate postoperative pain. Anesth Analg, 2006, 102(5): 1480-1484.

[26] Mais V, Ajossa S, Guerriero S, et al. Laparoscopic versus abdominal myomectomy: a prospective, randomized trial to evaluate benefits in early outcome. Am J Obstet Gynecol, 1996, 174: 654-658.

[27] Jin C, Hu Y, Chen XC, et al. Laparoscopic versus open myomectomy a meta-analysis of randomized controlled trials. Eur J Obstet Gynecol Reprod Biol, 2009, 145: 14-21.

[28] Pluchino N, Litta P, Freschi L, et al. Comparison of the initial surgical experience with robotic and laparoscopic myomectomy. Int J Med Robot, 2014, 10: 208-212.

[29] Parker WH, Iacampo K, Long T. Uterine rupture after laparoscopic removal of a pedunculated myoma. J Minim Invasive Gynecol, 2007, 14(3): 362-364.

[30] Advincula AP, Song A, Burke W, et al. Preliminary experience with robot-assisted laparoscopic myomectomy. J Am Assoc Gynecol Laparosc, 2004, 11: 511-518.

[31] Advincula AP, Xu X, Goudeau S, et al. Robot-assisted laparoscopic myomectomy versus abdominal myomectomy: a comparison of short-term surgical outcomes and immediate costs. J Minim Invasive Gynecol, 2007, 14: 698-705.

[32] Ascher-Walsh CJ, Capes TL. Robot-assisted laparoscopic myomectomy is an improvement over laparotomy in women with a limited number of myomas. J Minim Invasive Gynecol, 2010, 17: 306-310.

[33] Hanafi MM, Hsu Y-S, Fomo AN. Comparative study between robotic laparoscopic myomectomy and abdominal myomectomy and factors affecting shortterm surgical outcomes. J Reprod Med Endokrinol, 2010, 7: 258.

[34] Mansour FW, Kives S, Urbach DR, et al. Robotically assisted laparoscopic myomectomy: a Canadian experience. J Obstet Gynaecol Can, 2012, 34: 353-358.

[35] Sangha R, Eisenstein D, George A, et al. Comparison of surgical outcomes for robotic assisted laparoscopic myomectomy compared to abdominal myomectomy. J Minim Invasive Gynecol, 2010, 17(Suppl): S108.

[36] Pundir J, Pundir V, Walavalkar R, et al. Robotic-assisted laparoscopic vs abdominal and laparoscopic myomectomy: systematic review and meta-analysis. J Minim Invasive Gynecol, 2013, 20(3): 335-345.

[37] Barakat EE, Bedaiwy MA, Zimberg S, et al. Robotic-assisted, laparoscopic, and abdominal myomectomy: a comparison of surgical outcomes. Obstet Gynecol, 2011, 117: 256-265.

[38] Gargiulo AR, Nezhat C. Robot-assisted myomectomy: broadening the Laparo-scopists's armamentarium.//Tinelli AA, Malvasi A. Uterine myoma, myomectomy and minimally invasive treatments. Basel, Switzerland: Springer International Publishing, 2015: 193. https://doi.org/10.1007/978-3-319-10305-1_13.

[39] Cela V, Freschi L, Simi G, et al. Fertility and endocrine outcome after robot-assisted laparoscopic myomectomy (RALM). Gynecol Endocrinol, 2013, 29(1): 79-82.

[40] Kang SY, Jeung I-C, Chung Y-J, et al. Robot-assisted laparoscopic myomectomy for deep intramural myomas. Int J Med Robot, 2016. https://doi.org/10.1002/rcs.1742.

[41] Pitter MC, Srouji SS, Gargiulo AR, et al. Fertility and symptom relief following robot-assisted laparoscopic myomectomy. Obstet Gynecol Int, 2015, Article ID

967568, 9 pages. doi:https://doi.org/10. 1155/2015/967568.

[42] Quaas AM, Einarsson JI, Srouji S, et al. Robotic myomectomy: a review of indications and techniques. Rev Obstet Gynecol, 2010, 3(4): 185-191.

[43] Whiteman M, Hillis S, Jamieson D, et al. Inpatient hysterectomy surveillance in the United States, 2000-2004. Am J Obstet Gynecol, 2008, 198(1): 34.e1-7. https://doi. org/10.1016/j.ajog.2007.05.039.

[44] Olsson JH, Ellstrom M, Hahlin M. A randomised prospective trial comparing laparoscopic and abdominal hysterectomy. Br J Obstet Gynaecol, 1996, 103: 345-350.

[45] Garry R, Fountain J, Mason S, et al. The evaluate study: two parallel randomised trials, one comparing laparoscopic with abdominal hysterectomy, the other comparing laparoscopic with vaginal hysterectomy. BMJ, 2004, https://doi.org/10.1136/ bmj.37984.623889.F6.

[46] Jacoby VL, Autry A, Jacobson G, et al. Nationwide use of laparoscopic hysterectomy compared with abdominal and vaginal approaches. Obstet Gynecol, 2009, 114(5): 1041-1048.

[47] Gobern JM, Rosemeyer CJ, Barter JF, et al. Comparison of robotic, laparoscopic, and abdominal myomectomy in a community hospital. JSLS, 2013, 17(1):116-20. https:// doi.org/10.4293/1086808 12X135170133 17473.

[48] Nieboer TE, Hendriks JCM, Bongers MY, et al. Quality of life after laparoscopic and abdominal hysterectomy: a randomized controlled trial. Obstet Gynecol, 2012, 119(1): 85-91.

[49] American College of Obstetricians and Gynecologists. ACOG Committee Opinion no. 628: robotic surgery in gynecology. Obstet Gynecol, 2015, 125: 760-767.

[50] American College of Obstetricians and Gynecologists. ACOG Committee Opinion no. 444: choosing the route of hysterectomy for benign disease. Obstet Gynecol, 2009, 114: 1156-1158.

[51] AAGL Advancing Minimally Invasive Gynecology Worldwide. AAGL position statement: route of hysterectomy to treat benign uterine disease. J Minim Invasive Gynecol, 2011, 18: 1-3.

[52] Scandola M, Grespan L, Vicentini M, et al. Robot-assisted laparoscopic hysterectomy vs traditional laparoscopic hysterectomy: five metaanalyses. J Minim Invasive Gynecol, 2011, 18: 705-715.

[53] Liu H, Lawrie TA, Lu D, et al. Robot-assisted surgery in gynaecology. Cochrane Database Syst Rev, 2014, 12: CD011422.

[54] Gala RB, Margulies R, Steinberg A, et al. Systematic review of robotic surgery in gynecology: robotic techniques compared with laparoscopy and laparotomy. J Minim Invasive Gynecol, 2014, 21: 353-361.

[55] Lonnerfors C, Reynisson P, Persson J. A randomized trial comparing vaginal and laparoscopic hysterectomy vs robot-assisted hysterectomy. J Minim Invasive Gynecol, 2015, 22: 78-86.

[56] Martínez-Maestre MA, Gambadauro P, González Cejudo C, et al. Total laparoscopic hysterectomy with and without robotic assistance: a prospective controlled study. Surg Innov, 2014, 21:250-255.

[57] Paraiso MF, Ridgeway B, Park AJ, et al. A randomized trial comparing conventional and robotically assisted total laparoscopic hysterectomy. Am J Obstet Gynecol, 2013, 208: 368. e1-7.

[58] Sarlos D, Kots L, Stevanovic N, et al. Robotic compared with conventional laparoscopic hysterectomy: a randomized controlled trial. Obstet Gynecol, 2012, 120: 604-611.

[59] Albright BB, Witte T, Tofte AN, et al. Robotic versus laparoscopic hysterectomy for benign disease: a systematic review and meta-analysis of randomized trials. J Minim Invasive Gynecol, 2016, 23(1): 18-27.

[60] Olsen AL, Smith VJ, Bergstrom JO, et al. Epidemiology of surgically managed pelvic organ prolapse and urinary incontinence. Obstet Gynecol, 1997, 89(4): 501-506.

[61] Fialkow MF, Newton KM, Lentz GM, et al. Lifetime risk of surgical management for pelvic organ prolapse or urinary incontinence. Int Urogynecol J Pelvic Floor Dysfunct, 2008, 19(3): 437-440.

[62] Wu JM, Hundley AF, Fulton RG, et al. Forecasting the prevalence of pelvic floor disorders in U. S. women: 2010 to 2050. Obstet Gynecol, 2009, 114: 1278-1283.

[63] Lane FE. Modified technique of sacral colpopexy. Am J Obstet Gynecol, 1982, 142: 933.

[64] Maher C, Feiner B, Baessler K, et al. Surgical management of pelvic organ prolapse in women. Cochrane Database Syst Rev, 2013, (4): CD004014.

[65] Coolen AL, van Oudheusden AM, van Eijndhoven HW, et al. A comparison of complications between open abdominal sacrocolpopexy and laparoscopic sacrocolpopexy for the treatment of vault prolapse. Obstet Gynecol Int, 2013, 2013: 528636.

[66] Hsiao KC, Latchamsetty K, Govier FE, et al. Comparison of laparoscopic and abdominal sacrocolpopexy for the treatment of vaginal vault prolapse. J Endourol, 2007, 21: 926-930.

[67] Freeman RM, Pantazis K, Thomson A, et al. A randomised controlled trial of abdominal versus laparoscopic sacrocolpopexy for the treatment of post-hysterectomy vaginal vault prolapse: LAS study. Int Urogynecol J, 2013, 24(3): 377-384.

[68] Costantini E, Mearini L, Lazzeri M, et al. Laparoscopic versus abdominal sacro-colpopexy: a randomized controlled trial. J Urol, 2016, 196(1):159-165.

[69] Yohannes P, Rotariua P, Pintoa P, et al. Comparison of robotic versus laparoscopic skills: is there a difference in the learning curve? Urology, 2002, 60(1): 39-45.

[70] Geller EJ, Siddiqui NY, Wu JM, et al. Short-term outcomes of robotic sacrocolpopexy compared with abdominal sacrocolpopexy. Obstet Gynecol, 2008,112(6):1201-1206.

[71] De Gouveia M, Claydon LS, Whitlow B, et al. Laparoscopic versus open sacrocolpopexy for treatment of prolapse of the apical segment of the vagina: a systematic review and meta-analysis. Int Urogynecol J, 2016, 27(1): 3-17.

[72] Elliott CS, Hsieh MH, Sokol ER, et al. Robot-assisted versus open sacrocolpopexy: a cost-minimization analysis. J Urol, 2012, 187: 638-643.

[73] Hoyte L, Rabbanifard R, Mezzich J, et al. Cost analysis of open versus robotic assisted sacrocolpopexy. Female Pelvic Med Reconstr Surg, 2012,18:335-339.

[74] Paraiso MF, Jelovsek JE, Frick A, et al. Laparoscopic compared with robotic sacrocolpopexy for vaginal prolapse: a ran-domized controlled trial. Obstet Gynecol, 2011, 118(5): 1005-1013.

[75] Anger JT, Mueller ER, Tarnay C, et al. Robotic compared with laparoscopic sacro-colpopexy: a randomized controlled trial. Obstet Gynecol, 2014,123(1):5-12.

[76] Ke P, Zhang Y, Wanga Y, et al. A systematic review and meta-analysis of conventional laparoscopic sacrocolpopexy versus robot-assisted laparoscopic sacrocolpopexy. Int J Gynecol Obstet, 2016, 132(3): 284-291.

[77] Callewaert G, Bosteels J, Housmans S, et al. Laparoscopic versus roboticassisted sacrocolpopexy for pelvic organ prolapse: a systematic review. Gynecol Surg, 2016, 13(2): 115-123.

第4章 单孔手术

Kevin J. E. Stepp, Dina A. Bastawros

引 言

在经腹入路妇科手术中，常规腹腔镜手术即使不占大多数，也是主要的手术方法。传统腹腔镜器械和配套设备，以及机器人辅助腹腔镜的器械正在迅速改进。无论是常规腹腔镜手术还是机器人辅助腹腔镜手术，我们都希望尽量减小穿刺口的大小，并减少放置穿刺器的数量。许多外科手术通常经腹壁3~5个小切口进行操作，虽然穿刺孔的并发症风险较小，但每增加一个孔，其风险仍

K. J. E. Stepp, M.D. (✉)
Urogynecology and Minimally Invasive Gynecologic Surgery, Advanced Surgical Specialties for Women, Carolinas Healthcare System, Charlotte, NC, USA

Department of Obstetrics and Gynecology, University of North Carolina-Chapel Hill, Charlotte, NC, USA

Mercy Medical Plaza, Charlotte, NC, USA

Department of Obstetrics and Gynecology, Mercy Medical Plaza, Charlotte, NC, USA
e-mail: kevin.stepp@carolinashealthcare.org

D. A. Bastawros, M.D.
Urogynecology and Minimally Invasive Gynecologic Surgery, Advanced Surgical Specialties for Women, Carolinas Healthcare System, Charlotte, NC, USA

Department of Obstetrics and Gynecology, Mercy Medical Plaza, Charlotte, NC, USA
e-mail: dina.bastawros@carolinashealthcare.org

© Springer International Publishing AG, part of Springer Nature 2018
G. G. Gomes-da-Silveira et al. (eds.), *Minimally Invasive Gynecology*,
https://doi.org/10.1007/978-3-319-72592-5_4

然不能被忽略[1]。这些风险包括出血、感染、对周围器官和软组织的损伤、疝气形成和美观度降低等问题[2-3]。

当 Wheeless 等人进行输卵管结扎时，"单孔腹腔镜"这一名词第一次在妇科中被描述[4]。Pelosi 等人描述了第一例单孔腹腔镜辅助经阴道子宫切除术[5]。随着新的仪器和更好的可视化功能设备的开发，妇科医生在 2007 年开始再次对单孔腹腔镜进行探索。

迄今为止，世界各地的学者采用很多术语来描述通过一个穿刺口进行的腹腔镜手术。2010 年，一个多专业国际联盟组织推荐，将其命名为"单孔腹腔镜手术（LESS）"[6]。LESS 旨在识别并辨别技术上的细微差异，例如使用带有或不带有多个通道的单孔穿刺设备，或者通过单个皮肤切口使用多个穿刺孔设备。

由 LESS 专家组成的团队开发了一种标准且可复制的使用"核心原则"进行妇科 LESS 手术的技术（表 4.1）[7]。本章将介绍 LESS 的基本概念，该概念很容易被理解、重复，并且对于初级和高级 LESS 外科医生而言均受用。LESS 手术的独特挑战包括直线视野、器械拥挤和缺乏操作三角。理解本章描述的原则

和技术将有助于外科医生有效地进行手术，避免器械内外碰撞，降低挫折感。

穿刺器和通道

LESS 的优点之一是切口隐藏在脐底部，几乎不遗留瘢痕。已有各种不同连接装置和技术被报道用于经腹入路。无论采用何种方法，皮肤切口均需达到美容效果。脐本身是人体天然的瘢痕。在许多患者中，皮肤垂直切口更常见。然而，小儿外科医生于 1986 年首次提出的欧米伽切口可以在保持良好外观的同时为切除标本的取出提供更多空间[8-9]（图 4.1）。有学者认为，脐部切口会增加感染风险，但是一项妇科领域的回顾性研究比较了 120 例接受垂直和绕脐圆形切口患者的结局，并未发现二者感染率的差异[10]。为了获得更好的美观效果，应特别注意对脐部进行解剖学重建的效果。如果脐蒂与筋膜分离，则应将其重新缝合并连接至原筋膜[11]。限制切口的大小可能会造成皮肤边缘的张力过大，从而导致皮肤压力性坏死。虽然这种情况下伤口通常愈合良好，但在为每个患者进行皮肤切口和选择合适的切口位置时，应该考虑这种风险。

表 4.1　LESS 的核心原则

1. 始终以器械手柄向侧面移动的方式控制器械，远离镜头和脐上方的中央区域，这防止了器械的体外碰撞
2. 提前计划好手术步骤，选择合适的器械和技术，尽量减少器械更换次数，强烈建议使用多功能手术器械
3. 使用举宫器械。对于子宫切除术，我们建议使用举宫杯或阴道环来暴露阴道穹隆轮廓
4. 如果在手术过程中遇到重大困难，可以考虑增加一个穿刺孔

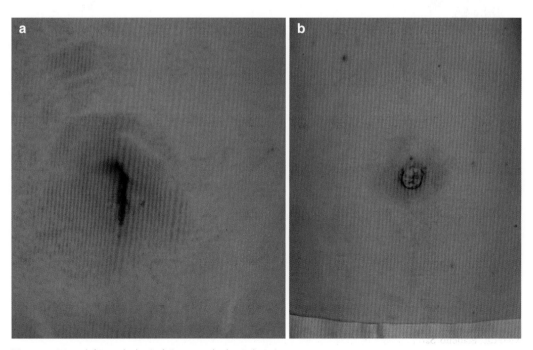

图 4.1　切口选择：（a）垂直切口；（b）欧米伽切口

大多数商业用途的 LESS 穿刺器都有两个通道接口，可用于进气、排气、排烟，或在必要时使用一个额外的进气端口（图 4.2）。目前，美国食品药品监督管理局批准了若干种用于 LESS 手术的穿刺器专利申请，我们将在下文中讨论。

气封穿刺器（SurgiQuest, Inc. Orange, Connecticut，USA）通过密封空气创建气腹，而穿刺器周围的空气在气腹所产生的更高压力下产生流动。该系统最大的优点之一是空气的不断循环减少了烟雾的积聚[12]。

GelPoint 系统（Applied Medical Resources Corp., Rancho Santa Margarita, California,

USA）由一个放置在切口的牵开固定器组成。将一个 10cm 的凝胶帽连接在牵开器的外圈上，该外帽由凝胶界面制成，外科医生可通过凝胶界面提供的通道放入手术器械，有利于减少器械之间的相互拥挤。该系统的最大缺点是，如果凝胶界面有裂缝[12]，则可能发生气体泄漏。

柯惠医疗（Mansfield, Massachusetts, USA）开发了一个名为 SILS 的穿刺器系统。它可以在长达 2cm 的单一切口中容纳多达 3 个手术器械。该穿刺器由弹性聚合物制成，其优点是每个器械都有自己的专用通道，可以减少器械在筋膜水平的摩擦或交叉。该穿刺器的缺点是手术时需要一个略大的切口（2.0~2.5cm）。

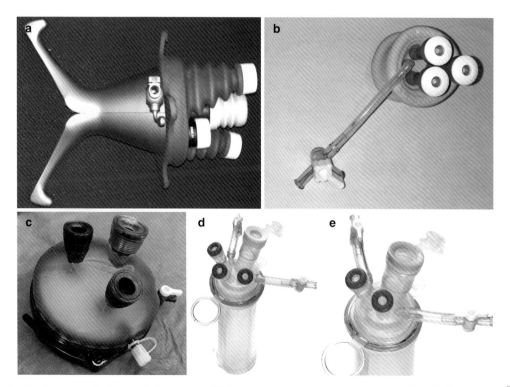

图 4.2　多种 LESS 穿刺器：（a）X-CONE™（Storz Endosopy, Tuttlingen, Germany）；（b）AnchorPort® SIL（Surgiquest Inc., Orange, CT）；（c）SILS™ Port（Covidien, Norwalk, CT）；（d）GelPoint™（Applied Medical, Rancho Santa Margarita, CA）；（e）TriPort Plus™（Advanced Surgical Concepts, Wicklow, Ireland）

使用单一筋膜切口的端口可以为额外器械提供更大的空间。

TriPort 由爱尔兰 Advanced Surgical Concepts 公司（Bray, County Wicklow, Ireland）设计，有两种配置。每个伸缩套有 2 个或 3 个 5mm 通道和一个 12mm 或 15mm 通道。该系统的优势在于可以适用于不同的腹壁厚度，最厚可达 10cm。但如果伸缩套筒损坏，可能导致气腹破坏 [12]。

德国公司 Karl Storz GmbH & Co. KG（Tuttlingen, Germany）开发了 X-CONE 和 ENDOCONE，但是目前尚未被美国食品药品监督管理局批准使用。

外科医生也成功地使用了由牵引器、手套和其他在任何手术室都能轻易获得材料的自制非商用穿刺器 [13]。

必要时，如果 LESS 在术中转换为双孔或多孔的传统腹腔镜手术，此不应被视为手术并发症。

安装和器械

在所有手术室中，对于大多数妇科 LESS 手术，都可以使用常规的直杆器械进行操作。一些外科医生使用专门为 LESS 手术设计的可弯曲器械来帮助克服操作三角缺乏的问题。但是，熟练操作这些器械需要有相应的学习曲线。

与传统腹腔镜手术相比，在微创手术中，可变角度腹腔镜镜头具有显著的优势，受到大多数专家的青睐。此外，肥胖患者需要的器械长度或许更长，30° 或 45° 腹腔镜以及下面所描述的技术和原则也可以在 LESS 手术中使用。传统的腹腔镜有一根垂直于腹腔镜的光缆，这会加剧外部拥挤和碰撞，LESS 操作也存在这个问题。相比之下，可变

角度腹腔镜镜头被设计为一体化镜，光源也一并包含在镜头的同一条轴线上，这可以最大限度地减少外部拥挤（图 4.3b）。如果使用非可变角度腹腔镜，我们建议使用 90° 转化器，以减少来自不同光源轴的干扰（图 4.3a）。

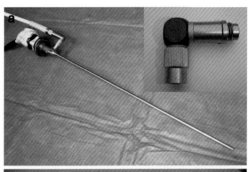

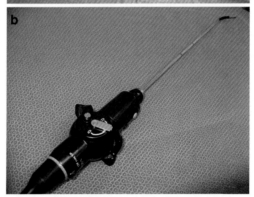

图 4.3 腹腔镜选择：（a）30° 或 45° 腹腔镜镜头与 90° 光缆转换器（嵌入式）；（b）可弯曲腹腔镜（EndoEye™ Olympus Surgical & Industrial America Inc, Center Valley, PA）

在 LESS 手术过程中，举宫器是必不可少的。举宫器可以作为另一种控制子宫的手段。常见的举宫器包括配备 Koh-Efficient 阴道穹隆固定系统的 RUMI 举宫器（CooperSurgical, Trumbull, Connecticut, USA）和 VCare 举宫器（ConMed Corporation, Utica, New York, USA）。这两种系统都配有不同尺寸的举宫杯，以帮助推开输尿管并暴露宫颈阴道交界处 [14]。

病例选择

目前，还没有确定的标准来定义 LESS 手术的适应证人群。Fader 和 Escobar[15] 研究发现，根据体重指数、合并症、既往手术情况进行分组后，组间的手术结局无差异。然而，有研究表明，体重指数大于 $28kg/m^2$ 的患者，由于腹壁较厚或腹腔内脂肪较多[16]，可能会给手术带来挑战。此外，对于既往有手术史的患者，由于盆腔和腹腔粘连，手术难度亦增加。因此，Chern 等人建议，对于体重指数高、既往有过两次经腹手术史、恶性肿瘤或脐部不适合进行 LESS 手术[16] 的患者，不推荐行此手术方式。虽然本章中所描述的技术对复杂手术病例效果良好，但我们强烈建议，外科医生应首先通过简单的良性疾病熟悉该手术技术。与任何手术方法一样，复杂因素（如子宫内膜异位症、大肌瘤子宫、恶性肿瘤和严重粘连）代表了额外增加的复杂性，本章中不再讨论。我们建议，将这些案例留给有经验的 LESS 外科医生。

关键步骤

为高效完成 LESS 手术，术中应注意一些关键的步骤和原则。我们提出一个简化、有效的技术，可用于所有妇科手术。如果严格遵循这个技术，可以减少多余或重复的操作。结合表 4.1 中的核心原则，此技术将使器械之间的操作空间最大化，并避免体外和体内的碰撞与交叉。以下内容中所描述的手术步骤已假定主刀医生位于患者左侧，如果外科医生站在相反的一侧，这个操作过程可以反过来进行。

步骤一：端口方向和镜头分布

外科医生应该选择合适的穿刺器，使其能够很好地适应病例的复杂性。一旦将穿刺器放置在腹壁合理部位（图 4.4），应确定通道或阀门方向，以便能通过头端通道放置腹腔镜。这有利于镜头从外部降低到胸壁，同时内部的镜头则可以向前腹壁抬高。然后，利用镜头的连接和角度调整降低及移动的范围（图 4.5）。在外部，助手的手和腹腔镜的外部位置应远离脐部，以便为其他器械留出空间。外科医生应直接在脐部上方进行手术，从而避免外部碰撞。腹腔镜的角度越大（30°、45° 或可弯曲），镜头就越容易远离手术野，此有利于避免器械碰撞。

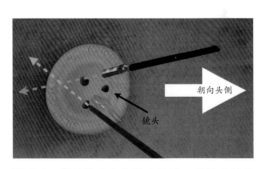

图 4.4　穿刺器方向和镜头位置。通过头侧通道、阀门放置腹腔镜

步骤二：置入辅助器械

根据核心原则，辅助抓钳的所有动作都应远离中线。行牵拉操作时，将器械手柄侧向移动，远离镜头和肚脐上方的中心区域。这意味着术中将组织横过骨盆向对侧移动，此最大限度地扩大了

腹腔镜和其他器械的外部空间，以防止器械碰撞。例如，如果将子宫向右牵拉，则应通过左侧通道置入辅助抓钳，通过侧向移动控制手柄使子宫向右偏斜（图4.6）。如果无意中将器械通过右侧通道插入，则将子宫向右（内部）牵拉，并将器械手柄移向脐上方的中心区域后，外部空间受到限制，从而导致碰撞。因此，将辅助器械放置在侧面，使通道和器械侧向移动并远离中线，这是非常重要的。

步骤三：置入电手术器械

将手术器械通过右侧通道插入（图4.7），经中心位置进入内部手术区域，通常直接指向手术目标。如果器械手柄或镜头相互干扰，则应将手柄彼此错开放置（图4.7）。

在学习曲线早期，我们认为最简单的选择是系统地建立并暴露手术目标，然后使用基本的手术器械（剪刀、双极血管封闭器等）。这样就可以应用辅助

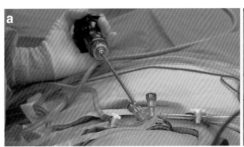
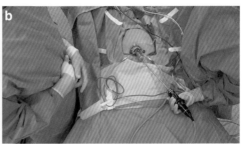

图4.5　腹腔镜位置：（a）镜头应该先于其他器械置入；（b）利用镜头的连接或角度的范围，使镜头放低和横向放置

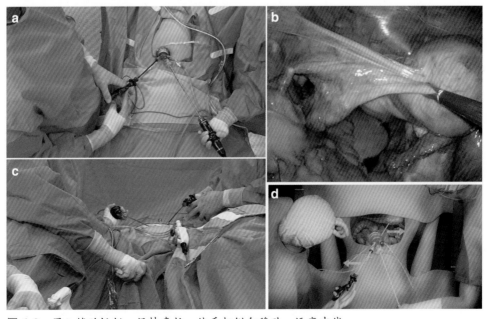

图4.6　置入辅助抓钳。保持牵拉，使手柄侧向移动，远离中线

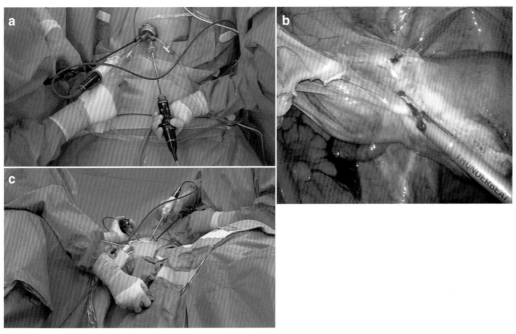

图 4.7　器械外部分布：外部视图显示安装与器械位置无冲突，注意双极装置的手柄与辅助抓钳的方向相反

抓钳在不移动手柄的情况下获得良好的暴露。然后，外科医生可以将注意力集中在惯用手 / 主操作手上。在掌握丰富的 LESS 手术操作经验之前，当双手同时移动时，外科医生很容易因为交叉操作或碰撞产生挫败感。因此，最适合学习 LESS 的方法是在简单常规过程中完成变化不大的简单程序。当外科医生具有更多经验时，复杂的手术也就变得更容易了。

标本提取

　　LESS 技术的一个潜在优势是标本提取，通过稍大的皮肤切口（15~25mm，标准腹腔镜手术切口大小为 12~15mm）可以更容易地将手术中切除的标本取出。体外粉碎术也可通过大切口完成。一些穿刺器具有切口保护功能，将可拆卸部分拆卸后留下切口保护器，便于标本提取和穿刺器替换，如 TriPort（Advanced Surgical Concepts，Wicklow，Ireland）和 GelPoint（Applied Medical，Rancho Santa Margarita，California，USA）。因为镜头和器械通过一个穿刺口进入，所以可以通过置入大标本袋并直接在袋内创建假气腹（目前正在研发商用特制粉碎袋）完成完全封闭式的体内标本粉碎术，然后将镜头、机械粉碎器和辅助抓钳通过端口插入袋内进行标本粉碎。所有标本小碎片都会留在标本袋中，这将减少或消除良性或恶性组织在腹腔内的潜在播散风险（图 4.8）。

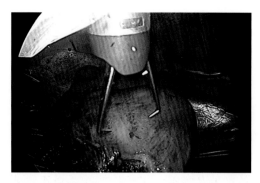

图 4.8 封闭袋内行粉碎术。假气腹内子宫和粉碎器的内部视图

缝 合

腹腔镜缝合是极具技巧的一个步骤。因此，建议具有 LESS 经验的医生可考虑采用传统的缝合方式。如果需要行腹腔镜下缝合，我们强烈建议使用辅助缝合设备，如 Endostitch（Covidien，Norwalk，Connecticut，USA）、倒刺缝线或 Laparo-Ty（Ethicon Endo Surgery，INC. Cincinnati，Ohio，USA）。对于子宫全切术，在手术医生熟练掌握 LESS 技术之前，建议经阴道入路缝合阴道残端。

LESS 的风险和挑战

随着 LESS 技术的出现，器械和穿刺口的发展使这项技术变得更有效率。然而，仍然存在许多技术方面的挑战，当在小于 3cm 的小切口内操作时，器械拥挤是无法避免的问题，其操作范围受到限制。为了克服这一挑战，外科医生可以交叉使用器械，但是这可能会导致反视觉操作。

因为器械和镜头都在一个小切口内，所以行 LESS 时还会造成三角定位缺失。这是进行腹腔镜安全操作的一个非常重要的因素。进行牵引 – 反牵引的基本外科技术时最好采用三角法 [17]。保持三角的最佳策略是使所有器械远离"目标"区域（除主要操作器械外），该区域被定义为中心区域，指沿轴向延伸的区域和位于腹壁上方的最高平面 [14]。三角定位缺失可以通过使用有曲度的器械克服，从而避免外科医生交叉使用器械。Karl Storz 和 Olympus 为 LESS 手术制造了可弯曲的器械 [12]。

LESS 手术的另一个挑战是学习曲线。与任何新技术一样，获得新技能需要经过学习。在 LESS 手术中，较高的技能水平是非常必要的，因此有可能延长学习曲线并增加难度。采用 LESS 手术的外科医生必须具备高超的技能，并熟练掌握常规腹腔镜操作。

与任何腹腔镜技术一样，外科医生必须完全了解电外科知识，以避免电外科并发症。外科医生也应了解不同类型的电手术并发症。在进行 LESS 手术时，理论上可能会增加电容耦合的风险，近距离使用仪器可能会使绝缘损坏。因此，我们建议对仪器进行细致检查。一次性电外科手术器械可能会降低绝缘损坏的风险，从而降低耦合风险。我们认为，好的技术也可以减少这些风险的发生。

现有证据的总结

在大多数腹腔镜手术中，LESS 手术的可行性在医学文献的多个病例报告和系列论文中得到了证实。一些研究已经探讨了 LESS 手术与传统腹腔镜手术之间潜在的优势和劣势。

White 等人早期在泌尿外科患者中进行了一项研究[18]。他们观察了2007—2008 年接受单孔腹膜后手术的 8例患者，并与接受传统腹腔镜腹膜后手术患者进行了回顾性比较。结果发现，除了 LESS 组患者疼痛明显减轻外，两组患者之间的其他指标无显著差异。

目前将单孔腹腔镜子宫切除术与常规腹腔镜手术进行比较的大多数研究结果均显示，子宫重量中位数小于300g。然而，Song 等人[19-21]证明，在切除重量为 500g 及以上的子宫时，单孔腹腔镜子宫切除术也是一种安全、可行的选择。子宫重量增加与手术时间延长和出血量增加有关，但与中转为传统腹腔镜手术的需求增加无关[19-21]。除少数研究外，目前已有研究表明，LESS 手术和标准腹腔镜技术的手术时间相当。Escobar 等人[2-3]研究了 LESS手术的学习曲线，发现其与已公布的常规腹腔镜手术的学习曲线相似。

已开展的随机试验相对较少。Song 等人最近发表的关于 6 个随机对照试验的 meta 分析结果显示[19-21]，这些试验的主要结果指标（包括围手术期并发症、中转率、术后疼痛和美观效果）之间无显著差异。除了对美观偏好的评估外，他们的结论与其他研究一致。在手术美观效果方面，LESS 手术优于传统腹腔镜手术。目前为止，至少有 3 项随机对照试验结果表明，患者对LESS 手术美观效果的满意度较高[19-23]。

Yang 等人[24]的另一项 meta 分析回

顾了 6 项随机对照试验和 12 项回顾性研究，纳入患者 3725 例。这项系统性研究结果显示，与传统腹腔镜相比，LESS术的失败率更高（3.59%），手术时间更长，但住院时间较短，胃肠功能恢复更快。此外，该研究结果显示，两组患者在围手术期并发症、术后疼痛、失血量和子宫重量方面无统计学差异。LESS 术失败率较高的原因是需要额外的穿刺口。

2015 年，Angioni 等人发表了一项前瞻性病例对照研究，探讨了单孔腹腔镜子宫次全切术与常规腹腔镜子宫次全切术患者的围手术期结局。本研究结果显示，与传统腹腔镜组相比，单孔手术组的手术时间更长，住院时间更短，疼痛较轻，伤口美观满意度更高。这些结果与 Chen 等人[25]的发现一致。此外，Yim 等人[26]的一项回顾性研究比较了单孔或传统四孔腹腔镜子宫切除术患者的手术结局和术后疼痛。这项研究在许多参数方面显示了统计学方面的显著差异，包括术中出血量更少，住院时间更短，恢复速度更快。Song 等人[19-21]进行了一项随机对照试验，比较了 LESS手术与传统腹腔镜手术的伤口美观满意度，结果显示 LESS 组患者的满意度更高。

机器人辅助 LESS 手术

LESS 手术也被引入到达芬奇机器人外科领域（Intuitive Surgical，Sunnyvale，California，USA）。与经腹手术相比，常规机器人手术可大大减轻术后疼痛，缩短住院时间。Escobar 等人[27]发表了一篇个案报告，详细介绍了机器人辅助单孔腹腔镜手术的初步技术。自此，一种带有特定仪器的专用机器人单孔平台被引入，其他机器人 LESS 平台也正在研发中。

机器人辅助单孔腹腔镜手术具有可实现更大旋转角度的优势，这有利于减少器械交叉拥挤的频率，便于建立操作三角，这些对于减少与 LESS 相关的技术挑战很重要。此外，这种手术方法更符合人体工程学原理[27]。

结 论

LESS 手术是一种快速成熟的微创治疗方式，可为患者带来许多益处，包括更好的切口美观效果。随着行业内开发的技术和设备不断涌现，与该技术相关的学习曲线应该会逐渐缩短。对于未来的住院医生、主治医生和执业医生而言，开始学习 LESS 前，在传统腹腔镜手术中保持高水平的灵活操作性是很重要的。虽然 LESS 手术仍然面临着技术挑战，但是随着技术的不断进步，这些问题会逐步减少。有研究已经表明，LESS 手术可为患者带来良好的手术结局。因此，通过持续努力，大多数妇科外科医生应该可以实现这一目标。

（李雯慧 译）

参考文献

[1] Tracy CR, Raman JD, Cadeddu JA, et al. Laparoendoscopic single-site surgery in urology: where have we been and where are we heading? Nat Clin Pract Urol, 2008, 5: 561-568.

[2] Escobar PF, Starks DC, Fader AN, et al. Single-port risk-reducing salpingo-oophorectomy with and without hysterectomy: surgical outcomes and learning curve analysis. Gynecol Oncol, 2010a, 119: 43-47.

[3] Escobar PF, Starks DC, Fader AN, et al. Laparoendoscopic single-site and natural orifice surgery in gynecology. Fertil Steril, 2010b, 94: 2497-2502.

[4] Wheeless CR Jr. Elimination of second incision in laparoscopic sterilization. Obstet Gynecol, 1972, 39:134-136.

[5] Pelosi MA, Pelosi MA III. Laparoscopic hysterectomy with bilateral salpingo-oophorectomy using a single umbilical puncture. N J Med, 1991, 88: 721-726.

[6] Gill IS, Advincula AP, Aron M. Consensus statement of the consortium for laparoendoscopic single-site surgery. Surg Endosc, 2010, 24(4): 762-768.

[7] Stepp KJ. An AAGL Task Force consensus statement: a standardized app-roach to LESS hysterectomy. American Association of Gynecologic Laparoscopists 43nd Annual Clinical Meeting, Vancouver, BC, November 16-21, 2014.

[8] Hong SH, Seo SI, Kim JC, et al. Cosmetic circumumbilical incision for extraction of specimen after laparoscopic radical prostatectomy. J Endourol, 2006, 20(7): 519-521.

[9] Huang CK, Houng JY, Chiang CJ, et al. Single incision transumbilical laparoscopic Roux-en-Y gastric bypass: a first case report. Obes Surg, 2009, 19: 1711-1715.

[10] Kane S, Stepp KJ. Circumumbilical (Omega) incision for laparoendoscopic single-site surgery. Oral Presentation: Society Gynecologic Surgeons Annual Clinical Meeting. San Antonio, TX, April 2011.

[11] Angioni S, Pontis A, Pisanu A, et al. Single-port access subtotal laparoscopic hysterectomy: a prospective case-control study. J Minim Invasive, 2015, 22: 809-812.

[12] Uppal S, Frumaovitz M, Escobar P.

Laparoendoscopic single-site surgery in gynecology: review of literature and available technology. J Minim Invasive, 2011, 18: 12-23.

[13] Lee YY, Kim TJ, Kim CJ, et al. Single-port access laparoscopic-assisted vaginal hysterectomy: a novel method with a wound retractor and a glove. J Minim Invasive Gynecol, 2009, 16(4): 450-453.

[14] Sobolewski C, Yeung PP, Hart S. Laparo-endoscopic single-site surgery in gynecology. Obstet Gynecol Clin N Am, 2011, 11: 741-755.

[15] Fader AN, Escobar PF. Laparoendoscopic single-site surgery (LESS) in gynecologic oncology: technique and initial report. Gynecol Oncol, 2009, 114:157-161.

[16] Chern BSM, Lakhotia S, Kho CK, et al. Single incision laparoscopic surgery in gynecology: evolution,current trends, and future perspectives. Gynecol Minim Invasive Ther, 2012, 1: 9-18.

[17] Boruta DM. Laparoendoscopic single-site surgery in gynecologic oncology: an update. Gynecol Oncol, 2016, 141: 616-623.

[18] White W, Goel R, Kaouk J. Single port laparoscopic retroperitoneal surgery: initial operative experience and comparative outcomes. Urology, 2009, 73: 1279-1282.

[19] Song T, Cho J, Kim TJ, et al. Cosmetic outcomes of laparoendoscopic single-site hysterectomy compared with multi-port surgery: randomized controlled trial. J Minim Invasive Gynecol, 2013, 20(4): 460-467.

[20] Song T, Lee Y, Kim ML, et al. Single-port access total laparoscopic hysterectomy for large uterus. Gynecol Obstet Investig, 2013b, 75: 16-20.

[21] Song T, Kim ML, Jung YW, et al. Laparo-endoscopic single-site versus conventional laparoscopic gynecologic surgery: a meta-analysis of randomized controlled trials. Am J Obstet Gynecol, 2013c, 209: 317. e1-9.

[22] Fagotti A, Bottoni C, Vizzielli G, et al. Post operative pain after conventional laparoscopy and laparoendoscopic single site surgery (LESS) for benign adnexal disease: a randomized trial. Fertil Steril, 2011, 96(1): 255-259.

[23] Yoo EH, Shim E. Single-port access compared with three-port laparoscopic adnexal surgery in a randomized controlled trial. J Int Med Res, 2013, 41(3): 673-680.

[24] Yang L, Gao J, Zeng L, et al. Systematic review and meta-analysis of single-port versus conventional laparoscopic hysterectomy. Int J Gynecol Obstet, 2016, 133: 9-16.

[25] Chen YJ, Wang PH, Ocampo EJ, et al. Single-port compared with conventional laparoscopic-assisted vaginal hysterectomy: a randomized controlled trial. Obstet Gynecol, 2011, 117: 906-912.

[26] Yim GW, Jung YW, Paek J, et al. Trans-umbilical single port versus conventional total laparoscopic hysterectomy: surgical outcomes. Am J Obstet Gynecol, 2010, 203: 26. e1-6.

[27] Escobar PF, Fader AN, Paraiso MF, et al. Roboticassisted laparoendoscopic single-site surgery in gynecology: initial report and technique. J Minim Invasive, 2009, 16: 589-591.

第 1 部分

解剖结构与手术路径

第 5 章　深部浸润型子宫内膜异位症手术的解剖学标志

Marcello Ceccaroni, Giovanni Roviglione,
Daniele Mautone, Roberto Clarizia

引　言

深部浸润型子宫内膜异位症（DIE）是一种慢性炎症性疾病，通过逐渐浸润和侵袭影响盆腔脏器、腹膜和腹膜后组织，并使其失去正常形态。手术治疗的主要目标为减轻盆腔疼痛，提高生育能力，恢复骨盆的正常解剖结构。为此，外科医生必须深刻了解盆腔解剖结构，以便重新评估严重变形的术野。因此，骨盆解剖标志是手术的重要参考点，例如游离盆腔脏器、腹膜广泛切除术以及对需要进一步保留的解剖结构的鉴别（例如，在保留神经的手术中副交感神经和交感神经盆腔神经纤维的鉴别）。

本章的目的是阐明所有盆壁、脏器、腹膜后或腹膜的解剖学标志，这些标志有助于术者进行安全、根治性、解剖清晰的 DIE 手术。

盆腔：界限和骨性标志

盆腔是一个锥形空间，上界是腹腔，下界被盆底组织封闭，以肛提肌为代表[1-2]。后者代表盆腔的下界，在对腹膜后结构进行手术操作过程中必须分离，以更好地暴露和游离解剖学标志，如输尿管、盆腔神经和宫旁组织。肛提肌由三部分组成（图 5.1）：耻骨尾骨肌、髂骨尾骨肌、坐骨尾骨肌。

在这些肌肉外侧，盆腔由闭孔肌（与髂骨尾骨肌之间的"白线"为界）和背外侧的梨状肌封闭。所有这些肌肉均被一层厚且致密的纤维结构覆盖，称为盆壁筋膜，可作为腹膜后间隙的手术标志[1-2]。

M. Ceccaroni, M.D., Ph.D. (✉) • G. Roviglione, M.D.
D. Mautone, M.D. • R. Clarizia, M.D., Ph.D.
Department of Gynecology and Obstetrics,
Gynecologic Oncology and Minimally-Invasive
Pelvic Surgery, International School of Surgical
Anatomy, "Sacred Heart" Hospital,
Negrar (Verona), Italy

© Springer International Publishing AG, part of Springer Nature 2018
G. G. Gomes-da-Silveira et al. (eds.), *Minimally Invasive Gynecology*,
https://doi.org/10.1007/978-3-319-72592-5_5

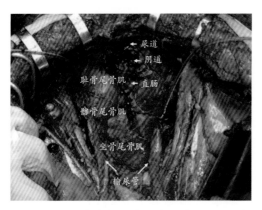

图5.1 盆腔廓清术后的颅尾视图，显示肛提肌及其三个组成部分（耻骨尾骨肌、髂骨尾骨肌、坐骨尾骨肌）

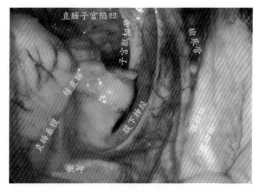

图5.2 腹腔镜下显示骶岬、右输尿管、髂血管、右腹下神经、子宫骶韧带和直肠系膜

盆腔中也存在骨性界限，这些骨性界限在 DIE 根治术过程中可以提供有用的解剖学标志。

从背侧来看，骶岬是打开后腹膜的起点，之后可以处理后盆腔的 DIE 病灶，可能累及的部位包括子宫峡部、直肠子宫陷凹、阔韧带后叶、骶韧带和直肠阴道韧带、直肠侧韧带（亦称直肠柱）、直肠阴道隔、输尿管盆腔段，以及盆腔神经支配的交感神经和副交感神经分支（图5.2）。

L5~S1 椎体的连接处构成前弓样结构，它是腹腔和盆腔之间的界限。在骶岬尾部，骶骨（由 S1、S2、S3、S4、S5 椎体融合形成）形成凹面并由尾骨向下闭合。骶骨被盆腔筋膜覆盖处称为骶前筋膜，此结构是一个至关重要的解剖标志，术者在分离乙状结肠时必须仔细辨别，为切除肠道 DIE 做准备。事实上，手术解剖时应沿着该筋膜表面，在该筋膜和直肠内脏筋膜（直肠深筋膜）之间操作，注意不要损伤该筋膜，以防对骶中静脉或动脉，以及骶前筋膜覆盖的众多动静脉吻合支造成损伤。

骶前筋膜向外侧延伸，覆盖位于梨状肌腹面的骶丛和骶神经根 S1、S2、S3、S4 和 S5。在这个区域中，手术剥离的重点在于保留盆壁筋膜，以免损伤骶神经根副交感神经。然而，在 DIE 浸润或压迫骶神经根的情况下，必须切除盆壁筋膜才能完全根除病灶[3]。

在某些广泛浸润的情况下，内脏筋膜本身可能受到浸润，需要切除。有证据表明，筋膜浸润反映了结直肠子宫内膜异位症的严重程度，在切除过程中可能导致术中并发症，并造成排尿功能障碍的发生率升高[4]。

盆腔的腹侧缘由两侧坐骨耻骨分支组成，在耻骨水平由耻骨韧带连接（图5.3）。需要明确这些骨性标志，尤其是在 DIE 浸润前盆腔以及需要游离膀胱的操作中（例如，在膀胱扩大切除术中切除大的结节或输尿管再植术中进行减张缝合）。

从前腹壁开始分离膀胱，识别内侧的脐尿管及外侧的闭塞脐动脉。闭塞脐动脉是腹下动脉（即髂内动脉）分支的第一个前壁支，穿过阔韧带下方的腹膜后，跨过子宫动脉和膀胱上动脉到达前

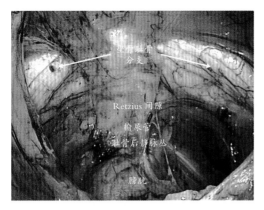

图 5.3　腹腔镜下暴露耻骨后间隙，全面观察坐骨耻骨分支和耻骨后静脉丛

腹壁，然后在膀胱旁间隙沿坐骨耻骨分支水平至脐部。这条动脉（也被认为是韧带）可作为打开膀胱旁间隙的解剖标志，该间隙以脐动脉为界分为内外两侧，称为内侧和外侧膀胱旁间隙。因此，膀胱分离过程从切开腹膜开始，内侧至脐动脉向尿道（中线）方向延伸，头侧可以从膀胱顶开始分离（从而避免对膀胱的损害），尾侧分离至耻骨后间隙（所谓的Retzius 间隙），直至耻骨后静脉丛和尿道旁神经丛。该静脉丛是膀胱分离时中尾侧的解剖学标志，尽量不要损伤，以免发生严重出血。在某些情况下，可能需要进一步向侧方分离膀胱，这可以通过打开闭塞脐动脉外侧的膀胱旁间隙实现。

圆韧带是前腹壁腹股沟后区域的另一个解剖标志，可作为手术中分离操作的参考点，但也可能因为 DIE 浸润而需切除。圆韧带起源于子宫角，另一侧到达并进入腹股沟韧带的腹侧开口。这个结构由"Sampson 动脉"提供血供，它是子宫动脉的三个终末分支之一（其余两个分支为子宫底分支和输卵管分支）。当前部的子宫腺肌病已广泛浸润膀胱子宫反折腹膜时，可将圆韧带切开以更好地游离子宫。此外，在结节性浸润的情况下，可将圆韧带离断并切除。

腹膜层：膀胱子宫反折腹膜、阔韧带、直肠子宫陷凹、子宫骶韧带

腹膜是覆盖腹壁及所有盆腔脏器（卵巢除外）的一层浆膜，通过韧带相连，形成陷凹和反折[1-2]。

腹膜形成了三个解剖标志，它们在 DIE 的治疗中具有重要意义。

1. 膀胱子宫反折腹膜：它是覆盖子宫峡部前筋膜的腹膜反折，覆盖宫颈和膀胱的前表面（图 5.4）。子宫腺肌病通常从子宫前壁峡部向腹尾侧生长浸润，可累及子宫膀胱隔和膀胱阴道隔。

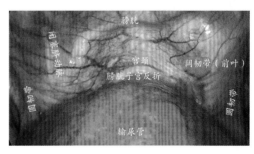

图 5.4　腹腔镜下观察膀胱子宫反折、阔韧带前叶和闭塞脐动脉

2. 直肠子宫反折腹膜（道格拉斯陷凹）：它是腹膜在子宫后方的反折，处于颅尾水平，位于膀胱子宫反折腹膜水平线尾侧至少 1.5~2cm，覆盖宫颈后方区域（即子宫峡部，子宫骶韧带在子宫颈后表面的汇合点），并在直肠前表面汇合，距离肛缘至少 8cm（图 5.5）。直肠子宫陷凹的两侧界限为双侧子宫骶韧带，下界为直肠阴道隔。

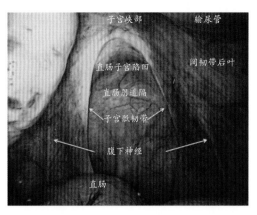

图 5.5　腹腔镜下直肠子宫反折（道格拉斯陷凹）、子宫骶韧带、阔韧带后叶和腹下神经

3.阔韧带：它是覆盖子宫侧翼的腹膜层，圆韧带、输卵管和子宫卵巢韧带在其中穿行。可分为两个部分：前叶由圆韧带的腹侧延伸至覆盖膀胱子宫反折腹膜和膀胱顶腹膜；后叶覆盖输卵管，直至输卵管壶腹部，覆盖子宫卵巢韧带，中间是子宫骶韧带[5]。

盆腔间隙（Retzius 间隙、Bogros 间隙、外侧和内侧膀胱旁间隙、膀胱子宫间隙、外侧和内侧直肠旁间隙、直肠阴道间隙、直肠后间隙）

耻骨后间隙（Retzius 间隙）

耻骨后间隙（图 5.3）是骨盆正中间隙，位于耻骨后表面、坐骨耻骨支和膀胱顶之间[6]，对于膀胱子宫内膜异位症的手术入路非常有用，特别是在膀胱全层浸润需要切除大面积膀胱壁的情况下。对于此类病例，为获得无张力缝合，需要对膀胱进行游离，建议从前腹壁中线的脐尿管开始（图 5.6），在膀胱顶上方分离膀胱顶使其部分游离是有可能的。

如果起始时在正中平面进行剥离，并通过膀胱旁间隙内侧向两侧延伸，则更加有利于分清解剖层次。在膀胱外侧浸润的病例中，也需要打开外侧膀胱旁间隙。该间隙尾侧界限的内侧和尾端为耻骨后静脉丛，外侧界限为内侧膀胱旁间隙的骨盆底。Retzius 间隙的外侧界限为脐膀胱前筋膜（也称为 Charpy 筋膜）、生殖骶筋膜的腹侧部分，该间隙在中间与膀胱宫颈筋膜汇合[7]。

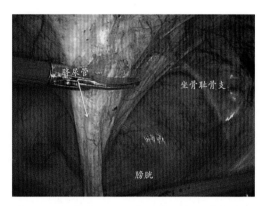

图 5.6　腹腔镜下显示脐尿管，由于其与膀胱顶和坐骨耻骨支相连，打开耻骨后间隙时应先切断该结构

Bogros 间隙

腹股沟区后间隙（Bogros 间隙）是位于膀胱旁间隙外侧的腹膜外双侧间隙，深至腹股沟韧带（图 5.7），前方是腹横筋膜，后方是腹膜壁层，两侧是髂筋膜[6]。

外侧膀胱旁间隙

在根除 DIE 或进行输尿管 / 膀胱切除术和（或）输尿管膀胱吻合术等重建手术的过程中，膀胱旁间隙入路是从侧面进入骨盆前外侧腔室直至膀胱的主要通道（图 5.8）。

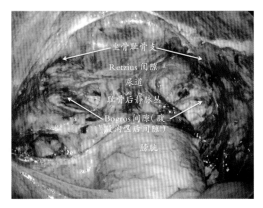

图 5.7　腹腔镜下完全分离膀胱后 Bogros 间隙、Retzius 间隙和坐骨耻骨分支

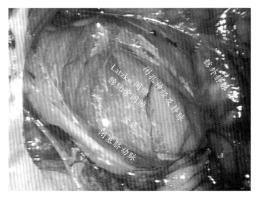

图 5.8　腹腔镜下显示膀胱子宫内膜异位症患者行膀胱外侧分离时的膀胱旁间隙

闭塞脐动脉和脐膀胱前筋膜将膀胱旁间隙分为内侧和外侧，并分别作为该间隙内外侧的界限 [8-10]。

膀胱旁间隙的解剖界限如下：

外侧：盆壁筋膜、髂外静脉 / 动脉、腹股沟后 Bogros 间隙。

内侧：闭塞脐动脉和脐膀胱前筋膜。

腹侧：腹股沟后 Bogros 间隙和坐骨耻骨分支。

背侧：子宫主韧带（又称为 Mackenrodt 韧带，为宫旁组织）及其伴行的子宫动静脉。

顶部：阔韧带前叶和圆韧带。

底部：骨盆底，即由盆壁筋膜覆盖的髂骨尾骨肌，以及与闭孔肌相连的盆筋膜腱弓和肛提肌腱弓。

打开和暴露外侧膀胱旁间隙

在盆壁水平电凝切断圆韧带，并向外腹侧牵引断端，接着向四周钝性打开并分离阔韧带前后叶，可以找到输尿管，然后继续向腹侧分离，找到闭塞脐动脉并沿其走行至前腹壁。轻柔地向内侧牵拉闭塞脐动脉和脐外侧韧带筋膜，充分暴露外侧膀胱旁间隙，这时可以在闭塞脐动脉和髂外血管之间钝性分离疏松组织。

将该间隙延伸到盆底水平，直至覆盖肛提肌的盆壁筋膜，从而可以确定闭孔内肌和尾骨肌 [11-13]。

直肠旁间隙

直肠旁间隙也称为 Latzko 间隙，是腹膜后无血管区，通过打开髂内动脉（外侧）和输尿管（内侧）之间的间隙并分离输尿管系膜和盆腔壁可暴露此解剖结构。

解剖界限如下：

内侧：直肠脏筋膜（直肠深筋膜）、直肠外侧韧带（直肠翼、直肠柱）和输尿管。

外侧：盆腔壁腹膜、下腹下丛和盆腔内脏神经、髂内动脉、梨状肌。

背侧：骶前筋膜和骶骨。

腹侧：Mackenrodt 韧带和子宫颈旁组织（外侧子宫旁组织的颅侧和尾侧韧带）。

底部：骨盆底，即坐骨尾骨肌，是耻骨直肠肌和耻骨尾骨肌的分支。

顶部：圆韧带和阔韧带后叶腹膜[3]。

输尿管系膜是位于直肠旁间隙内侧（Okabayashi）和外侧（Latzko）之间的结缔组织束，也称为输尿管叶。在此水平上，融合了两个内脏骨盆筋膜，中间是输尿管，包括腹下神经丛和腹下血管的输尿管支。输尿管系膜包裹输尿管直至膀胱入口，长度约4cm，包含血管和神经及腹膜下平滑肌组织。

在子宫内膜异位症宫旁组织的切除术中，打开Latzko间隙是关键步骤，可创造充分空间以分离髂内血管分支（特别是子宫动脉），也有利于找到盆腔内脏神经和盆腔神经丛[3,11-13]（图5.9，图5.10）。

打开和分离 Latzko 直肠旁间隙

确定盆腔边缘处输尿管的走行后，打开腹膜。然后从髂血管分叉处打开右侧Latzko直肠旁间隙，同时从头尾侧和背腹侧方向钝性分离髂内动脉（外侧）和输尿管（与输尿管系膜一起被拉向内侧）之间的疏松结缔组织直至覆盖盆底的盆腔筋膜水平，从而打开输尿管系膜和盆壁之间的间隙。在这一步骤中可以辨别尾骨肌背侧、梨状肌及髂内淋巴结。

腹下筋膜由覆盖肌肉的骶前盆壁筋膜组成，其内有盆腔副交感内脏神经穿行。这些神经起源于骶神经根S2~S4，与在子宫颈旁组织中穿行的下腹下丛（即盆丛）汇合。

分离该筋膜层，并在其中外侧钝性分离、暴露筋膜间隙，充分识别和暴露盆腔内脏神经，这将有助于在切除宫旁组织时保留外侧和后部神经纤维。

术中钝性分离盆腔间隙是关键步骤，有利于识别手术标志，并更好地暴露子宫旁韧带。

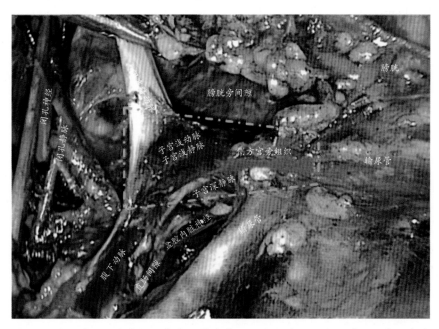

图5.9　腹腔镜下观察左侧子宫旁，暴露直肠间隙和膀胱间隙，详细观察子宫浅动脉和子宫浅静脉、子宫深静脉和盆腔内脏神经。在侧面闭孔窝处可见闭孔神经和静脉

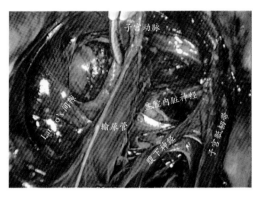

图 5.10　腹腔镜下显示左侧宫旁组织后方的腹下神经、盆腔内脏神经和子宫骶韧带

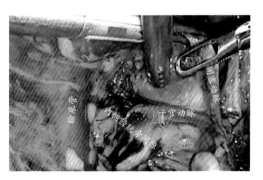

图 5.11　腹腔镜下暴露膀胱旁间隙，其位于闭塞脐动脉内侧，为膀胱子宫内膜异位症患者的内侧入路

在手术最后阶段，同时打开内侧膀胱旁间隙和直肠旁间隙，在两侧盆腔处暴露四个腹膜后无血管间隙，将淋巴结组织与脏器和宫旁组织分离。每侧的宫旁组织可分为以下三个部分：

1. 前部宫旁组织：由前后两层膀胱子宫韧带组成。

2. 侧方宫旁组织：以主韧带为代表，也称为 Mackenrodt 韧带（头侧），以及子宫颈旁和阴道旁组织（尾侧）。

3. 后部宫旁组织：由子宫骶韧带（头侧）、直肠阴道隔和直肠外侧韧带组成（尾侧）[3,11-13]。

内侧膀胱旁间隙

如前所述，内侧膀胱旁间隙代表闭塞脐动脉内侧的膀胱旁间隙部分，膀胱及膀胱宫颈筋膜包含在其中；外侧是闭塞脐动脉和脐膀胱前筋膜；尾侧和腹侧是肛提肌。该间隙的作用在于可提供从外侧暴露膀胱的入路，并且不需要过度分离膀胱。此外，当由于 DIE 浸润而行输尿管切除时，可通过该间隙轻易打开前部宫旁组织（图 5.11）。

内侧直肠旁间隙

内侧（Okabayaski）直肠旁间隙占据直肠旁间隙空间的一半，其外侧是输尿管及系膜，内侧为直肠[14]；腹侧则与侧面宫旁组织相连；背侧与骶骨和直肠后间隙相延续。在该间隙进行分离的目的是将输尿管内侧游离，以打开子宫旁组织后部。特别是在保护腹下神经并横向游离输尿管及其系膜时，打开该间隙有利于分离和游离子宫骶韧带与直肠阴道韧带，可以在保留神经的同时清除子宫内膜异位病灶。在广泛游离输尿管（或输尿管松解术）时，内侧直肠旁间隙同样重要，因为需要在此处切除外侧宫旁组织或适当游离，或切断输尿管，以完成主要的输尿管外科手术的主要步骤，包括输尿管切除和输尿管膀胱再植术（伴或不伴腰大肌悬吊法）[3,10-13]（图5.12）。

直肠后间隙

由直肠旁间隙向骶骨凹陷方向游离可进入直肠后间隙，在中线处打开 Heald 所界定的"神圣平面"。沿颅尾和中外侧方向钝性分离，直至直肠骶前筋膜（也称为 Waldeyer's 筋膜）。在因 DIE 病灶侵犯而需行直肠切除术时，应打开此筋膜。直肠前和直肠旁间隙之间的盆腔筋膜层单薄而松弛，易被钝性分离和侧向牵拉。该间隙侧面有上腹下丛神经伴行。在骶骨水平，腹下丛神经和腰骶交感神经干前分支穿行于骶岬两侧。在进行此手术步骤中，可暴露和识别S2~S4骶神经根和双侧盆内脏神经[15]。

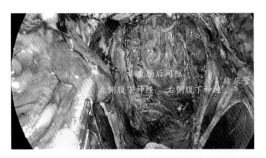

图5.13　因深部浸润型子宫内膜异位症累及而行直肠乙状结肠切除后的腹腔镜视图，直肠后间隙完全暴露。其中左侧、右侧腹下神经起源于上腹下丛均清晰可见

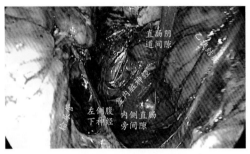

图5.12　内侧（Okabayaski）直肠旁间隙的腹腔镜视图，显示左侧腹下神经、盆内脏神经和直肠阴道间隙尾部，当深部浸润型子宫内膜异位症浸润肠道时打开该间隙有利于游离直肠乙状结肠

1. DIE呈圆锥状浸润性病变，最深部分逐渐变薄。

2. 位于直肠阴道隔处的病变使上方肠道局部挛缩。

3. 位于直肠阴道隔范围的球形病变。

严重累及后盆腔时，DIE手术的主要关注点是直肠阴道隔的浸润程度，以去除该解剖区域的单纯性结节，或将浸润的直肠壁从宫颈直肠区域的子宫骶韧带表面分离。在文献报道中，有两种不同的方法（疗效相当）可以打开直肠阴道隔（图5.14）。

直肠后间隙的分离可以无血管的方式展开，将直肠筋膜从骶前筋膜钝性分开至尾骨。骶前的盆壁筋膜覆盖居中的骶中静脉（直接流入腔静脉）的内侧、骶中动脉（起源于主动脉）和大量骶前动静脉窦。因此必须注意不要损伤这层筋膜，以免对血管造成损伤和大量出血（图5.13）。

直肠阴道隔

直肠阴道隔从直肠子宫陷凹的直肠阴道底部延伸至会阴体顶部的泌尿生殖隔。它由阴道后壁和直肠前壁之间的结缔组织组成，其侧尾界是肛提肌[16]。

1993年，Koninckx等人将浸润直肠阴道隔的DIE分为三型：

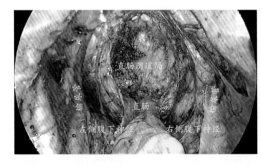

图5.14　直肠阴道隔的腹腔镜图像，因深部浸润型子宫内膜异位症切除阴道病灶后，分离直肠阴道隔直至肛提肌水平，观察输尿管与左侧、右侧腹下神经的关系

经典的入路是"病灶导向"，首先沿着颅尾轴打开该间隙，然后沿着病灶

边界进行分离，最后到达同样的直肠阴道隔部位。

根据保留神经的手术技术，另一种手术途径从腹膜后进行，可以从内外侧、颅尾侧和背腹侧的不同方向打开直肠阴道隔。通过这种方式，首先将直肠旁间隙分离至盆底水平，然后从直肠阴道隔外侧边界进行分离，最后沿着病灶边界切除 DIE 病灶。因此，这种途径是在腹膜后围绕病灶从后方（骶前平面）进行的，无须分离所有重要的腹膜后结构（如输尿管和腹下神经）即可切除病灶。我们机构常规采用此方法，并且已证明其安全性和有效性 [9,11]。

血管：子宫动脉

子宫动脉来源于不同的下腹部主干血管。在 60% 的情况下，子宫动脉直接来自髂内动脉的前支，而闭塞脐动脉分支来自其他分支。在 40% 的情况下，子宫动脉是脐动脉的一个分支。更罕见的是，子宫动脉来自闭孔动脉，自坐骨棘水平向内、向下走行，然后横向至子宫侧壁，呈典型的螺旋状沿子宫侧壁上升 [1-2,5]。

子宫动脉在距离子宫壁约 1.5cm 处穿过输尿管。侧支为膀胱阴道支（多达 5 个跨过输尿管侧向上延伸），输尿管支（易变异）、宫颈阴道动脉（跨过输尿管后单独向内侧往上延伸，并分为前后支）以及脏支供应子宫颈和子宫体。

髂外血管、髂内血管、主动脉环（即肠系膜动脉和腰血管）多个吻合系统可

能以复杂的方式交叉。因此，如果在手术过程中切断两个子宫动脉之一，子宫的血供也可以完全恢复。

通过对 Latzko 直肠旁间隙中下腹部主干血管进行更深层次的解剖分离，可以识别直肠中动脉和子宫深静脉的走行，这两个血管可作为手术标志用来识别、分离子宫旁血管部（腹侧和头侧）和神经部（背侧和尾侧）。

输尿管

位于盆腔以上区域的输尿管很少受到子宫内膜异位症的影响。然而，约 1% 患者的子宫内膜异位病灶可影响位于盆腔段的输尿管和膀胱。

通常有两种类型的输尿管子宫内膜异位症：一种为外源性，以输尿管外鞘组织中具有子宫内膜异位病变为特征；另一种为内源性，以输尿管肌层中子宫内膜异位病灶增生为特征。外源性病变可以通过输尿管松解术治疗，内源性病变则需要通过输尿管 – 输尿管吻合术切除受累段或进行输尿管再植，可选择性进行腰大肌悬吊和（或）Boari 皮瓣手术 [17-19]。

在腹腔镜手术中，输尿管病变被认为是一种罕见事件，其发生率估计为 0.2%~2%，但是此数值可能被低估了 [20]。

然而，子宫内膜异位症改变了解剖结构，增加了输尿管损伤的风险（有 38% 的病变发生在子宫内膜异位症手术期间）[21-22]。

因此，每位进行子宫内膜异位症手术的外科医生都必须熟悉输尿管的特殊

解剖结构，这是至关重要的。

输尿管腹段从肾盂延伸至盆腔边缘，右输尿管起始于十二指肠降部的后方，发出后不久，卵巢血管即从输尿管下方跨过（即所谓的"桥在水上"）。输尿管后方的生殖股神经（或其生殖分支和股神经分支）沿腰大肌上方走行。在左侧，位于乙状结肠系膜内的乙状结肠动静脉从输尿管前方向乙状结肠延伸，肠系膜下动脉及其终末分支和直肠上动脉蜿蜒贴近左侧输尿管。从内侧到外侧，依次可见以下结构：直肠上血管、左输尿管、左卵巢血管。在骨盆入口上方，由于输尿管迂曲，输尿管仍被腹膜覆盖。在输尿管皱襞旁边，生殖血管形成一个相邻的皱襞（在女性中，此结构为骨盆漏斗韧带或卵巢悬韧带）。

输尿管的盆腔段长约15cm，约占总长度的一半。在骨盆入口水平，输尿管穿过髂总血管的分叉处（左侧通常在髂总动脉前，右侧通常在髂外动脉前）。在骨盆内，输尿管可分为两部分。下行部分尾部仍被腹膜覆盖，背侧伴有髂内动脉及其分支和静脉丛。从盆腔的侧面来看，输尿管的下降部分跨过闭孔动脉、静脉和神经。对女性而言，输尿管盆腔段的下降部分位于卵巢后方。然后弯曲部分穿过直肠外侧韧带（直肠旁）的直肠中动脉，距离宫颈边缘约1.5~2cm处（有时甚至1~4cm）沿矢状方向越过子宫血管。在这个水平，输尿管到达子宫阔韧带（副韧带）的底部，Mackenrodt将其描述为宫颈横韧带[23]。双侧下腹下丛（或盆丛）位于输尿管的尾侧，直肠中动脉、静脉在其中穿行。最后，输尿管终末段向前移行，膀胱神经血管束与之伴行。在进入膀胱前，输尿管经过阴道前穹隆。一般情况下，与右输尿管（这是妇科手术中最常发生输尿管损伤的部位）比较，左输尿管与阴道前壁的关系更密切。

宫旁组织：前部、侧方和后部

前部宫旁组织

前部宫旁组织（图5.15，图5.16）也称为膀胱柱，在外科手术中打开膀胱子宫隔（膀胱宫颈间隙和膀胱阴道间隙）及内外侧膀胱前间隙后可明确该结构。膀胱柱被输尿管分成顶部和内侧部分，以及外侧和尾部部分，分别对应膀胱子宫韧带和膀胱外侧韧带（或膀胱子宫韧带的顶尾部）[10-11,24]。

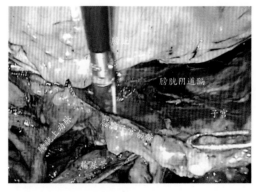

图5.15 保留神经的根治性子宫全切术（C1类，Querleu-Morrow分类法）过程中左前宫旁组织的腹腔镜视图

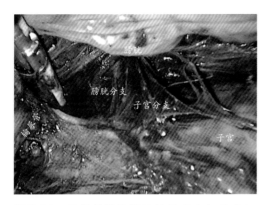

图 5.16　保留神经的根治性子宫全切术（C1 类，Querleu-Morrow 分类法）过程中左前宫旁组织的腹腔镜视图，可见盆腔神经丛的膀胱分支和子宫分支

侧方宫旁组织

该部分结构通常被称为侧方宫旁组织或子宫颈旁组织 [10,14,25]，当打开和分离膀胱旁和直肠旁间隙的内外侧时即可暴露此结构（图 5.9）。根据输尿管的走行位置，可将其分为头内侧部分和外尾侧部分，分别对应主韧带（或 Mackenrodt 韧带）和子宫颈旁组织。主韧带由子宫动脉周围的组织组成，包括子宫体和骨盆侧壁输尿管之间的子宫血管蒂（子宫动脉和子宫浅静脉），以及相关的结缔组织和淋巴组织。子宫颈旁组织由头侧（前部及浅表）血管、结缔组织、淋巴管和尾侧（后部和深部）神经组成 [10,14]。子宫深静脉是两个部位之间的固定解剖标志。此外，在国际解剖学术语中，外科医生将此结构命名为"阴道旁"或"阴道旁组织"，其中包括子宫颈旁组织 [3,14]。

后部宫旁组织

后部宫旁组织也称为直肠柱，打开直肠阴道隔和直肠旁间隙时即可辨认（图 5.10）。直肠柱对应于子宫骶韧带、直肠子宫韧带和直肠阴道韧带。

Heald 等人 [25] 于 1982 年描述了直视下因直肠癌行全直肠系膜切除术的清晰解剖操作，其中强调了间隙和隔膜的解剖分离，但未提及直肠外侧韧带的解剖细节。

在过去几十年中，根治性盆腔手术中神经保留技术已经被广泛引进并应用于妇科、泌尿外科、结直肠手术以及 DIE 的根治性手术中 [24]。子宫骶韧带和直肠阴道韧带的解剖结构包含了支配子宫、阴道、膀胱和直肠的内脏自主神经分支，在这些盆侧韧带的起点附近，其分布更密。因此，子宫内膜异位症浸润或延伸至这些韧带越深，切除范围就越大，神经系统并发症也就越多。这是由外科手术中损伤了骨盆后部韧带中包含的上述内脏自主神经的交感纤维和副交感纤维所致 [3,11-13,16,26]。

根据数百例基于男性和女性尸体盆腔解剖结构的广泛研究，以及我们机构每年进行的数百例腹腔镜和经腹直肠及宫旁切除术的术中观察，后部宫旁组织包括三个相互连接的重要解剖结构（韧带）：

1. 头侧结构：子宫骶韧带，从子宫颈峡部背侧延伸至骶骨腹侧的后腹膜头侧部分。

2. 尾侧结构：直肠阴道韧带，从直肠腹尾侧延伸至阴道背侧和尾侧，直至盆底的后腹膜尾侧部分。

3. 尾部外侧结构："直肠外侧韧带"，也称"直肠柄""直肠柱"或"直肠翼"，由从骨盆外侧壁延伸至直肠系膜的束状结构组成，当将直肠系膜拉向内侧时可以更好地识别。它们从直肠的外侧边界（当直肠系膜包入直肠脏筋膜时，也称为直肠深筋膜）一直延伸至尾外侧骨盆壁（从 S2~S4 节的骶骨外侧边界至覆盖闭孔和梨状肌的骨盆壁筋膜）。盆腔内脏、直肠乙状结肠和该界面的肛管副交感神经由 S2~S4 骶神经根前支的盆内脏神经提供。直肠外侧韧带包含着支配直肠的淋巴血管和自主神经纤维，是固定的解剖标志。它们是"后部宫旁组织的神经主体"，包括覆盖直肠中血管的双层内脏盆腔筋膜、盆神经丛的直肠分支、低位直肠两旁外侧和尾侧中的结缔组织[3]，定位于直肠脏层筋膜（直肠深筋膜）与覆盖肛提肌（尾部）和 Waldeyer 直肠骶筋膜（背侧）的盆壁筋膜之间，最终止于远端直肠基底部（外侧）[13]。

神经支配（腹下丛、上腹下丛、盆内脏神经、盆神经丛、骶神经根、腰骶干、坐骨神经、阴部神经）

子宫内膜异位症根治性手术可导致 2.4%~17.5% 的患者因自主神经损伤发生泌尿系统功能障碍。外科医生对这些神经解剖知识的掌握程度是影响保留术后泌尿、排便和性功能结局的主要因素。以下神经为自主神经系统的盆腔内部分：腹下神经来自上腹下丛，传递支配尿道、肛门括约肌以及骨盆内脏器官本体感觉的交感信号；盆内脏神经源于 S2~S4，传递支配膀胱、直肠、乙状结肠和左侧结肠的痛觉和副交感信号[3]。

腹下神经和盆内脏神经在直肠旁间隙汇合并形成下腹下丛。大多数保留神经的技术包括分离和暴露盆内脏神经与下腹下丛。然而，对解剖的了解和为避免术中神经损伤而辨识相应解剖标志是避免术后膀胱和肠道功能障碍的最重要因素。

走行于骨盆间隙和宫旁韧带的神经纤维为上腹下丛，左右腹下神经、左右盆内脏神经、左右盆丛也称为"下腹下丛"。

上腹下丛

支配盆腔脏器交感神经最重要的神经分支来自上腹下丛和腹下神经。上腹下丛位于腹主动脉分叉之下，由两根腰神经与交感椎旁束在 L2~L3 水平融合而成。它也接收来自肠系膜下丛的神经节后纤维，并向尾部延伸[8-9]。上腹下丛分布于盆腔内脏筋膜内，其纤维束向外侧尾端的髂总静脉和髂总动脉延伸，到达骶岬水平后分为左、右腹下神经。

腹下神经

腹下神经起源于上腹下丛的尾端、骶岬下界水平处，在直肠旁间隙穿过骨盆，在直肠系膜外侧并平行于髂内动脉，走行于输尿管下方 1cm 处（图 5.17）。它们位于所谓的输尿管系膜内，也就是骶前筋膜的腹侧，其路线平行于子宫骶韧带外侧，到达直肠阴道韧带下，并最终横向穿过输尿管。在直肠子宫陷凹水平处下方至少 2cm，腹下神经纤维与盆内脏神经的副交感神经汇合形成盆丛[3]。当进行 Heald 所界定的"神圣平面"的分离时，通常在骶岬水平分离和暴露腹下神经，以便于因 DIE 行肠切除时分离肠系膜。打开直肠阴道隔前，向侧方和尾部游离直肠深筋膜和 Waldeyer 筋膜以暴露和分离神经纤维。这样即完成神经保留，仅切除支配肠段的内脏神经[11]。

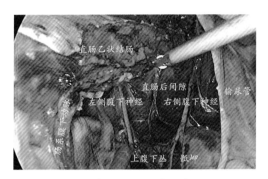

图 5.17　腹腔镜下分离、暴露直肠后间隙后的盆腔内脏交感神经，包括上腹下丛、左侧和右侧腹下神经，有助于对深部浸润型子宫内膜异位症行直肠乙状结肠节段切除术。图中还显示了肠系膜下动脉的走行

盆　丛

在直肠子宫陷凹下 1~2cm 处，3~5 支盆内脏神经的副交感神经束（包含在直肠外侧韧带中）穿过覆盖梨状肌腹侧的筋膜，与腹下神经的交感神经在腹侧缘近 1cm 各终末支汇合，形成混合盆丛[3]。盆丛为双侧神经网络，长约 15~20mm*，厚约 10~20mm（图 5.17），位于输尿管（头侧）和盆底（尾侧）之间骶前盆腔内脏筋膜内，分布于直肠两侧的前外表面（直肠外侧韧带的腹侧）和阴道后外侧穹隆之间。盆丛神经纤维中均有直肠中部血管穿行。

盆丛发出数条神经纤维分支，分布于所支配的盆腔脏器[27]。这些传出分支可以分为三组（直肠外侧韧带水平上）：

1. 一束神经纤维分支向直肠内侧发出，与直肠中部血管一起（直肠神经或其分支，或直肠中丛）主要通过肠系膜、直肠外侧韧带和直肠阴道韧带（后部宫旁组织），称为内侧传出束。

2. 另一束纤维分支（头侧传出支）主要从头侧通过主韧带（宫旁组织颅侧部分）向子宫方向（宫颈的神经或其分支）发出。

3. 还有一束分支由 3~4 根神经纤维（前传出支）组成，主要向膀胱和阴道的前部（膀胱和阴道神经或其分支）发出，在宫颈旁（两侧宫旁组织尾部）穿行直至前部宫旁组织（膀胱子宫韧带的头尾侧）[3,27]。

在进行根治性手术期间，需要切除外侧或前部宫旁组织（例如膀胱 DIE 手术），暴露盆丛在后部子宫旁组织的起源，并辨别其 3 个分支，可以保留支配子宫、阴道、膀胱和直肠的传入与传出神经。

（俞晓敏 译）

参考文献

[1] Testut L. Traitè d'Anatomie Humaine: 8th ed. Paris: Ed Doin, 1931.

[2] Kamina P. Anatomie Clinique: Tome 4. Paris: Ed Maloine SA, 2008.

[3] Ceccaroni M, Fanfani F, Ercoli A, et al. Innervazione Viscerale e Somatica della Pelvi Femminile. Testo Atlante di Anatomia Chirurgica 2006, Edizioni CIC.

[4] Ballester M, Belghiti J, Zilberman S, et al.

---

*译者注：原著中此数据与临床实际不符，但未查到真实数据，故与原著保持一致。

Surgical and clinical impact of extraserosal pelvic fascia removal in segmental colorectal resection for endometriosis. J Minim Invasive Gynecol, 2014, 21(6): 1041-1048.

[5] Netter FH. Atlante di Anatomia Fisiopatologia e Clinica: Vol. 3. Apparato Riproduttivo, Collezione CIBA, 1999.

[6] De Kleuver M, Kooijman MA, Kauer JM, et al. Pelvic osteotomies: anatomic pitfalls at the ischium. A cadaver study. Arch Orthop Trauma Surg, 1998, 117(6-7):376-378.

[7] Traité d'anatomie humaine. Publié sous la direction de P. Poirier et A. Charpy, 1899.

[8] Peham HV, Amreich J. Gynakologische operationslehre. Berlin: S Karger, 1930.

[9] Peham HV, Amreich J. Operative gynecology (translated by Ferguson LK). Philadelphia: JB Lippincott, 1934.

[10] Querleu D, Morrow CP. Classification of radical hysterectomy. Lancet Oncol, 2008, 9(3): 297-303.

[11] Ceccaroni M, Clarizia R, Bruni F, et al. Nerve-sparing laparoscopic eradication of deep endometriosis with segmental rectal and parametrial resection: the Negrar method. A single-center, prospective, clinical trial. Surg Endosc, 2012, 26(7): 2029-2045.

[12] Ceccaroni M, Pontrelli G, Spagnolo E, et al. Parametrial dissection during laparoscopic nerve-sparing radical hysterectomy: a new approach aims to improve patients' postoperative quality of life. Am J Obstet Gynecol, 2010, 202(3): 320.

[13] Ceccaroni M, Clarizia R, Roviglione G, et al. Neuro-anatomy of the posterior para-metrium and surgical considerations for a nerve-sparing approach in radical pelvic surgery. Surg Endosc, 2013, 27: 4386-4394.

[14] Ercoli A, Delmas V, Fanfani F, et al. Terminologia Anatomica versus unofficial descriptions and nomenclature of the fasciae and ligaments of the female pelvis: a dissection-based comparative study. Am J Obstet Gynecol, 2005, 193: 1565-1573.

[15] Heald RJ. The "holy plane" of rectal surgery. J R Soc Med, 1988, 81: 503-508.

[16] Havenga YY, Sasaki H, Hatakeyama N, et al. Discrepancies between classic anatomy and modern gynecologic surgery on pelvic connective tissue structure: harmonization of those concepts by collaborative cadaver dissection. Am J Obstet Gynecol, 2005,

193(1): 7-15.

[17] Yohannes P. Ureteral endometriosis. J Urol, 2003, 170: 20-25.

[18] Antonelli A, Simeone C, Zani D, et al. Clinical aspects and surgical treatment of urinary tract endometriosis: our experience with 31 cases. Eur Urol, 2006, 49: 1093-1097.

[19] Ostrzenski A, Radolinski B, Ostrzenska KM. A review of laparoscopic ureteral injury in pelvic surgery. Obstet Gynecol Surv, 2003, 58: 794-799.

[20] Terzibachian JJ, Gay C, Bertrand V, et al. Value of ureteral catheterization in laparoscopy. Gynecol Obstet Fertil, 2001, 29: 427-432.

[21] Grainger DA, Soderstrom RM, Schiff SF, et al. Ureteral injuries at laparoscopy: insights into diagnosis, management and prevention. Obstet Gynecol, 1990, 76: 889-890.

[22] Rafique M, Arif MH. Management of iatrogenic ureteric injuries associated with gynecological surgery. Int Urol Nephrol, 2002, 34: 31-35.

[23] Yabuki Y, Sasaki H, Hatakeyama N, et al. Discrepancies between classic anatomy and modern gynecologic surgery on pelvic connective tissue structure: harmonization of those concepts by collaborative cadaver dissection. Am J Obstet Gynecol, 2005, 193: 7-15.

[24] Ceccaroni M, Pontrelli G, Spagnolo E, et al. Nerve-sparing laparoscopic radical excision of deep endometriosis with rectal and parametrial resection. J Minim Invasive Gynecol, 2010, 17: 14-15.

[25] Heald RJ, Husband EM, Ryall RD. The mesorectum in rectal cancer surgery-the clue to pelvic recurrence? Br J Surg, 1982, 69(10): 613-616.

[26] Ceccaroni M, Clarizia R, Roviglione G, et al. Deep rectal and parametrial infiltrating endometriosis with monolateral pudendal nerve involvement: case report and laparo-scopic nerve-sparing approach. Eur J Obstet Gynecol Reprod Biol, 2010, 153: 227-229.

[27] Ercoli A, Delmas V, Gadonneix P, et al. Classical and nerve-sparing radical hysterectomy: an evaluation of the risk of injury to the autonomous pelvic nerves. Surg Radiol Anat, 2003, 25(3-4): 200-206.

第 6 章 在根治性盆腔手术中保留神经的手术路径

Nucelio L.B.M. Lemos, Reitan Ribeiro, Gustavo Leme Fernandes,
Mauricio S. Abrão, Renato Moretti-Marques

引 言

早在 20 世纪初期，Wertheim、Okabayashi 和 Meig 通过逐渐增加宫旁切除范围提高对早期宫颈癌行子宫切除术的根治

N. L. B. M. Lemos, M.D., Ph.D. (✉)
Department of Obstetrics and Gynecology, University of Toronto, Women's College Hospital, 76 Grenville Street, Room 5449, Toronto, M5S 1B2 ON, Canada

R. Ribeiro, M.D.
Gynecologic Oncology Department, Erasto Gaertner, Instituto de Oncologia do Paraná, and Hospital Marcelino Champagnat, Curitiba, PR, Brazil

G. L. Fernandes, M.D., Ph.D.
Gynecology Oncology Division, Department of Obstetrics and Gynecology, Central Hospital of Irmandade da Santa Casa de Misericórdia de São Paulo, São Paulo, SP, Brazil

M. S. Abrão, M.D., Ph.D.
Ob/Gyn Department, Sao Paulo University, Sao Paulo, SP, Brazil

R. Moretti-Marques, M.D., Ph.D.
Oncology Department, Hospital Israelita Albert Einstein, São Paulo, SP, Brazil

性，从而相应提高早期宫颈癌患者的生存率 [1]。然而，对于肿瘤幸存者来说，相应的代价是功能性疾病（如尿潴留、便秘和性功能障碍）的患病率增长几乎与生存率成正比 [2-3]。

20 世纪 90 年代，深部浸润型子宫内膜异位症（DIE）的腹腔镜辅助根治性切除术有着类似的发展过程，根治性手术可以改善症状，尤其对于症状严重的病例 [4-5]，并逐渐被大多数专业的子宫内膜异位症手术团队所采用。与宫颈癌的治疗一样，根治性 DIE 手术可能会损伤盆腔自主神经，甚至单侧自主神经损伤也会对膀胱、直肠和性功能（阴道润滑和肿胀）产生负面影响 [6-9]。

这些功能障碍源自盆腔交感神经和副交感神经通路（上腹下丛、腹下神经、盆腔内脏神经和下腹下丛）的损伤。早在 20 世纪 60 年代，日本一位妇科医生最早描述了一种用于保留神经的宫颈癌

译者注：本章原著中参考文献 [53] 和 [54] 未按出现顺序排列。为避免混乱，译文中未进行统一修订，读者仍可根据正文中参考文献序号查阅文后相对应的文献。

手术技术[10]。由于这些技术均以日语出版，因此在西方国家无法普及。直到 21 世纪，Possover 等人[11] 和其他团队[12-14] 开始开展保留神经的根治性妇科手术，自此这一概念被引入欧洲。在腹腔镜影像下，他们将此技术命名为"腹腔镜神经导航技术（LANN）"，因为该技术是基于术中神经刺激来识别和解剖盆腔内神经的[15-16]。

自此，在保证类似无病生存期和临床效果的前提下，几种保留神经的方法得以成功采用，并且在保护盆腔神经功能手术中均显示出较好的结果[17-22]。

Ceccaroni 等人[19] 在一项比较 DIE 经典根治性切除术和保留神经的根治性切除术（Negrar 方法）的研究中发现，尽管两组患者在结直肠功能紊乱及肠道生活质量方面均无差异，但第一组患者的中重度功能障碍发生率更高（86.2% *vs.* 1.6%）。

其他作者也证明了术中神经剥离和暴露的可重复性[23-24]。所有这些保留神经方法的目的均是更好地识别直肠侧窝和宫旁水平的内脏神经束。

暴露自主神经时可选择利用解剖学标志，以避免分离周围组织时无意间切断这些神经。行保留直肠系膜的乙状结肠切除术时也可以通过解剖学标志避开高密度神经区域[21]。

如今，人们普遍认为，以保留功能、降低发病率、保持治愈率和提高生活质量为目标的保留神经的次广泛切除治疗是可行的。

接受过培训的腹腔镜外科医生对腹膜后解剖和盆腔神经解剖均有很好的了解，在腹腔镜下可识别腹下神经和下腹下丛。此外，了解盆腔神经解剖结构和高密度神经区域是降低围手术期并发症发生率的关键因素。因此，本章的重点是介绍盆腔自主神经的解剖结构，描述 LANN 技术中暴露和保留自主神经的步骤，以及如何在不需要预先暴露的情况下寻找解剖学标志来保留这些神经。

骨盆底的神经生理学

下泌尿道的神经生理学

下泌尿道的自主控制需要大脑、脑干和脊髓中不同结构的参与。额叶皮层负责调控横纹肌和肛提肌的自主收缩，从而有意识地控制排尿。相应地，脑桥排尿中心可以自主刺激逼尿肌活动，并协调排尿过程尿道括约肌中平滑肌和横纹肌的松弛[25]。

本章的重点是介绍神经保护手术，因此我们几乎将所有的注意点都放在骨盆内穿行的神经束上，即腹上（骶前）神经丛、腹下神经、盆腔内脏神经、下腹下丛（盆腔）和阴部神经。

周围神经系统通过腹下神经传出自主交感神经纤维以支配膀胱和尿道，腹下神经起源于脊髓的胸腰交感神经分支（T10~L3），副交感神经起源于盆腔内脏神经（S2~S4）[25-26]。尿道横纹肌和耻骨尾骨肌的耻骨阴道支（支配耻骨前列腺支）的躯体传出运动神经汇入阴部神经，从 S3~S4 发出的骶丛（即肛提肌神经）支配肛提肌后部[27-28]。

躯体神经和交感神经负责尿液储存，副交感神经负责排尿。在大多数情况下，基线状态的交感神经通过腹下神经不断发出信号，以维持尿道内括约肌的张力和逼尿肌松弛。去甲肾上腺素兴奋逼尿肌中 β-肾上腺素受体，引起放松反应，导致膀胱充盈但不增加压力或张力。与此同时，尿道平滑肌中的 α_1-肾上腺素受体对去甲肾上腺素的刺激做出收缩反应[25,29-30]。

当膀胱充盈超过一定阈值时，膀胱壁上的牵张感受器产生神经脉冲，这些冲动沿着腹下神经传递至胸腰椎处脊髓。这些传入冲动到达脑桥排尿中心，引发脑桥排尿反射，从而激活脊髓圆锥的副交感神经核。这些副交感神经核通过盆腔内脏神经向膀胱和尿道产生刺激，随后释放神经递质（乙酰胆碱）。乙酰胆碱刺激 M_3 受体，使逼尿肌收缩、尿道松弛。脑桥排尿中心还向阴部神经发送脉冲，使尿道括约肌放松。同时，来源于其他脑桥排尿中心的刺激抑制了膀胱和尿道的交感神经活动[25,29-30]。

排便和肛门直肠神经生理学

控制排便和排便是一种比较复杂的机制，涉及骨盆底肌肉以及躯体和自主神经系统（交感神经和副交感神经）。

负责骨盆肌肉和内脏运动传出神经的神经支配由躯体和自主神经系统的 3 条神经组成。

降结肠、乙状结肠和直肠的交感神经由腰内脏神经（L1~L3）支配，该内

脏神经在肠系膜下神经节处形成突触，并沿动脉走行支配肠壁。直肠下段、肛管和肛门内括约肌的交感纤维也起源于相同的腰内脏神经。这些神经从肠系膜神经节到上腹下丛最终形成腹下神经，与下腹下丛融合后，伴随耻骨尾骨肌筋膜到达肛门（括约肌间隙），并汇合为肌间神经丛（奥尔巴赫神经丛），在结肠弯曲上方区域由迷走神经支配[31-33]。交感神经纤维释放去甲肾上腺素后激活 α_1-肾上腺素受体，促进肛门括约肌收缩[34]。

副交感神经的信号来源于盆腔内脏神经（S2~S4）。这些神经在直肠侧窝中短距离交叉，形成下腹下丛，支配直肠上 2/3[15,26]。这些神经纤维释放乙酰胆碱后刺激肌间神经丛。

躯体神经系统由阴部神经（S2~S4）组成，阴部神经通过 Alcock 管进入会阴，在该处分为三个分支，即直肠下神经（运动神经支配肛门外括约肌）、会阴神经（支配会阴横切面、球海绵体、球脑桥、坐骨海绵体、尿道横纹肌、耻骨尾骨前部和耻骨阴道肌）和阴蒂（或阴茎）背神经[25,27]。此外，肛提肌神经（S3~S4）支配髂骨尾骨肌和坐骨尾骨肌（运动性和感觉性）[28]。

直肠和膀胱本体感觉由腹下神经上传至脑桥和下丘脑中心的髓鞘通过纤维（γ）控制，另外该纤维还负责降结肠、乙状结肠和直肠的痛觉感受，而盆腔内脏神经负责其本体感受[35]。盆底肌纤维也可通过阴部和肛提肌神经传递信号。

由于运动控制由肌间神经丛支配，交感神经和副交感神经系统仅对该神经

丛提供调节或刺激信号，因此外源性神经支配在肠排空机制中所起的作用不如在膀胱中重要[35]。然而，盆底肌的作用对于肛肠功能至关重要。骨盆底前部和后部同时收缩可使肛门直肠角度增大，直肠内容物上移，从而减少传入冲动和排便欲望。

当开始排便时，中枢神经系统会减少对阴部神经的刺激，放松骨盆前部，收缩肛提肌后部，减小肛门直肠角度，促进排便[36]。

腹腔镜手术的盆腔神经解剖

骶前和直肠旁间隙的神经

上腹下丛由主动脉旁交感干的纤维组成，在下方分叉延伸为左、右腹下神经。腹下神经向骶前筋膜的前方和远端分布。在穿过骶骨与子宫颈或前列腺之间约 2/3 的距离后，该神经纤维扩散，与骨盆内脏神经（如下所述）汇合，形成下腹下丛（图 6.1）。

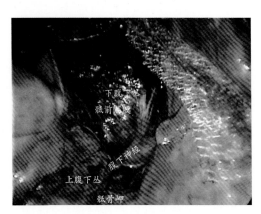

图 6.1 起源于上腹下丛的右腹下神经在骶前筋膜上向前和向远端延伸，形成较细分支，最终形成下腹下丛

骶前间隙的外侧界限是腹下筋膜，由子宫骶韧带的最内侧纤维形成。骶神经根位于筋膜外侧，离开骶孔后向前和向远处延伸，横卧在梨状肌上，穿过髂内血管，汇合为骶丛神经。在穿过髂内血管前，骶神经根发出较细的副交感神经（称为盆腔内脏神经），促进逼尿肌收缩，为结肠下段、乙状结肠和直肠提供外来的副交感神经支配，并传递来自盆腔内脏的疼痛损伤，感受传入信号。盆腔内脏神经与腹下神经相连，在直肠旁间隙中形成下腹下丛（图 6.2）。

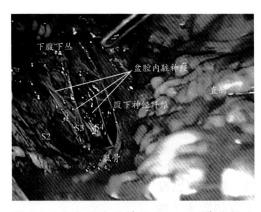

图 6.2 左盆腔内脏神经由 S2~S4 神经根发出的细纤维形成，连接腹下神经并形成下腹下丛

主韧带/宫颈外侧韧带的神经解剖

主韧带也称为"宫颈外侧韧带"。目前，在国际解剖学术语中，"宫颈外侧韧带"是首选的解剖学术语[37]，负责连接子宫颈和骨盆侧壁，包括子宫血管和穿行于中间的输尿管。

输尿管将宫颈外侧韧带分为外侧和内侧、浅层（子宫旁侧输尿管上侧）和深层（子宫旁侧输尿管下侧），这是骨盆神经支配中非常重要的分界。浅层宫颈外侧韧带包含子宫血管和淋巴组织，深层宫颈外侧韧带含有腹下神经的阴道支和部分主要位于子宫深静脉后方的下腹下丛[1]（图 6.3）。

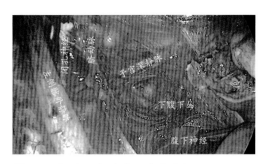

图 6.3　切除子宫动脉后的宫旁组织，显示子宫深静脉与下腹下丛和腹下神经的关系

与浅层宫颈外侧韧带相反，深层宫颈外侧韧带远端几乎无淋巴结，主要包含结缔组织和神经。膀胱丛位于子宫膀胱韧带的两层，与输尿管远端有非常紧密的关系[1,38]。行 C1 型根治性子宫切除术[39] 时切除宫旁组织直至子宫深静脉，此术式也被称为保留神经的根治性子宫切除术（图 6.4），术中切除子宫至阴道上段的神经，保留其余神经分支（图 6.5）。

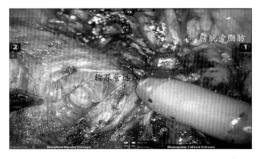

图 6.4　图片显示右下腹下丛位于输尿管远端下方的 Yabuki 第四间隙，通过分离完成早期宫颈癌根治性子宫切除术，将淋巴管用吲哚菁绿染色

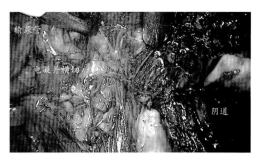

图 6.5　C1 型根治性子宫切除术中切除宫旁组织后，可见子宫旁至子宫深静脉的神经成分（电凝并横切子宫深静脉）。输尿管在侧方，可见膀胱神经纤维在器械之间向膀胱方向走行，打开阴道，可见举宫器

根治性子宫内膜异位手术中的神经保留手术

腹腔镜神经导航技术在子宫内膜异位症手术中的应用

LANN 技术是基于接近子宫内膜异位病灶前通过解剖和暴露保留神经束的理念而开展的[15-16, 40]。这一概念与保护输尿管的概念类似，是在进入子宫内膜异位区域前首先对健康组织中神经进行解剖，以便于在解剖失常的区域进行识别[41]。

保留盆腔内脏神经和下腹下丛

骨盆内脏神经束较细，易被误认为腹膜后结缔组织成分，因此只能在靠近骶孔的骶神经根的背根处被识别和暴露，并通过直接可视化实现神经保留。根据 LANN 技术，可使用双极腹腔镜钳对不同的骶神经根进行电刺激，然后观察运动反应[40-41]。

切开输尿管内侧的直肠旁腹膜，打

开骶前筋膜，解剖骶神经根。骶前间隙是通过向下钝性解剖而形成的，分别以骶骨和尾骨作为后部和远端的参考。分离时向侧面延伸，并朝向腹下筋膜，然后打开腹下筋膜，暴露下方的梨状肌。骶神经根在肌肉筋膜的前方和远处走行，通过术中神经刺激产生的运动反应可以精确识别，双极钳通过外科神经刺激器产生电刺激提供方波，脉冲持续时间为10ms，脉冲频率为2Hz，电位为1.5mA。刺激 S2 可使腿部向外旋转，足底弯曲，肛门括约肌前后紧闭；而刺激 S3 则可使臀沟加深和弯曲，大脚趾明显弯曲，小脚趾弯曲不明显。沿着这些神经根的腹侧可以识别和暴露盆腔内脏神经，以及进入直肠旁间隙的通路，形成下腹下丛。在背侧，直肠内脏神经在水平方向可见，穿过骶骨腹下筋膜，最后在背侧位至直肠水平与同侧下腹下丛汇合。膀胱内脏神经起源于骶神经根中部，在骶骨腹下筋膜外侧，呈垂直方向，在阴道水平与同侧腹下神经丛吻合。膀胱内脏神经的刺激会增加膀胱内压力 [15]（图 6.6）。

充分暴露盆腔内脏神经根部至与同侧下腹下丛的汇合处后，安全切除宫旁组织，在主韧带的神经部分或直肠阴道韧带水平偏腹侧或膀胱柱水平保留副交感神经 [15]。

气腹的建立有助于解剖，使术中出血量最少，并能直接照明和显示骨盆较深的空间，这是有利于后腹膜腹腔镜手术的重要因素。通路的改善和可视化使得 LANN 技术进一步发展，该技术在很大程度上有助于提高对盆腔神经解剖学知识的认知。此外，该技术用于子宫内膜异位症手术治疗后被证明是可行的，手术时间短，可显著降低术后功能性并发症的发生 [15,40-41]。

在子宫内膜异位症患者中，所有这些策略的效果都很好，但是当它直接影响盆腔内脏神经时效果不佳。不幸的是，如果不切断异位子宫内膜，不可能保留盆腔内脏神经。在这种情况下，必须进行盆腔内脏神经的双侧暴露，并且外科医生必须设法评估子宫内膜异位症切除术可能引起的神经损伤程度。在双侧病变的情况下，必要时可保留一些子宫内膜异位病灶，除非术前已经就该风险进

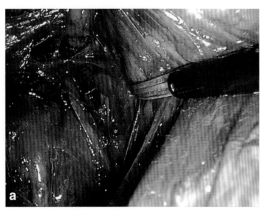 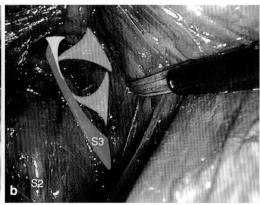

图 6.6 （a）盆腔内脏神经分支起源于 S3；（b）较多水平束（浅棕色）向直肠方向走行，较多垂直纤维（黄色）向下腹下丛和膀胱走行

行了讨论，并且患者术前选择了自我导尿而非不完全切除[41]。

盆壁和体神经子宫内膜异位症与神经保留

骶神经丛的完全暴露和躯体神经的识别需要分离腰骶部和闭孔间隙。从髂腰水平开始，沿着髂外血管的侧面进一步向外侧和尾侧方向延伸，可以识别腰骶干和闭孔神经的近端。当接近骨盆外侧壁时，需要选择性解剖和分离髂内血管及其分支的内侧，以便充分暴露骶丛远端、坐骨神经及其远端分支、阴部神经和肛提肌神经。这种技术可以安全地切除浸润坐骨孔和坐骨神经及其分支的较大子宫内膜异位病灶。此外，在 Alcock 管水平上可以识别阴部神经和血管，横断骶棘韧带和阴部血管可能是进一步解剖的必要条件[42-44]。

识别骨盆神经解剖有利于充分分离组织，这将有助于暴露足够的手术范围以去除所有病灶，游离躯体神经，从而有可能完全解除症状[18]。

除了外科神经解剖知识外，盆腔壁子宫内膜异位症的有效治疗和神经保留的主要因素是基于术前神经系统检查和 MRI 检查的定位诊断[44]。提示子宫内膜异位累及坐骨神经丛的主要症状是：

• 臀 / 会阴 / 下肢疼痛或痛觉超敏（腰骶丛神经皮区疼痛）；

• 阴道 / 直肠异物感；

• 难治性尿急伴腰骶丛神经皮区单侧疼痛；

• 难治性排便困难或直肠痛；

• 膀胱 / 直肠里急后重，无膀胱或

直肠子宫内膜异位病灶浸润的迹象。

无论何时出现以上症状中的一种或多种，都必须对腰骶神经丛进行仔细的术前评估，并且在确定病变部位（定位诊断）后才能对患者进行手术[44]。

通过使用标志保留神经——非接触式技术

上述技术要求很高，需要高清晰度的影像学检查、术中神经刺激以及外科医生在腹腔镜神经解剖方面的培训。当由于缺乏设备或培训而无法获得这些信息时，建议使用手术标志，以避免在神经密度高的区域进行解剖时增加神经损伤的风险。这些就是我们所说的"非接触式"技术，因为它们是通过减少手术范围来避免对神经的无意损伤的。

图 6.7 为患者直肠子宫陷凹的腹膜视图，暴露左侧骶神经根、盆腔内脏神经和下腹下丛，可见直肠旁窝的解剖区域（虚线区域）、骶前筋膜深部。图 6.8 为左腹下神经和下腹下丛的解剖视图，有助于更好地了解腹膜后解剖结构。

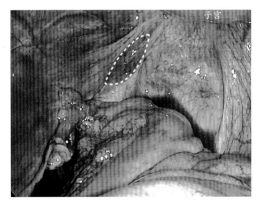

图 6.7　左腹下神经丛区域的腹膜视图（虚线区域）

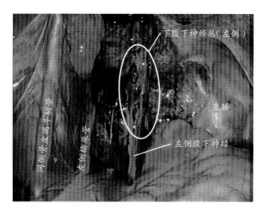

图 6.8 打开同侧直肠旁和卵巢窝腹膜后显示左侧腹下神经和神经丛

根据这些图像，很容易得出结论：在事先未暴露下腹下丛的情况下应避免对直肠旁窝进行更深的解剖，特别是在双侧均有病变的情况下[41]。

此外，解剖直肠阴道间隙时，直肠侧面的任何解剖都可能损伤盆腔内脏神经。因此，外科医生必须尝试以直肠前壁为界限进行所有分离。

肠切除和神经保留

肠内子宫内膜异位结节可以通过多种技术去除，包括黏膜剥除术、结节切除术、圆盘状切除术和节段性切除术[45]。

在使用腹腔镜吻合器之前，Nezhat等人[4]首先于1994年报道了对肠道内膜异位症患者行前壁结节切除术。然而，许多作者提出，这种方法在术后会造成残留灶，并增加复发率[46-47]，尤其是当病变的浸润深度超过内部肌层时。另外，由于吻合器的发展，节段性切除术变得越来越可行，这种更为积极的手术方法已成为该适应证中最常用的技术[48]。

然而，高达45%的患者在行子宫内膜异位症节段性肠切除术后出现原发性肠功能障碍，并且逐渐加重[49]。这可

能是由结直肠吻合口狭窄、直肠失去神经支配、吻合口结直肠肠套叠和术后便秘引起的[50]。从这个意义上来说，直肠前结节切除术似乎是一种更合理、以良性疾病为导向的手术，因为子宫内膜异位症可以从肠道浆膜渗透到黏膜层。直肠前结节切除术在直肠旁间隙分离中的应用较少，并且直肠旁间隙分离有可能直接或间接通过旁边的热损伤破坏下腹下丛的自主神经[50]，从理论上可以减少降结肠和乙状结肠的去血管和去神经支配。这个理论可以解释Fanfani等人[7]的研究结果，接受节段性和圆盘状切除术女性的尿潴留率分别为14%和0，接受保守治疗患者的肠功能评分更好。因此，如果可能，结节切除术应优先于节段性切除术[45,51-52]。

根治性盆腔肿瘤手术中的神经保留

腰骶神经丛的保存

尽管保留神经不像宫旁切除术那么重要，但保留神经的概念也必须应用于盆腔淋巴结清扫术。由于在盆腔淋巴结清扫术中很容易看到神经束，因此在大多数文章中都未讨论关于保留神经的知识，我们在本章中对此进行描述。

盆腔淋巴结清扫术的第一步是确定腹膜表面的手术标志，寻找髂外动脉和腰大肌，可见时再寻找生殖股神经。之后，从脐动脉开始，穿过圆韧带，向上直至结肠旁沟，形成一个宽的腹膜切口，在髂外血管的上方和侧面识别并解剖生殖股神经（图6.9）。

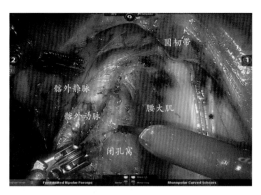

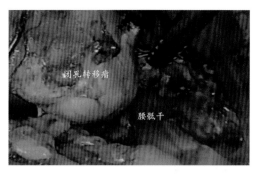

图 6.11　闭孔转移灶切除术中的腰骶干解剖

图 6.9　右闭孔窝的解剖始于闭锁脐动脉水平处的腹膜切口（未显示），切开圆韧带直至升结肠沟，打开腰大肌与髂外血管之间的无血管间隙。生殖股神经（＊）为此间隙的外侧界限

完成上述这些步骤后，对髂外血管和淋巴结外侧的无血管区进行钝性解剖，进一步分离远端闭孔窝和头侧的髂腰间隙。闭孔神经通常被描述为盆腔淋巴结清扫术 I 水平的深层界限，很容易在闭孔窝的远端被发现和解剖。小心结扎骨盆壁小血管后，将闭孔神经从淋巴组织中轻柔地游离至髂腰间隙的近端（图 6.10）。

将淋巴组织游离闭孔神经后，开始进行内侧解剖。结缔组织的气体渗透有助于解剖空间可视化。在腹膜内侧叶下方，通过轻柔地钝性分离打开膀胱旁侧间隙，直到可以识别居中的脐动脉。

在这个间隙更深处，从解剖的侧面可以看到闭孔神经和髂外血管。再继续解剖 1cm 或 2cm 的深度，就可以到达肛提肌，完成膀胱旁侧间隙的解剖（图6.12）。

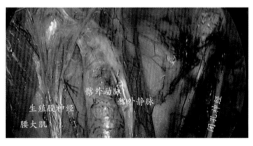

图 6.10　左盆腔淋巴结切除术后观：腰大肌、生殖股神经、髂外动脉和髂外静脉及闭孔神经

行闭孔转移灶切除术的情况较少见，较安全的操作是在切除前明确腰骶干和坐骨神经，以减少意外损伤（图6.11）。

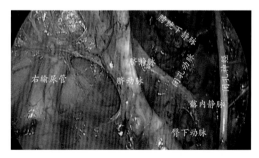

图 6.12　右膀胱旁间隙的完整解剖图，显示右输尿管、脐动脉、脐静脉、闭孔动脉、膀胱下静脉、髂内静脉、臀下动脉和闭孔神经

为防止神经扩张和（或）撕裂，应避免对闭孔神经过度牵引（图 6.13）。

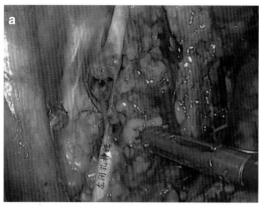
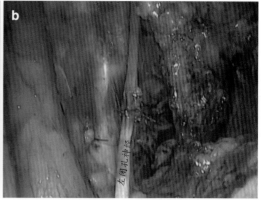

图 6.13 腹腔镜盆腔淋巴结清扫术中左闭孔神经的机械损伤（a）和修复（b）

保留主动脉旁干和上腹下丛的交感神经纤维

髂总血管区淋巴结切除术，又称为Ⅱ水平盆腔淋巴结清扫术[39]，在子宫内膜癌、卵巢癌和高危宫颈癌手术中是需要同时完成的部分。在此步骤中，容易受损的神经是上腹下丛和腹下神经，它们通常被误认为淋巴组织。为了避免意外横断上腹下丛，外科医生应拉起乙状结肠并沿头尾方向进行游离，沿着主动脉前神经纤维直至两侧的上腹下丛和腹下神经，将其向旁侧分离（图 6.14~ 图 6.16）。

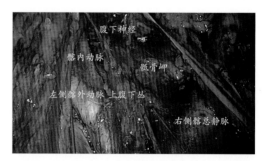

图 6.15 保留神经的Ⅱ水平腹腔镜盆腔淋巴结清扫术后观，显示上腹下丛、腹下神经、骶骨岬、左侧髂外动脉、髂内动脉和右侧髂总静脉

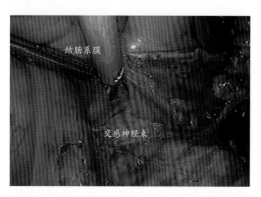

图 6.14 行交感神经纤维的头尾侧分离，通过向前牵引结肠系膜、扩大腹膜下方的无血管间隙暴露交感神经束

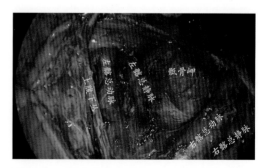

图 6.16 侧向牵拉上腹下丛，暴露骶骨岬区域解剖，显示主动脉分叉为左髂总动脉和右髂总动脉，以及左髂总静脉和右髂总静脉的交汇处

腹下神经分支、盆腔内脏神经和下腹下丛的保留

肿瘤的局部手术清除是通过切除肿瘤周围的软组织来实现的，最常见于根治性宫颈切除术和子宫切除术。这种手术可导致膀胱和肛肠功能的严重损害，对生活质量的影响极大[1]。

与子宫内膜异位症一样，在切除宫颈之前，解剖和暴露神经束很重要。与子宫内膜异位症不同，在肿瘤手术中，健康的组织有利于解剖区域神经的可视化，并且可以更有效且更便利地使用非接触技术。另一方面，广泛的神经切除可能是切除肿瘤所必需的，将病灶残留是不可取的。

如前所述，腹下神经和盆腔内脏神经都是细束，很容易被误认为宫颈旁结缔组织。因此，盆腔肿瘤手术中的神经保护技术是建立在解剖学标志的基础上的。了解膀胱内侧旁、直肠外侧（Latzko）、直肠内侧旁（Okabayashi）和 Yabuki 第四间隙共 4 个关键间隙以及两个结构（即输尿管和子宫深静脉）是至关重要的（图 6.3~ 图 6.5）。

行盆腔淋巴结清扫术后，打开外侧间隙，将膀胱部分向下游离至子宫颈尾端 2cm 或 3cm，形成膀胱旁内侧间隙。在解剖膀胱旁内侧间隙的同时，向外侧牵拉脐动脉，向内侧分离膀胱血管。在这种方式下，外科医生可以看到前方的子宫旁组织的解剖（图 6.17）。

在骨盆漏斗韧带横跨髂动脉的水平，可通过向内牵引骨盆漏斗韧带解剖直肠旁间隙，在该平面后方 1cm 或 2cm 处可识别出输尿管。分离直肠旁间隙时

向内推输尿管，用分离钳分离其与髂内动脉之间的无血管平面，向下解剖延伸，直至出现子宫动脉，在输尿管后方 1~2cm 处可见腹下神经分支，位于该区域的内侧子宫深静脉从前方穿过（图 6.18），而此时解剖腹下神经有助于在手术后期防止意外损伤。腹下神经将直肠旁间隙分为外侧（Latzko 间隙）和内侧（Okabayashi 间隙）（图 6.17）。应小心分离腹下神经分支，同时不能忽略内侧和外侧直肠旁间隙的解剖结构。

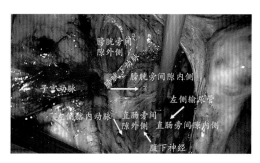

图 6.17　膀胱下动脉将膀胱旁间隙分为内侧和外侧

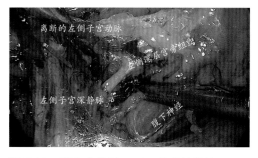

图 6.18　膀胱旁外侧 Latzko 间隙的远端

分离膀胱子宫和直肠旁间隙后，必须在切除宫颈旁组织前处理子宫血管。在 B 型根治性子宫切除术中，子宫动脉可以在与输尿管交叉的位置被凝固切断，也可以在其起点处切开，然后将血管在输尿管上方翻转。第二种方法较好，

因为这个过程中还可以去除该区域中可能存在的淋巴结。输尿管可作为下腹下丛宫颈旁部分的参考标记[1]。于输尿管内侧切除宫旁以及子宫、子宫颈和阴道上段的分支，可保留膀胱的神经支配。

在 C 型根治性子宫切除术中，子宫颈旁的横断发生在与髂内血管的交界处，因此子宫动脉在髂内动脉的起点被凝固切断。在切除部位的后方，先前解剖的下腹下神经在直肠旁间隙被识别，并被系统地保留。横断子宫深静脉，保留静脉尾侧的宫颈旁神经组织，应避免解剖静脉后方的神经部分（无接触技术）。

子宫动脉在输尿管上方，被周围的子宫颈旁组织包绕，子宫深静脉在输尿管下方。分离子宫颈旁的后部，完全游离输尿管。子宫深静脉是子宫颈旁切除的尾端界限，位于子宫动静脉下方约 1~2cm。在这条静脉的深部，下腹下丛深部的分支延伸至膀胱，切除这部分神经将导致尿潴留（图 6.19）。

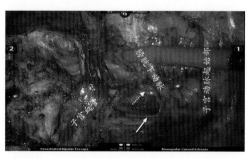

图 6.19 将右侧的子宫血管凝固，切开并向内牵拉，暴露前侧（虚线箭头）和后侧（实线箭头）子宫颈旁组织

子宫颈旁（子宫旁）的尾侧部分包括下腹下丛神经的大部分。因此，可分离解剖宫颈旁头内侧部分，虽然该处神经中一些神经纤维会受到损伤。下腹下丛神经的远端位于阴道外侧壁和膀胱子宫韧带的尾背侧较深部分。在膀胱子宫间隙的内侧分离阴道旁间隙（Yabuki 第四间隙），暴露输尿管进入膀胱的部位，这可以作为神经保留的一个手术标志，有助于尽可能多地保留神经丛[54]（图 6.20）。通过限制阴道上部的阴道切除长度（不超过 2cm），外科医生可以确保保留沿着阴道和膀胱的侧壁走行的下腹下丛的大部分神经纤维，进而保证膀胱的神经支配（图 6.21）[14,53]。

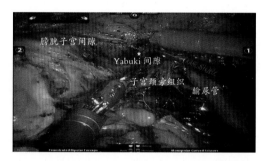

图 6.20 Yabuki 间隙（★）位于膀胱子宫间隙的侧面，解剖分离后可清晰显示输尿管穿过子宫颈旁组织，子宫颈旁组织分为内侧（血管）和旁侧（神经）

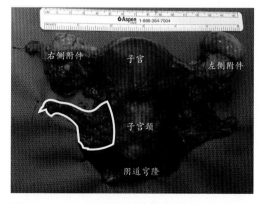

图 6.21 保留神经的根治性子宫切除术的手术标本。观察子宫旁的三角形区域（在子宫右侧突出显示）和阴道长度（约为 2cm）。该切除术可确保根治范围并保留大部分支配膀胱的神经

结　论

　　自主神经的保留对于成功手术治疗DIE 和妇科肿瘤至关重要。因此，在不同的专业领域中应进一步发展神经保护技术，主要包括尽可能地识别和重视神经与神经丛。如 Possover 等人所述[40]，该技术的主要原则在于，在接近直肠阴道间隙和宫旁组织的任何病变前，应先识别盆腔内脏和腹下神经及下腹下丛神经。如果暴露神经不可行，则应使用标志来引导外科医生避开高密度神经区域。针对直肠子宫内膜异位症的治疗，前壁结节切除术优于节段性切除术。

（陆胜莲 译）

参考文献

[1] Kraima AC, Derks M, Smit NN, et al. Careful dissection of the distal ureter is highly important in nerve-sparing radical pelvic surgery: a 3D reconstruction and immunohistochemical characterization of the vesical plexus. Int J Gynecol Cancer, 2016, 26(5): 959-966. https://doi.org/10.1097/IGC.0000000000000709.

[2] Seski JC, Diokno AC. Bladder dysfunction after radical abdominal hysterectomy. Am J Obstet Gynecol, 1977, 128(6): 643-651.

[3] Fishman IJ, Shabsigh R, Kaplan AL. Lower urinary tract dysfunction after radical hysterectomy for carcinoma of cervix. Urology, 1986, 28(6): 462-468.

[4] Nezhat C, Nezhat F, Pennington E, et al. Laparoscopic disk excision and primary repair of the anterior rectal wall for the treatment of full-thickness bowel endometriosis. Surg Endosc, 1994, 8:682-685.

[5] Redwine DB, Wright JT. Laparoscopic treatment of complete obliteration of the cul-de-sac associated with endometriosis: long-term follow-up of en bloc resection. Fertil Steril, 2001, 76(2): 358-365.

[6] Gabriel B, Nassif J, Trompoukis P, et al. Prevalence and outcome of urinary retention after laparoscopic surgery for severe endometriosis-does histology provide answers? Int Urogynecol J, 2012, 23(1): 111-116. https://doi.org/10.1007/s00192-011-1492-2.

[7] Fanfani F, Fagotti A, Gagliardi ML, et al. Discoid or segmental rectosigmoid resection for deep infiltrating endometriosis: a case-control study. Fertil Steril, 2010, 94:444-449.

[8] Ballester M, Chereau E, Dubernard G, et al. Urinary dysfunction after colorectal resection for endometriosis: results of a prospective randomized trial comparing laparoscopy to open surgery. Am J Obstet Gynecol, 2011, 204(4): 303. e1-6. https://doi.org/10.1016/j.ajog. 2010. 11. 011.

[9] Dubernard G, Piketty M, Rouzier R, et al. Quality of life after laparoscopic colorectal resection for endometriosis. Hum Reprod, 2006, 21(5): 1243-1247.

[10] Fujiwara T. Surgery for cervical cancer (in Japanese). Tokyo: Igakutoshyosyuppan, 1984.

[11] Possover M, Stöber S, Plaul K, et al. Identification and preservation of the motoric innervation of the bladder in radical hysterectomy type III. Gynecol Oncol, 2000, 79(2): 154-157.

[12] Höckel M, Konerding MA, Heussel CP. Liposuction-assisted nerve-sparing extended radical hysterectomy:oncologic rationale, surgical anatomy, and feasibility study. Am J Obstet Gynecol, 1998, 178(5): 971-976.

[13] Höckel M, Horn LC, Hentschel B, et al. Total mesometrial resection: high resolution nervesparing radical hysterectomy based on developmentally defined surgical anatomy. Int J Gynecol Cancer, 2003, 13(6): 791-803.

[14] Trimbos JB, Maas CP, Deruiter MC, et

al. A nerve-sparing radical hysterectomy: guidelines and feasibility in western patients. Int J Gynecol Cancer, 2001, 11(3): 180-186.

[15] Possover M, Chiantera V, Baekelandt J. Anatomy of the sacral roots and the pelvic splanchnic nerves in women using the LANN technique. Surg Laparosc Endosc Percutan Tech, 2007, 17(6): 508-510.

[16] Possover M, Rhiem K, Chiantera V. The "Laparoscopic Neuro-Navigation"-LANN: from a functional cartography of the pelvic autonomous neurosystem to a new field of laparoscopic surgery. Min Invas Ther Allied Technol, 2004, 13: 362-367.

[17] Kavallaris A, Banz C, Chalvatzas N, et al. Laparoscopic nerve-sparing surgery of deep infiltrating endometriosis: description of the technique and patients' outcome. Arch Gynecol Obstet, 2011, 284(1): 131-135. https://doi.org/10.1007/s00404-010-1624-9.

[18] Ceccaroni M, Clarizia R, Alboni C, et al. Laparoscopic nerve-sparing transperitoneal approach for endometriosis infiltrating the pelvic wall and somatic nerves: anatomical considerations and surgical technique. Surg Radiol Anat, 2010, 32(6): 601-604. https://doi.org/10.1007/s00276-010-0624-6.

[19] Ceccaroni M, Clarizia R, Bruni F, et al. Nerve-sparing laparoscopic eradication of deep endometriosis with segmental rectal and parametrial resection: the Negrar method. A single-center, prospective, clinical trial. Surg Endosc, 2012, 26(7): 2029-2045. https://doi.org/10.1007/s00464-012-2153-3.

[20] Spagnolo E, Zannoni L, Raimondo D, et al. Urodynamic evaluation and anorectal manometry pre-and post-operative bowel shaving surgical procedure for posterior deep infiltrating endometriosis: a pilot study. J Minim Invasive Gynecol, 2014, 21(6): 1080-1085. https://doi.org/10.1016/j. jmig.2014.05.012.

[21] Mangler M, Herbstleb J, Mechsner S, et al. Long-term follow-up and recurrence rate after mesorectum-sparing bowel resection among women with rectovaginal endometriosis. Int

J Gynaecol Obstet, 2014, 125(3): 266-269. https://doi.org/10.1016/j.ijgo.2013.12.010.

[22] Che X, Huang X, Zhang J, et al. Is nerve-sparing surgery suitable for deeply infiltrating endometriosis? Eur J Obstet Gynecol Reprod Biol, 2014, 175: 87-91. https://doi.org/10.1016/j. ejogrb. 2014. 01. 027.

[23] Volpi E, Ferrero A, Sismondi P. Laparoscopic identification of pelvic nerves in patients with deep infiltrating endometriosis. Surg Endosc, 2004, 18(7): 1109-1112.

[24] Lemos N, Souza C, Marques RM, et al. Laparoscopic anatomy of the autonomic nerves of the pelvis and the concept of nerve-sparing surgery by direct visualization of autonomic nerve bundles. Fertil Steril, 2015, pii:S0015-0282(15)01649-0. https://doi.org/10.1016/j.fertnstert.2015.07.1138.

[25] DeGroat WC, Yoshimura N. Anatomy and physiology of the lower urinary tract. Handbook of clinical neurology, 3rd series. Oxford: Elsevier, 2015.

[26] Mauroy B, Demondion X, Bizet B, et al. The female inferior hypogastric (pelvic) plexus: anatomical and radiological description of the plexus and its afferences-applications to pelvic surgery. Surg Radiol Anat, 2007, 29(1): 55-66.

[27] Wallner C, Maas CP, Dabhoiwala NF, et al. Innervation of the pelvic floor muscles: a reappraisal for the levator ani nerve. Obstet Gynecol, 2006, 108(3 Pt 1): 529-534.

[28] Grigorescu BA, Lazarou G, Olson TR, et al. Innervation of the levator ani muscles: description of the nerve branches to the pubococcygeus, iliococcygeus, and puborectalis muscles. Int Urogynecol J Pelvic Floor Dysfunct, 2008, 19(1): 107-116.

[29] Petros PE, Ulmsten U. An integral theory of female urinary incontinence. Acta Obstet Gynecol Scand, 1990, 69(Suppl 153): 1-79.

[30] Petros PE, Ulmsten UI. An integral theory and its method for the diagnosis and management of female urinary incontinence. Scand J Urol Nephrol Suppl, 1993, 153: 1-93.

[31] Chung EA, Emmanuel AV. Gastrointestinal

symptoms related to autonomic dysfunction following spinal cord injury. Prog Brain Res, 2006, 152: 317-333.

[32] Kinugasa Y, Arakawa T, Murakami G, et al. Nerve supply to the internal anal sphincter differs from that to the distal rectum: an immunohisto-chemical study of cadavers. Int J Color Dis, 2014, 29(4): 429-436. https://doi. org/10. 1007/s00384-013-1811-9.

[33] Moszkowicz D, Peschaud F, Bessede T, et al. Internal anal sphincter parasympathetic-nitrergic and sympathetic-adrenergic innervation: a 3-dimensional morphological and functional analysis. Dis Colon Rectum, 2012, 55(4): 473-481. https://doi. org/10.1097/DCR. 0b013e318245190e.

[34] Cook TA, Brading AF, Mortensen NJ. The pharmacology of the internal anal sphincter and new treatments of ano-rectal disorders. Aliment Pharmacol Ther, 2001, 15(7): 887-898.

[35] Feng B, Brumovsky PR, Gebhart GF. Differential roles of stretch-sensitive pelvic nerve afferents innervating mouse distal colon and rectum. Am J Physiol Gastrointest Liver Physiol, 2010, 298(3): G402-409. https://doi. org/10.1152/ajpgi. 00487.2009.

[36] Petros PE, Swash M. The musculoelastic theory of anorectal function and dysfunction. Pelviperineology, 2008, 27: 89-93. http://www. pelviperineology. org

[37] Ercoli A, Delmas V, Fanfani F, et al. Terminologia Anatomica versus unofficial descriptions and nomenclature of the fasciae and ligaments of the female pelvis: a dissection-based comparative study. Am J Obstet Gynecol, 2005, 193(4): 1565-1573.

[38] Bonneau C, Cortez A, Lis R, et al. Lymphatic and nerve distribution through-out the parametrium. Gynecol Oncol, 2013, 131(3): 708-713.

[39] Querleu D, Morrow CP. Classification of radical hysterectomy. Lancet Oncol, 2008, 9(3): 297-303.

[40] Possover M, Quakernack J, Chiantera V. The LANN technique to reduce postoperative functional morbidity in laparoscopic radical pelvic surgery. J Am Coll Surg, 2005, 201(6): 913-917.

[41] Lemos N, Souza C, Marques RM, et al. Laparoscopic anatomy of the autonomic nerves of the pelvis and the concept of nerve-sparing surgery by direct visualization of autonomic nerve bundles. Fertil Steril, 2015, 104(5): e11-12. https://doi. org/10.1016/j.fertnstert.2015.07.1138.

[42] Possover M, Schneider T, Henle KP. Laparoscopic therapy for endometriosis and vascular entrapment of sacral plexus. Fertil Steril, 2011, 95(2):756-758. https://doi.org/10.1016/j.fertnstert.2010.08.048. PubMed PMID: 20869701

[43] Possover M, Baekelandt J, Flaskamp C, et al. Laparoscopic neurolysis of the sacral plexus and the sciatic nerve for extensive endometriosis of the pelvic wall. Minim Invasive Neurosurg, 2007, 50(1): 33-36. PubMed PMID: 17546541

[44] Lemos N, D'Amico N, Marques R, et al. Recognition and treatment of endometriosis involving the sacral nerve roots. Int Urogynecol J, 2015. https://doi. org/10.1007/s00192-015-2703-z.

[45] Abrão MS, Petraglia F, Falcone T, et al. Deep endometriosis infiltrating the rectosigmoid: critical factors to consider before management. Hum Reprod Update, 2015, 21(3): 329-339. https://doi.org/10.1093/humupd/dmv003.

[46] Remorgida V, Ragni N, Ferrero S, et al. How complete is full thickness disc resection of bowel endometriotic lesions? A prospective surgical and histological study. Hum Reprod, 2005, 20: 2317-2320.

[47] Abrao MS, Podgaec S, Dias JA Jr, et al. Endometriosis lesions that compromise the rectum deeper than the inner muscularis layer have more than 40% of the circumference of the rectum affected by the disease. J Minim Invasive Gynecol, 2008, 15: 280-285.

[48] De Cicco C, Schonman R, Craessaerts M, et al. Laparoscopic management of ureteral lesions in gynecology. Fertil Steril, 2009,

92: 1424-1427.

[49] Dubernard G, Rouzier R, David-Montefiore E, et al. Urinary complications after surgery for posterior deep infiltrating endometriosis are related to the extent of dissection and to uterosacral ligaments resection. J Minim Invasive Gynecol, 2008, 15(2):235-240. https://doi.org/10.1016/j.jmig.2007.10.009. PubMed PMID: 18313000

[50] Armengol-Debeir L, Savoye G, Leroi AM, et al. Pathophysiological approach to bowel dysfunction after segmental colorectal resection for deep endometriosis infiltrating the rectum: a preliminary study. Hum Reprod, 2011, 26(9): 2330-2335.

[51] Koninckx PR, Ussia A, Adamyan L, et al. Deep endometriosis: definition, diagnosis, and treatment. Fertil Steril, 2012, 98(3):

564-571.

[52] Kamergorodsky G, Lemos N, Rodrigues FC, et al. Evaluation of pre-and post-operative symptoms in patients submitted to linear stapler nodulectomy due to anterior rectal wall endometriosis. Surg Endosc, 2015, 29(8): 2389-2393. https://doi.org/10. 1007/ s00464-014-3945-4.

[53] Kavallaris A, Zygouris D, Dafopoulos A, et al. Nerve-sparing radical hysterectomy in early stage cervical cancer. Latest developments and review of the literature. Eur J Gynaecol Oncol, 2015, 36(1): 5-9.

[54] Yabuki Y, Asamoto A, Hoshiba T, et al. Radical hysterectomy: an anatomic evaluation of parametrial dissection. Gynecol Oncol, 2000, 77: 155-163.

第 2 部分

子宫内膜异位症

第 7 章 子宫内膜异位症手术中的特殊征象

William Kondo, Nicolas Bourdel,
Monica Tessmann Zomer, Michel Canis

引 言

子宫内膜异位症不仅仅是一项简单的手术技术，患者的最佳结局取决于多种因素的综合影响，包括术前评估、术中及术后的管理。在患者管理的这三个阶段中，为了获得最佳治疗效果，多学科团队的配合是非常重要的。

充分的术前检查也是非常重要的[1-3]，外科医生必须对该疾病[4]及其治疗方法有着深刻的了解。罹患子宫内膜异位症的女性中，有些患者无明显症状，有些患者的症状则十分明显，因此患者的症状和意愿是术前评估的关键。对于不孕症和疼痛，处理方式并不完全相同。部分患者可能需要通过手术和药物治疗子宫内膜异位症相关的疼痛，部分患者则可能需要采用辅助生殖技术治疗不孕症。为了确定哪些患者需要接受手术，哪些患者需要其他的治疗方式，外科医生必须能够个体化地区分患者[5]。如果手术适应证明确，腹腔镜手术是首选的手术方法。为了使病变累及的特殊器官获得最好的手术效果，需要运用多学科团队的概念。在术前，应根据患者的症状和影像学检查结果制订手术计划[3,6-7]，并与患者进行广泛讨论[8]。

术中外科医生的经验和专业知识对于充分识别子宫内膜异位病变，并决定对每例患者采取最佳的手术方式是非常重要的。这种手术的主要挑战之一在于对子宫内膜异位症的视觉诊断[9]。目前已经证实，多达 2/3 的女性患有某些视觉可见的病灶，许多妇科医生在手术过程中由于经验不足不能识别病灶，但这可能是本病的唯一表现[10]。一些子宫内膜异位病灶可能不典型或无色素出现[11-12]。位于腹膜下间隙的深部浸润型子宫内膜

W. Kondo (✉) · M. T. Zomer
Department of Gynecology, Sugisawa Medical
Center, Curitiba, PR, Brazil

Department of Gynecology, Vita Batel Hospital,
Curitiba, PR, Brazil

N. Bourdel · M. Canis
Department of Gynecologic Surgery, CHU Estaing,
Clermont-Ferrand, France
e-mail: nbourdel@chu-clermontferrand.fr;
mcanis@chu-clermontferrand.fr

© Springer International Publishing AG, part of Springer Nature 2018
G. G. Gomes-da-Silveira et al. (eds.), *Minimally Invasive Gynecology*,
https://doi.org/10.1007/978-3-319-72592-5_7

异位病灶通过腹腔镜检查可能无法在腹膜表面可见[13]，并且可能在手术中完全无法识别，或者难以识别或暴露。尽管有经验的术者可以在行腹腔镜检查骨盆后盆腔时发现结节[14]，但是种植灶可能被道格拉斯陷凹（直肠子宫陷凹）粘连的腹膜所隐藏[15]。

此外，在患者管理的这一阶段，每位外科医生的外科理念可能是影响手术技术应用的最重要因素之一。特别是对于影响肠道的深部浸润型子宫内膜异位症，可以采用保守和根治性的治疗方法，有些治疗组倾向于保守治疗，有些则倾向于根治性治疗[16-19]。治疗大的子宫内膜异位病变可能在技术上存在难度且具有挑战。因此，实施该手术时需要经验丰富的外科医生、良好的腹腔镜设备和可胜任的手术团队。

在术中，解剖学知识和分离技术对于病灶的完整切除和术中并发症的处理起着重要的作用。外科医生必须学习如何"阅读"屏幕（这里作者称其为"特殊征象"），其中有患者所给予的所有信息，以便于正确、彻底地进行治疗，从而根治疾病及保留功能。这种逐步识别疾病及其范围的能力将指导整个手术过程，并且外科医生必须学习和发展该能力。

患者对生育能力的要求将使每个患者的术后管理有所不同。术后药物治疗在疾病的预防和疼痛管理中起着重要作用[5]。

在本章中，作者将讨论关于手术中"特殊征象"的一些问题，这是外科医生经常会忽略的重要信息。但这些信息必须被了解，以便外科医生在手术过程中作出决策。

手术治疗

行子宫内膜异位症手术治疗时应尽可能地彻底清除病灶。这样，患者在减轻疼痛症状以及改善生育能力方面将获得更好的效果[5]。

子宫内膜异位症的手术技术原则始终是相同的，从理论上讲，似乎非常简单[8]。

1. 恢复正常的解剖结构。

2. 从正常组织开始分离，以获得解剖标志、无血管区，以及盆腔中必须保留的重要结构（输尿管、神经、血管等）。

3. 完整地去除病灶。

4. 避免不必要的探查——外科医生不应该分离和解剖病变未累及的部位。

然而，在手术中应用这些原则并非易事。外科医生的专业知识和经验是影响外科手术质量的关键问题。在手术过程中，正常组织、纤维化组织和子宫内膜异位组织之间确切界限的确定并不十分明显。外科医生自己的感觉、直觉和经验是直接影响术中决策的重要因素，而了解"特殊征象"对决策也有很大的帮助。"特殊征象"是指外科手术中的征象，包括探查过程中组织的直观表现和外科手术过程中的组织改变，这些都可以为警惕的外科医生提供手术指导。

特殊征象

跟随气泡

腹腔镜手术的基本原理之一是 CO_2 气体接触腹膜后间隙，渗入疏松的蜂窝组织并扩散，导致腹膜后形成一些气泡

（法国外科医生称之为"香槟效应"）。当外科医生切开腹膜时，可以看到腹膜后气腹的这种分离作用。在外科助手的牵拉下，CO_2 气体渗入腹膜下，分离疏松的蜂窝组织。在探查过程中，外科医生逐步打开盆腔间隙，气体沿着解剖面流动。由于 CO_2 气体将原本填充这些间隙的结缔组织分离，从而产生气泡，这一效应得以显现[8]。实际上，这些气泡指明了打开这些间隙的方向。外科医生可以用两个器械轻柔地反方向用力使其

分开，从而进一步增强"香槟效应"。实际上，这些气泡对外科医生很有帮助，因为它们使解剖结构更加直观（图7.1）。

为了获得最佳的"香槟效应"，需要注意以下几个重要的方面：

1. 打开腹膜后间隙，外科医生不要在手术过程中冲洗盆腔。液体渗入疏松蜂窝组织会阻碍该平面内 CO_2 气体的进入（图7.2）。

2. 术者必须通过两种器械进行反向牵引（图7.3）。

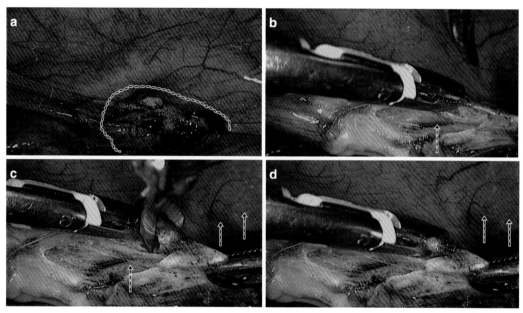

图 7.1　（a）深部浸润型子宫内膜异位症累及膀胱子宫陷凹；（b）外科医生使用双极钳和剪刀打开腹膜，CO_2 气体立即在腹膜后间隙内扩散，在视觉上形成气泡（虚线箭头示）；（c~d）如果外科医生注意观察，可能会在远离分离区域看到气泡（虚线箭头示）

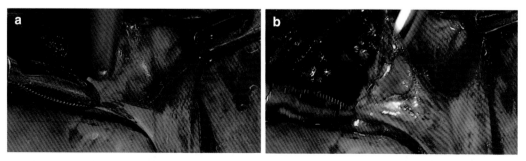

图 7.2　近输尿管分离右侧卵巢窝内侧：（a）如果外科医生冲洗盆腔，则液体会渗入腹膜后间隙；（b）并且"气泡"不会在疏松的蜂窝组织内游离

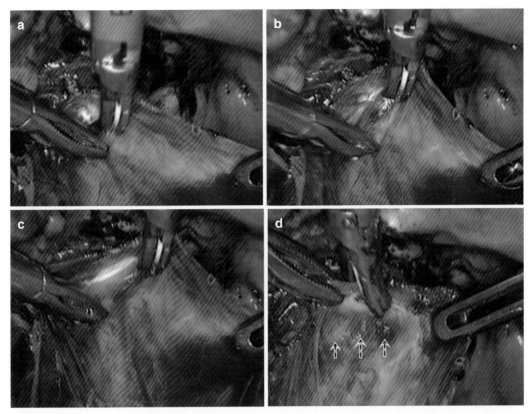

图 7.3　分离位于输尿管前部的左侧卵巢：（a~c）外科医生手持两种器械实施分离；（d）CO_2 气体进入腹膜后间隙，外科医生可以进一步分离（虚线箭头示）

3. 在剥离腹膜后过程中，为了获得良好的解剖视野，必须进行细致的止血。这就是作者总是左手使用双极钳进行操作的原因（图 7.1）。

4. 使用超声刀也可以增强这种效应，并使手术过程更加容易。器械尖端与组织接触时快速前后震荡会引起组织压力的变化，从而导致细胞碎裂和组织平面膨胀（空化效应）[20]。空化效应可增加"香槟效应"，导致在腹膜后间隙内形成更多的气泡（图 7.4）。

箭头征象

疾病引起的慢性炎症反应会导致子宫内膜异位病灶及周围组织发生纤维化，使得正常组织挛缩（图 7.5a）。当外科医生开始在病变周围的正常组织进行剥离时，可能会在屏幕上注意到一些连接正常组织和病变组织的"箭头"出现，为了将正常组织与病灶分开，这些"箭头"正是外科医生需要电凝并打开的地方（图 7.5，图 7.6）。

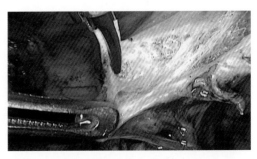

图 7.4　打开右侧膀胱反折腹膜。使用超声刀可能增强"香槟效应"，从而增强腹膜后间隙内"气泡"的形成

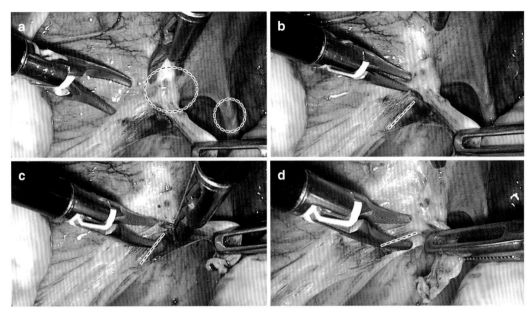

图 7.5 （a）子宫内膜异位病灶使子宫骶韧带挛缩（圆圈示）；（b~d）在腹腔镜切除子宫内膜异位病灶的过程中，外科医生可以观察到一些连接正常组织与子宫内膜异位病灶（虚线示）的纤维带（作者称之为"箭头"）

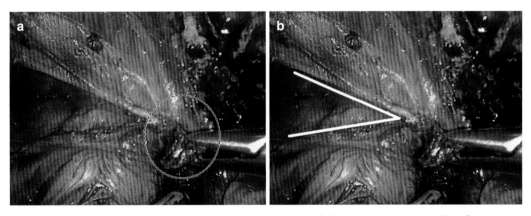

图 7.6 手术中助手夹住子宫内膜异位结节（圆圈示），外科医生可以发现一些将正常组织与子宫内膜异位病灶相连接的"箭头"（线条示）。"箭头"的顶部是需要电凝和切除的确切位置

这些"箭头"不仅可以在对卵巢子宫内膜异位囊肿行卵巢囊肿剥除术时发现[21]，而且在手术切除骨盆前后深部浸润型结节时也可以被发现[8]。

腹腔镜下行卵巢子宫内膜异位囊肿剥除术时，必须将卵巢从子宫骶韧带或子宫阔韧带后叶附着处的卵巢窝中分离出来。这会破坏子宫内膜异位囊肿中最敏感的部分，使"巧克力液"从囊肿中流出。因此，必须扩大卵巢子宫内膜异位囊肿的开口，并且需要确定卵巢正常组织与卵巢子宫内膜异位囊肿之间的分离平面。

为了将囊肿从卵巢正常组织中分离出来，必须轻柔地施加力量。与卵巢组织接触的子宫内膜异位囊肿表面呈白色，而连接子宫内膜异位囊肿和卵巢的组织呈红色。外科医生能够发现这些红色的纤维看起来像"箭头"，画出一个三角形，顶点位于囊肿的外表面，基底位于卵巢实质的内表面[21]。"箭头"的尖端是外科医生应该凝固和切除的确切位置，保留正常的卵巢组织，只切除卵巢子宫内膜异位囊肿（图7.7）。

已有文献证实，外科医生的专业水平与无意中随子宫内膜异位囊壁一起被切除的卵巢组织数量呈负相关[22]。造成这种结果的原因之一可能是，外科医生在腹腔镜卵巢囊肿切除术中缺乏识别"特殊征象"的经验。因此，通过腹腔镜手术治疗卵巢型子宫内膜异位症后，腹腔镜医生的经验可能会影响患者的卵巢储备功能。

在腹腔镜下切除深部浸润型子宫内膜异位症时可以使用相同的原理。深部子宫内膜异位结节由被一定程度的炎症包裹的硬纤维组织形成。此类病变的外科手术方法包括确定子宫内膜异位结节的边界，以便将其从病变周围的正常组织中剥离出来；必须识别接近病灶的手术标志和重要结构。当剥离接近结节时，外科医生可以观察到纤维化病变通过"箭头"与正常组织相连，"箭头"代表电凝和切断的确切位置。切除这些纤维粘连后，如果手术助手能够在牵拉下抓住结节，可能注意到结节会逐渐"移动"（图7.8）。聪明的外科医生可能会意识到，有时出现的新的"箭头"看起来距离前一个切口有点远，则必须在病变指示的地方继续分离（图7.9）。

在前盆腔，子宫内膜异位结节可附着于膀胱子宫陷凹、膀胱子宫反折、圆韧带、膀胱和子宫前壁的浆膜/子宫肌层。当逼尿肌受到浸润时，必须进行部分膀

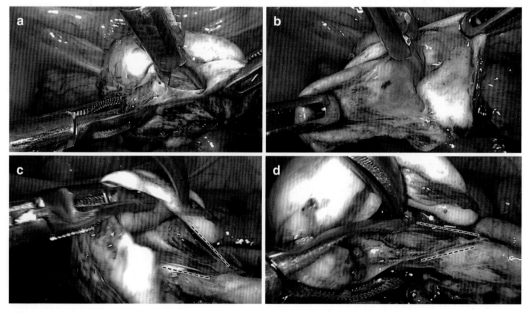

图7.7 （a）识别子宫内膜异位囊肿和卵巢实质之间的界限；（b）卵巢子宫内膜异位囊肿的外表面发白；（c~d）红色的条带像"箭头"（虚线示）一样将卵巢实质与子宫内膜异位囊肿表面连接起来，"箭头"必须在卵巢子宫内膜异位囊肿的表面被电凝并准确切开，以避免损伤卵巢实质

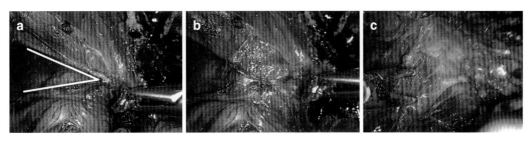

图 7.8　（a）助手抓住子宫内膜异位病灶，然后外科医生切开位于其顶部的"箭头"（线条示）；（b~c）在纤维化粘连处切开两三个切口后，结节逐渐移位，正常组织保留在原位

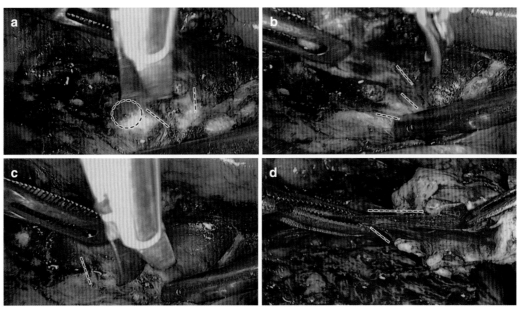

图 7.9　腹腔镜下用双极剪刀切除累及膀胱子宫陷凹、膀胱子宫隔和子宫前壁的浆膜 / 子宫肌层的深部浸润性结节：（a~d）可以看到连接子宫内膜异位结节与正常组织的一些"箭头"（虚线示）；（a）被切除的结节内的黑点（圆圈示）

胱切除术。外科医生也要注意到浆膜 /子宫肌层的浸润灶，并将其切除，从而实现疾病的完全切除（图 7.9）。

　　在后盆腔，病变可累及子宫骶韧带、阔韧带后叶、宫颈后部、阴道后穹隆、直肠子宫陷凹、直肠阴道隔、肠道和输尿管。如果外科医生在切除深部浸润型结节的过程中不确定是否应该切除时，应该暴露病灶。手术助手应抓住结节并将其牵拉至分离平面，用剪刀（图 7.10）反向牵拉进行剥离（图 7.3），并在连接正常组织和

病灶的"箭头"处切开，在切开"箭头"顶部后，外科医生可能会发现结节移位，正常组织被显露（图 7.8，图 7.11）。

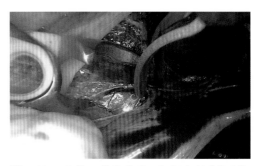

图 7.10　用剪刀剥离并用双极钳电凝"箭头"

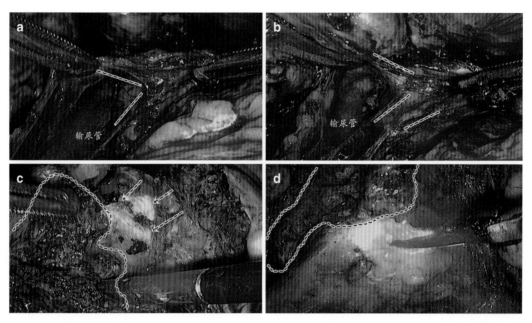

图 7.11 手术治疗后盆腔的深部浸润型子宫内膜异位症，累及子宫骶韧带、宫颈后部区域、直肠子宫陷凹和直肠前壁：（a~b）外科医生可以观察到将正常组织与左输尿管上的子宫内膜异位结节相连的"箭头"（线条示）；（c）显示结节与子宫颈的后侧分离，可以看到右直肠旁窝正常的脂肪组织，白色的条带（虚线箭头示）代表病灶周围的纤维化组织；（d）识别直肠壁结节外侧界限，正常脂肪组织呈淡黄色外观

黑 点

在切除区域的组织内出现黑点意味着病灶未完全切除。黑点的出现说明组织内存在子宫内膜异位微囊肿，提示应扩大切除区域（图 7.8a，图 7.12）。病变提示的这些信息具有极高的价值，尤其对于子宫颈后区域（图 7.12~图 7.14）、子宫前壁、膀胱（图 7.15）、阴道和肠道。当外科医生遗留下黑点时，他也将病灶留在了原部位。这是提示外科医生手术时并未完全切除病灶的唯一可能途径。然而，外科医生并不总是能理解这种"特殊征象"。

特别是当浸润型子宫内膜异位病灶穿透阴道后穹隆时，不仅可以在阴道黏膜上发现黑点，也可以发现充满巧克力液的息肉样病变（图 7.12d，图 7.13）。

如果出现这种情况，就意味着必须切除阴道后穹隆才能完全切除病灶（图 7.12d，图 7.14）[23]。

重要的脂肪组织

当外科医生看到脂肪组织（图 7.11d）或正常肌肉组织时，就表示已完整切除病灶。在手术过程中发现外观颜色偏白（图 7.11c）或者出血倾向小的区域时，应考虑是不正常或者纤维化的组织。这种理念非常重要，特别是在靠近肠道和膀胱的部位。通常，脂肪附着于肠道（乙状结肠系膜和直肠系膜）和膀胱（膀胱旁骨盆间隙的腹膜外脂肪）。此外，在打开直肠旁盆腔间隙切除直肠子宫陷凹处子宫内膜异位结节时发现了脂肪组织，即意味着切除的边缘无病灶（图 7.16）。

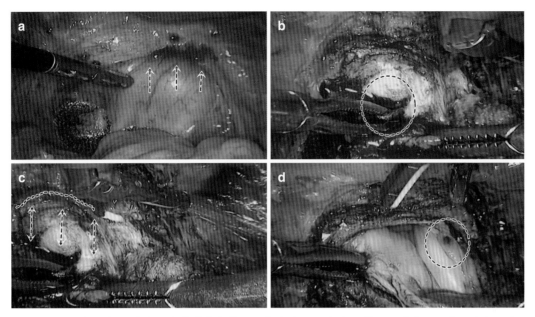

图 7.12　（a）子宫内膜异位结节（虚线箭头示）使直肠子宫陷凹封闭，并累及子宫颈后部区域、阴道后穹隆和直肠前壁；（b）将子宫内膜异位结节从子宫颈后区域／阴道后穹隆分离时，有可能看到黑色液体从切除区域（圆圈示）流出，这意味着仍有病灶存在；（c）必须扩大切除范围以完全切除病灶（虚线箭头和线条示）；（d）将阴道后穹隆从子宫颈后部分离，可见子宫内膜异位病灶浸润阴道黏膜（圆圈示），必须连同阴道后穹隆一起切除

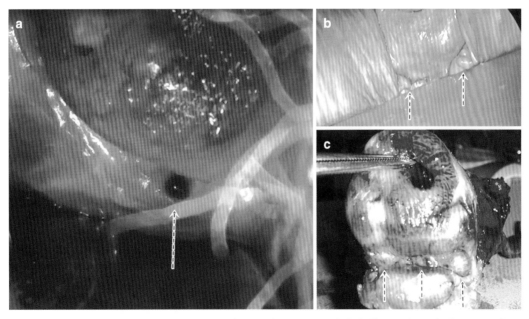

图 7.13　（a）阴道检查结果显示阴道后穹隆处有一个黑点（虚线箭头示）；（b）阴道检查结果显示阴道后穹隆处有息肉样病变（虚线箭头示）；（c）腹腔镜下子宫全切术和深部浸润型子宫内膜异位症中完整切除的手术标本，可以看到黑色病变累及阴道后穹隆处阴道黏膜（虚线箭头示），应与子宫颈一起完整切除

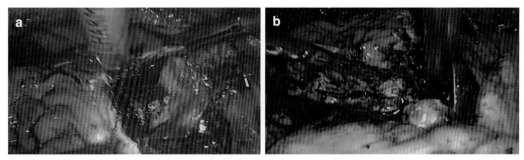

图7.14 直肠阴道深部浸润型子宫内膜异位症逆向手术治疗[16]。先打开阴道后穹隆，然后进行肠道手术

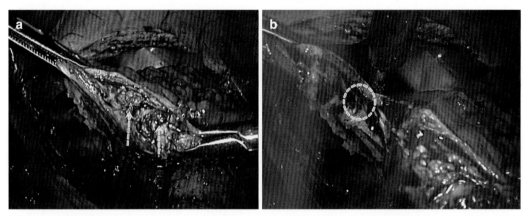

图7.15 腹腔镜下膀胱部分切除术治疗膀胱子宫内膜异位症：（a）子宫内膜异位结节内可见黑点（虚线箭头示）；（b）为切除子宫内膜异位病变扩大切除范围（圆圈示）

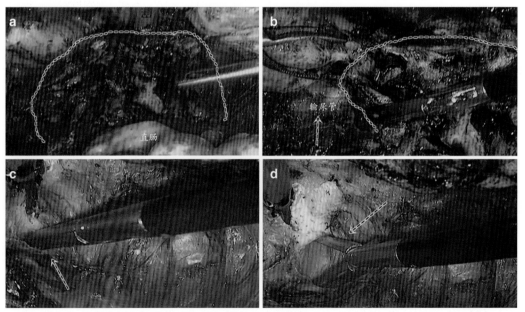

图7.16 （a）深部浸润型子宫内膜异位症会影响骨盆的后部（子宫骶韧带、宫颈后部区域、直肠子宫陷凹和直肠前壁）；（b）左侧直肠旁窝的正常组织（虚线箭头示）；（c~d）正常的直肠阴道隔（虚线箭头示）和右侧直肠旁窝中脂肪组织的解剖识别

因此，如果外科医生不确定是否可以切除病灶，可以继续观察这些征象。结节回缩将暴露分离平面，可使用剪刀进行分离。如果可见脂肪组织，则意味着切除的范围已足够。

讨　论

手术是治疗子宫内膜异位症最有效的方法，可以减少长期疼痛，并且改善生育能力。然而，由于严重的粘连和解剖结构的破坏，外科手术对技术水平的要求较高。此外，在许多患者中，可能需要对包括肠道、输尿管和膀胱在内的非妇科器官进行外科干预。

已发表的文献已经证明了术前检查对深部浸润型子宫内膜异位症患者的重要性[1-3,6]。术中完全切除病灶是干预的目标。通常，外科医生需要在手术过程中再次评估疾病以确认术前影像学检查的结果。对"特殊征象"的了解有助于组织的分离、正常结构的识别以及病灶的完全切除。在手术中，经验最丰富的外科医生对"特殊征象"能获得最好的理解。对于初学者来说，在手术过程中注意所有细节并加以练习，使其成为本能，这是尤为重要的。

行子宫内膜异位症手术治疗后所观察到的疼痛复发往往是由于第一次干预时治疗不完全所导致的，而不是真正的复发。文献已经证实，腹腔镜下行保守手术治疗直肠阴道子宫内膜异位症时有一个学习曲线。随着外科医生经验的积累，腹腔镜手术中转率、手术时间、术中出血量、不完全手术切除病例和复发率都有所降低[24]。切除完全和不完全取决于外科医生的感觉，即使术者认为已完整切除的情况下，仍有可能残留一些病灶，因为在手术过程中看不到这些病灶[24]。因此，外科医生都应在手术过程中尽量注意"特殊征象"，以免遗留病灶。

结　论

子宫内膜异位症是一种复杂的疾病，必须对每位患者进行个体化治疗。外科手术在这些患者的治疗中起着重要作用，但是期待疗法、临床治疗和辅助生殖技术也可以用来满足患者的需求。

最终决定是否手术、何时手术、使用何种方法，仍然存在一些比较复杂的问题，需要经验、直觉、教育、培训、经历以及不断努力，从而为患者提供最佳的治疗。一旦手术指征明确，都必须牢记完全切除病灶的理念。在手术过程中，如果外科医生对"特殊征象"理解得较透彻，可以从中得到更大的帮助。

（苏晓玲　译）

参考文献

[1] Chapron C, Fauconnier A, Vieira M, et al. Anatomical distribution of deeply infiltrating endometriosis: surgical implications and proposition for a classification. Hum Reprod, 2003, 18(1): 157-161.

[2] Kondo W, Ribeiro R, Trippia C, et al. Deep infiltrating endometriosis: anatomical distribution and surgical treatment. Rev Bras Ginecol Obstet, 2012, 34(6):278-284.

[3] Piketty M, Chopin N, Dousset B, et al. Preoperative work-up for patients with

deeply infiltrating endometriosis: transvaginal ultrasonography must definitely be the first-line imaging examination. Hum Reprod, 2009, 24(3): 602-607.

[4] Fauconnier A, Chapron C. Endometriosis and pelvic pain: epidemiological evidence of the relationship and implications. Hum Reprod Update, 2005, 11(6): 595-606.

[5] Dunselman GA, Vermeulen N, Becker C, et al. ESHRE guideline: management of women with endometriosis. Hum Reprod, 2014, 29(3): 400-412.

[6] Kondo W, Zomer MT, Pinto EP, et al. Deep infiltrating endometriosis: imaging features and laparoscopic correlation. J Endometriosis, 2011, 3(4): 197-212.

[7] Trippia CH, Zomer MT, Terazaki CRT, et al. Relevance of imaging examinations in the surgical planning of patients with bowel endometriosis. Clin Med Insights Reprod Health, 2016, 10: 1-8. https://doi.org/10.4137/CMRH. S29472. eCollection 2016. Review.

[8] Kondo W, Bourdel N, Zomer MT, et al. Surgery for deep infiltrating endometriosis. Technique and rationale. Front Biosci (Elite Ed), 2013, (1, 5): 316-332.

[9] Rizk B, Fischer AS, Lotfy HA, et al. Recurrence of endometriosis after hysterectomy. Facts Views Vis Obgyn, 2014, 6(4): 219-227.

[10] Redwine DB. The visual appearance of endometriosis and its impact on our concepts of disease. Prog Clin Biol Res, 1990, 323: 393-412.

[11] Jansen RP, Russell P. Nonpigmented endometriosis: clinical, laparoscopic, and pathologic definition. Am J Obstet Gynecol, 1986, 155(6): 1154-1159.

[12] Martin DC, Hubert GD, Levy BS. Depth of infiltration of endometriosis. J Gynecol Surg, 1989, 5: 55-60.

[13] Wright JT. The diagnosis and management of infiltrating nodular recto-vaginal endo-metriosis. Curr Opin Obstet Gynecol, 2000, 12(4): 283-287.

[14] Chapron C, Dubuisson JB. Laparoscopic treatment of deep endometriosis located on the uterosacral ligaments. Hum Reprod, 1996, 11(4): 868-873.

[15] Kinkel K, Chapron C, Balleyguier C, et al. Magnetic resonance imaging characteristics of deep endometriosis. Hum Reprod, 1999, 14(4): 1080-1086.

[16] Kondo W, Bourdel N, Jardon K, et al. Comparison between standard and reverse laparoscopic techniques for rectovaginal endometriosis. Surg Endosc, 2011, 25(8): 2711-2717.

[17] Kondo W, Bourdel N, Tamburro S, et al. Complications after surgery for deeply infiltrating pelvic endometriosis. BJOG, 2011, 118(3): 292-298.

[18] Kondo W, Zomer MT, Ribeiro R, et al. Laparoscopic treatment of deep infiltrating endometriosis of the intestine-technical aspects. Braz J Video-Surg, 2012, 5(2): 23-39.

[19] Kondo W, Ribeiro R, Trippia C, et al. Laparoscopic treatment of deep infiltrating endometriosis affecting the rectosigmoid colon: nodulectomy or segmental resection? Gynecol Obstet, 2013, S3:001. https://doi.org/10.4172/2161-0932. S3-001.

[20] Gossot D, Buess G, Cuschieri A, et al. Ultrasonic dissection for endoscopic surgery. The E. A. E. S. Technology Group. Surg Endosc, 1999, 13(4): 412-417.

[21] Kondo W, Bourdel N, Zomer MT, et al. Laparoscopic cystectomy for ovarian endometrioma-a simple stripping technique should not be used. J Endometriosis, 2011, 3(3): 125-134.

[22] Muzii L, Marana R, Angioli R, et al. Histologic analysis of specimens from laparo-scopic endometrioma excision performed by different surgeons: does the surgeon matter? Fertil Steril, 2011, 95: 2116-2119.

[23] Matsuzaki S, Houlle C, Botchorishvili R, et al. Excision of the posterior vaginal fornix is necessary to ensure complete resection of rectovaginal endometriotic nodules of more than 2 cm in size. Fertil Steril, 2009, 91(4 Suppl): 1314-1315.

[24] Carmona F, Martínez-Zamora A, González X, et al. Does the learning curve of conservative laparoscopic surgery in women with rectovaginal endometriosis impair the recurrence rate? Fertil Steril, 2009, 92(3): 868-875.

第8章 子宫内膜异位症：从诊断到手术治疗

Mateus Moreira Santos Rosin, Mauricio Simões Abrão

引 言

子宫内膜异位症是指子宫内膜腺体或间质生长于子宫腔外的一种疾病。该病变绝大多数位于盆腔并影响腹膜和卵巢，胃肠道和泌尿道也可能受累[1-2]。子宫内膜异位症在育龄期女性中的发病率为5%~15%。在一些亚群体中，子宫内膜异位症的发病率更高，例如不孕症女性为20%~48%[3-5]。

它是一种最常发生在育龄期女性中的良性、炎性和激素依赖性疾病，症状轻重不等，盆腔痛和不孕是最常见的症状。有时该疾病的临床症状可以严重影响生活质量，尤其是在已完全改变盆腔解剖的情况下[6-7]。

根据病灶种植的部位不同，将子宫内膜异位症分为三种基本类型：腹膜型、卵巢型和深部浸润型（病灶浸润深度＞5mm）。有些患者也可表现为混合型，甚至同时存在上述三种类型[8-9]。

目前，广泛采用的子宫内膜异位症的分级是1996年美国生殖医学协会（ASRM）的分级方法，病变程度由Ⅰ级（轻度）到Ⅳ级（重度）。

目前，子宫内膜异位症已出现几种不同的分级方法。遗憾的是，所有的分级方法都是主观的，与患者症状和生育结局的关联性不大[10-11]。

建立一个能被广泛接受且具有临床重要意义的分级系统仍然较为困难。Adamson和Pasta等人[12]提出了子宫内膜异位症生育指数评分，对于通过手术评估的子宫内膜异位症患者，该评分系统可作为预测非体外受精妊娠率的一种有效方法。最近，一项基于超声检查评估深部浸润型子宫内膜异位症的评分系统也被提出。美国妇科腹腔镜医师协会

M. M. S. Rosin • M. S. Abrão (✉)
Department of Obstetrics and Gynecology, University of São Paulo Medical School, São Paulo, SP, Brazil

G. G. Gomes-da-Silveira et al. (eds.), *Minimally Invasive Gynecology*,
https://doi.org/10.1007/978-3-319-72592-5_8

译者注：本章原著中参考文献[83]及以后的参考文献序号未按出现顺序排列。为避免混乱，译文中未进行统一修订，读者仍可根据正文中参考文献序号查阅文后相对应的文献。

（AAGL）也正在研究新的关于子宫内膜异位症的分级方法 [12-14]。

子宫内膜异位症的治疗方法可以是手术治疗或药物治疗，治疗药物包括孕激素、口服避孕药、GnRH 类似物和止痛药。然而，许多手术医生更倾向于采用微创手术干预，而不是连续数年采用可能伴有副作用的药物治疗。此外，对于具有生育要求的女性，保守性手术是更加理想的选择，因为几乎所有治疗子宫内膜异位症的药物均会影响卵巢排卵。大多数情况下，治疗该疾病时需要多学科团队采取最有效的方法，并且应避免发生任何法医学方面的不良影响 [15-17]。

诊　断

由于子宫内膜异位症的临床表现形式多样且没有典型的临床症状，故诊断时仍然困难。详尽的病史及仔细的体格检查对于诊断是必不可少的。

子宫内膜异位症的主要临床表现包括原发性或继发性痛经、性交痛、运动障碍、子宫异常出血、不孕和慢性非周期性盆腔痛。患有子宫内膜异位症的女性也可出现胃肠道、泌尿道、自主神经性和类似于慢性疲劳的非特异性症状。60% 以上的子宫内膜异位症女性还表现为临床相关的抑郁情绪障碍、抑郁症或者焦虑障碍 [18]。

盆腔检查时发现后穹隆痛性结节或纤维化结节，提示可能存在深部浸润型子宫内膜异位症，但是无法非常准确地确定该病变的范围。仅仅只有 50% 的直径超过 3cm 的深部浸润型结节能够通过

体格检查被发现。随着妇科医生临床经验和认识的不断丰富与完善，其临床诊断能力已经有所提高。然而，最重要的发现是，绝大多数深部浸润型子宫内膜异位病灶并非通过临床检查而是通过辅助检查发现的 [19-21]。

能准确定位子宫内膜异位病灶对于制订最佳治疗计划和回复患者咨询至关重要。我们需要一种可靠、非手术的方法来诊断这种常见疾病，并且在术前评估中应确定病灶在盆腔中的范围和位置，以更好地制订手术方法。临床中怀疑该疾病时可以通过超声检查或者 MRI 检查确诊，这两种检查是最常用的评估病变程度的有效方法 [22-23]。

经阴道超声检查

经阴道超声检查是诊断盆腔子宫内膜异位症（尤其是深部浸润型）的首选影像学检查方法。术前由经验丰富的超声医生进行系统的超声检查能够准确地评估是否存在深部浸润型子宫内膜异位症及病变的位置 [24]。

位于直肠子宫陷凹、骶韧带、阴道和直肠乙状结肠的深部浸润病灶能够在术前被准确探查，超声检查结果显示为不均一、低回声、有时呈针状的肿块。通常，正常的骶韧带在超声下是不可视的（当被子宫内膜异位病灶影响时，可表现为低回声增厚区域伴有规则或不规则边界，周围可见腹膜脂肪回声）。病变可以是孤立的，也可能是延伸至阴道或其他周围结构的较大肿块的一部分 [25-26]。

肠道的深部浸润型子宫内膜异位症在经阴道超声下表现为肠道固有肌层低回声增厚或者低回声结节，伴或不伴边

缘模糊的高回声灶。经肠道准备后行阴道超声检查不仅能够确定病变的大小和数量，还能确定浸润肠壁的深度以及距肛门边缘的距离。测量肛门边缘到肠道病变的距离时可以将阴道超声下的腹膜反射作为参考点，这个点一般距肛门边缘 7~8cm [27-30]。

经肠道准备或未经肠道准备的阴道超声检查是一种准确且非侵入性的检查乙状结肠中子宫内膜异位病灶的方法。与 MRI 检查、经直肠超声检查、CT 检查及体格检查相比，经阴道超声检查对深部浸润型子宫内膜异位症显示出更高的敏感性（75%~98%）[19-20,31]。

54.6% 的继发性肠道病变与直肠的深部子宫内膜异位病灶相关 [27]。

经阴道超声检查同样也是评估附件包块的一种方法。对于卵巢子宫内膜异位囊肿，其在超声上最常表现为单房囊肿伴有均匀的毛玻璃样表现。卵巢子宫内膜异位囊肿在经阴道超声检查下很容易被诊断，其诊断的敏感性为 90%，特异性为 97% [32-33]。

卵巢子宫内膜异位囊肿伴随疼痛时应警惕疾病发展到中度至重度的可能，并且提示对药物治疗反应不佳 [34-35]。

"双吻征"提示存在严重的盆腔粘连。具有"双吻征"的女性与无"双吻征"的女性的肠道子宫内膜异位症发生率分别为 18.5% 和 2.5%，输卵管子宫内膜异位症的发生率分别为 92.6% 和 33% [36-38]。

对于卵巢子宫内膜异位囊肿及深部浸润型子宫内膜异位病灶，均应行三维测量，包括长度（正中矢状测量）、厚度（前后测量）和横向直径。直肠子宫陷凹的封闭程度可分为部分或完全，取决于病变是否为单侧、左侧或右侧，或者两侧均受累 [39-40]。

预测深部浸润型子宫内膜异位症的严重程度及通过经阴道超声检查评估直肠子宫陷凹封闭程度有助于规划多学科手术方法 [28]。

MRI 检查

术前评估深部浸润型子宫内膜异位症的病变范围非常重要，因为治疗成功取决于根治性手术切除。因此，首先应决定是否需要行手术干预，其次是计划彻底手术切除的方案 [41]。

MRI 检查是目前常用的诊断子宫内膜异位症的影像学方法。与其他诊断方法相比，MRI 检查的巨大优势在于能够全面评估前盆腔和后盆腔的情况，同时能够提供腹腔镜手术及经阴道超声检查无法探及区域的情况。这就是为什么广泛的盆腔粘连及输尿管受累均是 MRI 检查的重要指征 [42-45]。

当卵巢包块的超声特征不确定时，MRI 检查成为排除恶性肿瘤的首选影像学方法。卵巢子宫内膜异位囊肿在磁共振脂肪抑制的 T1 加权像上常表现为高密度信号，诊断的敏感性达 90%，特异性达 98%，准确率达 96% [46-47]。

MRI 检查对于诊断多灶性子宫内膜异位症非常有帮助，在定位子宫内膜异位病灶方面也有很多优势。在 T1 加权像或脂肪抑制的 T1 加权像中，当存在强烈对比的包块或者高密度的包块时，都应高度怀疑为出血或子宫内膜异位症继发的高密度囊腔。在 T2 加权像中表现为可接近盆腔肌肉的高密度信号结节。MRI 检查检测盆腔子宫内膜异位症的敏感性和特异性均为 90% 左右[25,48]。

MRI 检查及经阴道超声检查在诊断结直肠子宫内膜异位症方面可得出相似结果。这些方法在确定累及结直肠不同部位的子宫内膜异位病灶方面可能具有互补作用[49]。

MRI 检查有助于预测肠道肌层浸润，敏感性为 100%，特异性为 75%。直肠内应用超声耦合剂可提高骨盆的解剖清晰度，增加发现小肠病变的可能性。然而确定肠壁的浸润深度还是比较困难的。由于矢状 T_2 序列具有更好的解剖分辨率，因此在盆腔 MRI 检查中测量肠道病变至肛门边界的距离更准确，测量时仍需要考虑直肠及乙状结肠的曲率[30,50]。

手术治疗

卵 巢

卵巢子宫内膜异位囊肿是子宫内膜组织异位至卵巢内形成的囊性包块，其表现为壁厚，棕色或焦油样囊内液，亦称"巧克力囊肿"。事实上，卵巢子宫内膜异位囊肿在影像学检查和腹腔镜手术诊断方面仍有较大差异，在腹腔镜手术中常发现其与周围组织（如腹膜、输尿管、输卵管、肠管等）严重粘连。这是子宫内膜异位症最常见的表现之一。在这类患者中，有 17%~44% 的患者存在卵巢子宫内膜异位囊肿[51-52]。

有 1/3~1/2 的患者存在双侧卵巢子宫内膜异位囊肿。关于其形成，目前有三种假说。第一种假说由 Hughesdon 在

1957 年提出，认为卵巢内的子宫内膜植入物出血引起月经碎屑积聚，导致卵巢皮质内陷而形成卵巢假性囊肿。1994 年 Brosens 等人通过卵巢内镜发现，在大多数情况下子宫内膜异位囊肿是由卵巢皮质内陷、有活性的种植物位于内陷部位形成的[53-55]。

第二种假说认为，卵巢子宫内膜异位囊肿由覆盖在卵巢上的体腔上皮化生引起。第三种假说由 Nezhat 等人提出。该假说认为，较大的子宫内膜异位囊肿是由种植在卵巢表面的子宫内膜形成的功能性卵巢囊肿进一步发展形成的[56-58]。

在早期的诊断性腹腔镜手术中，切除卵巢子宫内膜异位囊肿是一种理想的术式。理由有二：首先，直径超过 1cm 的子宫内膜异位囊肿不太可能自行消失；其次，切除囊肿后不仅可以进行病理解剖检查，同时也对诊断有帮助。子宫内膜异位囊肿的恶变率为 2.5%，最常见的恶变类型为卵巢子宫内膜样癌或透明细胞癌[59-61]。

卵巢子宫内膜异位囊肿被认为是一种假性囊肿，其与卵巢皮质之间无明确分界。目前有几种方法适用于卵巢子宫内膜异位囊肿的保守性腹腔镜治疗。腹腔镜卵巢囊肿剥除术仍然是手术治疗的首选术式[62]。

经典卵巢子宫内膜异位囊肿手术通过腹腔镜切除病灶，术中通过剥除去除囊肿包膜。腹腔镜手术切除囊肿能改善痛经、性交痛和非经期盆腔痛的症状[63]。

一项 meta 分析结果显示，囊肿剥除在降低痛经复发、提高自然妊娠率、降低再复发率及再手术率方面比引流或消融技术更具有优势[62-64]。

一些证据显示，囊肿引流及汽化或热凝固可能对卵巢储备功能的影响较小。Donnez 等人[65]提出，可先剥离卵巢子宫内膜异位囊肿的大部分囊壁，然后在接近卵巢门处对残余子宫内膜囊壁使用 CO_2 激光[65]。

卵巢子宫内膜异位囊肿的存在及手术切除均可能损伤卵巢功能及卵巢储备能力。对于有症状且卵巢储备功能良好的单侧卵巢子宫内膜异位囊肿，超声检查结果提示病变可能与恶性相关，建议无生育要求的患者行手术治疗，但是需要告知患者卵巢储备功能下降的可能[66]。

目前，无法确定无症状的卵巢子宫内膜异位囊肿患者是否需要采取手术治疗，以及手术是否在某种程度上可能损伤邻近的正常卵巢组织。这种情况可能仅与少部分患者相关，因为只有 5%~10% 的卵巢子宫内膜异位患者是无症状的[18]（图 8.1）。

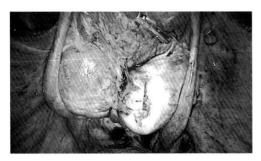

图 8.1　卵巢型子宫内膜异位症。"双吻征"合并直肠子宫陷凹封闭

直肠阴道

当子宫内膜异位病灶的浸润深度达到 5mm 时，考虑为浸润型子宫内膜异位症。病灶可存在于直肠子宫陷凹、膀胱子宫间隙和盆腔的其他位置。当病灶影响区域位于阴道下 1/3 和直肠之间时，应注意子宫后方浸润的形式之一为子宫颈后方浸润[67-68]。

直肠阴道子宫内膜异位症很容易在触诊阴道后穹隆及直肠阴道隔时被发现。阴道指检在诊断宫颈后方及直肠乙状结肠子宫内膜异位症时的敏感性分别为 68% 和 72%。邻近肠道及子宫骶韧带受累时可能导致直肠子宫陷凹的部分封闭或完全封闭。这种情况常与不孕、严重的盆腔痛、性交痛、性欲减退及频繁的肠道症状有关。这些症状与病灶侵及的位置及相邻结构神经支配受损程度有关[31,69]。

性交痛与深部浸润型子宫内膜异位症密切相关，其为宫颈后方子宫内膜异位症的特征性表现，由子宫骶韧带受侵及盆腔器官致密粘连固定造成。目前，手术治疗被广泛用于治疗有症状的直肠阴道子宫内膜异位症[15-17,70]。

为了尽可能地减少病灶，相应的手术技术也在不断发展。通常术中应确定直肠、乙状结肠及输尿管的位置，并使其分离，以利于彻底清除子宫颈后方的子宫内膜异位病灶。当病灶累及肠管时可能需要行肠管切除，就像侵犯输尿管时需要行输尿管松解术一样。因此，外科医生必须有能力并且时刻准备好面对这些情况[71-74]。

该手术的严重并发症是肠穿孔或肠瘘，最常见的术后并发症为尿潴留，这可能是由于副交感神经丛损伤导致膀胱暂时失去神经支配造成的。行肠管部分切除时尿潴留的风险升高，但是即使未行肠管部分切除，也可能发生尿潴留[75]。

保留神经手术可明显缩短恢复自主排尿时间，减少残余尿量，并且降低再导尿率[76-78]。

术前患者必须被充分告知整个手术过程中可能发生的风险[73-74]。

膀 胱

子宫内膜异位症患者中泌尿系受累者占 0.03%~5%。在泌尿系中，膀胱是最常见的受累器官，占 80%~84%。其次是输尿管（15%）、肾脏（4%）和尿道（2%）[79-80]。

当患者出现周期性的尿路刺激症状，表现为周期性疼痛、无效膀胱收缩、尿路上皮微循环紊乱且伴有镜下或肉眼血尿时，应考虑浸润型子宫内膜异位症累及膀胱的可能。这些患者的尿培养结果通常呈阴性[81]。

侵入性诊断技术包括膀胱镜检查及腹腔镜检查，膀胱镜检查仍然是最经济、有效的检查之一。膀胱镜检查结果可能呈阴性，因为有些病灶位于腹膜内，膀胱镜无法看到仅影响膀胱浆膜层的微小病变。即使行膀胱镜检查时未发现血尿，也不能排除膀胱子宫内膜异位症的可能。在检查中，膀胱镜可显示膀胱后壁及膀胱顶的腔内病灶，这些病灶可能是孤立或多发的。

输尿管开口与子宫内膜异位病灶下缘之间的距离是确定子宫内膜异位症入路的关键。在以往未行手术的患者中，子宫内膜异位病灶末端下缘与尿道间嵴的距离很少小于 2cm。如果需要，可以置入输尿管插管并行活检术。当子宫内膜异位病灶末端下缘与尿道间嵴之间的距离小于 2cm 时，建议置入双侧输尿管导管[82,84-85]。

有症状的膀胱子宫内膜异位症的主要治疗方式为手术。若病灶浸润膀胱逼尿肌深部，则需行部分膀胱切除术。该手术步骤包括分离膀胱子宫间隙、游离病灶结节、分离受累膀胱，然后连同部分正常膀胱组织一并切除。行膀胱缝合时常采用单层缝合。在手术结束时，必须行膀胱镜检查，以确定尿道的完整性和膀胱壁运动是否良好。在大多数情况下，该手术操作简单，疗效好。一些数据显示，有 95%~100% 患者的疼痛得到缓解。建议术后留置导尿管 6d 进行引流。当诊断延误时，输尿管受累可能会导致严重并发症，如输尿管狭窄伴积水和肾盂积水，最终导致肾功能丧失[84,86]。

输尿管子宫内膜异位症可以是内生性的，也可以是外生性的。外生性输尿管子宫内膜异位症更为常见，手术的目的是输尿管松解和输尿管减压。内生性输尿管子宫内膜异位症罕见，并且可浸润输尿管数层。它在所有子宫内膜异位症中的发生率小于 0.3%，手术的另外一个目的是通过切除部分输尿管后行端端吻合术，或通过腰大肌悬吊法直接将输尿管植入膀胱[83]。

大部分深部浸润型子宫内膜异位症患者累及输尿管时是无症状的。当直肠阴道子宫内膜异位症结节大于 3cm 时，有 14% 可累及输尿管。因此，强烈推荐宫颈后受累女性在术前行尿路检查[87-90]。

由于子宫内膜异位症本身或手术切除病灶而影响膀胱的神经支配，所导致的神经性膀胱功能障碍是该术式最严重的并发症。这可能需要永久地留置导尿管或者植入膀胱神经，此将严重影响年轻患者的生活质量[18]（图 8.2）。

肠　道

子宫内膜异位症累及肠道者的比例差异较大，占 3.8%~37%。小肠与肛管之间的许多区域中均可发现肠道子宫内膜异位症，但肠道子宫内膜异位症主要发生在直肠及直乙交界处。在 90% 的患者中，肠道子宫内膜异位症的病变主要存在于直肠及乙状结肠[91-93]。

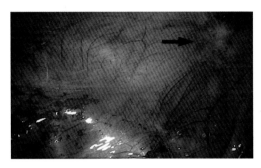

图 8.2　膀胱子宫内膜异位症。箭头指示侵犯腹膜及膀胱肌层的黑色病灶

直肠和直乙交界处受累者占 65.7%，其次为乙状结肠（17.4%）、盲肠及回盲部（4.1%）、阑尾（6.4%）、小肠（7%）、大网膜（1.7%）[94]。

里急后重、排便困难、腹泻、便秘等症状是由结直肠受累引起的肠道习惯改变，也可能发生便血，但较为罕见。需与肠易激综合征、孤立性直肠溃疡综合征和直肠肿瘤鉴别[95]。

深部浸润型子宫内膜异位症引起结直肠扩张时，患者对于非甾体抗炎药、口服避孕药、孕激素及 GnRH-a 等内科治疗效果欠佳，这些药物仅仅只能抑制症状，并且往往伴有明显的副作用[15-17,96-97]。

此外，内科治疗方法对于抑制疾病进展是否有效尚不可知，尤其是对一些严重的合并结直肠扩张的子宫内膜异位症。然而，停用药物通常可导致疾病复发[98]。

目前普遍认为，对于有症状的子宫内膜异位症，尤其是结直肠子宫内膜异位症，最好通过腹腔镜手术治疗以恢复盆腔解剖，并改善疼痛、生活质量和生育能力。完全切除所有可见病灶被认为是减少复发的最佳治疗方法[99-100]。

结直肠子宫内膜异位症的手术治疗方式取决于肠壁受侵深度、病变大小和数量，这些因素共同决定采取何种手术入路[101]。

为了确定最佳的手术治疗策略，必须考虑到病症的重要特征，即多灶性。多灶性是指在主要病灶周围 2cm 范围内尚存在其他病灶；多中心是指在主要病灶 2cm 以外出现其他子宫内膜异位病灶。在手术标本中，可分别观察到 62% 及 38% 的多灶性和多中心病变[102]。

其他相关参数包括肠道病变至肛门边缘的距离，以往手术的次数以及盆腔病灶的范围。

治疗肠道子宫内膜异位症的手术方法有两种：一种是结直肠切除术，包括切除直肠受累节段；另一种是切除子宫内膜异位病灶，包括浅表或深部浸润，以及完全侵犯肠壁的病灶[103]。

浅表的直肠病灶可以通过削除的方式清除，无须打开肠腔，但是需认真检查肠道的完整性，并且行漏气试验检查[65]。

对于小的单发病灶，可行直肠前壁

全层切除术，结节切除在预防肠道功能紊乱方面优于直肠切除。在直肠切除的女性中，肠道功能紊乱是更为常见的并发症[104]。

肠道部分切除的适应证为浸润肠袢周长超过 50%，多发结节或结节超过 3cm[105]。

据观察，肠道病灶浸润深度超过内层肌层以上者，乙状结肠周长通常至少损伤 40%，需要行节段性肠切除术[106]。

在术中尽量保留直肠上动脉、下腹下神经及下腹下丛，特别是当病变距离肛门边缘 8cm 以上时，这已被证实可以改善性功能及泌尿系统功能。仅通过 3cm 的腹部切口可实现保留系膜的病变段肠管切除，此外经阴道和直肠也可作为选择性入路，术中结直肠节段准备完善后，使用圆形吻合器行端端吻合术以重建肠道通路[76-77,107-108]。

在随访超过 2 年的病例中，子宫内膜异位症复发的概率为 4.7%~25%[109]。

许多学者认为，子宫内膜异位症的不完全切除是临床复发的主要原因[110-111]。

术后最常见的并发症是直肠阴道瘘和吻合口瘘。肠管切除术经阴道入路子宫内膜异位病灶清除或经阴道行肠吻合是这些并发症的重要危险因素。Meuleman 等人[109] 报道，肠切除吻合组中 55 例（2.7%）患者出现直肠阴道瘘，30 例（1.5%）出现吻合口积液，7 例（0.34%）出现盆腔脓肿。

吻合口瘘似乎主要发生在距离肛缘小于 10cm 的低位吻合时，其概率高达 20%[112-113]。

当病变侵及肠道时，必须采用多学科联合诊疗的方法。在妇科医生和外科医师合作的情况下，腹腔镜结直肠切除术治疗子宫内膜异位症是一种相对安全的手术方法，但需要足够的练习[114]（图 8.3）。

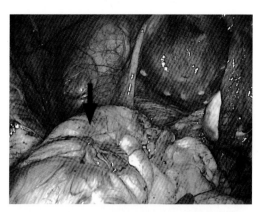

图 8.3　肠道子宫内膜异位症。黑色箭头指示结直肠交界处的子宫内膜异位结节

结　论

子宫内膜异位症是一种慢性的、激素依赖性疾病，临床治疗模式多样。因此，应依据患者的个人需要设计治疗方案，但这并不意味着可以随意选择[15-17]。

深部浸润型子宫内膜异位症手术的适应证是疼痛和（或）不孕，而对于未引起肠梗阻的无痛结节是否需要手术尚不完全清楚。现如今，在缺乏临床症状时，不应仅通过影像学检查的偶然发现确认手术适应证[21]。

医生与患者讨论治疗方法的主要目的应该是治疗急性或者慢性的子宫内膜异位症相关疼痛，或者解决尚未实现的生育愿望[115]。

如前所述，为了选择合适的个体化治疗方法，对病灶范围进行精确的术前评估是必要的[24,31,116]。

考虑到这些手术的复杂性和疾病的发病率，推荐行多学科联合诊疗治疗结直肠子宫内膜异位症，治疗中至少需要一名有腹腔镜手术经验的妇科医生、一名结直肠外科医生和一名泌尿外科医生[117]。

腹腔镜手术是治疗子宫内膜异位症的金标准。该手术可治疗深部浸润型子宫内膜异位症、卵巢型子宫内膜异位症和肠道子宫内膜异位症，此结论目前已获得强有力的证据支持[18]。

（成坤 译）

参考文献

[1] Abrão MS, Dias JA Jr, Podgaec S. Histórico e aspectos epidemiológicos da endometriose: Uma doença prevalente e de conhecimento antigo. In: Abrão MS, editor. Endometriose: Uma visão contemporânea. Rio de Janeiro: Revinter, 2000: 1-11.

[2] Koninckx PR, Meuleman C, Demeyere S, et al. Suggestive evidence that pelvic endometriosis is a progressive disease, whereas deeply infiltrating endometriosis is associated with pelvic pain. Fertil Steril, 1991, 55:759-765.

[3] Bulun SE. Endometriosis. N Engl J Med, 2009, 360: 268-279.

[4] Leyendecker G, Herbertz M, Kunz G, et al. Endometriosis results from the dislocation of basal endometrium. Hum Reprod, 2002, 17: 2725-2736.

[5] Leyendecker G, Kunz G, Noe M, et al. Endometriosis: a dysfunction and disease of the archimetra. Hum Reprod Update, 1998, 4:

752-762.

[6] Abrão MS, Amaral VF, Ramos LO. Classificação daendometriose: É tempo de reavaliar. Femina, 1998, 26: 677-680.

[7] Giudice LC, Kao LC. Endometriosis. Lancet, 2004, 364: 1789-1799.

[8] Donnez J, Nisolle M, Casanas-Roux F, et al. Rectovaginal septum, endometriosis or adenomyosis: laparoscopic management in a series of 231 patients. Hum Reprod, 1995, 10: 630-635.

[9] Koninckx PR, Martin DC. Deep endometriosis: a consequence of infiltration or retraction or possibly adenomyosis externa? Fertil Steril, 1992, 58: 924-928.

[10] Canis M, Donnez JG, Guzick DS, et al. Revised American Society for Reproductive Medicine classification of endometriosis: 1996. Fertil Steril, 1997, 67: 817-821.

[11] Kennedy S, Bergqvist A, Chapron C, et al. ESHRE guideline for the diagnosis and treatment of endometriosis. Hum Reprod, 2005, 20: 2698-2704.

[12] Adamson GD, Pasta DJ. Endometriosis fertility index: the new, validated endometriosis staging system. Fertil Steril, 2010, 94: 1609-1615.

[13] Ad hoc Committees. Endometriosis classification. 2011. Available at: www.aagl.org/Committees-Ad-Hoc. Accessed 14 Apr 2012.

[14] Coccia ME, Rizzello F. Ultrasonographic staging: a new staging system for deep endometriosis. Ann N Y Acad Sci, 2011, 1221: 61-69.

[15] Vercellini P, Carmignani L, Rubino T, et al. Surgery for deep endometriosis: a pathogenesis-oriented approach. Gynecol Obstet Investig, 2009a, 68: 88-103.

[16] Vercellini P, Crosignani PG, Abbiati A, et al. The effect of surgery for symptomatic endometriosis: the other side of the story. Hum Reprod Update, 2009b, 15(2): 177-188.

[17] Vercellini P, Crosignani PG, Somigliana E, et al. Medical treatment for rectovaginal endometriosis: what is the evidence? Hum

Reprod, 2009c, 24: 2504-2514.

[18] Halis G, Mechsner S, Ebert AD. The diagnosis and treatment of deep infiltrating endometriosis. Dtsch Arztebl Int, 2010, 107(25): 446-456.

[19] Hudelist G, Ballard K, English J, et al. Transvaginal sonography vs. clinical examination in the preoperative diagnosis of deep infiltrating endometriosis. Ultrasound Obstet Gynecol, 2011a, 37: 480-487.

[20] Hudelist G, English J, Thomas AE, et al. Diagnostic accuracy of transvaginal ultrasound for non-invasive diagnosis of bowel endometriosis: systematic review and meta-analysis. Ultrasound Obstet Gynecol, 2011b, 37: 257-263.

[21] Koninckx PR, Ussia A, Adamyan L, et al. Deep endometriosis: definition, diagnosis, and treatment. Fertil Steril, 2012, 98(3): 564-571.

[22] Ballester M, Santulli P, Bazot M, et al. Preoperative evaluation of posterior deep-infiltrating endometriosis demonstrates a relationship with urinary dysfunction and parametrial involvement. J Minim Invasive Gynecol, 2011, 18: 36-42.

[23] Exacoustos C, Malzoni M, Di Giovanni A, et al. Ultrasound mapping system for the surgical management of deep infiltrating endometriosis. Fertil Steril, 2014, 102(1): 143-150.

[24] Piketty M, Chopin N, Dousset B, et al. Preoperative work-up for patients with deeply infiltrating endometriosis: transvaginal ultrasonography must definitely be the first-line imaging examination. Hum Reprod, 2009, 24: 602-607.

[25] Bazot M, Darai E, Hourani R, et al. Deep pelvic endometriosis: MR imaging for diagnosis and prediction of extension of disease. Radiology, 2004, 232: 379-389.

[26] Roseau G, Dumontier I, Palazzo L, et al. Rectosigmoid endometriosis: endoscopic ultrasound features and clinical implications. Endoscopy, 2000, 32: 525-530.

[27] Goncalves MO, Podgaec S, Dias JA Jr, et al. Transvaginal ultrasonography with bowel preparation is able to predict the number of lesions and rectosigmoid layers affected in cases of deep endometriosis, defining surgical strategy. Hum Reprod, 2010, 25: 665-671.

[28] Guerriero S, Condous G, Van den Bosch T, et al. Systematic approach to sonographic evaluation of the pelvis in women with suspected endometriosis, including terms, definitions and measurements: a consensus opinion from the International Deep Endometriosis Analysis (IDEA) group. Ultrasound Obstet Gynecol, 2016, 48: 318-332.

[29] Hudelist G, Tuttlies F, Rauter G, et al. Can transvaginal sonography predict infiltration depth in patients with deep infiltrating endometriosis of the rectum? Hum Reprod, 2009, 24: 1012-1017.

[30] Trippia CH, Zomer MT, Terazaki CRT, et al. Relevance of imaging examinations in the surgical planning of patients with bowel endometriosis. Clin Med Insights Reprod Health, 2016, 10: 1-8.

[31] Abrão MS, Gonçalves MO, Dias JA Jr, et al. Comparison between clinical examination, transvaginal sonography and magnetic resonance imaging for the diagnosis of deep endometriosis. Hum Reprod, 2007, 22: 3092-3097.

[32] Guerriero S, Ajossa S, Gerada M, et al. Tenderness-guided' transvaginal ultrasonography: a new method for the detection of deep endometriosis in patients with chronic pelvic pain. Fertil Steril, 2007, 88: 1293-1297.

[33] Van Holsbeke C, Van Calster B, Guerriero S, et al. Endometriomas: their ultrasound

characteristics. Ultrasound Obstet Gynecol, 2010, 35: 730-740.

[34] Chapron C, Santulli P, de Ziegler D, et al. Ovarian endometrioma: severe pelvic pain is associated with deeply infiltrating endometriosis. Hum Reprod, 2012, 27: 702-711.

[35] Chopin N, Ballester M, Borghese B, et al. Relation between severity of dysmenorrhea and endometrioma. Acta Obstet Gynecol Scand, 2006, 85: 1375-1380.

[36] Chapron C, Pietin-Vialle C, Borghese B, et al. Associated ovarian endometrioma is a marker for greater severity of deeply infiltrating endometriosis. Fertil Steril, 2009, 92: 453-457.

[37] Ghezzi F, Raio L, Cromi A, et al. "Kissing ovaries": a sonographic sign of moderate to severe endometriosis. Fertil Steril, 2005, 83: 143-147.

[38] Somigliana E, Infantino M, Candiani M, et al. Association rate between deep peritoneal endometriosis and other forms of the disease: pathogenetic implications. Hum Reprod, 2004, 19: 168-171.

[39] Hudelist G, Fritzer N, Staettner S, et al. Uterine sliding sign: a simple sonographic predictor for presence of deep infiltrating endometriosis of the rectum. Ultrasound Obstet Gynecol, 2013, 41: 692-695.

[40] Reid S, Lu C, Casikar I, et al. Prediction of pouch of Douglas obliteration in women with suspected endometriosis using a new real-time dynamic transvaginal ultrasound technique: the sliding sign. Ultrasound Obstet Gynecol, 2013, 41: 685-691.

[41] Dousset B, Leconte M, Borghese B, et al. Complete surgery for low rectal endometriosis: long-term results of a 100-case prospective study. Ann Surg, 2010, 251: 887-895.

[42] Chamié LP, Blasbalg R, Mendes APR, et al. Findings of pelvic endometriosis at transvaginal US, MR imaging, and laparoscopy. Radiographics, 2011, 31(4): 77-100.

[43] Guerriero S, Spiga S, Ajossa S, et al. Role of imaging in the management of endometriosis. Minerva Ginecol, 2013, 65: 143-166.

[44] Roy C, Balzan C, Thoma V, et al. Efficiency of MR imaging to orientate surgical treatment of posterior deep pelvic endometriosis. Abdom Imaging, 2009, 34(2): 251-259.

[45] Saba L, Guerriero S, Sulcis R, et al. Agreement and reproducibility in identification of endometriosis using magnetic resonance imaging. Acta Radiol, 2010, 51(5): 573-580.

[46] Kinkel K, Lu Y, Mehdizade A, et al. Indeterminate ovarian mass at US: incremental value of a second imaging test for characterization: meta-analysis and Bayesian analysis. Radiology, 2005, 236: 85-94.

[47] Li Y, Song QW, Sun MY, et al. Use of enhanced T2 star weighted angiography (ESWAN) and R2 values to distinguish ovarian cysts due to endometriosis from other causes. Abdom Imaging, 2015, 40(6): 1733-1741.

[48] Grasso RF, Di Giacomo V, Sedati P, et al. Diagnosis of deep infiltrating endometriosis: accuracy of magnetic resonance imaging and transvaginal 3D ultrasonography. Abdom Imaging, 2010, 35: 716-725.

[49] Saba L, Guerriero S, Sulcis R, et al. MRI and "tenderness guided" transvaginal ultrasonography in the diagnosis of rectosigmoid endometriosis. J Magn Reson Imaging, 2012, 35(2): 352-360.

[50] Takeuchi H, Kuwatsuru R, Kitade M, et al. A novel technique using magnetic resonance imaging jelly for evaluation of rectovaginal endometriosis. Fertil Steril, 2005, 83: 442-447.

[51] Jenkins S, Olive DL, Haney AF. Endometriosis: pathogenetic implications of the anatomic distribution. Obstet Gynecol, 1986, 67: 335-338.

[52] Redwine DB. Ovarian endometriosis: a marker for more extensive pelvic and intestinal disease. Fertil Steril, 1999, 72: 310-315.

[53] Brosens IA, Puttemans PJ, Deprest J. The endoscopic localization of endometrial implants in the ovarian chocolate cyst. Fertil Steril, 1994, 61(6): 1034-1038.

[54] Hughesdon PE. The structure of endometrial cysts of the ovary. J Obstet Gynaecol Br Emp, 1957, 64(4): 481-487.

[55] Kurjak A, Arenas JB. Donald School Atlas of clinical application of ultrasound in obstetrics & gynecology. In: Carrera JM, Kurjak A, editors. Ultrasonic assessment of adnexal masses, vol. 1. New Delhi, India: Jaypee Brothers Medical Publishers, 2006: 393-422.

[56] Donnez J, Nisolle M, Gillet N, et al. Large ovarian endometriomas. Hum Reprod, 1996, 11(3): 641-646.

[57] Nezhat F, Nezhat C, Allan CJ, et al. Clinical and histologic classification of endometriomas: implications for a mechanism of pathogenesis. J Reprod Med Obstet Gynecol, 1992, 37(9): 771-776.

[58] Nisolle M, Donnez J. Peritoneal endometriosis, ovarian endometriosis, and adenomyotic nodules of the rectovaginal septum are three different entities. Fertil Steril, 1997, 68(4): 585-596.

[59] Nezhat F, Datta MS, Hanson V, et al. The relationship of endometriosis and ovarian malignancy: a review. Fertil Steril, 2008, 90: 1559-1570.

[60] Schipper E, Nezhat C. Endometriomas. World Clin Obstet Gynecol, 2011, 1:137-142. http://www. amazon. co. uk/Clinics-Obstetrics-Gynecology Endometriosis. Volume/dp/ 9350358005

[61] Van Gorp T, Amant F, Neven P, et al. Endometriosis and the development of malignant tumours of the pelvis. A review of literature. Best Pract Res Clin Obstet Gynaecol, 2004, 18: 349-371.

[62] Beretta P, Franchi M, Ghezzi F, et al. Randomized clinical trial of two laparoscopic treatments of endometriomas: cystectomy versus drainage and coagulation. Fertil Steril, 1998a, 70: 1176-1180.

[63] Hart RJ, Hickey M, Maouris P, et al. Excisional surgery versus ablative surgery for ovarian endometriomata. Cochrane Database Syst Rev, 2008, 2: CD004992. https://doi.org/10.1002/14651858.CD004992.pub3.

[64] Alborzi S, Momtahan M, Parsanezhad ME, et al. A prospective, randomized study comparing laparoscopic ovarian cystectomy versus fenestration and coagulation in patients with endometriomas. Fertil Steril, 2004, 82(6): 1633-1637.

[65] Donnez J, Lousse JC, Jadoul P, et al. Laparoscopic management of endometriomas using a combined technique of excisional (cystectomy) and ablative surgery. Fertil Steril, 2010, 94: 28-32.

[66] Keyhan S, Hughes C, Price T, et al. An update on surgical versus expectant management of ovarian endometriomas in infertile women. Hindawi Publishing Corporation. BioMed Research International Volume 2015, Article ID 204792, 9 pages. https://doi.org/10. 1155/ 2015/ 204792.

[67] Cornillie FJ, Oosterlynck D, Lauweryns JM, et al. Deeply infiltrating pelvic endometriosis: histology and clinical significance. Fertil Steril, 1990, 53: 978-983.

[68] Martin DC, Batt RE. Retrocervical, retro-

vaginal pouch, and rectovaginal septum endometriosis. J Am Assoc Gynecol Laparosc, 2001, 8:12-17.

[69] Wang G, Tokushige N, Russell P, et al. Hyperinnervation in intestinal deep infiltrating endometriosis. J Minim Invasive Gynecol, 2009, 16: 713-719.

[70] Schipper E, Nezhat C. Video-assisted laparoscopy for the detection and diagnosis of endometriosis: safety, reliability, and invasiveness. Int J Womens Health, 2012, 4: 383-393.

[71] Donnez J, Jadoul P, Donnez O, et al. Laparoscopic excision of rectovaginal and retrocervical endometriotic lesions. In: Donnez J, editor. Atlas of operative laparoscopy and hysteroscopy. London: Informa UK Ltd, 2007a: 63-75.

[72] Donnez J, Squifflet J, Donnez O, et al. Bladder endometriosis. In: Donnez J, editor. Atlas of operative laparoscopy and hysteroscopy. London: Informa UK Ltd, 2007b: 85-91.

[73] Schonman R, De Cicco C, Corona R, et al. Accident analysis: factors contributing to a ureteric injury during deep endometriosis surgery. BJOG, 2008, 115: 1611-1615.

[74] Slack A, Child T, Lindsey I, et al. Urological and colorectal complications following surgery for rectovaginal endometriosis. BJOG, 2007, 114: 1278-1282.

[75] Dubernard G, Rouzier R, David-Montefiore E, et al. Use of SF-36 questionnaire to predict quality-of-life improvement after laparoscopic colorectal resection for endometriosis. Hum Reprod, 2008, 23: 846-851.

[76] Landi S, Ceccaroni M, Perutelli A, et al. Laparoscopic nerve-sparing complete excision of deep endometriosis: is it feasible? Hum Reprod, 2006, 21: 774-781.

[77] Possover M, Quakernack J, Chiantera V. The

LANN technique to reduce postoperative functional morbidity in laparoscopic radical pelvic surgery. J Am Coll Surg, 2005, 21: 913-917.

[78] Volpi E, Ferrero A, Sismondi P. Laparoscopic identification of pelvic nerves in patients with deep infiltrating endometriosis. Surg Endosc, 2004, 18: 1109-1112.

[79] Donnez J, Spada F, Squifflet J, et al. Bladder endometriosis must be considered as bladder adenomyosis. Fertil Steril, 2000, 74(6): 1175-1181.

[80] Frenna V, Santos L, Ohana E, et al. Laparoscopic management of ureteral endometriosis: our experience. J Minim Invasive Gynecol, 2007, 14(2): 169-171.

[81] Kondo W, Monica MT, Pinto EP, et al. Deep infiltrating endometriosis: imaging features and laparoscopic correlation. J Endometr Pelvic Pain Disord, 2011, 3(4): 197-212.

[82] Mettler L, Gaikwad V, Riebe B, et al. Bladder endometriosis: possibility of treatment by laparoscopy. JSLS, 2008, 12: 162-165.

[83] Pérez-Utrilla Pérez M, Aguilera Bazán A, Alonso Dorrego JM, et al. Urinary tract endometriosis: clinical, diagnostic, and therapeutic aspects. Urology, 2009, 73: 47-51.

[84] Hansen KA, Chalpe A, Eyster KM. Management of endometriosis-associated pain. Clin Obstet Gynecol, 2010, 53: 439-448.

[85] Seracchioli R, Mabrouk M, Montanari G, et al. Conservative laparoscopic management of urinary tract endometriosis (UTE): surgical outcome and long-term follow-up. Fertil Steril, 2010, 94(3): 856-861.

[86] Munhoz JL, Jimenez JS, Tejerizo A, et al. Rectosigmoid deep infiltrating endometriosis and ureteral involvement with loss of renal function. Eur J Obstet Gynecol Reprod Biol, 2012, 162: 121-124.

[87] Al-Khawaja M, Tan PH, MacLennan GT, et al.

Ureteral endometriosis: clinicopathological and immunohistochemical study of 7 cases. Hum Pathol, 2008, 39: 954-959.

[88] Antonelli A, Simeone C, Zani D, et al. Clinical aspects and surgical treatment of urinary tract endometriosis: our experience in 31 cases. Eur Urol, 2006, 49: 1093-1098.

[89] Donnez J, Nisolle M, Squifflet J. Ureteral endometriosis: a complication of rectovaginal endometriotic (adenomyotic) nodules. Fertil Steril, 2002, 77: 32-37.

[90] Seracchioli R, Mabrouk M, Manuzzi L, et al. Importance of retroperitoneal ureteric evaluation in cases of deep infiltrating endometriosis. J Minim Invasive Gynecol, 2008, 15: 435-439.

[91] Darai E, Thomassin I, Barranger E, et al. Feasibility and clinical outcome of laparoscopic colorectal resection for endometriosis. Am J Obstet Gynecol, 2005, 192: 394-400.

[92] Remorgida V, Ferrero S, Fulcheri E, et al. Bowel endometriosis: presentation, diagnosis, and treatment. Obstet Gynecol Surv, 2007, 62: 461-470.

[93] Vercellini P, Pietropaolo G, De GO, et al. Treatment of symptomatic rectovaginal endometriosis with an estrogen-progestogen combination versus low-dose norethindrone acetate. Fertil Steril, 2005, 84: 1375-1387.

[94] Chapron C, Chopin N, Borghese B, et al. Deeply infiltrating endometriosis: pathogenetic implications of the anatomical distribution. Hum Reprod, 2006, 21: 1839-1845.

[95] Seaman HE, Ballard KD, Wright JT, et al. Endometriosis and its coexistence with irritable bowel syndrome and pelvic inflammatory disease: findings from a national case-control study-part 2. BJOG, 2008, 115: 1392-1396.

[96] Marana R, Paielli F, Muzii L, et al. GnRH analogs versus expectant management in minimal-mild endometriosis-associated infertility. Acta Eur Fertil, 1994, 25: 37-41.

[97] Telimaa S. Danazol and medroxyprogesterone acetate inefficacious in the treatment of infertility in endometriosis. Fertil Steril, 1988, 50: 872-875.

[98] Jatan AK, Solomon MJ, Young J, et al. Laparoscopic management of rectal endometriosis. Dis Colon Rectum, 2006, 49: 169-174.

[99] Garry R. The effectiveness of laparoscopic excision of endometriosis. Curr Opin Obstet Gynecol, 2004, 16: 299-303.

[100] Jacobson TZ, Duffy JM, Barlow D, et al. Laparoscopic surgery for pelvic pain associated with endometriosis. Cochrane Database Syst Rev, 2009, (4): CD001300. Doi: https://doi. org/10.1002/14651858. CD001300. pub2. PMID: 19821276.

[101] Mereu L, Ruffo G, Landi S, et al. Laparoscopic treatment of deep endometriosis with segmental colorectal resection: short-term morbidity. J Minim Invasive Gynecol, 2007, 14: 463-469.

[102] Kavallaris A, Kohler C, Kuhne-Heid R, et al. Histopathological extent of rectal invasion by rectovaginal endometriosis. Hum Reprod, 2003, 18: 1323-1327.

[103] Armengol-Debeir L, Savoye G, Leroi AM, et al. Pathophysiological approach to bowel dysfunction after segmental colorectal resection for deep endometriosis infiltrating the rectum: a preliminary study. Hum Reprod, 2011, 26(9): 2330-2335.

[104] Roman H, Loisel C, Resch B, et al. Delayed functional outcomes associated with surgical management of deep rectovaginal endometriosis with rectal involvement: giving patients an informed choice. Hum Reprod, 2010, 25(4): 890-899.

[105] Remorgida V, Ragni N, Ferrero S, et al. The involvement of the interstitial Cajal

cells and the enteric nervous system in bowel endometriosis. Hum Reprod, 2005, 20: 264-271.

[106] Abrão MS, Podgaec S, Dias JA Jr , et al. Endometriosis lesions that compromise the rectum deeper than the inner muscularis layer have more than 40% of the circumference of the rectum affected by the disease. J Minim Invasive Gynecol, 2008, 15: 280-285.

[107] Pereira RMA, Zanatta A, Pretty CDL, et al. Should the gynecologist perform laparoscopic bowel resection to treat endometriosis? Results over 7 years in 168 patients. J Minim Invasive Gynecol, 2009, 16: 472-479.

[108] Van den Broeck U, Meuleman C, Tomassetti C, et al. Effect of laparoscopic surgery for moderate and severe endometriosis on depression, relationship satisfaction and sexual functioning: comparison of patients 54 with and without bowel resection. Hum Reprod, 2013, 28: 2389-2397.

[109] Meuleman C, Tomassetti C, D'Hoore A, et al. Surgical treatment of deeply infiltrating endometriosis with colorectal involvement. Hum Reprod Update, 2011, 17(3): 311-326.

[110] Chopin N, Vieira M, Borghese B, et al. Operative management of deeply infiltrating endometriosis: results on pelvic pain symptoms according to a surgical classification. J Minim Invasive Gynecol, 2005, 12: 106-112.

[111] Vignali M, Bianchi S, Candiani M, et al. Surgical treatment of deep endometriosis and risk of recurrence. J Minim Invasive Gynecol, 2005, 12: 508-513.

[112] Fingerhut A, Hay JM, Elhadad A, et al. Supraperitoneal colorectal anastomosis: hand-sewn versus circular staples-a controlled clinical trial. French associations for surgical research. Surgery, 1995, 118: 479-485.

[113] Park JS, Choi GS, Kim SH, et al. Multicenter analysis of risk factors for anastomotic leakage after laparoscopic rectal cancer excision: the Korean laparoscopic colorectal surgery study group. Ann Surg, 2013, 257:665-671.

[114] Ruffo G, Scopelliti F, Scioscia M, et al. Laparoscopic colorectal resection for deep infiltrating endometriosis: analysis of 436 cases. Surg Endosc, 2010, 24(1):63-67.

[115] Marcoux S, Maheux R, Bérubé S. Laparoscopic surgery in infertile women with minimal or mild endometriosis. Canadian collaborative group on endometriosis. N Engl J Med, 1997, 337: 217-222.

[116] Meuleman C, D'Hoore A, Van Cleynenbreugel B, et al. Outcome after multidisciplinary CO_2 laser excision of deep infiltrating colorectal endometriosis. Reprod Biomed Online, 2009, 18: 282-289.

[117] D'Hooghe T, Hummelshoj L. Multidisciplinary centres/networks of excellence for endometriosis management and research: a proposal. Hum Reprod, 2006, 21: 2743-2748.

第9章 深部浸润型子宫内膜异位症的手术治疗

Rodrigo Fernandes, Karolina Afors, Arnaud Wattiez

引 言

子宫内膜异位症是一种复杂的妇科疾病，对研究者和外科医生而言是一种挑战。通常认为，子宫内膜组织在骨盆中的异位沉积会导致疾病的发生。疼痛与不孕的相关症状通常归因于粘连形成和解剖异常，这是导致该疾病临床症状的原因[1]。子宫腔内的内膜组织为胚胎提供着床准备，并为发育中的胎儿提供营养。在未孕状态下，黄体退化和激素水平下降引起子宫内膜脱落。这种连续的周期性变化使女性激素水平处于持续波动中，而激素水平的波动又反过来调节子宫内膜的变化。

R. Fernandes (✉) · K. Afors
ICESP, University of São Paulo, São Paulo, SP, Brazil

A. Wattiez
Department of Gynecology, Latifa Hospital,
Dubai, UAE

University of Strasbourg, Strasbourg, France

© Springer International Publishing AG, part of Springer Nature 2018
G. G. Gomes-da-Silveira et al. (eds.), *Minimally Invasive Gynecology*,
https://doi.org/10.1007/978-3-319-72592-5_9

子宫内膜异位症最常见于卵巢、直肠子宫陷凹及子宫骶韧带[2]。罕见部位包括膈肌、肺，甚至脑也可被累及，目前已有相关报道[3]。

理 论

尽管子宫内膜异位症很常见，但人们对其发病机制仍知之甚少。自从Sampson的报道被首次发表以来，目前已经提出了许多理论，然而没有学者能完全解释这种疾病的发病机制。在这些理论中，有三个主要学说被广泛接受。

1927年，Sampson的假说将子宫内膜异位的发病机制归结为经血逆流[4]。他推测，子宫内膜异位症的发生是由月经期间子宫内膜碎片逆行流入腹腔所致。Sampson通过观察20名同时患有卵巢囊肿和腹腔内异位子宫内膜组织的女性患者，建立了自己的理论。另一种学说提出了"米勒管病"的概念，其定义为有胚胎源性的米勒管残留细胞具备发

译者注：本章原著中参考文献[52]及以后的参考文献序号未按出现顺序排列。为避免混乱，译文中未进行统一修订，读者仍可根据正文中参考文献序号查阅文后相对应的文献。

展成子宫内膜异位病变的能力。米勒管病被认为是与子宫内膜异位症相似的另一种疾病[5]。也有其他作者描述了腔细胞化生引起的子宫内膜异位症[6]。

尽管 Sampson 假说被广泛接受，但研究人员后来发现 90%~95% 的女性存在经血逆流。这引发了对该理论本身的质疑，意味着还有其他类似因素在发挥更大的作用。研究表明，白介素介导的多种变化导致促炎症环境，包括新生血管生成、子宫内膜组织生长、T 细胞和NK 细胞的侵袭与失活[6-7]。由于免疫系统无法清除这些被修饰过的子宫内膜异位细胞，从而导致组织增殖并扩散到整个腹腔。结合 Sampson 的理论和免疫原性特征，可以解释为什么大多数女性有经血逆行，然而只有少数女性会发展成子宫内膜异位症。

深部浸润型子宫内膜异位症（DIE）是指病灶浸润腹膜下深度达 5mm。在过去的几十年中，通常将 DIE 分为三型：1 型，圆锥形浸润病灶；2 型，深部病灶，表面有广泛粘连；3 型，病灶为球形，最大径位于腹膜下方[8]。常见类型为 1 型病灶，手术清除的难度较小。2 型和 3 型病灶通常是直肠和膀胱所特有的，同时出现 2~3 个结节的病例则较为少见。这些病灶通常出现在盆腔，但也有出现在肝和肺中的报道，甚至可出现脑播散。除了整个盆腔腹膜存在播散外，深部子宫内膜异位病灶还常常影响卵巢、输卵管和子宫骶韧带。更严重的子宫内膜异位症可影响消化系统、泌尿系统和神经系统，从而导致更为复杂和广泛的手术，这通常会影响器官功能。

一段时间以来，学者们都在试图建立通用的子宫内膜异位症的分类方法，将疾病的分类与不孕和疼痛程度相匹配。然而，目前为止，没有一个分类是全面的。最公认的分类基于美国生殖医学会提出的分期，根据子宫内膜异位症的复杂性分为四期：微型（Ⅰ）、轻型（Ⅱ）、中型（Ⅲ）和重型（Ⅳ）[9]。

流行病学

据估计，子宫内膜异位症可对6%~10% 的育龄期女性产生影响[1]。据报道，大多数女性患者存在不同程度的疼痛，5% 的患者无症状。在不育症患者中，已发现 50% 的患者有不同程度的子宫内膜异位症[10]。在过去的几十年中，严重子宫内膜异位症的患病率有所增加，但这一发现仍存在争议，其患病率的增加可能是由于医疗工作者和公众对子宫内膜异位症认识和诊断能力的提高[1]。据报道，肠道子宫内膜异位症占 8%~12%，其中 90% 累及直肠和乙状结肠[5,11]。

子宫内膜异位症可对女性的健康和生活质量产生负面影响，也常常影响人际关系，并导致患者工作缺勤[2]。医疗保健费用的增加也相当可观，直接费用和间接费用可能因国家和公共卫生系统的不同而存在很大差异。据估计，直接费用从 1109 美元到 12 118 美元不等，间接费用从 3314 美元到 15 737 美元不等[12-13]。

症　状

5% 的子宫内膜异位症患者可无症状，其余患者表现为多种典型和非典型症状。典型症状包括性交痛、排便和排尿困难、痛经、慢性盆腔痛和便秘，可用于确定疼痛范围，从而制订相应的手术方案。同时这些症状会很严重，可能严重影响女性的社会生活、工作、人际关系和心理健康[14]。性交痛是一种常见症状，可影响 32%~70% 的子宫内膜异位症患者。通常，直肠阴道结节和子宫骶韧带结节的同时出现可导致性交过程中出现明显疼痛。这些患者会出现性欲减退、阴道干涩和会阴部肌肉紧张，所有这些症状都会导致疼痛和性交过程中的负面体验。痛经是子宫腺肌病的典型表现，可能与子宫内膜异位病灶有关。排尿困难罕见，如出现，则可能提示结节累及尿路，最常见于膀胱。对于影响输尿管的结节，大多数患者无症状，晚期可发生无症状肾衰竭。虽然排便困难不是肠道受累的特征性表现，但是可能提示肠道附近存在病灶[15]。通常认为，便秘与子宫内膜异位症无关，但是其经常与子宫内膜异位症共存。泌尿系统和肠道功能障碍可能很难在术前被诊断。在某些情况下，尿动力学检查有助于诊断潜在的膀胱功能障碍，并可用于患者的术前咨询，同时在发生医学纠纷时可作为书面证据[16-17]。

子宫内膜异位症中出现的慢性疼痛是对盆底肌肉收缩的代偿性反应。随着时间的推移，持续肌肉痉挛本身就可能成为疼痛的原因。仔细评估盆腔可能会识别出特定的触痛点。对于慢性盆腔痛患者的评估结果显示，58.3% 的患者存在触痛点，而健康女性则为 4.2%[18]。手术后，仍有持续性盆腔痛症状的患者可从物理治疗中获益。

不　孕

对于所有希望受孕的女性来说，不孕是首要关注的问题[19]。在发达国家，每年都有越来越多的女性出于社会和工作的原因选择推迟怀孕。与年龄有关的不孕症和其他原因都有可能进一步影响生育能力，并导致受孕困难。目前为止，许多不孕症的原因已确定。然而，仍有约 25% 的女性正在继续遭受无法解释的不孕症的困扰。

子宫内膜异位症与不孕症之间的关系仍存在争议，确切病因尚不清楚。子宫内膜异位症是不孕症患者中最常见的病因。据报道，高达 50% 的不孕症女性患有子宫内膜异位症。此外，与未患有子宫内膜异位症的女性相比，患有子宫内膜异位症女性的不孕风险高出 2 倍[20]。疾病进展与不孕症的因果关系尚未确定。Ⅳ期患者的解剖结构失去正常形态并伴有严重粘连，这会影响自然受孕。除腹膜炎症以外，胚胎和卵母细胞质量的降低也可能影响生育能力。目前，尚不清楚疾病的严重程度是否与不孕症呈正相关。

子宫内膜异位囊肿或所谓的子宫内膜异位瘤一直都是外科医生和生殖专家广泛讨论的话题。生殖专家坚持强调子宫内膜异位囊肿手术对卵巢储备功能有潜在的负面影响，这是因为在囊肿剥离过程中可能会无意中切除健康的卵巢组织。由于这些原因，生殖专家通常建议采用更保守的方法治疗子宫内膜异位囊肿，特别是在单侧子宫内膜异位囊肿小于 3~4cm 的情况下。一些研究发现，与非囊肿切除组相比，既往有囊肿切除史的患者，尽管获卵数相似，但妊娠率和活产率较低，同时对促性腺激素的需求较高，需要较长时间的卵巢刺激[21]。卵巢功能的损伤可能是由手术技术不佳和手术经验缺乏造成的。实施手术过程中，避免使用电凝，由经验丰富的外科医生仔细识别手术界限可以最大限度地保护卵巢[22-24]。这也佐证了子宫内膜异位囊肿的存在可并发不孕症的争论[25-26]。较大的子宫内膜异位囊肿（尤其是双侧子宫内膜异位囊肿）不能被忽视，该疾病通常与广泛的盆腔播散相关。同样地，对于较大的子宫内膜异位囊肿，非选择性地使用辅助生殖技术可能会导致轻度子宫内膜异位症演变为更严重的播散性病变，从而造成手术更困难[22-24,27]。

诊　断

子宫内膜异位症的准确诊断需要结合相关理论知识和诊治经验作出综合判断。在作出明确诊断之前，患者通常会咨询 3~4 名妇科医生。延误诊断是世界范围内的普遍问题。据报道，德国、奥地利、英国和意大利等发达国家的确诊时间总体延迟了 7~10 年，爱尔兰和比利时则延迟了 4~5 年。在巴西，诊断时间延迟了 12.1 年（8~17.2 年）[28]。

疾病诊断可分为临床诊断和影像学诊断。患者症状可以为临床医生提供有用的指导，对于不同患者，其疼痛程度不同。痛经和性交痛是大多数患者的常见症状，排便困难、排尿困难、慢性盆腔疼痛也较为常见，但严重程度不同。

便秘不一定与子宫内膜异位症有关。

临床检查是必要的，其不仅可以指导外科医生了解疾病的复杂性，也可以为彻底的术前检查提供必要的专科检查。腹部触诊对于患有较大子宫内膜异位囊肿甚至腹壁扩散的患者是有用的。经阴道用扩阴器检查可以发现直肠阴道结节的暗色囊肿，这些结节通过直肠子宫陷凹向外突出。

患者自述阴道口处疼痛，但是并无可触及的结节，这也可能是阴道痉挛的表现。治疗前应对阴道穹隆的所有结构进行更深入的检查评估，包括穹隆前方的膀胱结节，穹隆 5 点和 7 点位置的子宫骶韧带结节及穹隆中央位置可能触及的直肠阴道结节。在这种情况下，如果触及的结节和肠道之间呈锐角，则不太可能提示肠道侵犯，而钝角则相反。由于阴道检查本身可能会引起疼痛，因此有时几乎无法获取任何信息。手术前在麻醉状态下进行检查可能会提供有关疾病范围的更多临床信息，从而使外科医生能够对他们的手术方式进行调整。

超声检查应始终作为一线影像检查手段。该方法对于操作者的依赖性比较强，其结果很大程度上依赖于操作者的工作经验[29]。超声检查应包括对盆腔的完整评估，内容包括对肾盂的评估、输尿管的走行以及输尿管是否扩张的确认。最后，应详细检查直肠子宫陷凹前后方，特别是肠壁。事实已证明，对于经验丰富的超声医师，超声检查能达到与 MRI 检查相似的结果。移动探头时还可以评估盆腔中是否存在粘连。

据报道，MRI 检查具有 96.3 % 的敏感性和 100 % 的特异性，可能会因评估部位不同而略有差异[29-30]。大多数设备在 1.5T 时即能够提供高质量的图像。最近使用的 3.0T 的 MRI 检查提供了更好的图像质量，从而提高了诊断的准确性。MRI 检查评估的最佳时机尚不清楚。有学者认为，经期子宫可能显示出假性增厚，易误诊为子宫腺肌病[31-32]。也有学者认为，在排卵期或月经期出现盆腔积液也会影响图像的判读。考虑到盆腔结构的特殊性，大多数学者建议，除了使用直肠和阴道凝胶进行特定肠道准备外，还可以部分排空膀胱以提供更多信息。

MRI 检查和超声检查具有各自的优点，也具有各自的局限性。与超声检查相比，MRI 检查能够准确诊断更广泛的子宫内膜异位病灶。然而，对于小结节和浸润性病灶的评估，超声检查可能更精确。无论使用何种技术或方法，外科医生都应该能够获取以下信息：

- 病变大小（纵向和横向测量）。
- 肠壁浸润深度。
- 受疾病影响的肠道周长百分比。
- 肠道病变与肛门边缘之间的距离。
- 存在多灶 / 多中心肠道 DIE。

手术后膀胱和肠道功能障碍通常是一个值得关注的问题。尿动力学检查和肛门测压是两项有用的测试，可能显示出通常未被患者识别的细微变化。这些变化可能提示子宫内膜异位症对腹下神经丛及其分支的影响，从而提醒医生和患者有关疾病的深度和潜在功能损伤的风险[33]。

治 疗

根据临床检查结果、症状、生育要求以及患者的意愿，子宫内膜异位症可以通过药物或外科手术进行治疗。手术不应作为常规一线治疗，应根据不同的治疗方案向女性患者提供适当的建议。根据患者症状程度和生育要求，将子宫内膜异位症患者分为以下三种类型：第一类患者，症状轻且没有生育要求，建议选择药物治疗；第二类患者，症状轻或无症状，但有强烈的生育愿望，这类患者应立即转诊给生殖医学专家进行下一步治疗；第三类患者，有严重疼痛的主诉，有或无生育意愿，临床评估结果提示存在广泛病变，这一类人群的最佳治疗方法是手术治疗。应该强调的是，在进行卵巢刺激前，清除病灶可能对接受生育治疗女性患者的妊娠率起到积极作用[34]。

第三类患者在临床工作中较少见，通常临床症状较少，却可能合并器官衰竭，如肾功能衰竭或肠梗阻。这类患者需要通过手术保护器官功能，避免发生严重的后遗症。

手术治疗

手术治疗的主要目的是清除位于腹腔内子宫内膜异位症的种植病灶。关于消除病灶时应采用消融或切除术，目前仍存在许多争论，应根据疾病严重程度、患者症状和愿望以及外科医生的专业知识综合作出判断。我们的课题组也曾报道过，对于子宫内膜异位症的手术治疗，既有常规方法，也有特殊处理[35]。考虑到重复手术会增加粘连形成和纤维化及后期手术并发症的风险，建议尽量减少手术次数[36]。

腹膜型子宫内膜异位症

腹膜型子宫内膜异位症是目前的热门话题之一。浅表性病变曾被描述为非进行性病变，通常经历自限性凋亡过程。从理论上讲，清除这些病变会引起手术干预后瘢痕的形成，导致永久性纤维化。然而，目前尚无证据能预测何种类型病变会发生细胞凋亡[37]。疼痛通常与深部病灶的严重炎症反应、神经末梢的增加、粘连或挛缩有关[38]。浅表损伤也可能引起神经纤维失衡，导致疼痛[39]。有学者已经证明，即使是小的病变，也可能导致明显的疼痛症状。因此，需要强调的是，初始手术干预应由经验丰富的外科团队开展，以达到既能消除所有病灶，又能尽量减少粘连形成的目的[36]（图9.1）。

卵巢型子宫内膜异位症

22%的不孕女性存在卵巢型子宫内膜异位症[35]，它可能是导致不孕症的原因。因此，术前检查应包括卵泡评估和抗米勒管激素的测定。对于常规检查中发现的小于3~4cm的无症状囊肿，定期随访时可以进行超声检查。对于超声检查、MRI检查或腹腔镜探查中偶然发现的较大子宫内膜异位囊肿，是否应该进行完全剥除，至今仍无定论，完全剥除可能导致卵巢储备功能损伤。生殖专家主张通过汽化破坏囊壁、引流囊肿，以达到对周围正常卵巢组织的最小损害。一些外科医生支持使用等离子或CO_2激光消融囊壁，以最大程度减少损害。当囊肿小于3~4cm时，腹腔镜治疗的操作步骤包括囊肿引流和双极汽化。对于更大的囊肿，将卵巢囊肿囊壁内翻后剥离囊肿，精准识别和分离囊肿可以减少卵巢面的出血，从而减轻损伤。这两种手术方式各有利弊。囊壁消融可能导致疾病复发，需要进行额外的手术。从长远来看，这可能会对卵巢储备功能造成更大的损害[40]。同样地，精确、仔细地剥离囊肿在技术上更具挑战性，可能对卵巢储备功能产生负面影响，但是如果手术由经验丰富的外科医生进行，则复发率较低（图9.2）。

直肠子宫陷凹

大多数DIE累及直肠子宫陷凹，通常附着于卵巢窝和子宫骶韧带。根据疾病的范围和严重程度，病灶可以延伸并

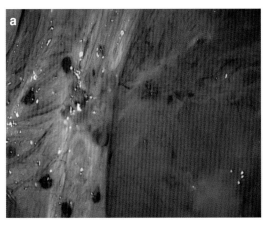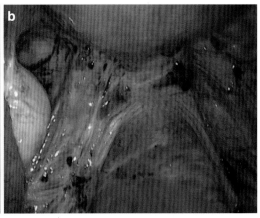

图9.1　子宫内膜异位症浅表病变

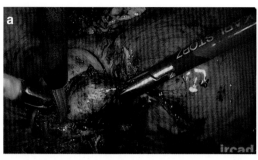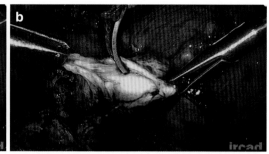

图9.2 子宫内膜异位囊肿剥除术：（a）内翻技术；（b）囊肿剥离

累及阴道壁、输尿管、直肠阴道隔和肠道。外科医生治疗复杂型子宫内膜异位症时必须意识到，即使有良好的术前检查，疾病的实际范围也可能出乎意料，这将使手术更具挑战性。深部DIE的外科治疗不仅要求外科医生技术高超，而且由于手术操作困难，还需要外科医生在解剖、电外科操作、术中和术后并发症处理以及手术前后的横向能力等方面具备专业知识。子宫内膜异位结节就好比于冰山，表面上表现为浅表疾病，而浸润周围组织的深部结节则被隐藏。治疗策略包括识别和规范解剖结构，将结节与周围结构分离。例如，剥离简单的子宫骶韧带结节时，即使病变未直接浸润器官，也应注意识别浅表的腹下神经、子宫血管、输尿管及肠壁[35]。输尿管常位于内侧，由于粘连的存在，可能会剥离至子宫颈旁组织的后方，从而导致子宫血管损伤，此时精确凝血就显得非常重要。同样地，腹膜下神经丛可能被病灶包裹，这时外科医生应仔细考虑冒着神经受损的风险切除该病灶的利弊，也可将其留在原位以保护膀胱和肠道功能[41]。

粘连导致的冰冻骨盆使得解剖结构失去正常形态，可能是由于反复手术、盆腔炎症或子宫内膜异位症IV期引起的多发粘连所致。对于冰冻骨盆的标准化策略方法是，首先辨认关键的解剖标志来识别和了解失常的解剖结构，然后充分暴露术野。解剖时应从左侧骨盆壁开始，识别骨盆漏斗韧带和左侧输尿管，然后解剖左直肠侧窝直至子宫骶韧带，避免损伤腹下神经。游离卵巢，如果存在子宫内膜异位囊肿，则剥除病灶，必要时可将卵巢悬挂在前腹壁。右侧同法处理，以试图分离肠粘连和结节。这些步骤可减少直接从宫颈/阴道分离肠结节的不确定性。同时应进一步评估肠道情况，以决定应采用何种特定的手术入路。

阴道型子宫内膜异位症

阴道后穹隆结节常与性交困难有关。阴道结节与宫颈周围立体环、子宫颈旁组织、输尿管和肠道的关系密切，应谨慎切除。深部结节可能累及阴道壁全层，在阴道后盆腔指诊时可触及。在分离过程中，外科医生常常需要处理阴道与直肠乙状结肠相连的大结节。辅以阴道指诊和乙状结肠牵引有助于指导外科医生明确这些不同器官的解剖界限。在某些情况下，即使不打开阴道壁，也可以对这些结节进行浅表切除。如果结节浸润的深度需要通过切开阴道进行处理，则应使用单股缝线缝合，以避免发生肉芽肿和术后性交困难。子宫壁的子宫腺肌瘤可延伸至阴道，由于其靠近宫颈管且有狭窄的相关风险，因此需要临床医生具有极高水平的专业知识（图9.3）。

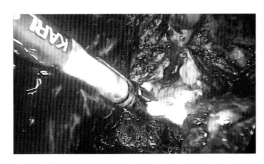

图 9.3 打开阴道，显示结节累及阴道全层

肠道型子宫内膜异位症

肠道型子宫内膜异位症是指子宫内膜异位病灶侵入肠壁肌层[42]。尽管单纯的附着和浆膜受累并未纳入此分类，但仔细解剖周围结构和对肠道进行详细评估是必不可少的，可避免病灶残留。结节通常为单发，占 60%~70%。多灶性肠道子宫内膜异位症的定义是结节直径大于 2cm，且多个结节病灶间距离大于 2cm[43]。治疗时应根据患者的意愿、症状、结节大小、管腔狭窄程度以及可能出现并发症的风险进行个体化治疗。

由于术中采用肿瘤根治性切除，最初结直肠外科医师在肠道手术中会切除较长的肠段。随着实践的发展，结合妇科医生更丰富的经验和理解，更为经济的方式可能成为治疗这种疾病的手段。肠道表面病灶剔除术，顾名思义，是指使用各种器械（冷剪刀、单极能量、等

离子射流、激光等）将病灶从肠壁上精确切除。黏膜剥除术，其实是肠道表面病灶剔除术的演变，指的是病灶消融时仅保留黏膜层，根据治疗结局和肌肉受损程度，可能需要缝合加固。圆盘状切除术包括肠道前壁全层切除，其指征是病灶侵犯整个肠壁直至黏膜，但是病灶直径小于 3cm。该术式既快速又简单，并且并发症发生率低。已发表文献中曾报道圆盘状切除术后出现直肠出血，这可能是旁侧乙状结肠系膜血管卡在切除边缘所致。

是否应该进行根治性手术，以确保所有子宫内膜异位细胞完整切除且切缘阴性，这一直是存在广泛争议的问题。需要强调的是，子宫内膜异位症不是一种恶性疾病。有研究表明，当切除病变主要部分时，周围细胞会死亡[44]。应考虑采用更经济的手术方式切除病灶，并减少功能性并发症的发生，这一点很重要[37]。广泛解剖可能会导致下腹下丛和神经末梢损伤，从而导致永久性损伤和功能失常。

表面病灶刮切术

可以使用"刮切"技术切除乙状结肠及直肠浅层病灶。分离出特定病灶后，剥离病变，将其与肠管分离。一旦完成切除，应对缺损进行评估，根据切除的深度和范围，用重叠缝合甚至圆形吻合器加固。再一次仔细评估缝合口或吻合口是必要的。在大面积"刮切"的情况下，如果缝合后剩余肠壁显得薄弱，或有残留病灶，外科医生则应考虑进行肠段切除术[45]（图9.4）。

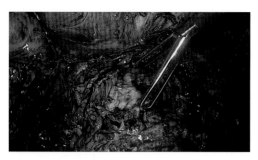

图 9.4　直肠壁表面病灶刮切术

圆盘状切除术

圆盘状切除术是一种简单、可靠、低并发症和可重复性的方法。这项技术基于肠壁的圆形切除。通过肛门将与抵钉座相连的圆形吻合器插入，直达病灶水平。打开系统，缝合口附着于病灶处，外科医师将结节置入系统内，第二助手前方定位合拢抵钉座。小心地缩回吻合器，以免牵拉吻合口。此操作的局限性主要包括病灶直径、体积和位置，当病灶位置较高，或结节大于 3~3.5cm 时被认为太大，无法使用圆形缝合器[46]。

对于大结节，可将表面病灶刮切术与圆盘状切除术相结合进行治疗。切除大部分结节后肠壁变薄，与抵钉座更贴合（图 9.5）。

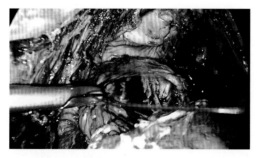

图 9.5　直肠前壁圆盘状切除术

节段性切除术

晚期肠道型子宫内膜异位症通常表现为病灶大、范围广和多灶性。单独切除这些结节可能会使肠壁变得脆弱、成角甚至狭窄。因此，DIE 的肠段切除术应该是一种经济的治疗方法[35]。大多数影响肠壁的结节通常可见于子宫后方。分离两侧直肠旁窝，将附着于子宫后壁的肠管从子宫游离后，手术医师应确定病变累及肠段的上下界限[47]。分离乙状结肠系膜时应在直肠深筋膜内部尽量靠近肠壁，从而保留肠管的神经支配和血管。将肠段末端用直线切割器分割，近端通过耻骨上切口外置。在体外，将病变肠段在结节上方分开。将抵钉座通过该近端引入，行荷包缝合固定。切除病变肠段后，将肠段重新放入腹腔，在直肠内引入圆形吻合器，将直肠的近端和远端重新连接。当启动吻合器时，外科医生应该保持肠道方向，并确保周围结构未夹在抵钉座和吻合器之间（图 9.6）。

自然腔道标本取出术

子宫内膜异位症手术中经自然腔道取出标本是可行的，但在逻辑上是复杂的。研究结果显示，经阴道和肛门取出标本具有良好的结局和较低的并发症风险，术中需要通过肛门游离和外置更长的肠段，并游离较多的乙状结肠系膜，此操作可增加支配肠道神经和血管的受损风险[48]。

事实上，两条缝线彼此靠得太近会增加瘘管形成的风险。只有当抵钉座可以经直肠引入至病灶近端时，才可考虑行经阴道标本取出术。将肠管从病灶尾端离断。将附有长牵引线的抵钉座通过小切口置入近端肠管，并在乙状结肠中向高位逆行移位，然后在腹腔镜下用吻合器将结节头侧的肠管离断，这样病灶头端的肠段也已离断，将切除的肠段标本经阴道取出，接着再将附着在抵钉座上的牵引线固定于吻合器钉线上，将底座与经直肠置入的圆形吻合器相连后进行吻合，从而重建肠道解剖结构[49]（图 9.7）。

经肛门取出标本在逻辑上更为复杂，需要外科医生之间的密切合作。在结节下方离断直肠和乙状结肠，外置后通过横断端引入一连有牵引线的抵钉座，并将其沿肠管引至病灶头侧。从肠管头侧将病变区域与正常肠段离断，并使外翻的直肠重新置入盆腔内。然后将抵钉座顶端通过牵引线从直肠和乙状结肠壁中取出，附在圆形吻合器头端，待吻合完成，可通过充气试验和亚甲基蓝灌注试验安全测试吻合口的完整性。如果结果呈阳性，可以用缝线对肠壁进行加固。

对肠壁的多次开放操作引发了围绕细菌感染率的讨论。研究表明，尽管感染程度较高，但是患者的临床结局与目前已知的标准方法相似[50]。

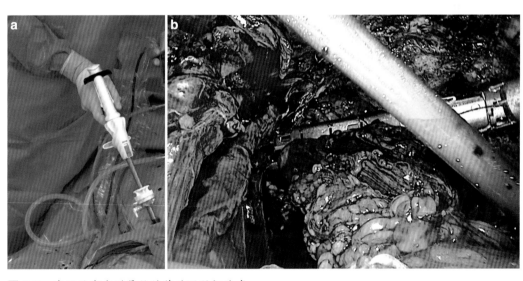

图 9.6 直肠子宫内膜异位结节的肠段切除术

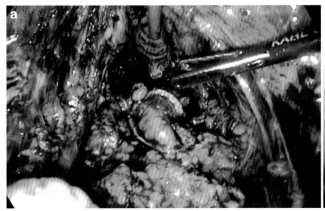
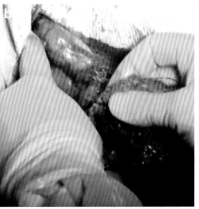

图 9.7 经阴道取出标本

尿路型子宫内膜异位症

累及泌尿系统的子宫内膜异位症占所有子宫内膜异位症患者的 1%~5%。截至目前，累及膀胱和输尿管最常见，而累及肾脏和尿道罕见。膀胱和输尿管受累的比例约为 8:1，膀胱成为最易受累的泌尿系统器官[51]。

膀胱子宫内膜异位症可分为浅表和深部结节。浅表结节常在手术中发现，通常无症状。然而，深部结节浸润逼尿肌的深度通常大于 5mm。大部分结节集中分布，主要位于膀胱顶。累及三角区的结节不太常见，提示可能来源于子宫肌层中子宫腺肌病病灶的传播。深部浸润性结节的症状更常见，可能包括每月出现排尿困难、多尿、里急后重和血尿。激素治疗可暂时缓解症状，如果中断治疗，这些症状常常会复发。

腹腔镜膀胱部分切除术被视为治疗该疾病的金标准。完全切除该病灶能减轻症状，降低复发风险。累及三角区的子宫内膜异位症是一种复杂的疾病，其邻近输尿管，存在损伤支配膀胱神经的危险，治疗时应采用外科重建技术。使用激素类似物可以缩小结节，从而增加病灶与输尿管间的距离。如果结节已经累及输尿管口，可能需要进行输尿管再

植术。闭合膀胱时，可采用一层或两层间断（或连续）缝合，我们通常使用单股缝线。术后应留置导尿管，使膀胱休息至少 10d，从而促进膀胱愈合、炎症消退（图 9.8）。

膀胱结节多为孤立性病灶，输尿管受累常与累及直肠子宫陷凹后方的子宫内膜异位病灶关系密切，左输尿管受累更为常见。据报道，累及双侧者占 5%~23%。外源性子宫内膜异位症包绕输尿管，占 70%~80%。内源性病灶浸润肌肉或黏膜壁，占 20%~30%。70% 的病例具体症状不明，可以出现肾绞痛和肾盂肾炎[51]。无症状性肾功能衰竭是泌尿系统子宫内膜异位症中最令人关注的并发症，可发生在多达 30% 的病例中。术前检查包括超声检查、尿路 CT 检查和尿路 MRI 检查，必要时也可选择。根据临床病史，手术前可选择置入输尿管支架。疾病的严重程度决定了输尿管子宫内膜异位症的外科治疗方式。在无内源性病灶且输尿管易于分离的情况下，可以单独行输尿管松解术。如为内源性病灶和（或）广泛累及，可能需要切除病变节段并进行输尿管端端吻合。如果病变切除后输尿管剩余长度不足，则无法进行一期端端吻合，可能需要行腰大

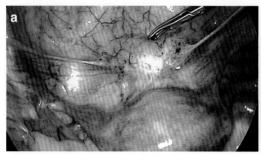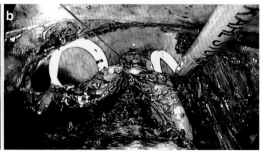

图 9.8 膀胱子宫内膜异位结节：（a）探查膀胱；（b）缝合膀胱

肌袢悬吊[53]。不建议使用 Boari 膀胱瓣代输尿管术，因为该技术在这类良性疾病中不常使用（图 9.9）。

术后护理

复杂性子宫内膜异位症手术的实施需要一个具有广泛解剖学知识、具备横向能力以及对术后护理细致关注的专家团队。外科医生应每天观察患者整体临床状态的改善情况，关注任何恶化的临床表现，如果怀疑发生并发症，应考虑进行早期二次腹腔镜探查。单纯性子宫内膜异位症患者可于当天出院。更复杂的肠道或尿路受累的病例可能需要住院（2~7d）。如果阴道打开，可以单次抗生素给药；如果肠壁破坏，可以连续 7d 使用抗生素[1]。目前，尚无特定血液学指标用于识别并发症和指导早期二次腹腔镜探查。C 反应蛋白是一种反映炎症活动的血清标志物，术后每天呈下降趋势。硅胶引流管的使用取决于每个手术组的实践经验。没有足够的证据主张行常规盆腔引流术，然而一些临床医生可能会发现，常规盆腔引流术有助于判断是否应行第二次腹腔镜探查和早期发现

吻合口瘘。

腹下神经丛负责肠道、膀胱、阴道和子宫的神经支配[54]。大的子宫内膜异位结节，尤其是浸润直肠旁窝深部的结节，可能因子宫内膜异位症或手术分离而使组织受损[38]。损伤可波及神经丛的每一部分，但最受影响的器官是膀胱[41]。如果大部分交感神经纤维受累，患者可能会出现尿急和尿失禁。如果副交感神经纤维受累，膀胱无法适当收缩，可导致不完全性排尿困难。这些症状通常是暂时的，多数在数周或数月后消失。如果症状持续超过 1.5 年，则极有可能成为永久性损伤[55]。

并发症

DIE 易累及周围结构，如阴道、输尿管和肠道，行手术切除时临床医生需要具备高度专业的解剖知识。虽然完全切除病灶已被证明可以控制症状和降低复发率，但手术的根治程度必须与并发症的风险相平衡。因为子宫内膜异位症手术的并发症发生率往往高于其他妇科手术，所以该手术应该由有能力、有经验的手术医生在专科中心进行，以达到

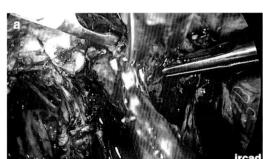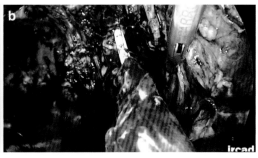

图 9.9　输尿管子宫内膜异位症：（a）输尿管松解术；（b）端端吻合术

可接受的并发症发生率。子宫内膜异位症手术的复杂性和相关并发症的风险可归因于疾病本身。这些结构往往紧密地相互黏附，因此很难将器官与周围的结构（如血管和神经）区分。据报道，与子宫内膜异位症手术相关的总体并发症发生率约为10.2%，可能随着疾病的严重程度和特定器官的受累而增加[56]。

膀胱结节切除术的并发症发生率通常较低。大多数结节位于膀胱顶，远离三角区。Kovoor等人报道的22例病例中，主要并发症与伴随的肠道手术有关，无术中损伤患者。术后并发症包括血肿2例（需要输血和再干预），膀胱阴道瘘2例（其中1例行腹腔镜治疗，1例留置导管保守治疗15d）[52]。

输尿管损伤通常与直肠阴道结节相关，因为纤维化和挛缩可导致输尿管位置内移，并在输尿管周围发生致密粘连。Alves等人报道，在198例输尿管子宫内膜异位症中，28例合并肾积水，其中15例行输尿管松解，12例行再吻合，1例行再植术。其中3例（10.7%）因输尿管阴道瘘、持续疼痛和输尿管扩张需要进一步手术治疗[53]。

与特殊肠道受累相关的并发症更为常见，发病率明显升高。Pandis报道，行肠道表面病灶刮切术的并发症发生率为8.5%，需要再次行圆盘状和节段性肠道切除。4例患者需要再次入院，2例患者发生盆腔血肿（其中1例需要进一步手术干预）。另2例患者中，1例便秘，1例直肠出血[56]。Ruffo等人在2012年回顾了750例行中低位直肠切除术患者的临床资料，需要行再次手术者占5.5%（40例）；发生吻合口瘘者占3%（21例）；16例（2%）发生直肠阴道瘘，

其中仅2例采用保守治疗[57]。另一篇来自2010年Kondo的综述报道了12例（2.1%）术中并发症，包括2例输尿管病变和2例小肠病变[58]。79例（13.9%）女性患者出现术后并发症，其中直肠阴道瘘8例，输尿管瘘6例，输尿管狭窄2例，输尿管阴道瘘1例。Donnez等人报道，在500例行直肠表面病灶刮切术患者中，7例（1.4%）发生直肠穿孔，4例（0.8%）发生尿潴留[59]。Roman等人报道，41例接受节段性肠切除的患者比接受更为经济的局部结节切除的患者有更高的肠功能障碍发生率，节段性肠切除组中3例发生严重便秘[17,41]。

结　论

子宫内膜异位症是一种复杂、具有挑战性、病因尚不明确的疾病。这种独特疾病的病理生理学特点有待阐明。在考虑手术治疗时，重点是根据患者症状和病灶定位进行个体化治疗。子宫内膜异位症的发病率正逐渐增加，这可能是由于公众领域内该疾病的知晓度在增加。然而，由于普通医生往往缺乏对该疾病的相关认识，容易忽视不易察觉的非特异性症状，故延迟诊断仍然存在。超声检查和MRI检查是诊断的有力工具，但是其结果依赖于经验丰富的操作人员和放射科医生的准确报告。药物治疗在疾病的初始阶段是有效的，患者存在深部病灶或长期不孕症的情况下，应考虑作为一种辅助治疗。腹腔镜手术被认为是具有巨大益处的治疗子宫内膜异位症标准术式，应得到鼓励和推广。

（马进 译）

参考文献

[1] Koninckx PR, Ussia A, Adamyan L, et al. Deep endometriosis: definition, diagnosis, and treatment. Fertil Steril, 2012, 98(3): 564-571.

[2] Studio dell'Endometriosi lo GIP. Prevalence and anatomical distribution of endometriosis in women with selected gynaecological conditions: results from a multicentric Italian study. Gruppo italiano per lo studio dell'endometriosi. Hum Reprod, 1994, 9(6): 1158-1162.

[3] Sherif AM, Musa ER, Kedar R, et al. Subcapsular hepatic endometriosis: case report and review of the literature. Radiol Case Rep, 2016, 11(4): 303-308.

[4] Sampson JA. Metastatic or embolic endometriosis, due to the menstrual dissemination of endometrial tissue into the venous circulation. Am J Pathol, 1927, 3(2):93-110. 43.

[5] Batt RE, Smith RA, Buck Louis GM, et al. Müllerianosis. Histol Histopathol, 2007, 22(10): 1161-1166.

[6] Abrao MS, Muzii L, Marana R. Anatomical causes of female infertility and their management. Int J Gynaecol Obstet, 2013, 123(S2): S18-24.

[7] Yu J-J, Sun H-T, Zhang Z-F, et al. IL15 promotes growth and invasion of endometrial stromal cells and inhibits killing activity of NK cells in endometriosis. Reproduction, 2016, 152(2): 151-160.

[8] Trippia CH, Zomer MT, Terazaki CRT, et al. Relevance of imaging examinations in the surgical planning of patients with bowel endometriosis. Clin Med Insights Reprod Health, 2016, 10: 1-8.

[9] ASRM. Revised American Society for Reproductive Medicine classification of endometriosis: 1996. Fertil Steril, 1997, 67(5): 817-821.

[10] Dunselman GAJ, Vermeulen N, Becker C, et al. ESHRE guideline: management of women with endometriosis. Hum Reprod, 2014, 29: 400-412.

[11] Akladios C, Faller E, Afors K, et al. Totally laparoscopic intracorporeal anastomosis with Natural Orifice Specimen Extraction (NOSE) techniques, particularly suitable for bowel endometriosis. J Minim Invasive Gynecol, 2014, 21(6): 1-24.

[12] Simoens S, Dunselman G, Dirksen C, et al. The burden of endometriosis: costs and quality of life of women with endometriosis and treated in referral centres. Hum Reprod, 2012, 27(5): 1292-1299.

[13] Soliman AM, Yang H, EX D, et al. The direct and indirect costs associated with endometriosis: a systematic literature review. Hum Reprod, 2016, 31(4): 712-722.

[14] De Graaff AA, Van Lankveld J, Smits LJ, et al. Dyspareunia and depressive symptoms are associated with impaired sexual functioning in women with endometriosis, whereas sexual functioning in their male partners is not affected. Hum Reprod, 2016, 31(11): 2577-2586.

[15] Renner SP, Boosz AS, Burghaus S, et al. Visual pain mapping in endometriosis. Arch Gynecol Obstet, 2012, 286(3): 687-693.

[16] Rozsnyai F, Roman H, Resch B, et al. Outcomes of surgical management of deep infiltrating endometriosis of the ureter and urinary bladder. JSLS, 2011, 15(4): 439-447.

[17] Roman H, Loisel C, Resch B, et al. Delayed functional outcomes associated with surgical management of deep rectovaginal endometriosis with rectal involvement: giving patients an informed choice. Hum Reprod, 2010, 25(4): 890-899.

[18] Bispo Dos APS, Ploger C, Loureiro AF, et al. Assessment of pelvic floor muscles in women with deep endometriosis. Arch Gynecol Obstet, 2016, 294(3): 519-523.

[19] Somigliana E, Paffoni A, Busnelli A, et al. Age-related infertility and unexplained infertility: an intricate clinical dilemma. Hum Reprod, 2016, 31(7): 1390-1396.

[20] Prescott J, Farland LV, Tobias DK, et al. A

prospective cohort study of endometriosis and subsequent risk of infertility. Hum Reprod, 2016, 31(7): 1475-1482.

[21] Roustan A, Perrin J, Debals-Gonthier M, et al. Surgical diminished ovarian reserve after endometrioma cystectomy versus idiopathic DOR: comparison of in vitro fertilization outcome. Hum Reprod, 2015, 30(4): 840-847.

[22] Witz CA, Burns WN. Endometriosis and infertility: is there a cause and effect relationship? Gynecol Obstet Investig, 2002, 53(Suppl 1): 2-11.

[23] Witz CA, Allsup KT, Montoya-Rodriguez IA, et al. Pathogenesis of endometriosis-current research. Hum Fertil (Camb), 2003, 6(1): 34-40.

[24] Santulli P, Lamau MC, Marcellin L, et al. Endometriosis-related infertility: ovarian endometrioma per se is not associated with presentation for infertility. Hum Reprod, 2016, 31(8): 1765-1775.

[25] Muzii L, Achilli C, Bergamini V, et al. Comparison between the stripping technique and the combined excisional/ablative technique for the treatment of bilateral ovarian endometriomas: a multicentre RCT. Hum Reprod, 2015, 31(2): 339-344.

[26] Ata B, Urman B. Endometrioma excision and ovarian reserve; do assessments by antral follicle count and anti-Müllerian hormone yield contradictory results? Hum Reprod, 2014, 29(12): 2852-2854.

[27] Centini G, Afors K, Murtada R, et al. Impact of laparoscopic surgical management of deep endometriosis on pregnancy rate. J Minim Invasive Gynecol, 2016, 23(1): 113-119.

[28] Santos TMV, Pereira AMG, Lopes RGC, et al. Lag time between onset of symptoms and diagnosis of endometriosis. Einstein (São Paulo), 2012, 10(1): 39-43.

[29] Abrao MS, Goncalves MODC, Dias JA, et al. Comparison between clinical examination, transvaginal sonography and magnetic resonance imaging for the diagnosis of deep endometriosis. Hum Reprod, 2007, 22(12): 3092-3097.

[30] Hottat N, Larrousse C, Anaf V, et al. Endometriosis: contribution of 3.0-T pelvic MR imaging in preoperative assessment-initial results. Radiology, 2009, 253(1): 126-134.

[31] Manganaro L, Vittori G, Vinci V, et al. Beyond laparoscopy: 3-T magnetic resonance imaging in the evaluation of posterior cul-de-sac obliteration. Magnetic Resonance Imaging, 2012, 30(10): 1432-1438.

[32] Bazot M, Bharwani N, Huchon C, et al. European society of urogenital radiology (ESUR) guidelines: MR imaging of pelvic endometriosis. Eur Radiol, 27(7): 2765-2775.

[33] Spagnolo E, Zannoni L, Raimondo D, et al. Urodynamic evaluation and anorectal manometry pre- and post-operative bowel shaving surgical procedure for posterior deep infiltrating endometriosis: a pilot study. J Minim Invasive Gynecol, 2014, 21(6): 1080-1085.

[34] Centini G, Afors K, Murtada R, et al. The impact of laparoscopic surgical management of deep endometriosis on pregnancy rate. J Minim Invasive Gynecol, 2015, 23(1): 1-26.

[35] Wattiez A, Puga M, Albornoz J, et al. Surgical strategy in endometriosis. Best Pract Res Clin Obstet Gynaecol, 2013, 27(3): 381-392.

[36] Koninckx PR, Gomel V. Introduction: quality of pelvic surgery and postoperative adhesions. Fertil Steril, 2016,106(5):991-993.

[37] Koninckx PR, Donnez J, Brosens I. Microscopic endometriosis: impact on our understanding of the disease and its surgery. Fertil Steril, 2016, 105(2): 305-306.

[38] Anaf V, Nakadi El I, De Moor V, et al. Increased nerve density in deep infiltrating endometriotic nodules. Gynecol Obstet Investig, 2011, 71(2): 112-117.

[39] Arnold J, de Arellano MLB, Rüster C, et al. Imbalance between sympathetic and sensory innervation in peritoneal endometriosis. Brain Behav Immun, 2012, 26(1): 132-141.

[40] Hart RJ, Hickey M, Maouris P, et al. Excisional surgery versus ablative surgery for ovarian

endometriomata (Review). 2013, Jan 1;1-33.

[41] Mei Zhang X, Feng Huang X, Xu H, et al. Endometriosis: a consequence of varying injuries to pelvic autonomic nerves. Fertil Steril. American Society for Reproductive Medicine, 2012, 98(6): e29.

[42] Chapron C, Bourret A, Chopin N, et al. Surgery for bladder endometriosis: long-term results and concomitant management of associated posterior deep lesions. Hum Reprod, 2010, 25(4): 884-889.

[43] Anaf V, Nakadi El I, Simon P, et al. Preferential infiltration of large bowel endometriosis along the nerves of the colon. Hum Reprod, 2004, 19(4): 996-1002.

[44] Donnez J. Endometriosis: enigmatic in the pathogenesis and controversial in its therapy. Fertil Steril, 2012, 98(3): 509-510.

[45] William Kondo, Reitan Ribeiro, Carlos Trippia, et al. Laparoscopic treatment of deep infiltrating endometriosis affecting the rectosigmoid colon: nodulectomy or segmental resection? Gynecol Obstet, 2013, 03(01).

[46] Afors K, Murtada R, Centini G, et al. Employing laparoscopic surgery for endometriosis. Womens Health, 2014 Jul, 10(4): 431-443.

[47] Afors K, Centini G, Fernandes RP, et al. Segmental and discoid resection are preferential to bowel shaving for medium-term symptomatic relief in patients with bowel endometriosis. J Minim Invasive Gynecol, 2016, 23(7): 1123-1129.

[48] Cherif Akladios MP, Emilie Faller MD, Karolina Afors MD, et al. Totally laparoscopic intracorporeal anastomosis with Natural Orifice Specimen Extraction (NOSE) techniques, particularly suitable for bowel endometriosis. J Minim Invasive Gynecol, 2014, 21(6): 1-24.

[49] Messori P, Faller E, Albornoz J, et al. Laparoscopic Sigmoidectomy for Endometriosis With Transanal Specimen Extraction. J Minim Invasive Gynecol, 2013, 20(4): 412

[50] Costantino FA, Diana M, Wall J, et al. Prospective evaluation of peritoneal fluid contamination following transabdominal vs. Transanal specimen extraction in laparoscopic left-sided colorectal resections. Surg Endosc, 2011, 26(6): 1495-1500.

[51] Antonelli A. Urinary tract endometriosis. Urologia, 2012, 79(3): 167-170.

[52] Kovoor E, Nassif J, Miranda-Mendoza I, et al. Endometriosis of bladder: outcomes after laparoscopic surgery. J Minim Invasive Gynecol, 2010, 17(5): 600-604.

[53] Alves J, Puga M, Fernandes RP, et al. Laparoscopic management of ureteral endometriosis and hydronephrosis associated with endometriosis. J Minim Invasive Gynecol, 2017, 24(3): 466-472.

[54] Bertrand MM, Alsaid B, Droupy S, et al. Anatomical basis of the coordination between smooth and striated urethral and anal sphincters: loops of regulation between inferior hypogastric plexus and pudendal nerve. Immunohistological study with 3D reconstruction. Surg Radiol Anat, Springer Paris, 2016: 1-10.

[55] Ceccaroni M, Clarizia R, Alboni C, et al. Laparoscopic nerve-sparing transperitoneal approach for endometriosis infiltrating the pelvic wall and somatic nerves: anatomical considerations and surgical technique. Surg Radiol Anat, 2010, 32(6): 601-604.

[56] Pandis GK, Saridogan E, Windsor ACJ, et al. Short-term outcome of fertility-sparing laparoscopic excision of deeply infiltrating pelvic endometriosis performed in a tertiary referral center. Fertil Steril, 2010, 93(1): 39-45.

[57] Ruffo G, Sartori A, Crippa S, et al. Laparo-

scopic rectal resection for severe endometriosis of the mid and low rectum: technique and operative results. Surg Endosc, 2012, 26(4): 1035-1040.

[58] Kondo W, Bourdel N, Tamburro S, et al. Complications after surgery for deeply infiltrating pelvic endometriosis. BJOG Int J Obstet Gynaecol, 2011, 118(3): 292-298.

[59] Donnez J, Squifflet J. Complications, pregnancy and recurrence in a prospective series of 500 patients operated on by the shaving technique for deep rectovaginal endometriotic nodules. Hum Reprod, 2010, 25(8): 1949-1958.

第10章 子宫内膜异位症和卵巢储备：外科手术

María-Angeles Martínez-Zamora, Gemma Casals,
Sara Peralta, Francisco Carmona

引 言

卵巢型子宫内膜异位症是指子宫内膜异位于卵巢形成的囊肿。在子宫内膜异位症患者中，卵巢型占 17%~40%[1]。它的起源尚不明确，可能与月经时经血中夹杂着脱落的子宫内膜碎片积聚于卵巢皮质后进一步种植有关[2]。卵巢型子宫内膜异位症通常表现为痛经、慢性盆腔疼痛、性交困难和不孕，其对女性生育能力的影响目前仍存在争议。卵巢型子宫内膜异位症和子宫内膜异位症女性不孕的可能机制包括解剖结构异常，腹腔液的有害影响，卵母细胞和（或）胚胎质量下降，子宫内膜容受性缺陷或卵巢储备功能减退。

卵巢储备功能反映了在任何既定时间存留在卵巢中的卵泡数量和质量，并能预测体外受精（IVF）周期对卵巢刺激的反应程度（取卵数）。目前，血清抗米勒管激素（AMH）和窦卵泡计数（AFC）在预测卵巢反应方面显示出最佳精确度，被认为是最佳的"卵巢储备标志物"。

治疗卵巢型子宫内膜异位症最常见的方法是先切开和引流囊肿，然后进行囊肿切除术（剥离技术）、电凝或激光消融囊壁（消融技术）[3]。这两种技术的安全性都受到了质疑，因为它们存在严重损害卵巢储备功能的潜在风险[3-6]。

本章旨在描述卵巢型子宫内膜异位症、手术和卵巢储备功能减退之间的联系，尤其是自然排卵率、卵巢储备标记物和对卵巢刺激的反应。根据目前已有证据，虽然卵巢型子宫内膜异位症对卵巢皮质可能有生物学效应，损害了正常的卵巢生理功能，但卵巢型子宫内膜异位症本身的临床影响并未明显改变。如

M.-A. Martínez-Zamora, M.D., Ph.D.

G. Casals, M.D., Ph.D. · S. Peralta, M.D.

F. Carmona, M.D., Ph.D. (✉)

Department of Gynecology, Institut Clínic of
Gynecology, Obstetrics and Neonatology,
Hospital Clínic of Barcelona, Barcelona, Spain
e-mail: mazamora@clinic.cat; gcasals@clinic.cat;
speralta@clinic.cat; fcarmona@clinic.cat

© Springer International Publishing AG, part of Springer Nature 2018

G. G. Gomes-da-Silveira et al. (eds.), *Minimally Invasive Gynecology*,

https://doi.org/10.1007/978-3-319-72592-5_10

果自发排卵未受到影响，卵巢型子宫内膜异位症对卵巢储备功能的不利影响是非常轻微的。但是行手术切除治疗卵巢型子宫内膜异位症后可能会因为切除了正常的卵巢皮质或影响了卵巢血供而使卵巢功能下降。很明显，根据卵巢储备标志物衡量可知，行手术切除治疗卵巢型子宫内膜异位症会严重损害卵巢功能。此外，手术切除卵巢型子宫内膜异位病灶后，卵巢对促性腺激素的反应降低，此结论在其他研究中也有报道。卵巢功能下降是进行性的还是长期的，此仍然是正在进行的研究课题。

未手术治疗的卵巢型子宫内膜异位症对卵巢储备功能的影响

卵巢型子宫内膜异位症本身对卵巢储备功能是否存在有害影响，目前仍有争议。一些研究探讨了卵巢型子宫内膜异位症在各种类型手术前对卵巢储备功能的影响，但现有证据存在矛盾。虽然一些研究表明，卵巢型子宫内膜异位症对卵巢生理和卵泡储备有理论上的负面影响，并且这种有害影响在生物学方面具有合理性，但其临床相关性尚未得到证实。

卵巢型子宫内膜异位症的病灶内包含蛋白水解酶、游离铁、活性氧和炎症分子，其浓度远高于其他类型的囊肿[7]。这些液体成分促使子宫内膜异位细胞和周围组织发生变化，其中正常的卵巢皮质被纤维化所取代，这些变化与平滑肌化生、卵巢内血管损伤和卵泡丢失有关。事实上，

对卵巢型子宫内膜异位症和对侧正常卵巢皮质进行活检切片对比分析后，结果表明，卵巢型子宫内膜异位症周围组织的卵泡密度较低[8]。

此外，与对侧正常性腺相比，存在子宫内膜异位病灶的卵巢表现出卵泡早期发育和卵泡闭锁增加，早期卵泡募集和凋亡可能导致原始卵泡的消耗，这些变化在大小为 1~4cm 的卵巢型子宫内膜异位症中可以观察到，即处于疾病进展的早期阶段[9]。这可能与炎症、纤维化、血管化减少、氧化应激增加有关，是卵巢型子宫内膜异位症的特征变化。

因此，现有的分子学、组织学和形态学证据支持子宫内膜异位症对邻近卵巢皮质组织存在有害影响，这与卵巢囊肿增大所致的机械拉伸及其大小无关。

根据上述证据，仅仅在理论上可以证明子宫内膜异位症存在损害卵巢储备功能的可能，此结论在临床研究中尚未得到证实。

一些学者对未行手术治疗的单侧卵巢型子宫内膜异位症女性患者的自然排卵率进行了研究，其中有两项研究的报道显示，患侧卵巢与对侧正常卵巢的排卵比例为 1:2，提示可能存在有害影响[10-11]。然而，最近一项更大样本量的研究结果表明，患侧卵巢和正常卵巢的排卵率相似[12]。

其他研究的重点集中在卵巢储备标记物方面。多位学者在 5 项研究中发表了卵巢型子宫内膜异位症女性患者术前血清 AMH 的结果，其中 4 项研究未显示研究组与对照组之间存在差异[13-16]，只有一项研究中患者血清 AMH 降低[17]。

另一方面，卵巢对 IVF 过度刺激

的反应性已被广泛研究，但所有研究和meta分析都存在筛选混杂因素（包括既往有无手术史，包块属于单侧还是双侧）和合适对照组的困难[18]。有研究对单侧未行手术治疗的卵巢子宫内膜异位囊肿女性患者的IVF结果进行了比较，发现去除一些混杂因素后，在受累卵巢和对侧正常卵巢中未发现卵巢功能存在显著差异，可能是因为纳入病例均为卵巢子宫内膜异位囊肿相对较小的患者。一些研究者发现，囊肿的大小可能存在负面影响，但该结论无法被其他研究者证实[18]。另一方面，未行手术治疗的单侧卵巢子宫内膜异位囊肿患者可能代表一个相对局限的人群，该病变可能在病理形态和临床症状方面表现得不太严重，正常卵巢可以弥补受损卵巢。事实上，根据最新一项调查结果，与年龄匹配的对照组相比，未行手术治疗的双侧卵巢型子宫内膜异位症女性对卵巢过度刺激的反应降低[19]。

总之，卵巢型子宫内膜异位症本身有可能对卵巢储备功能产生负面影响，但现有的研究未能证实这一结论，需要更多的研究来澄清这个尚存争议的问题。

手术切除治疗卵巢型子宫内膜异位症和卵巢储备

外科技术

考虑到近期研究数据中关于治疗卵巢型子宫内膜异位症对卵巢储备功能的潜在不利影响，手术技术可能是维持和保护卵巢功能的关键要素。在治疗卵巢型子宫内膜异位症的手术技术中，最常见的三种方法是[3]：

1. 卵巢囊肿切除术或剥离术：手术从粘连松解术开始。暴露卵巢囊肿，从第二个穿刺口伸入抓钳并钳夹卵巢皮质，然后用剪刀、激光或单极电钩切开囊肿表面，切口必须在卵巢皮质表面，尽可能远离卵巢门。用剪刀扩大切口，注水分离囊壁与卵巢正常组织。如果切开囊肿时发生溢液（很常见），尽可能冲洗干净腹腔以清除巧克力色液体。吸出囊内液并冲洗囊腔，暴露囊壁，并确诊为卵巢型子宫内膜异位症。确定囊壁与卵巢正常组织的界限后，用两个5mm抓钳使用有力而非暴力的力量进行牵拉分离，将囊肿内壁从正常卵巢组织中剥离。仔细检查囊内壁剥离面，必要时使用双极电凝钳电凝出血点，然后从10mm穿刺口中取出卵巢囊肿。如果囊肿体积超过穿刺口的尺寸，可以使用标本袋。通常情况下，不需要缝合卵巢。

2. 消融手术：松解卵巢粘连后，切开囊肿顶部3~4mm的部分囊壁，吸净巧克力色液体，完全打开囊肿，用灌洗液冲洗。洗净后，仔细检查囊肿内壁，以确诊为卵巢型子宫内膜异位症，排除恶变可能（肉眼观察囊肿）。常规囊壁活检行组织学检查以确诊，然后通过双极电凝或激光汽化破坏囊壁。使用CO_2激光，功率设置为40W，连续模式，将囊肿内壁汽化，破坏囊肿内膜，直至看不见深色色素为止。

3. 三步法：三步法可用于较大的卵巢型子宫内膜异位症（直径大于5~6cm）。在诊断性腹腔镜检查中，吸净卵巢子宫内膜异位囊肿的囊内液，完全打开囊壁，用冲洗液冲洗，同时行组织活检。之后12周内，使用促性腺激素释放激素激动剂（GnRH-a）治疗以缩小囊肿。引流后再使用GnRH-a治疗12周，囊肿直径一般可减少50%。如果单独引流（不使用GnRH-a），则是无效的。第一次腹腔镜检查3个月后进行第二次腹腔镜检查。打开卵巢囊肿，如前所述，激光汽化囊壁。经过GnRH-a治疗12周后，子宫内膜异位囊肿的厚度显著降低，上皮层萎缩并变白。使用CO_2激光汽化治疗可以非常快速和容易地汽化囊内壁，对正常卵巢皮质的热损伤最小。

虽然任何类型的手术都可能对卵巢功能产生损伤，但也并非所有卵巢型子宫内膜异位症手术技术对结果的影响都是相同的[20]。当手术时，正常的卵巢组织会伴随切除的子宫内膜异位症囊壁一起被移除，与手术类型没有明显关系，当移除正常的卵巢组织、发生血管损伤时，卵巢功能即发生损伤。与剥离手术相比，行子宫内膜异位囊肿开窗术或汽化囊内壁能减少卵巢皮质的损失[4]。然而，与卵巢囊肿消融相关的研究数量相比，毫无疑问，更多研究支持囊肿剥离术，表明电凝可引起卵巢血管损伤[21]。此外，有研究结果表明，CO_2激光汽化与单纯卵巢囊肿切除术相比，激光汽化或等离子能量对正常卵巢组织的损伤更小[22-24]。

血清标记物

大多数研究中行剥离术后通过检测血清AMH浓度评估卵巢储备功能，剥离术是治疗卵巢型子宫内膜异位症最常用的方法。两项系统评价研究明确提出，剥离术治疗卵巢型子宫内膜异位症后血清AMH浓度提示卵巢储备功能下降。Raffi等人[25]对8项研究进行系统性回顾分析，结果显示手术切除后血清AMH水平显著下降1.13ng/mL（95% CI：-1.88~-0.37ng/mL）。需要强调的是，8项研究中有6项研究的随访时间只有3个月。Somigliana等人[26]的系统综述包括Raffi等人[25]的三项额外研究。共11项研究中只有2项研究显示AMH水平不变。尽管这两项结果一致表明，在切除卵巢型子宫内膜异位病灶后AMH水平显著下降，但同时也提出了两个问题，即AMH水平下降是否是永久性的，以及哪些因素决定了损失的速度。最近有些研究结果显示，AMH水平在术后6~9个月下降[27-29]。经过长时间随访，AMH水平初始下降幅度显著降低。这些结果共同表明，采用剥离术进行卵巢型子宫内膜异位症切除与血清AMH水平长期显著且持续下降有关。

最近一项系统回顾分析和meta分析中，通过血清AMH水平比较止血措施对卵巢储备功能的影响[30]。与其他止血方法（如缝合或止血密封剂）相比，双极电凝术可以引起AMH水平明显下降。最近一项研究比较了卵巢型子宫内膜异位症剥除术后缝合或双极电凝术对AMH下降的影响，结果显示缝合对卵巢储备功能的损害明显较小[31]。然而，目前支持可选择性止血方法的证据等级仅限于中级。因此，目前尚不能强烈建议放弃双极电凝术而选择缝合术，尽管妇产科医生应努力限制在腹腔镜子宫内膜异位病灶切除术中使用双极电凝术，以保留卵巢储备[6]。

最近，一项随机对照试验比较了卵巢囊肿切除术和三步消融技术对卵巢储备标记物（主要是 AMH）的影响[24]。在两次手术中，使用 GnRH 类似物最多可使卵巢子宫内膜异位囊肿直径减小约50%，有丝分裂腺体活性、间质血管化、生理性囊肿（如黄体囊肿）也有类似变化，同时可加快子宫内膜异位细胞的凋亡[23]。这些研究表明，在三步法手术后卵巢功能损伤比卵巢囊肿切除术后损伤更小。

超声标记物

与血清标志物相比，AFC 作为卵巢储备标志物，具有与单侧卵巢储备功能相关的优势，可以了解疾病累及的侧别[32]。

已有研究调查了卵巢型子宫内膜异位症手术对 AFC 的影响，结果是相互矛盾的。事实上，Raffi 等人[25]的 meta分析将 AFC 作为次要结果，显示术后AFC 没有统计学差异。然而，由于分析中包含的病例数较少，可能造成结果偏倚。他们还指出，存在卵巢型子宫内膜异位症的情况下，AFC 可能难以评估。此结论表明，AFC 比 AMH 的可重复性更低。

最近，包括大量研究在内的系统回顾分析和 meta 分析已经发表[32]。其重点研究卵巢型子宫内膜异位症手术切除后 AFC 与术前的差异，此外也分析了子宫内膜异位症患者中患侧卵巢和对侧正常卵巢在手术前后平均 AFC 的差异，提示术后患侧卵巢的平均 AFC 明显低于对侧，术前比较结果也是如此，但无统计

学差异。所有这些比较的异质性都很高。

根据 meta 分析的结论，从 AFC 方面评估，卵巢型子宫内膜异位症手术对卵巢储备无显著影响。然而 AFC 和AMH 两种可靠的卵巢储备指标在评价术后卵巢储备功能时出现了不同的结果，这是令人费解的。因此，需要进一步地研究来更好地解释这两个标记物为何出现结果的差异。

组织学标记

在从未受影响的卵巢实质中剥离囊壁的同时，无意间移除了部分正常卵巢皮质可能是导致卵巢型子宫内膜异位症切除术后卵巢储备功能下降的原因[5]。一些作者试图用组织学研究来描述和量化这种影响。研究结果显示，相当一部分病例中出现了卵母细胞的损失，因此可能存在卵巢功能早衰的风险，特别是在反复手术的病例中[3]。在对 42 名接受腹腔镜囊肿切除术治疗良性卵巢囊肿患者的前瞻性研究中，组织学分析结果显示，切除具有明确包膜的囊肿（如皮样囊肿和囊性腺瘤）仅导致 6% 的患者被无意中切除正常卵巢组织，而将子宫内膜异位囊肿切除后，这一比例为54%[33]。

对促性腺激素刺激的反应

在计划进行 IVF 的子宫内膜异位症患者中，高达 20%~40% 的患者可能存在卵巢型子宫内膜异位症[34]。在 IVF 前行卵巢型子宫内膜异位病灶切除手术对异位囊肿患者进行 IVF 的可能风险存在预防作用。表 10.1[18]显示了 IVF 前保守治疗卵巢型子宫内膜异位症的风险证据。

表 10.1　既往 IVF 前保守治疗卵巢型子宫内膜异位症的风险证据 [18]

风险	理论相关性	临床意义	预防性手术的效果
卵巢反应	中	意义未明	有害
卵母细胞的能力	中	意义未明	无效
技术困难	低	意义未明	怀疑
子宫内膜异位囊肿破裂	低	意义未明	有效
邻近脏器损伤	中	意义未明	怀疑
子宫内膜异位囊肿感染	中	低	有效
子宫内膜异位囊肿囊内液污染	低	怀疑	有效
子宫内膜异位症进展	中	意义未明	有效
妊娠并发症	中	怀疑	怀疑
隐匿性恶性肿瘤漏诊	高	意义未明	有效
体外受精后癌症发生	高	低	有效

近期的 meta 分析 [35] 显示卵巢型子宫内膜异位症手术干预对 IVF 或卵胞浆内单精子显微注射技术（ICSI）结果的影响，在 IVF 前对卵巢型子宫内膜异位症进行处理的结果汇总见表 10.2。

尽管卵巢型子宫内膜异位症手术对卵巢储备功能有不利影响，但从目前已发表研究中显示的 IVF/ICSI 结果并不能推断出该结论。同一患者中接受手术的一侧卵巢与对侧正常卵巢相比，获得的卵子数量较少。但在患侧卵巢受损的情况下使用更强的促性腺激素刺激，对侧卵巢的生理功能进行了补偿，在 IVF/ICSI 前接受手术的女性患者一般需要更高剂量的促卵泡激素（FSH），最后结果显示手术对活产率没有任何明显的影响。然而，这种代偿机制可能不存在于那些卵巢储备功能较低的患者中，这些患者的活产率甚至低于常见累积活产率，究其原因可能是这些患者中较低的卵子数量，以及潜在可用于冷冻胚胎移植的胚胎数量下降共同结果所致。即使对于年轻患者，卵巢型子宫内膜异位症的存在也可以作为术前评估卵巢储备功

表 10.2　子宫内膜异位囊肿手术干预对 IVF/ICSI 结果的影响

	已治疗与未治疗的子宫内膜异位囊肿	已治疗子宫内膜异位囊肿与腹膜型子宫内膜异位症
活产率	无差异	无差异
临床妊娠率	无差异	无差异
流产率	无差异	无差异
取消率	无差异	无差异
平均回收卵母细胞数	无差异	低
总 FSH 剂量	高	无差异

能的合理指标。因此，在 IVF/ICSI 前充分评估、考虑卵巢型子宫内膜异位症患者的个体化治疗是很重要的，对于那些无症状、年龄较大或低卵巢储备功能的患者，需要采用更保守的方法。

特殊注意事项

双侧子宫内膜异位囊肿

接受双侧子宫内膜异位囊肿手术的女性患者，术后出现卵巢功能不全的风险虽然较低，但是很明确[36]，并且绝经时间较早[37]。

一项系统性回顾研究结果提示，在接受双侧子宫内膜异位囊肿手术治疗的患者中，术后血清 AMH 浓度下降，术前 AMH 浓度可为术后的 2~3 倍[38]。与单侧病灶手术相比，接受手术治疗的双侧病灶患者的血清 AMH 浓度明显下降[25]。

未行手术的双侧子宫内膜异位囊肿患者对卵巢过度刺激的反应较低，但获得卵子的质量和怀孕的机会不受影响[19]。然而，既往行双侧卵巢囊肿切除术的患者，其妊娠的机会也受到影响（妊娠率和活产率较低）[38]。

对双侧卵巢子宫内膜异位囊肿的治疗，建议有生育要求的女性应尽量行保守治疗，特别是高龄或卵巢储备功能较低的患者。如果确实需要手术治疗，应告知患者卵巢储备功能 /IVF 结果的不良影响，并在手术前提供生育力保护[39]。

卵巢型子宫内膜异位症术后复发

卵巢型子宫内膜异位病灶切除术后的复发率也是值得关注的问题。研究人员发现，在手术切除卵巢型子宫内膜异位症后原始卵泡耗竭复发概率减少，

推测卵巢型子宫内膜异位症可能起源于排卵期。矛盾的是，子宫内膜异位囊肿复发可能是卵巢反应增加的有利标志。Somigliana 等人[38] 在一项回顾性研究中对这一假设进行了研究，虽然该研究有一定局限性，但研究结果显示复发性卵巢型子宫内膜异位症患者的卵泡数量明显高于未复发的卵巢。

结　论

总之，现有研究支持卵巢型子宫内膜异位症对排卵率、卵巢储备功能和卵巢刺激反应存在不良影响。手术治疗可能使卵巢储备功能下降，原因是术中切除了正常的卵巢皮质可能影响了卵巢血流。根据血清卵巢储备指标的测量结果，外科手术切除卵巢子宫内膜异位囊肿可明显损伤卵巢储备功能，但是否为长期性损伤尚不明确。建议在术前告知患者手术可能影响卵巢储备功能，并尽量限制术中能量器械的使用。

（刘胜楠 译）

参考文献

[1] Busacca M, Vignali M. Ovarian endometriosis: from pathogenesis to surgical treatment. Curr Opin Obstet Gynecol, 2003, 15: 321-326.

[2] Brosens IA, Puttemans PJ, Deprest J. The endoscopic localization of endometrial implants in the ovarian chocolate cyst. Fertil Steril, 1994, 61: 1034-1038.

[3] Jadoul P, Kitajima M, Donnez O, et al. Surgical treatment of ovarian endome-

triomas: state of the art? Fertil Steril, 2012, 98: 556-563.

[4] Ruiz-Flores FJ, Garcia-Velasco JA. Is there a benefit for surgery in endometrioma-associated infertility? Curr Opin Obstet Gynecol, 2012, 24: 136-140.

[5] Shah DK, Mejia RB, Levobic DI. Effect of surgery for endometrioma on ovarian function. J Minim Invasive Gynecol, 2014, 21: 203-209.

[6] Ata B, Uncu G. Impact of endometriomas and their removal on ovarian reserve. Curr Opin Obstet Gynecol, 2015, 27: 235-241.

[7] Sánchez AM, Viganò P, Somigliana E, et al. The distinguishing cellular and molecular features of the endometriotic ovarian cyst: from pathophysiology to the potential endometrioma-mediated damage to the ovary. Hum Reprod Update, 2014, 20: 217-230.

[8] Kitajima M, Defrère S, Dolmans MM, et al. Endometriomas as a possible cause of reduced ovarian reserve in women with endometriosis. Fertil Steril, 2011, 96: 685-691.

[9] Kitajima M, Dolmans MM, Donnez O, et al. Enhanced follicular recruitment and atresia in cortex derived from ovaries with endo-metriomas. Fertil Steril, 2014, 101: 1031-1037.

[10] Horikawa T, Nakagawa K, Ohgi S, et al. The frequency of ovulation from the affected ovary decreases following laparoscopic cystectomy in infertile women with unilateral endometrioma during a natural cycle. J Assist Reprod Genet, 2008, 25: 239-244.

[11] Benaglia L, Somigliana E, Vercellini P, et al. Endometriotic ovarian cysts negatively affect the rate of spontaneous ovulation. Hum Reprod, 2009, 24: 2183-2186.

[12] Leone Roberti Maggiore U, Scala C, Venturini PL, et al. Endometriotic ovarian cysts do not negatively affect the rate of spontaneous ovulation. Hum Reprod, 2015, 30: 299-307.

[13] Kitajima M, Khan KN, Hiraki K, et al. Changes in serum anti-Müllerian hormone levels may predict damage to residual normal ovarian tissue after laparoscopic surgery for women with ovarian endometrioma. Fertil Steril, 2011, 95: 2589-2591.

[14] Streuli I, de Ziegler D, Gayet V, et al. In women with endometriosis anti-Müllerian hormone levels are decreased only in those with previous endometrioma surgery. Hum Reprod, 2012, 27: 3294-3303.

[15] Kim JY, Jee BC, Suh CS, et al. Preoperative serum anti-mullerian hormone level in women with ovarian endometrioma and mature cystic teratoma.Yonsei Med J, 2013, 54: 921-926.

[16] Vercellini P. Serum anti-mullerian hormone in reproductive aged women with benign ovarian cysts. Eur J Obstet Gynecol Reprod Biol, 2014, 180: 142-147.

[17] Ata B. Prospective assessment of the impact of endometriomas and their removal on ovarian reserve and determinants of the rate of decline in ovarian reserve. Hum Reprod, 2013, 28: 2140-2145.

[18] Somigliana E, Benaglia L, Paffoni A, et al. Risks of conservative management in women with ovarian endometriomas undergoing IVF. Hum Reprod Update, 2015, 21: 486-499.

[19] Garcia-Velasco JA. In vitro fertilization outcome in women with unoperated bilateral endometriomas. Fertil Steril, 2013, 99: 1714-1719.

[20] Garcia-Velasco JA, Somigliana E. Management of endometriomas in women requiring IVF: to touch or not to touch. Hum Reprod, 2009, 24: 496-501.

[21] Li CZ, Liu B, Wen ZQ, et al. The impact of electrocoagulation on ovarian reserve after laparoscopic excision of ovarian cysts: a prospective clinical study of 191 patients. Fertil Steril, 2009, 92: 1428-1435.

[22] Roman H, Auber M, Mokdad C, et al. Ovarian endometrioma ablation using plasma energy versus cystectomy: a step toward better preservation of the ovarian parenchyma in women wishing to conceive. Fertil Steril, 2011, 96: 1396-1400.

[23] Donnez J, Lousse JC, Jadoul P, et al.

Laparoscopic management of endometriomas using a combined technique of excisional (cystectomy) and ablative surgery. Fertil Steril, 2010, 94: 28-32.

[24] Tsolakidis D, Pados G, Vavilis D, et al. The impact on ovarian reserve after laparo-scopic ovarian cystectomy versus three-stage management in patients with endome-triomas: a prospective randomized study. Fertil Steril, 2010, 94:71-77.

[25] Raffi F, Metwally M, Amer S. The impact of excision of ovarian endometrioma on ovarian reserve: a systematic review and meta-analysis. J Clin Endocrinol Metab, 2012, 97: 3146-3154.

[26] Somigliana E, Berlanda N, Benaglia L, et al. Surgical excision of endometriomas and ovarian reserve: a systematic review on serum antimullerian hormone level modifications. Fertil Steril, 2012, 98: 1531-1538.

[27] Uncu G, Kasapoglu I, Ozerkan K, et al. Prospective assessment of the impact of endometriomas and their removal on ovarian reserve and determinants of the rate of decline in ovarian reserve. Hum Reprod, 2013, 28: 2140-2145.

[28] Urman B, Alper E, Yakin K, et al. Removal of unilateral endometriomas is associated with immediate and sustained reduction in ovarian reserve. Reprod Biomed Online, 2013, 27: 212-216.

[29] Alborzi S, Keramati P, Younesi M, et al. The impact of laparoscopic cystectomy on ovarian reserve in patients with unilateral and bilateral endometriomas. Fertil Steril, 2014, 101: 427-434.

[30] Ata B, Tukgeldi E, Seyhan A, et al. Effect on hemostatic method on ovarian reserve following laparoscopic endometrioma excision; comparison of suture, hemostatic sealant and bipolar dessication: a systematic review and meta-analysis. J Minim Invasive Gynecol, 2015, 22: 363-372.

[31] Song T, Kim WY, Lee KW, et al. Effect on ovarian reserve on hemostasis by bipolar coagulation versus suture during laparo-endoscopic single-site cystectomy for ovarian endometriomas. J Minim Invasive Gynecol, 2015, 22: 415-420.

[32] Muzii L, Di Tucci C, Di Feliciantonio M, et al. The effect of surgery for endometrioma on ovarian reserve evaluated by antral follicle count: a systematic review and meta-analysis. Hum Reprod, 2014, 29: 2190-2198.

[33] Muzii L, Bianchi A, Croce C, et al. Laparoscopic excision of ovarian cysts: is the stripping technique a tissue-sparing procedure? Fertil Steril, 2002, 77: 609-614.

[34] Vercellini P, Chapron C, De Giorgi O, et al. Coagulation or excision of ovarian endometriomas? Am J Obstet Gynecol, 2003, 188: 606-610.

[35] Cheong Y. The impact of endometrioma on IVF/ICSI outcomes: a systematic review and meta-analysis. Hum Reprod Update, 2015, 21: 809-825.

[36] Micucci G. Is operative laparoscopy safe in ovarian endometriosis? Reprod Biomed Online, 2009, 18: 167.

[37] Scarselli G. Ovarian surgery for bilateral endometriomas influences age at menopause. Hum Reprod, 2011, 26: 3000-3007.

[38] Ragni G. IVF-ICSI outcome in women operated on for bilateral endometriomas. Hum Reprod, 2008, 23: 1526-1530.

[39] Vercellini P. Fertility preservation in women with endometriosis: for all, for some, for none? Hum Reprod, 2015, 30: 1280-1286.

第 3 部分

一般妇科手术

第 11 章 经阴道子宫切除术、输卵管切除术和附件切除术

Iwona Gabriel, Rosanne Kho

经阴道子宫切除术是良性妇科疾病的首选术式。2015 年，一篇涉及 47 项研究和 5102 名女性的 Cochrane 系统评价[1]表明，经阴道子宫切除术优于经腹、腹腔镜和机器人辅助手术。经阴道手术可使患者更快地恢复正常活动，获得更好的手术满意度和生活质量，减少术中器官损伤以及严重的长期并发症（如瘘，疼痛，尿道、肠道和盆底功能障碍，性功能障碍）。有证据显示，经阴道子宫切除术优先于经腹子宫切除术，当经阴道子宫切除术不可行时，腹腔镜子宫切除术优先于经腹子宫切除术。考虑到人口统计数据显示肥胖患者人数不断增加，2015 年美国妇产科医师学会[2]建议：对于肥胖患者，经阴道子宫切除术应优于其他术式，经阴道手术中单一且

隐蔽的切口往往有较低的严重不良事件发生率，例如伤口感染和血栓栓塞等[3]。鉴于现有的证据和建议，在选择治疗方式时，外科医生需要与患者进行详细的沟通，以充分参与决策。

2012 年，美国行住院子宫切除术患者的数据显示，近年来在美国经阴道全子宫切除术的比例有所下降，仅为 16.9%，是同期腹腔镜手术（31.8%）的 1/2。同期因生殖器官脱垂行经阴道子宫切除术的病例数量仅占 20%。另一项调查显示，每年只有不到 5% 的妇科手术医师能实施 10 次以上的经阴道手术，而超过 80% 的医师每年实施经阴道手术的次数小于 5 次。住院医师和执业外科医师对于经阴道手术的培训和技能均因手术量减少而受到不利影响[4]。值得注意的是，尽管 42% 的住院医师认为，行子宫切除术时应首选经阴道途径[5]，但经过一年女性盆底和重建手术专科培训（FPMRS），仅有 20% 的医师能够独立实施经阴道子宫切除术[6]。

经阴道子宫切除术在实施中的难点包括暴露困难和手术视野受限，进入子

I. Gabriel, M.D.

Department of Obstetrics and Gynecology,
Medical University of Silesia, Bytom, Poland

R. Kho, M.D. (✉)
Department of Obstetrics and Gynecology,
Women's Health Institute, Cleveland Clinic,
Cleveland, OH, USA

© Springer International Publishing AG, part of Springer Nature 2018
G. G. Gomes-da-Silveira et al. (eds.), *Minimally Invasive Gynecology*,
https://doi.org/10.1007/978-3-319-72592-5_11

宫前后陷凹困难，止血困难，对大子宫进行人工粉碎以及切除输卵管和（或）卵巢困难等。本文介绍不同的方法以解决上述问题，读者可登录网站（https://www.aagl.org/vaghystwebinar/）查看相关内容。

最大化的暴露和可视

阴道自动拉钩系统

我们推荐使用阴道自动拉钩系统（如田纳西州 Symmetry Surgical 公司的 Magrina-Bookwalter 阴道拉钩系统），其可最大限度地暴露手术视野，并避免术中需要两个床旁助手。患者取充分的膀胱截石位，将固定杆与手术床的栏杆相连，环杆放置在正对患者臀部位置，安装叶片至环杆上，并保持阴道前壁、侧壁和后壁具有稳定、可靠的牵拉。首先安装后叶片，其次是两个侧叶片；平行于阴道壁小心放置侧叶片，以避免张力过大造成阴道裂伤。手术开始时，助手在环的后面提拉前叶片，直至进入膀胱子宫陷凹。

台式摄像系统

术中使用台式摄像系统如 Vitom 90° 摄像机（德国 Karl Storz 公司），可将手术过程投影到外部显示屏上。该摄像系统不仅可以为精细手术区域提供更好的照明条件，同时可放大组织结构图像，以便于助手更好地协助手术，类似腹腔镜和机器人系统，可帮助整个手术

室团队密切跟进手术，为手术提供更好的流畅性、安全性和有效性。

阴道口狭窄者

对于阴道口狭窄患者（如未产妇或绝经期患者），在阴道后壁末端黏膜做一长 4cm、深 2~3mm 的浅表切口。这种小切口可提供一个更宽的阴道开口，允许安全放置自动拉钩的后叶，改善组织暴露视野。

围绕宫颈做椭圆形切口

对于初始切口，建议围绕宫颈做椭圆形环切口而不是圆形切口，以实现更大的直肠子宫陷凹切口。此切口可充分暴露侧方血管，并为粉碎大子宫提供更大的操作空间。

在做椭圆切口之前，于双侧子宫骶韧带处注射 20mL 0.5% 布比卡因和 1：200 000 肾上腺素，于阴道上皮皮下环形注射稀释的垂体后叶素以减少出血。注意辨别宫颈 - 膀胱交界和宫颈 - 直肠交界，使用带有 10 号刀片的长手术刀于宫颈阴道交界处做椭圆形切口，用大型号梅奥组织剪（Mayo 剪）将阴道前壁上皮自宫颈处锐性剥离，直至膀胱子宫间隙。用食指将膀胱向上外侧钝性轻推，如经过以上步骤子宫下降仍不明显，不要再进一步尝试进入膀胱子宫陷凹，这时应考虑打开直肠子宫陷凹。

进入直肠子宫陷凹

进入直肠子宫陷凹通常比进入膀胱子宫陷凹容易。助手通过向下牵拉阴道后壁并向上牵拉宫颈实现组织暴露，并

获得正确的进入角度，为避免直肠意外损伤，用大号梅奥组织剪平行于宫颈水平做一锐性切口，重新放置长的自动拉钩后叶片至腹腔内，并连接自动拉钩环。随着子宫骶韧带被明确暴露，可使用常规技术进行钳夹、切断和缝合，或利用血管闭合设备进行止血和离断。

充分止血

使用传统的钳夹、切断和结扎技术止血，也可使用双极血管闭合设备结扎血管。有研究表明，双极血管闭合设备的使用可缩短手术时间，减少出血量，减轻术后疼痛[7-8]。在经阴道手术中，了解双极血管闭合设备的能量原理至关重要。先进的闭合器械可提供双极能量，凝闭血管直径可达 7mm。由于侧向热辐射可达 2mm，为避免损伤输尿管，凝闭主韧带时应尽量靠近宫颈和子宫下段。此外，凝闭过程中由于温度升高，应避免器械触碰阴道壁、肠壁、膀胱或金属材质的拉钩。凝闭过程中可使用吸引器快速散热，同时牵拉组织，防止侧向热损伤。

向前分离，进入腹腔

离断子宫骶韧带后，继续结扎离断主韧带可使子宫进一步下降，在 3 点钟和 9 点钟位置的外侧和下方进行钳夹可避免膀胱损伤。随着子宫位置的下降，可尝试进入膀胱子宫陷凹。移除拉钩后叶，最大限度地向后牵引宫颈，钳夹阴道前壁，用精细的 Metzenbaum 组织剪于宫颈前壁锐性分离膀胱。保持与宫颈水平平行，进入无血管的膀胱子宫间隙，膀胱子宫腹膜反折清晰可见，掌握

这一步骤对于安全进入膀胱子宫陷凹至关重要。用剪刀的尖端剪切宫颈组织时，会感觉组织较坚韧，而剪切较软的膀胱肌层时则表现为出血量较多。膀胱子宫腹膜反折是一层新月形腹膜褶皱，提起后分离，进入腹腔，触诊时可感觉到腹膜薄且质地光滑，这一点可帮助确认腹膜反折。做精细切口时应首选细齿镊和 Metzenbaum 组织剪。

如果膀胱和子宫之间存在瘢痕组织（例如有剖宫产史的患者），最好远离中线的致密粘连，从旁侧向中线靠近，并以锐性分离的方式进入，此步骤应在周围组织充分暴露时进行。自外侧缝扎、切断主韧带可以更好地暴露手术野，并且有利于更安全地进入膀胱子宫陷凹。

进入膀胱子宫陷凹后，进行子宫切除术前可触诊到子宫体光滑的浆膜面。

进入膀胱子宫陷凹后，在直视状态下连续缝扎主韧带，仔细分离子宫血管使之裸化，然后结扎，以确保止血。

大子宫的人工粉碎术

对于患有子宫肌瘤和（或）子宫腺肌病的子宫，通常可通过人工粉碎缩小子宫体积来安全处理卵巢固有韧带。将宫颈分切成两部分，使用带有 10 号刀片的长弯手术刀（Marina Medical, Florida）和双齿 Schroeder 宫颈钳，采用去核和楔形切除技术将子宫分割成段并切除。应注意在采取人工粉碎技术前需彻底评估病变性质，相应的检查包括影像学检查、巴氏涂片检查和子宫内膜活检，以排除恶性肿瘤可能。

粉碎子宫后，分离卵巢固有韧带。将手指置于宫角进行牵引以分离卵巢固

有韧带，用 Heaney 血管钳进行钳夹，用梅奥组织剪进行剪断。钳夹卵巢固有韧带断端，将缝线从中间穿过，打结后将缝线在断端周围结扎（改良的 Heaney 缝合技术）。

输卵管切除术和（或）附件切除术

2013 年，妇科肿瘤学会以及其他国际学会建议，对所有接受子宫切除术的患者进行降低罹患卵巢癌风险的输卵管切除术[9]。有证据表明，部分卵巢癌实际上可能起源于远端输卵管[10]。经阴道子宫切除术时，建议采用圆韧带技术以便完成远端输卵管的完整切除。

开始输卵管切除术时，应首先识别输卵管和卵巢。用长 Allis 钳牵拉卵巢，同时用长 Russian 钳牵拉输卵管伞端至手术区域。于子宫 – 卵巢复合体（包括圆韧带、卵巢固有韧带和近端输卵管）中识别出圆韧带，并以单极电刀（Bovie）分离。为了切除输卵管，于输卵管近端内下方将输卵管系膜打开（创建窗口），钳夹时避开卵巢及卵巢固有韧带，随后使用双极血管闭合设备分离并切断输卵管系膜，切除整条输卵管。

为了同时切除输卵管和卵巢，用长 Allis 钳钳夹卵巢和输卵管近端。如上所述，识别并分离圆韧带，用弯卵巢钳（Marina Medical, Florida）于近卵巢侧钳夹卵巢悬韧带，这样可使输卵管和卵巢全部切除。将血管钳稍远离卵巢，以防残留卵巢组织。当残端根部位于近盆壁位置较高时，可使用带推送杆的可吸收套扎圈（如 Surgitie, Covidien Surgical）安全套扎。

完成子宫切除术

手术结束时，进行腹膜缝合（2-0 可吸收线缝合），将双侧子宫骶韧带和主韧带断端之间的腹膜和阴道残端进行连续锁边缝合，以确保完全止血。将阴道顶端与双侧子宫骶韧带缝合和固定并进行预防性的顶端悬吊，以防止器官脱垂[11]。首先，在阴道残端后壁中间位置缝合一针（带有 1-0 可吸收线的小圆针），牵拉直肠至患者右侧盆腔以暴露左侧子宫骶韧带，鼠齿钳钳夹阴道后穹隆 4 点钟位置以辨认子宫骶韧带，将中号 Deaver 拉钩置于盆腔 3 点钟位置以保护走行于 2 点钟~3 点钟位置的输尿管。在子宫骶韧带水平向上牵拉阴道，子宫骶韧带断端清晰可见。在坐骨棘水平以下 1~2cm 缝合子宫骶韧带以获得足够的力量支持，将对侧子宫骶韧带同法处理，穿过入口缝线外侧的阴道后壁，完成中线 McCall 缝合，并做标记。

用 2-0 可吸收线间断缝合阴道残端，将子宫骶韧带悬吊缝线打结，钳夹上述标记缝线，直至通过膀胱镜检查确认无输尿管和膀胱损伤。建议子宫切除术结束前行术中膀胱镜检查，以判断有无膀胱和输尿管损伤[12]。

结 论

考虑到经阴道子宫切除术有诸多优点，故应将其纳入微创外科的手术范畴[13]。本章节分步描述了经阴道子宫切除术和子宫粉碎术、双侧输卵管切除术、附件切除术和阴道残端悬吊缝合法，对解剖学、手术原则、新器械和技术的了解与熟悉有助于克服经阴道子宫切除术中的诸多挑战。

（李本栋　译）

参考文献

[1] Aarts JW, Nieboer TE, Johnson N, et al. Surgical approach to hysterectomy for benign gynecological disease. Cochrane Database Syst Rev, 2015, (8): CD003677.

[2] ACOG Committee Opinion No.619: Gynecologic surgery in the obese women. Obstet Gynecol, 2015, 125(1): 274-278.

[3] Desai VB, Xu X. An update of inpatient hysterectomy routes in the United States. Am J Obstet Gynecol, 2015, 213(5): 742-743.

[4] Rogo-Gupta LJ, Lewin SN, Kim JH, et al. The effect of surgeon volume on outcomes and resource use for vaginal hysterectomy. Obstet Gynecol, 2010, 116(6): 1341-1347.

[5] Antosh DD, Gutman RE, Lglesia CB, et al. Resident opinions on vaginal hysterectomy training. Female Pelvic Med Reconstr Surg, 2011, 17(1): 314-317.

[6] Guntupalli SR, Doo DW, Guy M, et al. Preparedness of obstetrics and gynecology residents for fellowship training. Obstet Gynecol, 2015, 126(3): 559-568.

[7] Gizzo S, Burul G, Di Gangi S, et al. LigaSure vessel sealing system in vaginal hysterectomy: safety, efficacy and limitations. Arch Gynecol Obstet, 2013, 288(5): 1067-1074.

[8] Lakeman MM, The S, Schellart RP, et al. Electrosurgical bipolar vessel sealing versus conventional clamping and suturing for vaginal hysterectomy: a randomised controlled trial. BJOG, 2012, 119(12): 1473-1482.

[9] SGO. Clinical practice statement: salpingectomy for ovarian cancer prevention. Nov 2013. https://www.sgo.org/clinical-practice/guidelines/sgoclinical-practice-statement-salpingectomy-for-ovarian-cancer-prevention/.

[10] Kho R, Magrina J. Round ligament technique and use of vessel-sealing device to facilitate complete salpingectomy at the time of vaginal hysterectomy. J Minim Invasive Gynecol, 2015, 22(6): 1084-1087.

[11] AAGL Advancing Minimally Invasive Gynecology Worldwide. AAGL practice report: practice guidelines on the prevention of apical prolapse at the time of benign hysterectomy. J Minim Invasive Gynecol, 2014, 21(5): 715-722.

[12] Ch AM. Universal cystoscopy after benign hysterectomy: examining the effects of an institutional policy. Obstet Gynecol, 2016, 127(2): 369-375.

[13] ACOG Committee Opinion No. 444: choosing the route of hysterectomy for benign disease. Obstet Gynecol, 2009, 114(5): 1156-1158.

第12章 微创子宫肌瘤切除术

Kirsten J. Sasaki, Charles E. Miller

引　言

子宫肌瘤是妇科中最常见的子宫良性肿瘤，发病率高达80%。子宫肌瘤的常见症状包括月经量增多、盆腔疼痛、下腹坠胀感、不孕等。可供选择的治疗方案包括多种药物保守治疗及手术治疗，肌瘤切除对于要求保留和改善生育条件的女性而言是唯一的手术方案。对于黏膜下子宫肌瘤，可以通过宫腔镜切除，如果为较大的黏膜下肌瘤、肌壁间肌瘤、浆膜下肌瘤或者带蒂的肌瘤，亦可行经腹手术、腹腔镜手术或者机器人辅助腹腔镜手术切除。本章节将详述腹腔镜及机器人辅助子宫肌瘤切除术的相关文献依据。

优　点

Kurt Semm 教授于 1979 年报道了首例腹腔镜子宫肌瘤切除术[1]。相比于经腹手术，腹腔镜子宫肌瘤切除术有众多优点，包括住院时间短[2-3]，出血量少[3]，术后发热的发生率低[3]，术后疼痛较轻[4]。一项包含 9 个随机对照试验的 Cochrane 系统评价分析显示：接受腹腔镜手术的患者较经腹手术的术后疼痛程度更轻，住院时间更短，术后发热的发生率更低[5]。此外，两种手术方式的术后肌瘤复发率并无明显差别[3,6]。

Palomba 等人针对两种手术方式（腹腔镜子宫肌瘤切除术和腹部小切口子宫肌瘤切除术）的手术并发症进行了一项随机对照试验，结果表明，虽然这两组患者在手术时间（108min *vs.* 95min，*P*=0.227）、术后肠梗阻发生时间（1d *vs.* 1d，*P*=0.061）方面无统计学差异，但接受腹腔镜子宫肌瘤切除术患者的术中出血量更少（130mL *vs.* 160mL，*P*=0.001），术后镇痛药物使用数量更少（3 *vs.* 6，*P*<0.001），住院时间更短（2d *vs.* 3d，*P*<0.001）[7]。

K. J. Sasaki, M.D. · C. E. Miller, M.D. (✉)
The Advanced Gynecologic Surgery Institute,
Naperville, IL, USA

Department of Obstetrics and Gynecology,
Lutheran General Hospital, Naperville, IL, USA

© Springer International Publishing AG, part of Springer Nature 2018
G. G. Gomes-da-Silveira et al. (eds.), *Minimally Invasive Gynecology*,
https://doi.org/10.1007/978-3-319-72592-5_12

手术方法

腹腔镜手术

手术时机

对于腹腔镜子宫肌瘤切除术的时间选择，需要根据是否同时行其他操作（如宫腔镜）决定在患者月经周期中的哪个阶段实施手术。宫腔镜手术的最佳时间是内膜增生期，增生期时子宫内膜较薄、受孕率低。因此如果计划行宫腔镜手术，最好在月经后尽早进行。另外，如果腹腔镜或机器人辅助肌瘤剥除术中穿透宫腔且内膜较厚，那么缝合内膜、修补破裂的操作难度更高，并且可增加手术出血量。如果仅行腹腔镜子宫肌瘤切除术且术中未穿透内膜，那么止血难度及出血量与手术时间选择无明显相关。Kang等人在一项纳入 220 例患者的回顾性研究中发现，分别在月经期、卵泡期或黄体期接受腹腔镜子宫肌瘤切除术的三组患者中，术中和术后出血量并无统计学差异（P=0.231，P=0.526）[8]。值得一提的是，虽然每组患者的估计手术出血量平均为 100~135mL，但是输血率在5.4%（月经期组）~11.8%（黄体期组，P=0.24）之间。该结论与一项系统评价的结果相一致，同时该研究结果显示，月经周期中血管性血友病因子、凝血因子（Ⅷ、Ⅺ、Ⅻ）及纤维蛋白原并无周期性改变[9]。

穿刺口定位

合适的穿刺口定位对于腔镜下成功实施肌瘤剥除至关重要，尤其是对于较大的子宫肌瘤。穿刺口的定位选择有很多方法，主要根据术者的缝合习惯决定[10]。一般情况下多采用 3~4 个穿刺孔操作，穿刺器朝向患者头部，手术器械的穿刺口位于子宫 / 包块的侧面。内镜的穿刺口通常位于脐部（5~12mm），每一侧至少1 个穿刺口（位于腹壁下血管外侧）（图12.1）。如果术中需要旋切肌瘤，则在脐部穿刺孔置入 12mm 穿刺器（参考"标本取出方式的选择"一节）。很重要的一点是，所有的穿刺器需位于肌瘤头侧，并在术中辅以作用力 / 反作用力牵拉肌瘤以剥除肌瘤，同时便于缝合，这也是肌瘤剥除术中最困难的操作过程。此外，如果患者肌瘤较大，应将穿刺器上移，常在 Palmer点放置穿刺器作为镜头孔，可以将双侧穿刺点上移至脐水平上方，同时在脐部置入12mm 穿刺器（图 12.2）。

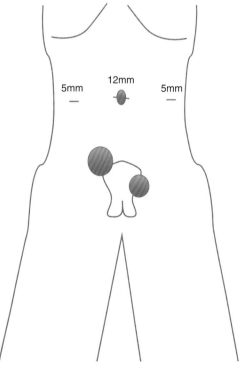

图 12.1　三孔腹腔镜子宫肌瘤切除术的穿刺口分布

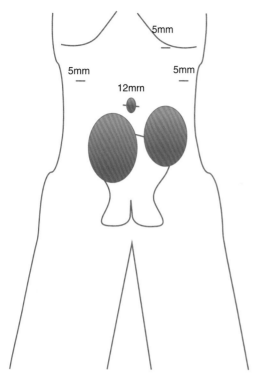

图 12.2　在大型标本中使用三孔以上腹腔镜行子宫肌瘤切除术的穿刺器分布图

减少术中出血

除了带蒂的肌瘤，腹腔镜或者机器人辅助子宫肌瘤切除术的过程中都需要切开子宫肌层，分离肌瘤包膜。术中出血主要发生在肌瘤剥离以及缝合子宫瘤腔的过程中，时间越长，出血越多。为了减少出血，可以使用药物和血管阻断技术进行暂时或永久性夹闭/缝合。

在术前或者手术过程中可以经阴道、静脉、子宫肌层注射药物来减少术中出血。近期一项 Cochrane 系统评价结果显示，将垂体后叶激素或布比卡因加肾上腺素注射于子宫体，将米索前列醇或地诺前列酮栓剂经阴道用药，或氨甲环酸静脉用药，这些方法均可以有效减少术中出血量[11]。由于垂体后叶激素具有强烈的收缩血管作用，患者可能会出现一过性心动过速、高血压、心律失常、支气管痉挛、心肌缺血等不良反应。在法国、意大利等欧洲国家，垂体后叶素被禁止使用[12-13]。因此，在宫体处注射垂体后叶素时需注意回抽无血后再推注，以防止药物直接入血而造成严重的不良反应。Song 等人在一项对照试验中将 60 例行腹腔镜子宫肌瘤切除术的患者分为两组，术中分别于子宫浆膜层或上方肌层注射稀释的垂体后叶素或肾上腺素，两组患者的手术出血量无明显差异，仅肾上腺素组出现一过性、不严重的心率和血压波动[14-15]。

除通过药物止血以外，术中也可通过钳夹或者金属夹夹闭血管止血。Ostrzenski 于 1997 年首次提出在肌瘤切除术前缝合子宫峡部以减少术中出血[16]。Dubuisson 等人对 53 例患者进行队列研究，根据腹腔镜子宫肌瘤剥除术中是否行预防性子宫动脉阻断分为两组。研究发现，尽管两组患者的术后血红蛋白变化水平无明显差异，但未阻断组的中转开腹率高于阻断组（11% vs. 0%）[17]。中转开腹的原因均是肌瘤切除部位的出血量较多，腹腔镜下无法完成快速止血的操作。此外，Vercellino 等人进行的一项多中心对照试验中，评估了 166 例接受腹腔镜肌瘤剥除术患者的术中及围手术期结局，其中 80 例患者在术中行暂时子宫动脉钳夹阻断，86 例患者未被阻断。试验结果显示，暂时性阻断组的术后血红蛋白下降程度明显低于对照组（1.2g/dL vs. 1.6g/dL，P<0.05）。阻断组中 2 例患者及对照组中 1 例患者出现术后出血，均无须输血治疗[18]。

器械的使用及缝合

在大多数腹腔镜子宫肌瘤切除术的研究中，超声刀和单极能量器械是最常用的器械。Litta 等人进行的一项纳入 160 例患者的随机对照试验结果显示，相比电器械，术中使用超声刀可以缩短手术时间，减少术中出血量，降低术后 24h 疼痛评分（$P<0.05$）[19]。Ou 等人的回顾性队列研究结果也显示，相比电器械，术中使用超声刀可以减少手术出血量 [20]。并且，相比于电凝器械和 CO_2 激光，使用超声能量后愈合组织的抗张强度更高 [21]，超声能量侧方传导更小，这一现象并不令人惊讶 [22]。

缝合瘤腔基底部是腹腔镜子宫肌瘤切除术中具有挑战性的操作之一，恢复切口的完整性极其重要，尤其是对于有生育要求的患者。缝合瘤腔基底部不仅仅是为了控制术中出血，更重要的是为了关闭死腔和预防术后血肿形成，以避免影响术后创面愈合。目前为止，尚无已发表的随机对照试验来评估子宫肌瘤切除术后的缝合方法与生育能力和妊娠期子宫破裂风险之间的关系。Parker 等人对 19 例既往有腹腔镜子宫肌瘤切除术史的妊娠期子宫破裂患者进行回顾性分析，发现术中电器械的使用与子宫破裂的风险增加有关，多层缝合可以降低子宫破裂风险 [23]。因此，有专家建议，对于有生育要求的女性，术中应使用多层缝合代替电凝止血。如果缺损较大，可使用 2-0 或 3-0 的 PDS® II（polydioxanone，Ethicon，Cincinnati，OH）可吸收线对瘤腔基底部和子宫肌层进行连续缝合或荷包缝合。视缺损范围大小使用 PDS® II 缝线进行多层连续缝合可能是必要的，并应于每层缝合结束时将尾部打结。最后使用 3-0 或 4-0 可吸收线以间断缝合或棒球缝合法缝合子宫浆膜层，所有缝线都可在子宫体外打结之后以推杆器完成推送。

由于腔镜下操作空间有限，应用传统缝线进行多层缝合较为困难，一些术者更倾向于使用倒刺线缝合子宫。倒刺线是一根单丝线，两侧有双向排列的倒钩嵌入，缝合后可以提供持续的张力，不易松脱，也不需要打结 [24]。相比传统的子宫肌瘤切除术的缝合方法，使用倒刺线缝合可以节省手术时间 [25-26]，减少术中出血量 [27-28]。Alessandri 等人对纳入研究的 44 例患者进行随机对照试验，结果显示使用倒刺线组与需要体内打结的传统缝线组相比，缝合时间明显缩短（11.5min *vs.* 17.4min，$P<0.001$），但是总的手术时间并无明显差异。

另一项纳入 7 项研究的 meta 分析结果显示，术中使用倒刺线缝合的患者，其手术时间和缝合时间更短（$P<0.001$），术中出血量更少（$P=0.021$），术后血红蛋白下降程度更低（$P=0.014$）[24]。

虽然倒刺线缝合的优势明显，但由于其必须有少量线尾暴露在外，因此可能造成术后盆腔粘连及肠梗阻。Lee 和 Wong 等人报道 1 例腹腔镜子宫肌瘤切除术患者在术后 6 周发生了小肠梗阻，之后经手术探查发现，小肠和直肠与暴露于子宫表面的倒刺线粘连 [29]。为了减少缝线暴露于子宫表面造成的风险，该文作者强烈推荐棒球缝合法。

局限性

并发症及中转开腹的风险

腹腔镜手术的局限性与术者的经验息息相关。目前，有几项试验对腹腔镜手术的并发症及中转开腹的风险因素进行了相关研究。一位资深手术医生5年余对468例腹腔镜子宫肌瘤切除术患者随访后发现，37例患者术后出现轻微的并发症，7例患者（1.5%）出现较为严重的并发症，其中术后出血2例，穿刺口疝（5mm穿刺孔）1例，肺栓塞1例，盆腔脓肿1例，盆腔感染1例，较大阔韧带肌瘤切除术中子宫动脉破裂1例，但并发症的发生与肌瘤的部位、大小和数量并无明显关联。

相反地，Sizzi等人在一项大型前瞻性研究中发现，2050例行腹腔镜子宫肌瘤切除术患者的并发症总发生率为11.1%（225/2050），其中187例发生轻微的并发症，包括泌尿系统感染、术后发热（T>38℃）、子宫穿孔等。严重并发症的发生率为2.02%（28/2050），主要包括血肿[30]和术后出血[25]。但仅有3例患者行输血治疗，2例患者行非计划二次手术止血，1例患者术后发生一过性肾功能衰竭，1例患者术后发生肠道损伤[31]。同时，该研究结果显示，子宫肌瘤直径大于5cm、手术时间长和阔韧带肌瘤是术后发生并发症的高危因素[31]。

Saccardi等人开展一项长达3年的观察性研究以评估手术并发症与中转开腹的预测因素，444例行腹腔镜子宫肌瘤切除术患者（肌瘤直径均大于4cm）

中，仅有2例（0.45%）术后需要输血治疗，6例（1.35%）中转为开腹手术。肌瘤大小、肌瘤部位与出血量相关，直径为8~12cm的肌壁间肌瘤相较于同样大小的浆膜下肌瘤的出血量更大（275mL vs. 200mL，$P<0.05$）；直径大于12cm肌瘤的术中出血量最多（肌壁间组出血量中位数为450mL，浆膜下组出血量中位数为400mL，两组差异无统计学意义，$P>0.05$）[32]。

为评估中转开腹的风险因素，Sandberg等人对3年内接受子宫肌瘤切除术的966例患者进行了回顾性队列研究，731例行腹腔镜手术（其中343例行机器人辅助腹腔镜手术）的患者中，仅有8例（1.09%）中转为开腹手术。但值得一提的是，超过98%的手术由经验丰富的专科医生主刀。中转开腹的风险因素包括肌瘤数量（9.75 vs. 3.49，$P=0.003$）、肌瘤重量（667.9g vs. 259.24g，$P=0.015$）[33]。相比于未中转开腹及计划行经腹子宫肌瘤切除术的患者，腹腔镜中转开腹手术患者的术中出血量更多（1 381.25mL vs. 167.95mL，$P<0.001$；267.16mL，$P=0.001$）、术后住院时间更长（3.13d vs. 0.55d，$P<0.001$；2.15d，$P=0.036$）[33]。

Palomba等人在一项随机对照试验中，将纳入的136例患者随机分为腹腔镜子宫肌瘤切除术组和腹部小切口子宫肌瘤切除术组，腹腔镜组68例患者中无一例中转开腹，腹部小切口组中6例（6/68，8.8%）中转开腹（$P=0.012$），但术后并发症的发生率无明显统计学差异，腹腔镜组为2/68（2.29%），腹部小切口组为5/68（7.4%）[7]。

减少术后粘连

术后粘连可造成患者盆腹腔疼痛、肠梗阻和不孕，同时增加了后期盆腹腔手术的难度及并发症的发生风险 [34-35]。相较于传统经腹手术，腹腔镜子宫肌瘤切除术在减少术后粘连形成方面更有优势。

Bulletti 等人在一项病例对照试验中对 32 例患者的术后粘连形成情况进行评估，16 例患者接受腹腔镜子宫肌瘤切除术，16 例患者接受经腹子宫肌瘤切除术。其中 28 例患者在初始术后 4 个月左右接受了腹腔镜二次探查，腹腔镜组的腹腔粘连率明显低于经腹组，平均粘连评分分别为 3.0 分和 6.7 分（评分范围为 0~11 分）[30]。

Kumakiri 等人在一项纳入 307 例既往有经腹手术史的腹腔镜手术患者的回顾性研究中发现，有 220 例患者（71.7%）存在盆腹腔粘连，41 例患者在本次腹腔镜手术期间出现手术并发症，其中 37 例患者的并发症发生在腹壁或盆腔粘连松解过程中，大部分并发症为肠道损伤（35/41，85.4%）。因此，作者认为，患者既往有经腹子宫肌瘤切除术史会明显增加后续手术并发症的风险（OR = 4.70，$P<0.001$）[35]。

Takeuch 等人发表了对 372 例患者行腹腔镜子宫肌瘤切除术后再行微型腹腔镜二次探查时粘连形成情况的研究结果。所有患者均由同一名外科医生于 10 年内完成手术。其中 141 例患者（37.9%）存在盆腹腔粘连，粘连主要发生在子宫后壁（后壁为 68.8%，前壁为 21.3%），9.9% 患者的子宫前后壁都存在粘连。剥除肌瘤的直径越大，切除肌瘤的数量越多，术后粘连形成的风险也增加。如果术中放置防粘连屏障，例如 Seprafilm®（Genzyme Corporation，Cambridge，MA）和 Interceed（Ethicon，Cincinnati OH），则患者的术后粘连形成减少（$P<0.005$）[36]。

有几种不同的医用物可以预防术后粘连的形成，最常用的方法是腹腔灌注和使用外源性防粘连屏障。腹腔灌注液可留在盆腹腔以促进粗糙的腹膜表面分离，包括透明质酸、晶体溶液、羧甲基纤维素 [37]。屏障样医用物可以是胶体或固体形式。一些常用的胶体包括 SprayGel®（Confluent Surgical Inc.，Waltham，MA，一种聚乙二醇胶体），Sepraspray®（Genzyme Corporation，Cambridge，MA，一种透明质酸和羧甲基纤维素）以及 Sepracoat®（Genzyme，一种稀释的透明质酸）。一项 Cochrane 系统评价结果显示，使用胶体及腹腔灌注组相较于未使用的对照组有更好的预防粘连效果（OR = 0.34，$P< 0.000\ 01$；OR = 0.16，$P=0.005$），并且使用胶体的效果优于腹腔灌注（OR = 0.36，$P=0.001$）[38]。固态的屏障样医用物包括以下几种：Seprafilm®（一种透明质酸及羧甲基纤维素的混合物），SprayGel®（Confluent Surgical Inc.，Waltham，MA，含有 2 种聚乙二醇为基础的溶液），Interceed®（氧化再生的纤维素），Gore-Tex®（W.L. Gore and Associates Inc.，Flagstaff，AZ，一种扩张的聚四氟乙烯）。一项 Cochrane 系统评价结果显示，在妇科手术中使用 Seprafilm®，Interceed® 及 Gore-Tex® 的患者相比于未使用的患者，术后粘连发生率较低 [39]。

近期，来自中国的一项纳入 216 例患者的前瞻性随机对照试验结果显示，腹腔镜手术中使用透明质酸预防粘连的患者在术后 9 周行二次腔镜探查时，发生中度、重度粘连率较低（9.8% *vs.* 27.7%，*P*<0.001）[40]。

单孔腹腔镜与多孔腹腔镜

单孔腹腔镜是一项相对新的技术，主要用于卵巢囊肿切除术、子宫切除术及子宫肌瘤切除术。单孔腹腔镜手术的优势包括增加美容效果（一个切口相对于多个切口）、降低术后疼痛[41-42]，其优势仍存在一定的争议[43]。Kim 等人的一项回顾性分析纳入 191 例患者，将所有患者分为单孔组、二孔组及三孔组，手术由 3 位不同的外科医生实施[44]。研究结果显示唯一明确的差异是，单孔组手术时间较二孔组、三孔组更长［分别为（165.8±91.1）min，（129.5±48.6）min，（132.1±54.7）min，*P*=0.005］。将单孔组患者按照该技术引入机构的早晚分为早期手术组和近期手术组，结果显示两组患者间的手术时间并无明显差异（*P* = 0.996）。此外，术中出血量、输血率、术后住院时间、中转开腹率及并发症的发生率并无明显差异（*P*>0.05）。

Song 等人的一项多中心前瞻性临床试验中，100 例患者随机接受传统腹腔镜或单孔腹腔镜子宫肌瘤切除术，该试验结果显示两组患者的手术时间、手术难度、术中出血量、术后血红蛋白下降程度和住院时间均无明显差异（*P*>0.05）。另外，两组患者均无术中

及术后并发症，术后 48h 内的疼痛评分也无明显差异（*P*>0.05）。虽然统计学结果未显示差异，但是单孔组中 3 例患者由于术中剥离肌瘤及缝合瘤腔较为困难而中转为传统腹腔镜手术，而传统腹腔镜手术组中并无中转开腹的病例（6% *vs.* 0，*P*=0.242）[14-15]。尽管两组患者在术中及围手术期的结局方面并无统计学意义上的差异，但是目前已发表研究中术者作为经验丰富的高级腹腔镜手术医生，在文中提及的手术操作难点主要包括单孔操作时缺少手术操作"三角"、术中器械碰撞干扰及缝合困难。

机器人辅助腹腔镜子宫肌瘤切除术

目前，唯一经过美国食品药品监督管理局批准的机器人平台是达芬奇外科手术系统（Intuitive Surgical®，Sunnyvale，California），于 2005 年被批准应用于妇科手术。达芬奇手术机器人具有高分辨率的三维内镜视野、"内腕"灵活、术者手部震颤滤过等功能，这些优势对微创下行子宫肌瘤切除术非常有帮助，因为术中需要行较多缝合来关闭瘤腔和止血。研究显示，相较于经腹子宫肌瘤切除术，使用机器人辅助腹腔镜手术可以减少静脉麻醉药物的使用[45]，缩短住院时间[45-48]，减少术中出血量[46-48]，并降低术后发热的发生率[47]。

已有数项研究结果显示，腹腔镜子宫肌瘤切除术与机器人辅助腹腔镜手术的手术结局相似，这些研究均为回顾性研究[47,49-53]，或使用回顾性队列研

究对比术中失血量、术后并发症及住院时间[47,49,51,54]。Nezhat[51]、Gargiulo[50]及 Hsiao[55] 的研究显示，即使是手术经验丰富的术者，机器人辅助腹腔镜子宫肌瘤切除术也比单纯腹腔镜手术的手术时间更长。Bedient[49]、Barakat[47]、Gocçmen[54]、Pluchino[52] 及 Sasaki[53] 的研究结果显示，两组患者的手术时间无明显差异。一项 meta 分析中有 4 篇文章显示，腹腔镜子宫肌瘤切除术与机器人辅助腹腔镜子宫肌瘤切除术之间的手术时间、术中出血量、手术并发症及术后住院时间并无统计学差异[56]。另外，Gargiulo 的研究显示，腹腔镜手术组中68% 的患者在术中使用了倒刺缝合，而机器人组仅有 5%。

我们近期对 144 例行腹腔镜或机器人辅助子宫肌瘤切除术患者的术中情况与包括术后术区肌瘤残余数量在内的围手术期结局进行了分析。这是考虑到机器人手术中缺乏手感触觉反馈。两组患者的手术时间（162.2min *vs.* 169.3min，$P=0.627$）、估计出血量（126.4mL *vs.* 111.9mL，$P=0.674$）、夜间住院率（15.6% *vs.* 25%，$P=0.284$）、术后超声测量的平均肌瘤残留数量（0.4 *vs.* 0.2，$P=0.591$）和平均肌瘤大小并无统计学差异（$P>0.05$）。唯一的差别在于，机器人组中 3 例患者（6.3%）术中中转为腹腔镜手术，而腹腔镜组并无中转开腹手术的病例[53]。

单孔机器人手术

2013 年，美国食品药品监督管理局批准了单孔达芬奇机器人系统用于妇科子宫切除术及其附件手术。机器人辅助单孔腹腔镜子宫肌瘤切除术是相对新的外科手术技术。由于最初的单孔机器人并未像多孔机器人那样可以进行 7 个自由度的操作，因此复杂的缝合受到限制。目前，市面上最新的机器人操作平台已经具有手腕可弯曲的单孔持针器，这使得单孔机器人手术的适应证更广。Lewis 等人报道了 4 例机器人辅助单孔腹腔镜子宫肌瘤切除术，手术中使用了 5mm 半钢性机器人器械，带有可弯曲的 CO_2 激光，经 8mm 辅助孔进入腹腔行子宫壁切开[57]。4 例患者的手术过程均比较顺利，平均手术时间为 210min（202~254min），平均出血量为 103mL（75~300mL），将标本通过 2.5cm 的脐部穿刺孔手动粉碎后取出，术中和术后并未出现明显的并发症。

标本取出方式的选择

基于美国食品药品监督管理局于 2014 年 4 月提出的建议，不建议在腹腔镜子宫肌瘤切除术及子宫切除术过程中使用能量器械在腹腔内进行标本切割[58]。已有多种标本取出方法在文献中被报道，这里简单汇总并介绍现有的选择及我们正在使用或研究的几种标本取出方法。

肌瘤取出时可选择以下几种方法：将肌瘤置入标本袋中，在体外手动切割后经穿刺孔取出[59]；行腹部小切口直接取出[60]；经后穹隆切开取出[61]；在标本袋中使用电动旋切器粉碎标本后取出[62]。目前，我们使用两种在腹腔内电动切割标本的方法。第一种类似于 Cohen 等人提出的多孔技术，不同的是我们术中使用一种叫作 Espiner EcoSac 230 的标本袋（Espiner Medical Ltd., North Somerset, United Kingdom），这种标本袋是一种尼龙材质的标本袋[63]。另外一种方法也是 Cohen 等人在文献中提出的，需要将镜头及旋切器全部通过脐部 3cm 的切口置入腹腔后行旋切。我们目前正在对一种特殊设计的标本袋进行相关研究，虽然这种方法需要使用多孔技术，但是可以避免在标本袋内置入用于看到标本和旋切器的镜头。

远期生育影响

对生育力及妊娠率的影响

由于许多患者因为有生育要求才进行子宫肌瘤切除术，故需要谨慎考虑手术对术后妊娠的影响。虽然目前的研究数据对于子宫肌瘤切除术能否提高患者的生育力仍存在争议，但是仍有几项研究的结论是一致的。Pritts 等人在一项系统性评价中发现，FIGO 分型为 0、1、2 型的有黏膜下肌瘤成分的子宫肌瘤可影响受孕，手术切除后可以提高生育力[64]，然而并无文献证明，仅切除浆膜下肌瘤时患者的受孕能力可以得到提高[64]。对于未影响宫腔形态的肌壁间子宫肌瘤，手术获益是不确定的。同时 Pritts 的研究发现，存在肌壁间子宫肌瘤女性的妊娠率、移植成功率及持续妊娠活产率明显降低，并且流产风险高于无肌壁间肌瘤的女性。尽管如此，有研究结果表明，

切除肌壁间肌瘤后妊娠率、活产率和自然流产率与对照组并无明显差异，但此结论仅来自几项小样本研究。同样地，Sunkara 等人近期通过对 19 项研究进行 meta 分析后发现，在接受体外受精（IVF）的女性人群中，肌瘤造成宫腔受压女性的移植成功率（RR=0.85，P=0.002）和活产率（RR=0.79，P<0.0001）明显低于对照组[65]。该项研究中不包含有子宫肌瘤切除史的女性。

无论是经腹还是腹腔镜子宫肌瘤切除术，手术后的受孕率并无明显差别。Seracchioli 等人开展了一项纳入 131 例不孕患者的前瞻性随机试验（所有病例均至少有 1 个肌瘤的直径不小于 5cm），所有病例在接受经腹或腹腔镜子宫肌瘤切除术后随访近 1 年。两组患者中有生育要求女性的受孕率无明显差别（腹腔镜组 53.6%，开腹组 55.9%）[3]。另一项纳入两项研究[3,7]的 meta 分析的结果也表明，腹腔镜子宫肌瘤剥除术与经腹手术的术后受孕率无差异（OR = 1.11，95% CI：0.41~2.99）[66]。

子宫破裂风险

尽管研究表明腹腔镜术后有相似的妊娠率和较低的手术并发症发生率，但是临床医生仍需要警惕腹腔镜子宫肌瘤剥除术后的妊娠期子宫破裂。虽然关于腹腔镜子宫肌瘤剥除术后至受孕时间间隔的研究数据有限，但是大多数学者仍建议，为预防子宫破裂，腹腔镜子宫肌瘤切除术后应至少严格避孕 3 个月[67]。这项建议是基于 MRI 检查结果提示术后子宫创面需 12 周才能愈合，如果术后存在瘤腔血肿，则所需时间更长[68]。

尽管文献报道的子宫破裂风险的差异很大，但是绝大多数研究均认为风险小于 1%[69]。Koo 等人对 523 例在腹腔镜子宫肌瘤切除术后完成妊娠的女性进行了回顾性研究，其中 67.1% 的病例在术中通过缝合止血，而 31.5% 的病例则是通过双极电凝或套扎圈止血。手术距妊娠的平均时间窗为 14 个月。其中 3 例患者（3/523，0.6%）在分娩前出现子宫破裂。1 例曾切除直径 5cm 肌壁间肌瘤的女性患者于妊娠 37 周出现子宫破裂（宫底部），可能与术中过度使用双极电凝有关。1 例双胎妊娠的患者于 6 年前行经腹子宫肌瘤切除术，近期再次行腹腔镜浆膜下肌瘤切除术（5cm）。此次接受 IVF 受孕后，该患者在妊娠 32 周时出现子宫破裂。第 3 例患者发生子宫破裂的时间在孕 21 周，既往切除 1 枚 7cm 子宫下段浆膜下肌瘤，本次妊娠在瘢痕处有胎盘植入，由于子宫破裂造成严重出血并且胎死宫内，最终行子宫切除术。以上 3 例子宫破裂患者既往行子宫肌瘤切除术中均使用双极电凝止血，其中 2 例患者仅行单层缝合。同时，这项研究表明，有 4.2%（22/523）的患者在妊娠期合并胎盘附着异常，包括前置胎盘、胎盘植入、胎盘粘连、胎盘早剥。

一些研究结果显示，子宫破裂与切除的肌瘤数量、大小及部位无明显关联[69-71]。传统意义上认为，深肌层的肌瘤剥除术后子宫破裂的发生率较高，但是仍有较多个案报道提示子宫破裂发生在腹腔镜浆膜下肌瘤切除术，甚至带蒂肌瘤切除术后[72-74]。Parker 等人对 19 例妊娠期子宫破裂病例进行分析后发现，所有的子宫破裂均发生在妊娠 36 周之前，其中有 18 例患者至少有以下一项潜在高危因素：未缝合子宫缺损 3 例，单线缝合 3 例，单层缝合 4 例，术中使用单极或双极电凝止血 16 例。所有患者均未在孕期发生死亡，但有 3 例患者发生胎儿死亡，分别发生于妊娠 17 周、28 周、33 周[23]。Pistodis 报道了近 14 年中在希腊发生的尚未正式发表的 7 例子宫破裂病例，其中 6 例发生在妊娠期，1 例发生在分娩过程中（肌瘤剥除术后 14 年）[75]。7 例患者中，6 例为浆膜下肌瘤，1 例为肌壁间肌瘤。7 例患者术中均使用双极电凝止血，6 例未行缝合或行单层缝合。虽然子宫破裂的发生率较低，并且大多数患者发生在分娩发动之前，但是为避免分娩过程中发生子宫破裂，推荐有肌瘤切除史的女性行剖宫产以终止妊娠。

虽然目前缺少有力的前瞻性研究证据，但是为避免出现妊娠期子宫破裂，肌瘤切除过程中应尽量避免使用单极或双极能量器械进行电凝止血，同时对瘤腔进行多层缝合加固，以避免潜在的产科灾难性事件的发生[76]。

结　论

综上所述，腹腔镜和机器人辅助子宫肌瘤切除术均有众多优势，但是其手术操作仍存在一定的技术难度，并且可能存在发生严重并发症的风险。因此，此类手术应由技术娴熟的腹腔镜专业医师进行，以便可以安全、高效地进行肌瘤切除和创面缝合。

（闻笔伟 译）

参考文献

[1] Semm K. New methods of pelviscopy for myomectomy, ovariectomy, tubectomy and adenecetomy. Endoscopy, 1979, 11: 85-93.

[2] Mais V, Ajossa S, Guerriero S, et al. Laparoscopic versus abdominal myomectomy: a prospective, randomized trial to evaluate benefits in early outcome. Am J Obstet Gynecol, 1996, 175: 654-658.

[3] Seracchioli R, Rossi S, Govoni F, et al. Fertility and obstetric outcome after laparoscopic myomectomy of large myomata: a randomized comparison with abdominal myomectomy. Hum Reprod, 2000, 15: 2663-2668.

[4] Seinara P, Arisio R, Decko A, et al. Laparoscopic myomectomy: indications, surgical technique and complications. Hum Reprod, 1997, 12: 1927-1930.

[5] Bhave Chittawar P, Franik S, Farquhar C. Minimally invasive surgical techniques versus open myomectomy for uterine fibroids. Cochrane Database Syst Rev, 2014, (10): CD004638.

[6] Rossetti A, Sizzi O, Soranna L, et al. Long-term results of laparoscopic myomectomy: recurrence rate in comparison with abdominal myomectomy. Hum Reprod, 2001, 16(4): 770-774.

[7] Palomba S, Zupi E, Russo T, et al. A multicenter randomized, controlled study comparing laparoscopic versus minilaparotomic myomectomy: short-term outcomes. Fertil Steril, 2007, 88: 942-951.

[8] Kang JH, Kim WY, Lee KW, et al. Timing for laparoscopic myomectomy during the menstrual cycle. J Minim Invasive Gynecol, 2015, 22: 1191-1195.

[9] Knol HM, Kemperman RFJ, Kluin-Nelemans HC, et al. Hemostatic variables during normal menstrual cycle. A systematic review. Thromb Haemost, 2012, 107: 22-29.

[10] Hurst BS, Matthews ML, Marshburn PB. Laparoscopic myomectomy for sympto-matic uterine myomas. Fertil Steril, 2005, 32: 1-23.

[11] Kongnyuy EJ, Wiysonge CS. Interventions to reduce hemorrhage during myomectomy for fibroids. Cochrane Database Syst Rev, 2014, (8): CD005355.

[12] Hobo R, Netsu S, Koyasu Y, et al. Bradycardia and cardiac arrest caused by intramyometrial injection of vasopressin during a laparoscopically assisted myomectomy. Obstet Gynecol, 2009, 113: 484-486.

[13] Nezhat F, Admon D, Nezhat C, et al. Life-threatening hypotension after vasopressin injection during operative laparoscopy, followed by uneventful repeat laparoscopy. J Am Assoc Gynecol Laprosc, 1994, 2: 83-86.

[14] Song T, Kim MK, Kim M-L, et al. Use of vasopressin vs epinephrine to reduce haemorrhage during myomectomy: a randomized controlled trial. Eur J Obstet Gynecol Reprod Biol, 2015a, 195: 177-181.

[15] Song T, Kim T-J, Lee S-H, et al. Laparoendoscopic single-site myomectomy compared with conventional laparoscopic myomectomy: a multicenter, randomized, controlled trial. Feril Steril, 2015b, 104: 1325-1331.

[16] Ostrzenski A. A new laparoscopic myomectomy technique for intramural fibroids penetrating the uterine cavity. Eur J Obstet Gynecol Reprod, 1997, 74: 189-193.

[17] Dubuisson JB, Malartic C, Jabob S, et al. Preventive uterine artery occlusion combined with laparoscopic myomectomy: a valid procedure to prevent bleeding. J Gynecol Surg, 2004, 20: 105-112.

[18] Vercellino G, Erdemoglu E, Joe E, et al. Laparoscopic temporary clipping of uterine artery during laparoscopic myomectomy. Arch Gynecol Obstet, 2012, 286(5): 1181-1186.

[19] Litta P, Fantinato S, Calonaci F, et al. A randomized controlled study comparing harmonic versus electrosurgery in laparoscopic myomectomy. Fertil Steril, 2010, 94: 1882-1886.

[20] Ou C, Harper A, Liu Y, et al. Laparoscopic

myomectomy technique. Use of colpotomy and the harmonic scalpel. J Reprod Med, 2002, 47: 849-853.

[21] Hambley R, Hebda P, Abell E, et al. Wound healing of skin incision produced by ultrasonically vibrating knife, scalpel, electrosurgery and carbon dioxide laser. J Dermatol Surg Oncol, 1998, 12: 1213.

[22] Amaral JF. Ultrasonic dissection. Endosc Surg Allied Technol, 1994, 2: 181-185.

[23] Parker W, Einarsson J, Istre O, et al. Risk factors for uterine rupture after laparoscopic myomectomy. J Minim Invasive Gynecol, 2010, 17: 551-554.

[24] Zhang Y, Ma D, Li X, et al. Role of barbed sutures in repairing uterine wall defects in laparoscopic myomectomy: a systematic review and meta-analysis. J Minim Invasive Gynecol, 2016, 23: 684-691.

[25] Einarsson J, Chavan N, Suzuki Y, et al. Use of bidirectional barbed suture in laparoscopic myomectomy: evaluation of perioperative outcomes, safety and efficacy. J Minim Invasive Gynecol, 2011, 18: 92-95.

[26] Tulandi T, Einarsson J. The use of barbed suture for laparoscopic hysterectomy and myomectomy: a systematic review and meta-analysis. J Minim Invasive Gynecol, 2014, 21(2): 210-216.

[27] Angioli R, Plotti F, Montera R, et al. A new type of absorbable barbed suture for use in laparoscopic myomectomy. Int J Gyn Obstet, 2012, 117: 220-223.

[28] Alessandri F, Remorgida V, Venturini P, et al. Unidirectional barbed suture versus continuous suture with intracorporeal knots in laparoscopic myomectomy: a randomized study. J Minim Invasive Gynecol, 2010, 17: 725-729.

[29] Lee E, Wong F. Small bowel obstruction from barbed suture following laparoscopic myomectomy-a case report. Int J Obstet Gynecol, 2015, 16: 146-149.

[30] Bulletti C, Polli V, Negrini V, et al. Adhesion formation after laparoscopic myomectomy. J Am Assoc Gynecol Laparosc, 1996, 3(4): 533-536.

[31] Sizzi O, Rossetti A, Malzoni M, et al. Italian multicenter study on complications of laparoscopic myomectomy. J Minim Invasive Gynecol, 2007, 14: 453-462.

[32] Saccardi C, Gizzo S, Noventa M, et al. Limits and complications of laparoscopic myomectomy: which are the best predictors? A large cohort single-center experience. Arch Gynecol Obstet, 2014, 290: 951-956.

[33] Sandberg E, Cohen S, Jansen F, et al. Analysis and risk factors for intraoperative conversion of laparoscopic myomectomy. J Minim Invasive Gynecol, 2016, 23: 352-357.

[34] Iles DA, Ahmad G, Watson A. Adhesions: effects on fertility and prevention. In: Metwally M, Li TC, editors. Reproductive surgery in assisted conception. London: Springer, 2015: 153-169.

[35] Kumakiri J, Kikuchi I, Kitade M, et al. Evaluation of factors contributing to uterine scar formation after laparoscopic myomectomy. Acta Obstet Gynecol, 2010, 89: 1078-1083.

[36] Takeuchi H, Kitade M, Kikuchi I, et al. Influencing factors of adhesions development and the efficacy of adhesion-preventing agents in patients undergoing laparoscopic myomectomy as evaluated by second-look laparoscopy. Fertil Steril, 2008, 89: 1247-1253.

[37] Kamel RM. Prevention of postoperative peritoneal adhesions. Eur J Obstet Gynecol, 2010, 150: 111-118.

[38] Ahmad G, Mackie FL, Iles DA, et al. Fluid and pharmacological agents for adhesion prevention after gynaecological surgery (review). Cochrane Database Syst Rev, 2014, (7): CD001298.

[39] Ahmad G, O'Flynn H, Hindocha A, et al. Barrier agents for adhesion prevention after gynaecological surgery (review). Cochrane Database Syst Rev, 2015, (4): CD000475.

[40] Liu C, Lu Q, Zhang Z, et al. A randomized controlled trial on the efficacy and safety of a new crosslinked hyaluronan gel in reducing adhesions after gynecologic laparoscopic

surgeries. J Minim Invasive Gynecol, 2015, 22: 853-863.

[41] Fagotti A, Bottoni C, Vizzielli G, et al. Postoperative pain after conventional laparoscopy and laparoendoscopic single site surgery (LESS) for benign adnexal disease: a randomized trial. Fertil Steril, 2011, 96: 255-259.

[42] Yim G, Jung Y, Paek J, et al. Transumbilical single-port access versus conventional total laparoscopic hysterectomy: surgical outcomes. Am J Obstet Gynecol, 2010, 203: 26. e1-6.

[43] Jung Y, Lee M, Yim G, et al. A randomized prospective study of single-port and four-port approaches for hysterectomy in terms of postoperative pain. Surg Endosc, 2011, 25: 2462-2469.

[44] Kim S, Baek J, Park E, et al. A comparison of single-, two-, and three- port laparoscopic myomectomy. J Soc Laparoendosc Surg, 2015, 19(4): e2015.00084.

[45] Nash K, Feinglass J, Zei C, et al. Robotic-assisted laparoscopic myomectomy vs. abdominal myomectomy: a comparative analysis of surgical outcomes and costs. Arch Gynecol Obstet, 2012, 285: 435-440.

[46] Ascher-Walsh C, Capes T. Robot-assisted laparoscopic myomectomy is an improvement over laparotomy in women with a limited number of myomas. J Minim Invasive Gynecol, 2010, 17: 306-310.

[47] Barakat EE, Bedaiwy MA, Zimberg S, et al. Robotic-assisted, laparoscopic and abdominal myomectomy: a comparison of surgical outcomes. Obstet Gynecol, 2011, 117: 256-265.

[48] Gobern J, Rosemeyer C, Barter J, et al. Comparison of robotic, laparoscopic, and abdominal myomectomy in a community hospital. J Soc Laparoendosc Surg, 2013, 17: 116-120.

[49] Bedient CE, Magrina JF, Noble BN, et al. Comparison of robotic and laparoscopic myomectomy. Am J Obstet Gynecol, 2009, 201: 566. e1-5.

[50] Gargiulo A, Srouji S, Missmer S, et al. Robot-assisted laparoscopic myomectomy compared with standard laparoscopic myomectomy. Obstet Gynecol, 2012, 120: 284-291.

[51] Nezhat C, Lavie O, Hsu S, et al. Robotic-assisted laparoscopic myomectomy compared with standard laparoscopic myomectomy-a retrospective matched control study. Fertil Steril, 2009, 91: 556-559.

[52] Pluchino N, Litta P, Freschi L, et al. Comparison of the initial surgical experience with robotic and laparoscopic myomectomy. Int J Med Rob Comput Assisted Surg, 2014, 10: 208-212.

[53] Sasaki KJ, Steller CJ, Sulo S, et al. Comparison of operative and peri-operative results for robotic and laparoscopic myomectomies. J Minim Invasive Gynecol, 2015, 22(6): S7.

[54] Goçmen A, Sanhkan F, Mustafa G. Comparison of robotic-assisted laparoscopic myomectomy outcomes with laparoscopic myomectomy. Arch Gynecol Obstet, 2013, 287: 91-96.

[55] Hsiao S, Lin H, Peng F, et al. Comparison of robot-assisted laparoscopic myomectomy and traditional laparoscopic myomectomy. J Obstet Gynaecol Res, 2013, 39(5): 1024-1029.

[56] Pundir J, Pundir V, Walavalkar R, et al. Robotic-assisted laparoscopic vs. abdominal and laparoscopic myomectomy: systematic review and meta-analysis. J Minim Invasive Gynecol, 2013, 20: 335-345.

[57] Lewis E, Srouji S, Gargiulo A. Robotic single-site myomectomy: initial report and technique. Fertil Steril, 2015, 103: 1370-1377.

[58] US Food and Drug Administration. Laparoscopic uterine power morcellation in Hysterectomy and Myomectomy: FDA Safety Communicatino. http://www.fda.gov/MedicalDevices/Safety/AlertsandNotices/ucm393576.htm. Published April 17, 2014. Accessed July 1, 2017.

[59] Serur E, Lakhi N. Laparoscopic hysterectomy with manual morcellation of the uterus. Am

J Obstet Gynecol, 2011, 204: 566. e1-2.

[60] Seidman DS, Nezhat CH, Nezhat F, et al. The role of laparoscopic-assisted myomectomy (LAM). J Soc Laparoendosc Surg, 2001, 5(4): 299-303.

[61] Dubuisson JB, Chapron C, Levy L. Difficulties and complications of laparoscopic myomectomy. J Gynecol Surg, 1996, 12: 159-165.

[62] Cohen S, Einarsson J, Wang K, et al. Contained power morcellation within an insufflated isolation bag. Obstet Gynecol, 2014, 124: 491-497.

[63] Steller CJ, Miller CE, Cholkeri-Singh A, et al. Review and outcomes of power morcellation using an innovative contained bag system. J Minim Invasive Gynecol, 2015, 22(6): S100-101.

[64] Pritts E, Parker W, Olive D. Fibroids and infertility: an updated systematic review of the evidence. Fertil Steril, 2009, 91: 1215-1223.

[65] Sunkara S, Khairy M, El-Toukhy T, et al. The effect of intramural fibroids without uterine cavity involvement on the outcome of IVF treatment: a systematic review and meta-analysis. Hum Reprod, 2010, 25(2): 418-429.

[66] Jin C, Hu Y, Chen X, et al. Laparoscopic versus open myomectomy–a meta-analysis of randomized controlled trials. Eur J Obstet Gynecol Reprod Biol, 2009, 145: 14-21.

[67] Falcone T, Parker W. Surgical management of leiomyomas for fertility or uterine preservation. Obstet Gynecol, 2013, 121: 856-868.

[68] Tsuji S, Takahashi K, Imaoka I, et al. MRI evaluation of the uterine structure after myomectomy. Gynecol Obstet Investig,

2006, 61: 106-110.

[69] Koo Y, Lee J, Lee Y, et al. Pregnancy outcomes and risk factors for uterine rupture after laparoscopic myomectomy: a single-center experience and literature review. J Minim Invasive Gynecol, 2015, 22: 1022-1028.

[70] Seracchioli R, Manuzzi L, Vianello F, et al. Obstetric and delivery outcome of pregnancies achieved after laparoscopic myomectomy. Fertil Steril, 2006, 86: 159-165.

[71] Stringer N, Strassner H, Lawson L, et al. Pregnancy outcomes after laparoscopic myomectomy with ultrasonic energy and laparoscopic suturing of the endometrial cavity. J Minim Invasive Gynecol, 2001, 8: 129-136.

[72] Lieng M, Istre O, Langebrekke A. Uterine rupture after laparoscopic myomectomy. J Minim Invasive Gynecol, 2004, 11: 92-93.

[73] Oktem O, Gokaslan H, Durmusoglu F. Spontaneous uterine rupture in pregnancy 8 years after laparoscopic myomectomy. J Minim Invasive Gynecol, 2001, 8(4): 618-619.

[74] Pelosi MA, Pelosi MA. Spontaneous uterine rupture at thirty-three weeks subsequent to previous superficial laparoscopic myomectomy. Am J Obstet Gynecol, 1997, 177: 1547-1549.

[75] Pistofidis G, Makrakis E, Balinakos P, et al. Report of 7 uterine rupture cases after laparoscopic myomectomy: update of the literature. J Minim Invasive Gynecol, 2012, 19: 762-767.

[76] Flyckt R, Falcone T. Editorial: Uterine rupture after laparoscopic myomectomy. J Minim Invasive Gynecol, 2015, 22: 921-922.

第13章 良性子宫切除术中的输卵管切除

Meritxell Gràcia, Jordina Munrós, Mariona Rius,
Francisco Carmona

引 言

在全球范围中，子宫全切术是最常见的妇科手术之一。为了预防卵巢癌，传统做法常常是术中同时行卵巢切除术。此外，上皮性卵巢癌是死亡率最高的妇科癌症（每年 22.5 万新发病例中有 14 万死亡病例）[1]，由于缺乏有效的筛查方法，预防可能是降低其死亡率的唯一有效方法 [2]。

就卵巢癌的病理生理而言（见本章节后续内容"卵巢癌病理生理新解"），良性手术（如子宫全切术或为了绝育而实施的输卵管结扎术）中预防性输卵管切除可能会降低卵巢癌的风险。输卵管结扎已经证实了这种保护作用，特别是对于子宫内膜样癌和透明细胞癌（支持

子宫内膜细胞经血逆流学说）[3]。与双侧卵巢输卵管切除术相比，保留卵巢的双侧输卵管切除术可能是一个更好的选择。有研究结果已经显示了输卵管切除术的重要性，这些研究均提示无论在普通人群，还是在 *BRCA1* 和 *BRCA2* 突变携带者中，大部分卵巢癌患者中输卵管远侧的伞端存在恶性肿瘤和癌前病变病灶 [4]。在高级别卵巢癌中，癌前病变的部位已被证实不在卵巢，而是位于输卵管，称为输卵管浆液性上皮内癌（STIC）。染色结果显示，这些病变中存在 *p53* 突变 [4]。

最新研究已经显示了人工绝经手术——双侧输卵管卵巢切除术（BSO）对骨骼、心血管、性和认知方面的影响 [5]。

尽管如此，子宫切除术的手术方法不应受此理论获益的影响。我们应谨记：这是一种适用于一般风险而不是高风险女性的手术方法。

2010 年，不列颠哥伦比亚省卵巢癌研究中心（OVCARE）引入了机会性输卵管切除术的概念，指对因其他指征行盆腔手术的女性同时行输卵管切除，

M. Gràcia, M.D. · J. Munrós, M.D. · M. Rius, M.D.
F. Carmona, M.D., Ph.D. (✉)
Gynecology Department, Institut Clínic de Ginecologia, Obstetrícia i Neonatologia,
Hospital Clínic de Barcelona, Barcelona, Spain
e-mail: megracia@clinic.cat; jmunros@clinic.cat;
marius@clinic.cat; fcarmona@clinic.cat

© Springer International Publishing AG, part of Springer Nature 2018
G. G. Gomes-da-Silveira et al. (eds.), *Minimally Invasive Gynecology*,
https://doi.org/10.1007/978-3-319-72592-5_13

以达到一级预防输卵管、卵巢或腹膜上皮性恶性肿瘤的目的。

应该告知行该术式的女性，目前尚无关于这种手术可以降低卵巢癌、输卵管癌或腹膜癌方面的数据，所以现有证据仍然有限，在实践中外科医生的意见存在分歧。在美国 744 家医院中，行良性子宫切除术的女性患者中，同时行双侧输卵管切除术并保留卵巢的比例为 0~72.2%[6]，而同时行 BSO 的比例为 20%~85%[7]。这可能也反映出不同的患者意愿，以及对医生所提供预防措施选择中的差异。

两项护理健康研究[8-9]为了解 BSO 的影响提供了前瞻性的比较数据。然而，这些数据是间接的，不足以强有力地单独评估双侧输卵管切除术。这两项研究表明，对于因各种原因接受子宫切除术的女性，其切除双侧卵巢与保留卵巢的死亡危险比为 1.12（95% CI：1.02~1.21）。亚组分析中结果显示，对于 50 岁以下的女性（未接受雌激素替代治疗），行双侧卵巢切除术与更高的死亡率显著相关，但是未发现任何年龄阶段患者接受双侧卵巢切除后其生存率获得提高。45 岁前接受卵巢切除术且未行雌激素替代的女性中，心血管疾病的死亡率较高。对于具有卵巢癌普通风险的女性，保留卵巢有助于长期生存的最佳年龄是直到 65 岁。

因此，还需要更多前瞻性和随机性研究进一步验证，目前相应的研究计划也正在进行中。

2015 年美国妇产科医师学会发表建议如下[10]：

• 对于拟行全子宫切除术、有卵巢癌风险并且未接受卵巢切除术的人群，外科医生和患者应该讨论关于术中同时行输卵管切除的潜在获益。

• 在向女性建议腹腔镜绝育方法时，临床医生可告知双侧输卵管切除术是一种有效的避孕方法。

• 预防性输卵管切除术是临床医生可为患者提供的预防卵巢癌的手段。

• 需要随机对照试验来支持该方法降低卵巢癌发病率的有效性。

除了为降低卵巢癌的发生而行上述推荐措施以外，在子宫切除手术中保留输卵管并无任何获益。保留输卵管的女性在术后可能会出现一些并发症，如输卵管积液、输卵管炎、输卵管积脓、输卵管卵巢脓肿、慢性盆腔炎性疾病、输卵管扭转、盆腔疼痛、输卵管良性肿瘤（如卵巢冠囊肿）等。由于子宫切除术后输卵管已不能履行其生理功能，因此子宫全切术中似乎没有理由不切除输卵管[11]。

卵巢癌病理生理新解

输卵管的生理作用是运送卵子和精子，并使其受精。从功能方面而言，输卵管伞拾取从卵巢释放到盆腔的卵子，随着输卵管的蠕动，卵子与精子相遇，输卵管成为受精的常见部位。输卵管也会发生多种疾病，因为它扮演着连接子宫及盆腔的角色。来自子宫内膜、宫颈、阴道和输卵管本身的多种物质可通过输卵管逆行到腹膜，因此输卵管会发生异位妊娠，同时也会引起盆腔炎性疾病，因为炎症感染输卵管组织可导致输卵管炎、输卵管积脓，甚至更为严重的输卵管卵巢脓肿。此外，输卵管疾病还被认为是子宫内膜异位症（Sampson 理论）的部分病因[11]。

输卵管除了发挥以上这些重要作用以外，近十年来，许多研究使得临床医生在卵巢癌的发病机制及病因学方面的认识已经发生了思维模式的转变。已经证实，输卵管可能参与了高级别卵巢、输卵管和腹膜浆液性肿瘤的发展，考虑到这些疾病具有相同的分子表达谱，目前认为他们属于相同疾病范畴[12]。

卵巢肿瘤一般分为两种类型[4,12]。Ⅰ型肿瘤包括低级别浆液性癌、子宫内膜样癌、透明细胞癌、浆液-黏液性癌、黏液性癌和恶性布伦纳瘤（Brenner 瘤），这种类型的肿瘤不常见，往往出现在肿瘤较低期别，多起源于前期病变，如交界性浆液性肿瘤或子宫内膜异位症[13]。相反，Ⅱ型肿瘤包括高级别浆液性癌、癌肉瘤和未分化癌，往往在肿瘤晚期（3 期或 4 期）中发现，是大多数卵巢癌患者死亡的原因。

Ⅰ型和Ⅱ型肿瘤的主要区别在于肿瘤的主要分子特征，表现为整体 DNA 拷贝数的变化，前者的基因稳定性高于后者。Ⅰ型肿瘤的分子特征多为 *KRAS*、*BRAF*、*ERBB2*、*CTNNBI*、*PTEN*、*PIK3CA*、*ARID1A*、*PPP2R1A* 和 *Bcl-2* 突变。Ⅱ型肿瘤表现为 *TP53* 突变，存在于近乎 96% 的高级别浆液性卵巢癌[14]病例中。两种类型的卵巢肿瘤在分子、病理、临床特征方面的差异见表 13.1[12]。

近年来，若干研究表明，Ⅱ型卵巢肿瘤中大部分可能起源于输卵管，特别是伞端的前期病变，命名为"浆液性输卵管上皮内癌"。其一般位于分泌细胞发育不良的区域内，或者位于缺乏纤毛细胞的正常输卵管中，几乎总是存在 *TP53* 突变，并且与包括 *BRCA* 和 *BRCA* 样突变在内的 DNA 修复途径突变有关。此外，STIC 的端粒较短，这是与前期病变相关的一个特征。在为降低卵巢癌风险而切除输卵管和卵巢的 *BRCA* 突变的女性中，已经采用详细分析和显微切片法在 5%~9% 的病例中检测出未知的

表 13.1　Ⅰ型和Ⅱ型卵巢肿瘤（差异性特征）

特征	Ⅰ型	Ⅱ型
诊断时的期别	通常在早期	几乎都是晚期
肿瘤级别	低级别[a]	高级别
增殖活性	普遍低	总是高
进展	缓慢、惰性	迅速、侵袭性
化学治疗反应	一般	好，但是时常复发
高危因素	子宫内膜异位症	终身排卵周期，*BRCA* 胚系突变
前期病变	非典型增生（交界性）肿瘤	大多为浆液性输卵管上皮内癌
染色体不稳定性	低	高
TP53 基因突变	罕见	几乎总是

a：透明细胞癌没有分级，但许多学者认为该肿瘤级别相当于高级别

微小浸润病变和癌前病变，其中 70% 以上位于输卵管。在 50%~60% 的散发性浆液性卵巢癌中也发现了 STIC 病变。在卵巢癌 BRCA 突变携带者和散发卵巢癌病例中，均有超过 90% 的高级别浆液性卵巢癌出现 TP53 突变，并且这些突变与在输卵管前期病变中发现的特异性突变相匹配，提示两者有同样的分子克隆来源。因此，基于恶性细胞从输卵管伞端向腹膜播散的假设 [4]，我们认为大多数高级别浆液性癌可能是由输卵管转移的 [13]（图 13.1）。

考虑到超过 70% 的高级别浆液性癌存在输卵管前期病变的证据，输卵管切除是否会降低卵巢癌的发病率和死亡率，这是一个值得关注的话题。卵巢癌是发达国家中第二常见的妇科恶性肿瘤 [13] 和最致命的妇科恶性肿瘤 [4]。通过阴道超声筛查和血清糖类抗原 125（CA125）浓度检测以及症状来早期发现高级别浆液性癌并不能降低死亡率，所以目前唯一可能影响死亡率的策略是预防 [4,12]。因此，输卵管切除术可能降低 II 型卵巢肿瘤的发病率，并可能对涉及子宫内膜异位发病机制的 I 型卵巢肿瘤有一定的获益。

流行病学证据表明，在一般人群和高危人群中，输卵管结扎术可降低卵巢

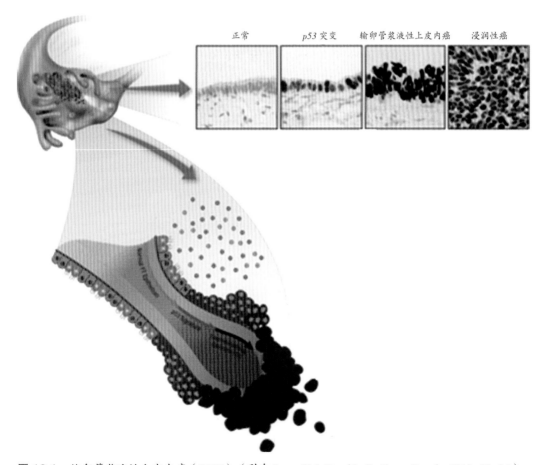

图 13.1 输卵管浆液性上皮内癌（STIC）（引自 Jones PM, Drapkin R. Front Oncol，2013-08-26）

癌发病率。Cibula 等人在一项 meta 分析中得出结论，既往无高危因素人群中行输卵管结扎术可降低 34% 的子宫内膜样卵巢癌和浆液性卵巢癌的发生，但是黏液性或交界性肿瘤[2]的风险未显著降低。尽管在 *BRCA* 突变携带人群中关于行输卵管结扎术是否能降低卵巢癌风险的研究很少，但是该手术可能同样对这一亚组的女性也有好处[4]。

因此，双侧输卵管切除术至少应具有与双侧输卵管结扎术相同的获益。目前，尚无关于双侧输卵管切除术在一般人群和高危人群中降低卵巢癌风险效能的评估数据，可能需要数十年的时间进行研究和论证。

外科手术方法

行预防性输卵管切除术时切除部位包括双侧输卵管远端 1/3（伞部和漏斗部、壶腹部）（图 13.2）。

在描述这项技术之前，有一些解剖学方面的注意事项需要考虑在内。首先，要确定骨盆漏斗韧带的位置，由于其包含被腹膜覆盖的卵巢血管，故分离时需要小心谨慎，以避免损伤。第二，输尿管距离骨盆漏斗韧带很近，在开始切除输卵管前必须在韧带内侧辨认输尿管。右侧输尿管跨过右髂外动脉起点进入盆腔，左输尿管跨过髂总动脉分叉进入盆腔。

一旦识别出解剖标志，应首先提起输卵管，使用双极电凝（也可以使用其他类型的能量器械）小心切断输卵管卵巢韧带，并且不能损伤骨盆漏斗韧带（图 13.3a，b）。沿壶腹部在输卵管下方继续电凝、切断输卵管系膜（图 13.3c），可以使用任何电凝 / 切除器械。最后，电凝并切断卵巢固有韧带，将其与子宫分离（图 13.3d）。

我们可以按照目前的方法行子宫切除术，将输卵管整体切除（连在子宫角上）。

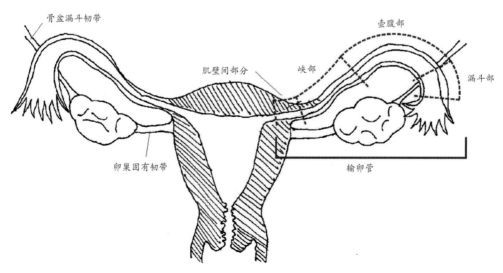

图 13.2　正常女性内生殖器解剖示意图

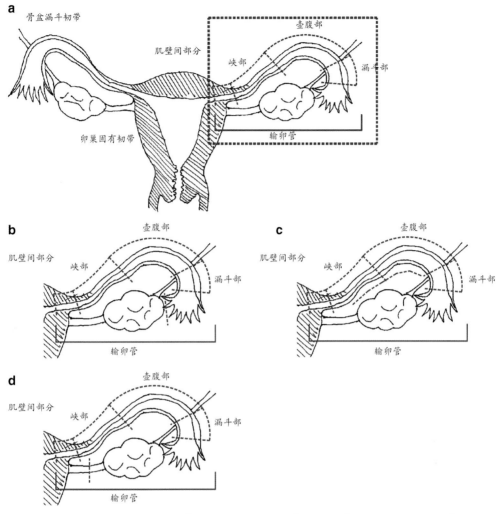

图 13.3　手术技术：（a）输卵管结构；（b）输卵管卵巢韧带切面；（c）输卵管系膜区；（d）子宫卵巢韧带切面

与单纯子宫切除术相比，在子宫切除术的同时行输卵管切除是安全的，不增加并发症，并且两者的输血率或再入院率无差异[15]。有研究表明，子宫切除术联合输卵管切除术的手术时间平均增加 16min。子宫切除术联合输卵管切除术与单纯子宫切除术相比并不会延长住院时间[16]。关于手术并发症发生率方面的评估，则需要临床医生进行更长时间的随访。

争　议

子宫切除术可引起早绝经，其对身体的其他影响尚不完全清楚。同样，输卵管切除术对卵巢功能的风险和影响也是不确定和有争议的，一些研究表明输卵管切除术对卵巢功能或激素水平无损害，而另一些研究结果则提示卵巢储备功能下降（卵泡减少，卵泡刺激素水平增加或多普勒血流变化）[17]。

由 Morelli 等人设计的一项非随机试验得出结论，行腹腔镜子宫切除术联合双侧输卵管切除术的女性与行单纯子宫切除术的女性在围手术期并发症、卵巢超声特征和激素水平方面无负面影响[18]。

另一个问题是，在任何盆腔手术中是否均能引入输卵管切除术的概念（不仅仅是子宫切除术）。虽然目前尚无关于这方面的随机研究，但是如果考虑到输卵管结扎可以降低 I 型卵巢肿瘤的风险，那么输卵管切除术在 II 型卵巢肿瘤发病率方面可以达到同样的效果，同时可以提高降低 II 型卵巢肿瘤风险的能力。Falconer 等人发表了一项队列研究成果，比较了三种良性疾病的治疗方法（输卵管切除术、输卵管结扎、子宫切除术伴或不伴 BSO），结果显示接受输卵管切除术的患者患卵巢癌的风险较低，同时其他组患者患卵巢癌的风险也降低。BSO 患者较单侧输卵管卵巢切除术患者患卵巢癌的风险下降了 50%[19]。

结　论

目前，还需要对机会性输卵管切除术的预后进行长期研究。同时，加拿大妇科肿瘤医师学会、妇科肿瘤学会和美国妇产科医师学会支持机会性输卵管切除术在减少盆腔浆液性肿瘤发病率方面的潜在获益。

在费用方面，尽管尚无相关数据，但是机会性输卵管切除术似乎略微增加了手术费用，原因是该手术增加了手术时间，并可能使用了额外的器械，这需要进一步的数据来确定成本效益。但是，如果卵巢癌的发病率降低，则机会性输卵管切除术将会大大地节省手术成本。

与 STIC 相比，BRCA 1/2 相关浸润性卵巢癌的发生年龄较早。因为 $p53$ 过度表达，STIC 与浸润性卵巢癌发展之间的时间间隔尚不清楚，所以难以选择行预防性输卵管切除术的时机。因此，一个关于手术适应证的新观点提出了两步手术策略（为了减少早绝经的风险）：对高风险的患者，应在绝经前行输卵管切除术，在绝经后行卵巢切除术[20]。

（胡越 译）

参考文献

[1] Jemal A, Bray F, Center MM, et al. Global cancer statistics. CA Cancer J Clin, 2011, 61: 69-90.

[2] Cibula D, Widschwendter M, Májek O, et al. Tubal ligation and the risk of ovarian cancer: review and meta-analysis. Hum Reprod Update, 2011,17(1): 55-67.

[3] Rosenblatt KA, Thomas DB. Reduced risk of ovarian cancer in women with a tubal ligation or hysterectomy. The World Health Organization Collaborative Study of Neoplasia and Steroid Contraceptives. Cancer Epidemiol Biomark Prev, 1996, 5: 933-935.

[4] Walker JL, Powell CB, Chen L, et al. Society of Gynecologic Oncology recommendations for the prevention of ovarian cancer. Cancer, 2015, 121(13): 2108-2120.

[5] Erekson EA, Martin DK, Ratner ES. Oophorectomy: the debate between ovarian conservation and elective oophorectomy. Menopause, 2013, 20: 110-114.

[6] Xu X, Desai V. Hospital variation in the practice of bilateral salpingectomy with ovarian conservation in 2012. Obstet Gynecol,

2016, 127: 297-305.

[7] Perera HK, Ananth CV, Richards CA, et al. Variation in ovarian conservation in women undergoing hysterectomy for benign indications. Obstet Gynecol, 2013, 121: 717-726.

[8] Parker WH, Feskanich D, Broder MS, et al. Longterm mortality associated with oophorectomy compared with ovarian conservation in the nurses' health study. Obstet Gynecol, 2013, 121: 709-716.

[9] Parker WH. Bilateral oophorectomy versus ovarian conservation: effects on long-term women's health. J Minim Invasive Gynecol, 2010, 17: 161-166.

[10] Committee on Gynecologic Practice. Committee opinion no. 620: salpingectomy for ovarian cancer prevention. Obstet Gynecol, 2015, 125(1): 279-281.

[11] Dietl J, Wischhusen J, Häusler SFM. The postreproductive Fallopian tube: better removed? Hum Reprod, 2011, 26(11): 2918-2924.

[12] Kurman RJ, Shih IM. The dualistic model of ovarian carcinogenesis: revisited, revised, and expanded. Am J Pathol, 2016, 186(4): 733-747.

[13] Nezhat FR, Apostol R, Nezhat C, et al. New insights in the pathophysiology of ovarian cancer and implications for screening and prevention. Am J Obstet Gynecol, 2015, 213(3): 262-267.

[14] Cancer Genome Atlas Research Network. Integrated genomic analyses of ovarian carcinoma. Nature, 2011, 474: 609-615. Erratum in: Nature, 2012, 490: 298.

[15] Mc Alpine JN, Hanley GE, Woo MM, et al. Opportunistic salpingectomy: uptake, risks, and complications of a regional initiative for ovarian cancer prevention. Ovarian Cancer Research Program of British Columbia. Am J Obstet Gynecol, 2014, 210: 471.

[16] Sandoval C, Fung-Kee-Fung M, Gilks B, et al. Examining the use of salpingectomy with hysterectomy in Canada. Curr Oncol, 2013, 20(3): 173-175.

[17] Gelbaya TA, Nardo LG, Fitzgerald CT, et al. Ovarian response to gonadotropins after laparoscopic salpingectomy or the division of fallopian tubes for hydrosalpinges. Fertil Steril, 2006, 85: 1464-1468.

[18] Morelli M, Venturella R, Mocciaro R, et al. Prophylactic salpingectomy in premeno-pausal lowrisk women for ovarian cancer: primum non nocere. Gynecol Oncol, 2013, 129: 448-451.

[19] Falconer H, Yin L, Grönberg H, et al. Ovarian cancer risk after salpingectomy: a nationwide population-based study. J Natl Cancer Inst, 2015, 107: 1-6.

[20] Daly MB, Dresher CH, Yates M, et al. Salpingectomy as a means to reduce ovarian cancer risk. Cancer Prev Res, 2015, 8: 342-348.

第14章 卵巢肿瘤：术前评估和腹腔镜手术

William Kondo, Monica Tessmann Zomer,

Nicolas Bourdel, Michel Canis

引 言

良性卵巢肿瘤是常见的妇科疾病。据统计，美国有 5%~10% 的女性曾因附件肿瘤接受手术治疗[1-2]。在无症状的女性中，附件肿瘤的发生率为 0.17%~5.9%，但在有症状表现的女性中，其发生率可达 7.1%~12%[3]。

卵巢肿瘤的处理方案取决于卵巢肿瘤的性质，例如是否并发急症（如卵巢扭转需要急诊治疗）及发生恶变的可能性。妇科肿瘤医生必须综合考虑患者的症状、体格检查结果、影像学检查及血清肿瘤标志物检测结果，进而决定患者是否需要手术治疗[4]。

鉴于大部分的附件肿瘤是良性的，为确保合适的治疗方案，术前判断患者是否为恶性卵巢肿瘤高风险非常重要[1]。

腹腔镜手术被认为是治疗附件肿瘤的标准方案[5-7]，主要原因是其具有防粘连、术后恢复快、美容切口等优势[8]。腹腔镜手术的缺点包括操作技术的学习曲线长、设备价格高昂等[9]。

由于目前尚缺乏能够准确判断附件肿瘤性质的术前检查，这就使得附件肿瘤的手术治疗方案变得复杂，其最大的风险在于术中恶性肿瘤破裂及由此造成的肿瘤播散[9]。因此，在术前谈话中，医生应该告知患者附件肿瘤有恶变的可能性[4]。

患者的成功治疗取决于完善的术前准备及系统的手术治疗。为了具有可读性、可理解性、可重复性，在本章中作者重点讨论了卵巢肿瘤的术前评估及不同腹腔镜操作技术的相关内容。

W. Kondo (✉) · M. T. Zomer
Department of Gynecology, Sugisawa Medical Center,
Curitiba, PR, Brazil

Department of Gynecology, Vita Batel Hospital,
Curitiba, PR, Brazil

N. Bourdel · M. Canis
Department of Gynecologic Surgery, CHU Estaing,
Clermont-Ferrand, France
e-mail: nbourdel@chu-clermontferrand.fr;
mcanis@chu-clermontferrand.fr

© Springer International Publishing AG, part of Springer Nature 2018
G. G. Gomes-da-Silveira et al. (eds.), *Minimally Invasive Gynecology*,
https://doi.org/10.1007/978-3-319-72592-5_14

译者注：本章原著中参考文献[47]和[48]顺序颠倒，未按出现顺序排列。为避免混乱，译文中未进行统一修订，读者仍可根据正文中参考文献序号查阅文后相对应的文献。

卵巢肿瘤的术前评估

临床上，评估卵巢肿瘤的关键在于判断肿瘤的性质（良性或恶性），以及是否可以通过腔镜技术将肿瘤切除，同时不会给患者造成其他任何类型的伤害[4]。目前已证实，经妇科肿瘤医生治疗后卵巢恶性肿瘤患者的预后好于经普通妇科医生或普通外科医生的治疗[10]。

治疗卵巢肿瘤时应该重点考虑的因素有年龄、症状、病史、体格检查结果、影像学检查及实验室检查结果[4]。临床医生必须同时考虑这些因素才能判断对患者应当进行手术治疗还是保守治疗。

当然，在没有得到病理结果之前，无法准确判断肿瘤的良恶性。根据文献报道，目前有较多类型的临床超声评分及数学模型可用于术前评估卵巢肿瘤的良恶性。单纯从理论角度分析，这些评分或模型具有一定的意义，在研究人群及一些特定的患者中具有较好的准确性及敏感性，但在其他中心的应用中这些预测方法的准确性却大打折扣[11-12]，这就意味着大多数预测方法的可重复性较差。即使应用盆腔 MRI 检查，术前检查的敏感性及特异性也没有得到明显提高[13]。

2010 年，国际卵巢肿瘤分析小组表明，多分类风险预测卵巢恶性肿瘤是可行的[14]。通过数学计算模型可以预测以下 4 种肿瘤类型：良性、交界性、原发性卵巢癌及转移性卵巢癌。该项目的开展主要是为了对不同数学计算方法进行比较。最近，该研究团队[15]表明，ADNEX 模型（www.iotagroup/adnexmodel/）

可以作为潜在的工具用于评估附件肿瘤的性质（良性、交界性、Ⅰ 期卵巢癌、Ⅱ～Ⅳ 期卵巢癌或转移性卵巢癌）。ADNEX 模型共纳入了 9 个变量，分别是年龄、血清 CA125 水平、肿瘤中心类型、肿瘤的最大直径、实性组织的比例、乳头状突起的数量、超过 10 个囊腔、阴影及腹水。据报道，ADNEX 模型有利于明确制订附件肿瘤患者的最佳治疗方案。

既往史和体格检查

女性的年龄是术前评估卵巢肿瘤的重要因素。与未绝经的女性相比，绝经的女性更易发生恶性病变[16]。无论患者年龄大小，对所有患有附件肿瘤的女性均应进行完善的病史回顾、体格检查、实验室和影像学检查[9]。

通过临床检查可以评估患者的一般情况，并预估在腹腔镜操作过程中可能存在的困难，如瘢痕、肥胖等。在体格检查中，手术医生应该特别关注卵巢肿瘤的大小、活动性及囊实性。同时也应仔细考虑卵巢外累及的情况，如是否有腹水、淋巴结转移或远处转移等。

对于育龄期女性，还应询问患者的性生活史及避孕方法，同时必须进行妊娠试验以排除宫外孕或合并宫内孕[9]。

超声检查

对于妇科肿瘤患者的评估，盆腔超声检查是一个重要的影像学检查手段，检查速度快，并且不会对患者产生电离辐射等影响，但是检查结果更依赖于操作者的水平[17]。根据肿瘤大小的情况，可决定采用经阴道超声检查或经腹部超声检查。超声检查报告结果必须完整、详实地描述卵巢肿瘤的内容物，如是否存在实性成分或液体成分、肿瘤内壁的厚度、有无赘生物和（或）分隔，使用多普勒超声检查可评估包块内部或外部的血管分布[18-20]。

良性附件肿瘤主要的超声特点包括低回声、内壁较薄、单囊（如有分隔，则隔膜较薄）以及无乳头状突起[21]。

恶性肿瘤的超声特点则包括：含有非脂肪的实性（血管化）组织、较厚的分隔及乳头状突起。彩色多普勒超声检查有助于判断肿瘤中的实性成分及血管组成[21]。

CT 检查和 MRI 检查

CT 检查的软组织分辨率较低，因此其在附件肿瘤中的应用受限[4,17]。但在成熟性畸胎瘤中，CT 检查有助于判断脂肪组织或钙化组织[17]。对于恶性卵巢肿瘤患者，通过 CT 检查判断有无淋巴结、微小病灶或远处转移在评估疾病累及范围方面有帮助[4,17]。CT 检查的主要优势在于其应用的广泛性及快捷性[21]。

基于 MRI 在不同组织中的特性，MRI 检查表现出优异的组织分辨率。不论是囊性还是实性组织，又或者是脂肪成分、出血灶、黏液性成分或纤维结缔组织，MRI 检查均具有不同的影像学表现[17]。注射含钆造影剂还可用于进一步评估病灶中的血管以及是否有增强表现[21]。

但是，对于附件肿瘤患者，不应常规使用盆腔或腹腔 MRI 检查，该检查主要适用于巨大病灶（或超声检查无法对病灶进行完整性评估时）、年轻患者（用于术前制订手术方案，判断是否存在双侧病变情况，评估患者生育力保留的可能性）

以及卵巢子宫内膜异位症（明确是否同时有深部的子宫内膜异位病灶）[22-23]。

肿瘤标志物

目前，尚缺乏用于早期诊断卵巢恶性肿瘤的实验室检测手段[4]。肿瘤抗原 CA125 是目前用于鉴别上皮性卵巢癌或上皮性输卵管癌及原发性浆液性腹膜癌患者的唯一一个常用的血清标志物[24]。但 CA125 水平升高也可出现在一些良性妇科疾病中（如正常女性的经期、孕期，卵巢囊肿，子宫内膜异位症，子宫腺肌病，子宫平滑肌瘤及盆腔炎性疾病）以及一些良性的非妇科疾病中（如胸/腹膜炎症、骨骼肌炎、肝病、肾病和心脏病等）[25]。

对于上皮性卵巢癌患者，Ⅰ期 50%~60%、Ⅱ期 80%~90%、Ⅲ期及Ⅳ期超过 90% 的患者中，血清 CA125 水平显著升高[26-27]。但是在单纯黏液性卵巢癌患者中，血清 CA125 水平并未显著升高。对于此类患者，癌胚抗原及 CA19-9 是更好的肿瘤标志物[28-29]。

对于年龄小于 40 岁的患有附件肿瘤的患者，英国[30]及美国[31]的指南均推荐行甲胎蛋白及绒毛膜促性腺激素水平检查，主要是为了排除附件肿瘤是否为生殖细胞肿瘤。此外，美国的指南还推荐，对于此类患者还应检测乳酸脱氢酶的水平。

为什么腹腔镜手术是最好的手术方法？

多项前瞻性随机对照研究均证实了腹腔镜手术在附件肿瘤中的作用[6-7]。目前，关于腹腔镜手术的顾虑主要有如下几点：恶性肿瘤的发生率，肿瘤破裂及分期升级的风险，穿刺口处肿瘤种植的概率[4]，子宫内膜异位病灶对生育的影响[32]，以及成熟性囊性畸胎瘤引起的化学性腹膜炎[33]。还有一个显著的问题就是，腹腔镜手术的学习曲线较长，与术者的手术经验及动手能力密切相关。相对于初学者而言，在腹腔镜下处理附件肿瘤的专家具有更多的经验和技巧，这些对于顺利完成手术是非常有帮助的，双方应该尽可能地积极交流[5]。

从多个角度综合考虑，我们认为腹腔镜探查可作为目前判断卵巢肿瘤性质的主要方法。第一，尽管常规的术前检查可以有效地鉴别卵巢肿瘤的良恶性，但恶性肿瘤的诊断必须依靠病理学依据[9]。在不考虑术者经验水平而仅依靠患者的术前检查资料进行判断的情况下，手术医生可能会选择不恰当的手术切口路径，例如有多达 23% 的卵巢癌患者选择行下腹部横切口；多达 21% 的卵巢良性肿瘤患者选择中线切口进行经腹手术[11]。因此，应用腹腔镜探查技术可以使术者根据不同的卵巢肿瘤病理类型选择合适的手术切口。

第二，卵巢恶性肿瘤患者的预后依赖于术者的专业性[10,34-35]。因此，为了获得更好的预后，卵巢恶性肿瘤患者的手术应当由妇科肿瘤医生实施[10]。然而，临床中不可能将所有可疑卵巢恶性肿瘤患者都转诊至妇科肿瘤中心，但是如果所有的妇科医生对于可疑的盆腔恶性肿瘤均能够遵循基本处理流程，那么他们能够通过腹腔镜探查术判断卵巢肿瘤的良恶性[36]。一旦通过腹腔镜探查确诊病变为恶性肿瘤，需将患者转诊至妇科肿瘤医生处进行治疗，初始腹腔镜探查术

后的治疗是完全可行的。在 Clermont-Ferrand 开展的前瞻性研究中[37]，排除弥散性恶性肿瘤证据后对 247 例可疑恶性肿瘤患者首先进行腹腔镜探查术，结果显示，85% 的肿瘤是良性的，避免了 93.8% 的良性肿瘤患者采取经腹手术。在其余的 37 例恶性肿瘤病例中，18.9% 的患者可通过腹腔镜手术治疗，这种方法可以大大降低不必要的开腹率。

第三，前瞻性研究及回顾性研究均证实，与经腹手术相比，腹腔镜手术可减少术中出血量，降低术后并发症，缩短住院时间，更早恢复正常活动，减少粘连发生率，并且具有更好的美容效果[6-7,38-39]。

因此，对于所有卵巢肿瘤，即使是可疑的恶性卵巢肿瘤，我们推荐首选腹腔镜探查术。

手术技术

患者体位、气腹建立和穿刺器放置

全身麻醉下，患者取仰卧位，下肢外展，大腿弯曲至与骨盆约呈 20°。该体位可在不改变患者体位的情况下同时进行经腹及经阴道手术。为了避免损伤臂丛神经，应将上肢置于身体两侧。同时，放置下肢时应避免压迫坐骨神经、腓总神经及小腿。患者的臀部应稍突出于操作台外缘以方便举宫。

常规在 Palmer 点（左锁骨中线肋缘下 3cm）通过穿刺口建立气腹[40-41]，即使是肥胖患者，在 Palmer 点穿刺后也非常容易建立气腹。

切开皮肤后在脐孔处使用 10mm 的穿刺口用于放置 0°腹腔镜镜头，之后再穿刺 3 个穿刺口，分别在主刀医生侧穿刺 2 个 5mm 的穿刺口，在助手侧穿刺 1 个 5mm 的穿刺口，2 个侧位穿刺口应当位于髂前上棘内侧 2cm 处（始终位于腹壁下血管的外侧），第 3 个穿刺口位于中线处脐部穿刺口下方约 8~10cm 处（图 14.1）。

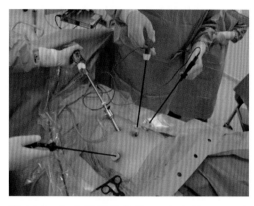

图 14.1 标准穿刺器位置：1 个直径 10mm 的经脐穿刺器用于放置镜头，3 个直径 5mm 的穿刺器用于放置操作器械

上述的穿刺口位置适用于直径不超过 10cm 的囊肿，病变部位几乎完全集中于盆腔内。对于直径超过 10cm 但尚未达脐孔的囊肿，应通过 Palmer 点放置穿刺器，同时需在同样的位置放置 5mm 的穿刺器，之后通过该穿刺器放置 5mm 腹腔镜镜头以评估肿瘤的界限，从而指导第 2 个穿刺器的正确放置位置。对于超过脐部的巨大肿瘤（大于 20cm），若其成分基本为液体，可采用开放式的腹腔镜探查术，使用锥形穿刺器直接穿刺肿瘤或在腹腔镜下行穿刺术（图 14.2a，b）。

总之，术者应根据肿瘤的大小选择将穿刺器放置在腹部更高的位置。

术中评估：不要忘记所有步骤！

通常，需要对腹腔进行全面的整体性评估[36,42]。术者必须将腹腔镜进行 360°旋转来检查整个盆腹腔，包括右髂窝、右侧结肠旁沟、升结肠、右侧膈顶、肝、胃、大网膜、横结肠、左侧膈顶、左侧结肠旁沟、降结肠、左髂窝、小肠、肠系膜和骨盆（腹膜、子宫和附件）。术者可以借助腹腔镜的"放大镜"效果充分寻找是否有颗粒状物和（或）赘生

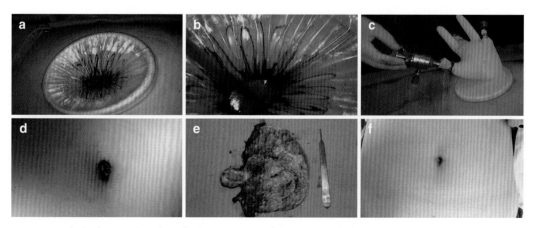

图 14.2 （a）在这个病例中，在脐孔放置切口牵拉器；（b）在直视下使用腹腔镜穿刺针对卵巢囊肿进行穿刺，吸出囊内液体后缝合穿刺口；（c）使用单孔腹腔镜；（e）进行左侧附件切除术；（d）术后即刻美容效果；（f）术后 7d 切口恢复效果

物[43-44]，这对于评估晚期卵巢恶性肿瘤的可切除性至关重要[45-46]。

腹水细胞学检查

下一步就是获得腹水细胞学检查的标本，可通过抽吸存在于直肠子宫陷凹内的腹水（图 14.3）或通过生理盐水冲洗结肠旁沟、骨盆和附件区后获取标本。

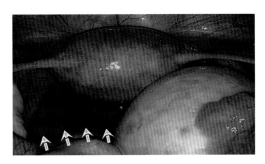

图 14.3　直肠子宫陷凹中的腹水（箭头示）。左侧卵巢正常，右侧卵巢增大

卵巢肿瘤的术中评估

囊外评估

术者必须能从各种术中表现了解卵巢肿瘤的性质，在检查盆腹腔的时候通过这些术中表现就可以意识到是否存在恶性可能，如腹水、腹膜赘生物、囊外赘生物、囊内赘生物以及囊壁杂乱的血管等。当腹腔积液完全充满直肠子宫陷凹时，需要引起特别的注意。囊外赘生物较为明显，但判断其性质比较困难，通常需要对组织进行冰冻病理检查才可明确。囊内赘生物通常在术前超声检查时即可发现，但也有少数赘生物在术中才被发现，这就需要在术中进行仔细的探查。有时不规则的血管可能使术者感到困惑，其出现提示恶性可能。

对肿瘤伴随征象的深入了解有助于鉴别生理性和病理性囊肿（表 14.1）。

囊内评估

囊内评估应该包括囊内壁以及囊内液[48]。在术前，尽管超声检查通常已经为术者提供了判断良性或恶性的可能依据，如是否有可疑的赘生物及液体成分（单纯无回声囊肿、出血性囊肿、畸胎瘤或黏液性囊肿等），但是在术中仍有三个时机有助于术者对肿瘤的性质作出判断：

• 第一个时机是在对囊肿操作前。此时术者准备对囊肿进行穿刺，吸取囊内液，使用囊内镜进行观察。

• 第二个时机是在对囊肿的操作后，并且在标本取出前。术者即将进行附件切除术或囊肿剥除术，已行囊肿穿刺并已打开囊壁，此时也可行囊内镜观察。

表 14.1　行腹腔镜探查术鉴别生理性囊肿及病理性囊肿[47]

	病理性囊肿	生理性囊肿
卵巢固有韧带	变长	正常
囊肿壁	变厚	正常
卵巢血管	从卵巢系膜开始规律增多	稀少，珊瑚状
囊内液	多样化（取决于囊肿性质）	淡黄色
囊内壁	血管增生区域纤维化	视网膜样
卵巢囊肿剥除术	容易	无法 / 困难

• 第三个时机在标本取出后。通常此时已将囊肿从盆腔中取出并被打开。

在腹腔镜手术中，必须关注囊内液的性质，术者在看到絮状、深色和（或）黏稠的液体后应该考虑囊肿恶性的可能。在分析囊内液（即囊内容物）后，需要进一步评估囊内壁的情况[36,42]。囊内赘生物通常在术前阴道超声检查中即可见，如果在术中发现囊内赘生物的数量多、体积大，有不规则的灰色乳头状突起，也应考虑囊肿恶性的可能。在腹腔镜手术中，要注意观察卵巢囊肿壁的外观，当囊壁有白色增厚时，也应警惕囊内壁赘生物存在恶性可能。

当决定行囊肿穿刺时，应尽可能提高穿刺技术，避免囊内容物流入盆腹腔是至关重要的。大部分囊肿的直径小于8cm，在穿刺此类囊肿前需先将囊肿放入标本袋再行穿刺。穿刺时应在直视下进行，在卵巢血管区对侧使用穿刺针（图14.4）或5mm的锥形穿刺器（图14.5）垂直刺入囊内，再分别使用注射器或负压吸引管吸出囊内液。在此过程中，术者可使用1个或2个抓钳夹持穿刺点周围的囊壁（图14.5c，d），从而抬高囊壁以避免囊内液流出。将囊内液抽吸完毕后，使用剪刀扩大囊肿穿刺口，然后在镜下（图14.6d）观察囊内壁是否有赘生物等情况。

如果为了减小囊肿体积而进行囊肿穿刺术，特别是对于那些体积过大无法放入标本袋的囊肿，因无法行镜下观察，可使用套扎圈闭合穿刺点（图14.5e，f）。

若未行囊肿穿刺而直接进行了囊肿剥除术或卵巢切除术，在行穿刺时可将囊肿放入标本袋中穿刺或在直视下取出部分标本再行穿刺。对于后面的这种情况，必要时术者可扩大皮肤或腱膜切口从而获得更好的视野。

不同手术方法：按步骤介绍

穿刺后行囊肿剥除

对于无回声的浆液性、黏液性囊腺瘤，或只有单个囊内赘生物且恶性可能性低的囊肿，经典的术式步骤包括以下6步。

1. 穿刺囊肿：穿刺后剪开并扩大囊肿开口。此开口应该自穿刺口开始，并具有一定的宽度（图14.6b，c）。

2. 观察囊内壁：镜下系统检查囊内

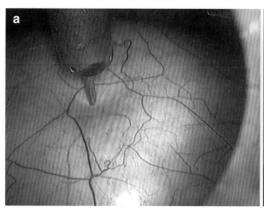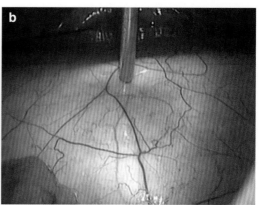

图14.4 使用腹腔镜穿刺针对术前评估为良性的卵巢肿瘤进行穿刺

情况，使用生理盐水冲洗以更好地暴露囊内壁情况。

3. 找出囊肿分界面：术者应顺着囊肿开口依次寻找囊肿与正常卵巢实质的分界面（图 14.6d）。若分界面暴露不清，术者应考虑扩大囊肿开口以找到更好的分界面。

4. 分离囊肿：术者应使用两把分离钳，在囊肿分界面处分别钳夹囊肿组织

和正常的卵巢组织（图 14.6e）。

5. 一旦钳夹好组织后，使用反向牵引力扩大囊肿与正常卵巢组织的分界面。为了逐渐地将囊肿从卵巢组织上剥离，应短距离且缓慢地进行反向牵引及钝性分离。因此，术者应经常变动钳夹的位置（图 14.6e），从而使得钳夹点尽可能地贴近分界面。为了保证分离过程中始终在囊肿与卵巢的分界面上，利

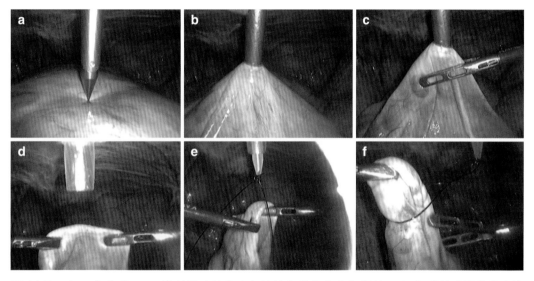

图 14.5 （a~c）使用 5mm 穿刺器对评估为良性的卵巢囊肿进行穿刺；（d）穿刺后将囊肿边缘固定；（e~f）并使用套扎圈进行穿刺口闭合

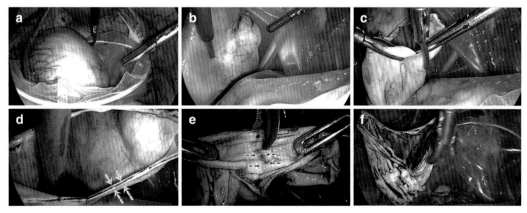

图 14.6 （a）将卵巢放置到标本袋中；（b）使用腹腔镜穿刺针进行穿刺；（c）并用剪刀将穿刺口扩大；（d）找到分界面；（e）逐渐将囊肿与卵巢皮质分离；（f）在囊肿剥除术后，充分止血

用3把分离钳可以更好地暴露术野，其中2把分离钳分别钳夹囊肿组织和正常的卵巢组织，第3把分离钳抓取靠近分界面的组织并进行依次交替，进而保证分离过程中卵巢组织和囊肿组织始终在钳夹中。如果分离过程变得困难，术者应改变钳夹部位从而保证钳夹点更加贴近分界面。为了不损伤正常的卵巢组织，术者在操作过程中应避免组织的滑脱及撕裂。特别是在靠近卵巢门的时候应尤为注意，此时使用双极电凝进行点凝可以避免意外出血。

6. 止血时一定要细致。术者可以发现，当分界面正确时，卵巢剥离面很少出血，卵巢囊肿的表面应为白色，且无红色纤维组织（图14.6e）。如果在术中发现情况并非如此，此时分离位置可能已远离囊肿壁，术者应该重新寻找靠近囊肿壁的分界面。在手术中使用3个5mm穿刺器进行操作是能够确保术中完整暴露、电凝止血、冲洗组织并且不需要频繁更换器械的唯一方法。在囊肿剥除术即将结束时应该再次检查是否有出血（图14.6f）。术者应该左手持双极电凝，右手持冲洗管。助手应使用抓钳并保证卵巢囊肿分界面的暴露。

不经穿刺直接行卵巢囊肿剥除

对于成熟性囊性畸胎瘤，经典的术式步骤包括以下6步。

1. 将卵巢放入标本袋中（图14.7a），此可避免在手术过程中出现囊内液流出从而引起肉芽肿性腹膜炎的严重并发症[33,49]。

2. 在卵巢门对侧打开卵巢组织。通常来说，可以抓取卵巢组织，使用剪刀剪开囊肿口。当抓取卵巢组织较为困难时，可使用单纯电切模式的能量器械点状切开囊肿口，为了更好地剥除囊肿，可以使用剪刀将囊肿开口开大至囊肿周长的一半（图14.7b，c）。找到畸胎瘤与卵巢的正确分界面也是非常重要的（图14.7d）。畸胎瘤的剥离面是黄白色的，无红色纤维组织，分界面处无血管组织。

3. 通过两把钳子抓住卵巢实质的边缘，术者需要保持一个"戴着"囊肿的动作，并保持囊肿的底部在同侧盆壁或

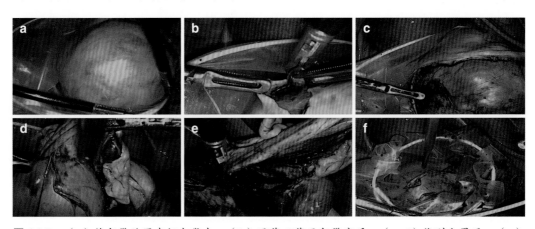

图14.7 （a）将卵巢放置在标本袋中；（b）用剪刀剪开卵巢实质；（c~d）找到分界面；（e）靠近卵巢血管处可能会发生少量出血；（f）最后可对囊肿进行穿刺后吸出囊内液以加快囊肿取出

子宫上方。剥离囊肿时所使用器械的操作仅与囊肿表面有关。如果剥离过程较困难，术者可通过分离钳、双极电凝钳及剪刀在囊肿一侧剥离后，再换另一侧进行分离。

4. 当剥离一半以上的囊肿后，术者可以通过抬高卵巢组织，利用囊肿自身的重量达到剥离的目的，也可以通过牵引、电凝止血及剪切的方式剥除畸胎瘤组织。通常在骨盆漏斗韧带处可发生少量出血（图 14.7e），这时推荐在畸胎瘤完全从卵巢剥离前进行双极电凝止血。

5. 对剥离面进行止血通常有利于卵巢组织恢复其正常形态。一般情况下，不需要对卵巢组织进行缝合。

6. 应在标本袋内对囊肿进行穿刺，吸出囊内液后再取出组织（图 14.7f）。

卵巢旁/输卵管旁囊肿切除术

手术操作包括如下 6 个步骤。

1. 将囊肿放入标本袋中（图 14.8a）。需要牢记的是，并不是所有的囊肿都是良性的（约 2% 的囊肿为恶性）。当囊

内仅有液体且囊肿被腹膜（输卵管系膜）覆盖时，囊肿呈蓝色。如果囊壁呈白色，则囊内可能有赘生物。

2. 在远离输卵管伞端处切开囊肿（图 14.8b）。

3. 扩大切口，可参照成熟性囊性畸胎瘤切口扩大方式（图 14.8c，d）。

4. 参照成熟性囊性畸胎瘤的剥除过程。当靠近卵巢组织进行剥离时，需要注意电凝附着处的血管及纤维组织（图 14.8e）。

5. 在剥离结束后，检查出血情况并确认输卵管伞端的良好解剖位置。

6. 将囊肿放到标本袋内穿刺并抽吸囊内液后取出（图 14.8f，图 14.9），可参照成熟性囊性畸胎瘤的取出方式。

卵巢子宫内膜样囊肿剥除术

卵巢子宫内膜样囊肿包括三个区域[50]。

1. 卵巢子宫内膜样囊肿与阔韧带后叶或子宫骶韧带间的粘连区域。

2. 活动性病变区域：此处有少量的

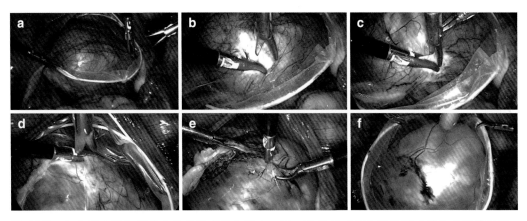

图 14.8　（a）将左侧输卵管囊肿放置在标本袋中；（b~d）使用双极电凝和剪刀剪开输卵管系膜；（e）逐步将囊肿与输卵管系膜分离，注意远端的输卵管；（f）剥离完成后，可在取出前将囊肿放在标本袋中进行穿刺

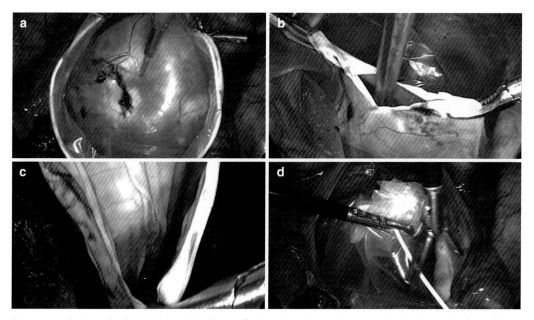

图 14.9 （a）将囊肿放置在标本袋中进行穿刺；（b）抽出囊内液；（c）镜下观察并评估卵巢囊肿内壁；（d）使用牵引线关闭标本袋

纤维化组织，易分离。

3.严重纤维化区域：此处多靠近卵巢门，并且较难找到分界面。

手术过程包括如下 7 个步骤。

1.进行卵巢粘连区剥离时，利用吸引管分离卵巢与盆壁或子宫骶韧带处的粘连。这个操作需要从卵巢与盆壁粘连最致密处逐渐分离至子宫卵巢韧带处（图 14.10a），通过这种方法即可将卵巢与盆壁分离。大多数情况下，卵巢囊肿会发生破裂，术者可以看到典型的巧克力样液体从囊内流出。

2.冲洗囊壁，抽吸囊内液，观察囊内壁是否有赘生物等恶性表现。

3.不要从卵巢实质处重新开口，应从囊肿破口处用剪刀扩大开口（图 14.10b），直到术者可以清晰辨认出分界面（图 14.10c）。

4.分别钳夹卵巢组织及囊壁，进一步扩大分界面。扩大分界面时应缓慢、平滑，避免撕拉囊肿组织或卵巢皮质组织。囊壁是白色的，并且分界面为无血管区，故出血量应较少。剥离过程的第一步相对比较简单，根据卵巢子宫内膜异位囊肿的病程长短不同，较容易剥除的囊肿壁面积可达 10%~90%（图 14.10d）。

5.在剥离的第二阶段中，钳夹分离变得不如前期高效，囊壁不再是均匀的白色，开始出现一些红色纤维组织（图 14.10e）。此时由于纤维组织较卵巢皮质更加致密，术者应停止前面的钳夹、分离动作。通常在囊壁组织中可以找到三角形的纤维结缔组织，此时术者应在其顶点水平电凝以打开并寻找囊壁与卵巢的分界面。

6.大多数的卵巢表面小出血点可以自发地停止出血，因此不需要过多地止血（图 14.10e，f）。如果术者对卵巢形状不满意，可以对卵巢内部进行缝合。

7.将囊肿放在标本袋中，并按照常规方法取出。

附件切除术

附件切除术有两大风险，分别是输尿管损伤和未能完全地切除卵巢组织。如果与阔韧带后叶或输尿管无粘连，手术过程通常有如下 6 个步骤。

1.将附件向盆腔内侧牵引（图 14.11a）。

2.电凝并切开卵巢蒂侧面腹膜（图 14.11b）。

3.术者通过电凝切开阔韧带的前叶及后叶，打开"阔韧带窗"，然后在窗内放置两把分离钳，向头尾方向反向用力扩大窗口（图 14.11c，d）。此时可以看到卵巢蒂在该"窗口"中央，输尿管在外侧，这样就可以避免后续操作过程中损伤输尿管。

4.渐进性电凝和分离卵巢蒂部（图 14.11e）。在处理血管之前，术者可先打开卵巢悬韧带周围腹膜从而增加双极电凝止血的有效性（由于血管周围腹膜可增加组织抗性从而减弱双极电凝

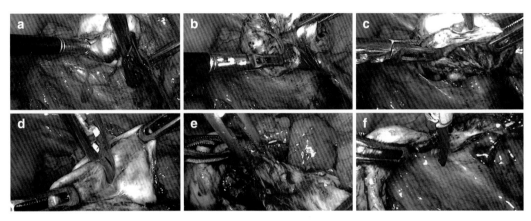

图 14.10　（a）分离卵巢粘连可导致卵巢子宫内膜异位囊肿自发破裂；（b）使用剪刀扩大破裂区域；（c）从而寻找正确的分界面；（d）在可操作区（易于解剖）分离卵巢子宫内膜异位囊肿与卵巢皮质；（e~f）当术者靠近卵巢门血管区时，应小心使用双极电凝或超声刀止血

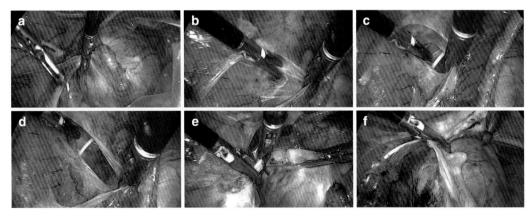

图 14.11　左侧附件切除术：（a）由术者向内侧牵引附件；（b~d）术者打开阔韧带窗；（e~f）使用双极电凝和剪刀分次电凝及钳切卵巢血管、输卵管和卵巢固有韧带

止血的效果）。

5.电凝并切断子宫卵巢韧带及靠近宫角处的输卵管（图14.11f）。

6.将组织放入标本袋后取出标本袋。

当卵巢紧密黏附在阔韧带后叶时，操作过程中会遇到一些困难。在这种情况下，如果要完整地切除卵巢，则必须打开卵巢窝处的腹膜组织，否则术者可能会残留一部分与腹膜粘连的卵巢组织，这有可能导致患者术后出现残留卵巢综合征。在一些特殊情况下，这一干预过程中可能需要进行一定程度的输尿管松解术，通常应从头侧开始输尿管游离，在无病变组织处打开侧腹膜后确认找到输尿管。充分游离输尿管的主要目的是为了能够在术中外推输尿管，从而安全切除病变所累及的腹膜，必要时可游离输尿管至子宫血管水平。

从标本袋中取出标本

取出标本时应牢记保护性措施，通常使用标本袋来取出标本。

应将手术标本完全放置于标本袋内，并用牵引线完全封闭标本袋开口。可以从穿刺器切口取出标本袋（图14.12），也可从阴道取出标本袋（阴道切开术，图14.13）。若采取前一种方法，应将牵引线从穿刺孔拉紧，并从腹腔中取出。皮肤或腹膜切口应根据囊肿的大小进行调整。

如何处理卵巢肿瘤？行囊肿穿刺术？经腹手术？囊肿剥除术？附件切除术？

对卵巢肿瘤患者，应该进行个体化治疗，治疗的基本原则是降低患者的并发症，在情况允许时，尽可能地采用保守治疗方案，或尽可能行腹腔镜手术而避免经腹手术，必要时转诊至妇科肿瘤医生处。

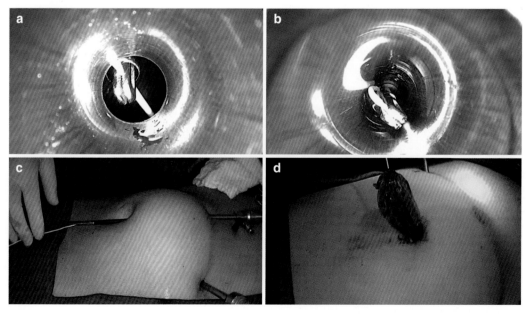

图14.12 （a）术者使用耻骨联合上穿刺器孔抓住内镜袋的牵引线；（b）通过脐部穿刺器移动抓钳；（c）取出脐部穿刺器，在腹腔外抓住牵引线；（d）囊肿在标本袋内

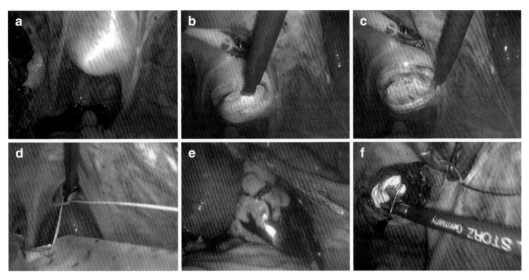

图 14.13　（a）在阴道中放置纱布；（b~c）使用单极电凝的切割模式在纱布上方打开阴道；（d~e）将标本袋从阴道中取出；（f）在腹腔镜下关闭阴道

囊肿穿刺术

基于术前检查情况，术者应考虑是否有必要行囊肿穿刺术，此并非常规操作。

当出现以下情况且不考虑保留卵巢时，则在术前没有必要行卵巢囊肿穿刺术。

1. 高度怀疑恶变时（如术前检查时囊内有多个赘生物，实性肿瘤，恶性肿瘤的其他表现）。

2. 绝经或围绝经期患者。

对于年轻的女性患者，穿刺有助于判断囊肿的性质及是否允许保留附件时可以考虑行穿刺术。需要注意的是，囊内有单个非血管性的赘生物并非囊肿穿刺术的禁忌证。如果怀疑年轻女性患者的卵巢囊肿有恶变的可能，应立即行卵巢囊肿穿刺术。另一种情况就是，对于巨大的卵巢囊肿，如果其内容物仅为囊性且不怀疑为恶性肿瘤的情况下也可以

行穿刺术。这主要是由于巨大的肿瘤体积阻碍了腔镜手术入路。如图 14.2 所示，在这些病例中使用单孔腹腔镜，在穿刺后也可以按照常规的腔镜穿刺器放置方法（图 14.1）进行手术。

经腹手术

以下情况应考虑改为经腹手术。

1. 确认已有腹膜转移病灶，并且可以实施肿瘤减灭术。若术者无法顺利完成该手术，可在活检完成后转诊至妇科肿瘤中心以尽快再次手术。

2. 存在较大的肿瘤破裂和播散的风险。相对于腹腔镜手术，经腹手术时肿瘤播散的风险较低。

当然，被纳入的符合条件的患者将由经验丰富的医生在腹腔镜下完成肿瘤细胞减灭术。

附件切除术

附件切除术适用于以下患者：

1. 患者已绝经（可考虑行双侧附件切除术）。

2. 患者超过 45 岁，无生育要求（单侧附件切除术）。

3. 肿瘤性质为可疑恶性（囊外和 / 或囊内评估后）。

囊肿剥除术

除了以上情况，其他的患者均可行囊肿剥除术，并应根据特定的囊肿类型按照以上描述的内容进行操作。

结 论

腹腔镜手术是治疗卵巢肿瘤的金标准，在术者完成学习曲线后，腹腔镜手术在可行性、安全性及有效性方面优于经腹手术。为了排除恶性肿瘤，需进行完善的术前检查。在腹腔镜手术过程中，规范操作是十分重要的，并且术者应根据患者自身的特点及肿瘤的类型调整手术操作方式。专家们应该向年轻医生传授正确的外科技术，这将有利于手术技术的简化和可持续应用。

（夏蕾蕾 译）

参考文献

[1] National Institutes of Health Consensus Development Conference Statement. Ovarian cancer: screening, treatment, and follow-up. Gynecol Oncol, 1994, 55(3 Pt 2): S4-14.

[2] NIH consensus conference. Ovarian cancer. Screening, treatment, and follow-up. NIH consensus development panel on ovarian cancer. JAMA, 1995, 273(6): 491-497.

[3] Padilla LA, Radosevich DM, Milad MP. Accuracy of the pelvic examination in detecting adnexal masses. Obstet Gynecol, 2000, 96(4): 593-598.

[4] Hilger WS, Magrina JF, Magtibay PM. Laparoscopic management of the adnexal mass. Clin Obstet Gynecol, 2006, 49(3): 535-548.

[5] Canis M, Rabischong B, Houlle C, et al. Laparoscopic management of adnexal masses: a gold standard? Curr Opin Obstet Gynecol, 2002, 14(4): 423-428.

[6] Mais V, Ajossa S, Piras B, et al. Treatment of nonendometriotic benign adnexal cysts: a randomized comparison of laparoscopy and laparotomy. Obstet Gynecol, 1995, 86(5): 770-774.

[7] Yuen PM, Yu KM, Yip SK, et al. A randomized prospective study of laparoscopy and laparotomy in the management of benign ovarian masses. Am J Obstet Gynecol, 1997, 177(1): 109-114.

[8] Canis M, Mage G, Pouly JL, et al. Laparoscopic diagnosis of adnexal cystic masses: a 12-year experience with long-term followup. Obstet Gynecol, 1994, 83 (5 Pt 1): 707-712.

[9] Sisodia RM, Del Carmen MG, Boruta DM. Role of minimally invasive surgery in the management of adnexal masses. Clin Obstet Gynecol, 2015, 58(1): 66-75.

[10] Earle CC, Schrag D, Neville BA, et al. Effect of surgeon specialty on processes of care and outcomes for ovarian cancer patients. J Natl Cancer Inst, 2006, 98(3): 172-180.

[11] Boll D, Geomini PM, Brölmann HA, et al. The pre-operative assessment of the adnexal mass: the accuracy of clinical estimates versus clinical prediction rules. BJOG, 2003, 110(5): 519-523.

[12] Mol BW, Boll D, De Kanter M, et al. Distinguishing the benign and malignant adnexal mass: an external validation of prognostic models. Gynecol Oncol, 2001, 80(2): 162-167.

[13] Bouic-Pagès E, Perrochia H, Mérigeaud S, et al. MR imaging of primary ovarian tumors with pathologic correlation. J Radiol, 2009, 90(7-8 Pt1): 787-802.

[14] Van Calster B, Valentin L, Van Holsbeke C, et al. Polytomous diagnosis of ovarian tumors as benign, borderline, primary invasive or metastatic: development and validation of standard and kernel-based risk prediction models. BMC Med Res Methodol, 2010,10: 96. https://doi.org/10. 1186/1471-2288-10-96.

[15] Van Calster B, Van Hoorde K, Valentin L, et al. Evaluating the risk of ovarian cancer before surgery using the ADNEX model to differentiate between benign, borderline, early and advanced stage invasive, and secondary metastatic tumours: prospective multicentre diagnostic study. BMJ, 2014, 349: g5920. https://doi.org/10.1136/bmj. g5920.

[16] Yancik R, Ries LG, Yates JW. Ovarian cancer in the elderly: an analysis of surveillance, epidemiology, and end results program data. Am J Obstet Gynecol, 1986, 154(3): 639-647.

[17] Perera DS, Prabhakar HB. Imaging of the adnexal mass. Clin Obstet Gynecol, 2015, 58(1): 28-46.

[18] Schneider VL, Schneider A, Reed KL, et al. Comparison of Doppler with two-dimensional sonography and CA 125 for prediction of malignancy of pelvic masses. Obstet Gynecol, 1993, 81(6): 983-988.

[19] Timor-Tritsch LE, Lerner JP, Monteagudo A, et al. Transvaginal ultrasonographic characterization of ovarian masses by means of color flow-directed Doppler measurements and a morphologic scoring system. Am J Obstet Gynecol, 1993, 168 (3 Pt 1): 909-913.

[20] Weiner Z, Beck D, Shteiner M, et al. Screening for ovarian cancer in women with breast cancer with transvaginal sonography and color flow imaging. J Ultrasound Med, 1993, 12(7): 387-393.

[21] Jeong YY, Outwater EK, Kang HK. Imaging evaluation of ovarian masses. Radiographics, 2000, 20(5): 1445-1470.

[22] Kondo W, Zomer MT, Pinto EP, et al. Deep infiltrating endometriosis: imaging features and laparoscopic correlation. J Endometr, 2011, 3(4): 197-212.

[23] Trippia CH, Zomer MT, Terazaki CRT, et al. Relevance of imaging examinations in the surgical planning of patients with bowel endometriosis. Clin Med Insights Reprod Health, 2016, 10: 1-8.

[24] Bast RC Jr, Klug TL, St John E, et al. A radioimmunoassay using a monoclonal antibody to monitor the course of epithelial ovarian cancer. N Engl J Med, 1983, 309(15): 883-887.

[25] Sölétormos G, Duffy MJ, Othman Abu Hassan S, et al. Clinical use of cancer biomarkers in epithelial ovarian cancer: updated guidelines from the European Group on Tumor Markers. Int J Gynecol Cancer, 2016, 26(1): 43-51.

[26] Duffy MJ, Bonfrer JM, Kulpa J, et al. CA125 in ovarian cancer: European Group on Tumor Markers guidelines for clinical use. Int J Gynecol Cancer, 2005, 15(5): 679-691.

[27] Liu J, Matulonis UA. Anti-angiogenic agents in ovarian cancer: dawn of a new era? Curr Oncol Rep, 2011, 13(6): 450-458.

[28] Høgdall EV, Christensen L, Kjaer SK, et al. Protein expression levels of carcinoembryonic antigen (CEA) in Danish ovarian cancer patients: from the Danish 'MALOVA' ovarian cancer study. Pathology, 2008, 40(5): 487-492.

[29] Kelly PJ, Archbold P, Price JH, et al. Serum CA19-9 levels are commonly elevated in primary ovarian mucinous tumours but cannot be used to predict the histological subtype. J Clin Pathol, 2010, 63(2): 169-173.

[30] National Institute for Health and Clinical Excellence. Ovarian cancer: the recognition and initial management of ovarian cancer. NICE clinical guideline 122. London: NICE, 2011.

[31] American College of Obstetricians and Gynecologists. Management of adnexal masses. ACOG Practice Bulletin No. 83. Washington DC: ACOG, 2007.

[32] Goodman LR, Goldberg JM, Flyckt RL, et al. Effect of surgery on ovarian reserve in women with endometriomas, endometriosis and controls. Am J Obstet Gynecol, 2016, 215(5): 589. e1-6.

[33] Kondo W, Bourdel N, Cotte B, et al. Does prevention of intraperitoneal spillage when removing a dermoid cyst prevent granulomatous peritonitis? BJOG, 2010, 117(8): 1027-1030.

[34] Bristow RE, Berek JS. Surgery for ovarian cancer: how to improve survival. Lancet, 2006, 367(9522): 1558-1560.

[35] Bristow RE, Nugent AC, Zahurak ML, et al. Impact of surgeon specialty on ovarian-conserving surgery in young females with an adnexal mass. J Adolesc Health, 2006, 39(3): 411-416.

[36] Canis M, Jardon K, Rabischong B, et al. Advanced ovarian cancer, an optimal surgical treatment is possible to all patients owing to laparoscopy. Ann Chir, 2006, 131(8): 423-425.

[37] Canis M, Pouly JL, Wattiez A, et al. Laparoscopic management of adnexal masses suspicious at ultrasound. Obstet Gynecol, 1997, 89(5 Pt 1): 679-683.

[38] Hidlebaugh DA, Vulgaropulos S, Orr RK. Treating adnexal masses. Operative laparoscopy vs. laparotomy. J Reprod Med, 1997, 42(9): 551-558.

[39] Pittaway DE, Takacs P, Bauguess P. Laparoscopic adnexectomy: a comparison with laparotomy. Am J Obstet Gynecol, 1994, 171(2): 385-389, discussion 389-391.

[40] Delabaere A, Bourdel N, Botchorishvili R, et al. How I do... laparoscopy with previous laparotomy. Gynecol Obstet Fertil, 2009, 37(4): 346-348.

[41] Dubuisson J, Botchorishvili R, Perrette S, et al. Incidence of intraabdominal adhesions in a continuous series of 1000 laparoscopic procedures. Am J Obstet Gynecol, 2010, 203(2): 111. e1-3.

[42] Canis M, Jardon K, Niro J, et al. Endoscopic management of gynecological malignancies: an update. 2007. Bull Acad Natl Med, 2007, 191(7): 1357-1365, discussion 1365-1366.

[43] Possover M, Morawski A, Hettenbach A. Laparoscopic treatment of ovarian tumors in menopausal women. J Gynecol Obstet Biol Reprod (Paris), 1994, 23(7): 784-789.

[44] Possover M, Mader M, Zielinski J, et al. Is laparotomy for staging early ovarian cancer an absolute necessity? J Am Assoc Gynecol Laparosc, 1995, 2(3): 285-288.

[45] Chéreau E, Ballester M, Rouzier R, et al. Advanced ovarian cancer: criteria of resectability. Bull Cancer, 2009, 96(12): 1189-1197. https://doi. org/10.1684/bdc. 2009. 0985.

[46] Fagotti A, Ferrandina G, Fanfani F, et al. A laparoscopy-based score to predict surgical outcome in patients with advanced ovarian carcinoma: a pilot study. Ann Surg Oncol, 2006, 13(8): 1156-1161.

[47] Mage G, Canis M, Manhes H, et al. Ovarian cysts and celioscopy. Apropos 226 cases. J Gynecol Obstet Biol Reprod (Paris), 1987, 16(8): 1053-1061.

[48] Blanc B, D'Ercole C, Nicoloso E, et al. Laparoscopic management of malignant ovarian cysts: a 78-case national survey. Part 2: follow-up and final treatment. Eur J Obstet Gynecol Reprod Biol, 1995, 61(2): 147-150.

[49] Zomer MT, Ribeiro R, Branco AW, et al. How do I treat ovarian dermoid cyst by laparoscopy? Bras J Video-Surg, 2011, 4(2): 84-90.

[50] Kondo W, Bourdel N, Zomer MT, et al. Laparoscopic cystectomy for ovarian endometrioma-a simple stripping technique should not be used. J Endometr, 2011, 3(3): 125-134.

第 15 章　腹腔镜宫颈环扎术

Geraldo Gastal Gomes-da-Silveira, Suzana Arenhart Pessini,
Gustavo Py Gomes da Silveira

历史与引言

虽然目前有大量关于宫颈环扎术的文献报道，但学术界普遍认为，1953 年 Shirodkar 首次报道的经阴道宫颈环扎术是标准化术式[1]。1965 年，为了提高阴道手术的成功率（失败率为 15%），Berson 和 Durfee 创立了经腹宫颈环扎术，这使得手术成功率增高至 89%[2-3]。

经腹宫颈环扎术适用于既往经阴道环扎术失败和（或）曾经做过宫颈缩短术的患者，尤其适用于根治性宫颈切除术后、宫颈畸形或宫颈裂伤的患者。

近年来，随着微创外科手术的发展，经腹宫颈环扎术可以在腹腔镜下进行。腔镜手术可以降低围手术期并发症的发病率，并且产科结局与经腹手术近乎相同。

最早关于腹腔镜宫颈环扎术的几篇文献发表在 1998 年[4-5]，术后 90%~100% 的新生儿存活[6-10]。

腹腔镜宫颈环扎术在两次妊娠间隔期间进行时，其操作更容易，也更安全。

术前准备

除了常规的术前准备外，该手术不需要特殊的预处理。如果患者有阴道和宫颈感染，必须在妇科手术操作前进行治疗。

手术室的配置和患者体位

将手术床置于手术室的中央。麻醉师和相应的设备位于患者的头端。腹腔镜显示器置于患者双腿之间。

患者躺在手术床上，如果有条件，可将腿放在充气鞋套中，取膀胱截石位，

G. G. Gomes-da-Silveira (✉)
CliniOnco, Porto Alegre, Rio Grande do Sul, Brazil

S. A. Pessini, M.D., Ph.D.
G. P. G. da Silveira, M.D., Ph.D.
Federal do Rio Grande do Sul (UFRGS) and
Universidade Federal de Ciências da Saúde de Porto
Alegre (UFCSPA), Porto Alegre, RS, Brazil

© Springer International Publishing AG, part of Springer Nature 2018
G. G. Gomes-da-Silveira et al. (eds.), *Minimally Invasive Gynecology*,
https://doi.org/10.1007/978-3-319-72592-5_15

译者注：本章原著中参考文献 [13]~[15] 未在文中标注。为避免混乱，译文中未在正文中标注相应的参考文献序号，读者可根据正文信息查阅文后相应的文献。

使下肢处于低截石位（Loyd-Davies 体位）。将手臂放在身体两侧并固定在手术床上。

手术材料

该手术采用带穿刺针的医用 Mersilene 环扎带。宫颈峡部环扎技术的发展也得益于这种材料的使用。现在已经可以在不需要完全分离子宫血管的情况下进行环扎术，从而减少手术时间和出血风险。

手术中，使用举宫器有助于暴露未孕患者的宫颈峡部。

腹腔镜手术中也需要使用常规器械，如穿刺器(11mm 和 5mm/5.5mm)、持针器、剪刀和双极能量器械。

手术中使用 3 个或 4 个穿刺器：1 个（11mm）通过脐孔连接光源；另 2 个或 3 个（5mm 或 5.5mm）在两侧髂区，用于器械操作。

手　术

首先通过脐孔插入气腹针，建立气腹，有时也在开放状态下插入穿刺器，然后再放置其他器械。对盆腹腔进行详细检查，并对后盆腔进行评估，通过腹膜识别双侧子宫血管和输尿管（图 15.1，图 15.2）。

打开膀胱子宫反折腹膜，明确膀胱宫颈间隙并下推膀胱（图 15.3）。

确认前盆腔的子宫动脉位置（图 15.4）。通过 11mm 的穿刺器将宽 5mm 的带有直针的医用 Mersilene 环扎带放入盆腔（图 15.5）。

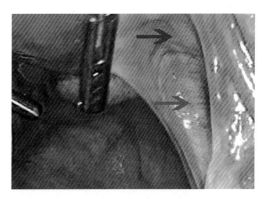

图 15.1　识别右侧子宫动脉和输尿管

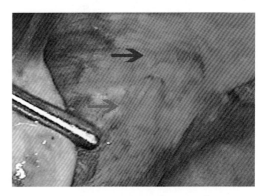

图 15.2　识别左侧子宫动脉和输尿管

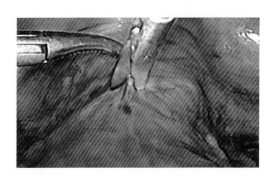

图 15.3　切开膀胱子宫反折腹膜

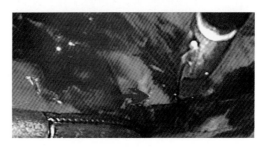

图 15.4　暴露右侧子宫动脉

将针头从子宫骶韧带上方、子宫动脉的内侧下方进针，并将 Mersilene 环扎带固定住（图 15.6）。此时最重要的是进针角度要正确，以便它在子宫峡部－宫颈交界处穿过并保持垂直，出针点位于先前暴露的子宫血管的内侧（图 15.7）。

同法处理对侧，注意在进第 2 针前检查 Mersilene 环扎带是否有扭曲（图 15.8~ 图 15.11）。

调节双侧 Mersilene 环扎带，剪断末端，并通过 11mm 穿刺器取出针头（图 15.12）。

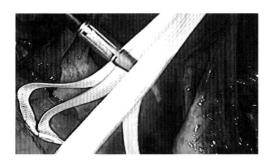

图 15.5　医用 Mersilene 环扎带

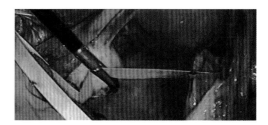

图 15.8　检查 Mersilene 环扎带

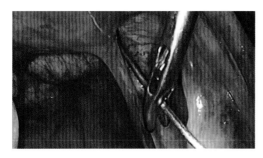

图 15.6　右侧进针点

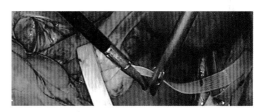

图 15.9　校正扭曲的 Mersilene 环扎带

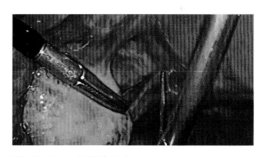

图 15.10　左侧进针点

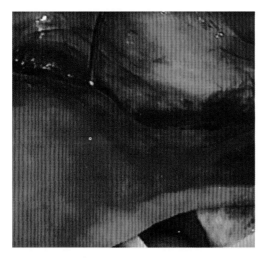

图 15.7　右前侧出针点

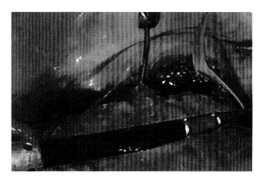

图 15.11　左前侧出针点

在子宫前方，调整 Mersilene 环扎带，环绕子宫一周后打结，并确保没有张力。然后用 Ethibond 2-0 缝线将 Mersilene 环扎带的末端结扎、缝合（图 15.13~ 图 15.15）。

最后，用 2-0 薇乔线缝合膀胱子宫反折腹膜（图 15.16）。对于未孕患者，可以同时利用此次手术机会进行输卵管通畅试验，这是孕前手术的额外优势。

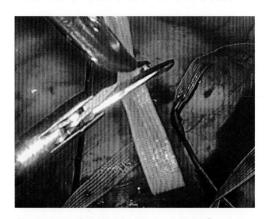

图 15.12　剪断剩余 Mersilene 环扎带

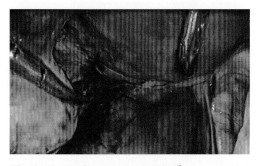

图 15.13　调整 Mersilene 环扎带

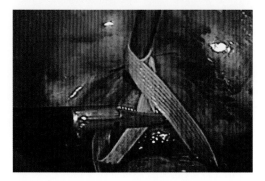

图 15.14　Mersilene 环扎带打结

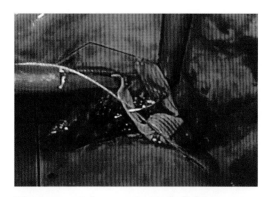

图 15.15　固定 Mersilene 环扎带末端

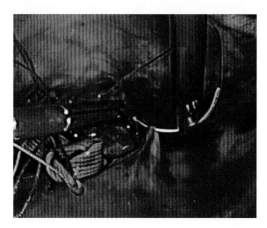

图 15.16　闭合腹膜

术后注意事项

手术结束后 3h 开始进餐，包括液体或软食。术后指导包括镇痛、补液、导尿、下肢运动和尽快下床活动。

结　论

腹腔镜宫颈环扎术属于低风险、中等复杂性手术，其并发症发生率很低。

文献中所报道的并发症的发生率为 1.6%~ 4.5%[11-12]。并发症的类型包括子宫动脉出血、尿路感染及膀胱和肠道损伤。妊娠期患者的中转开腹率（4.4%）高于非妊娠期患者（0.8%）[6]。

与阴道途径相比，经腹（剖腹术或腹腔镜手术）进行环扎术的并发症发生概率增加。这是因为需要在两种情况下进入腹腔：环扎时和分娩时，并且环扎术后必须行剖宫产终止妊娠。

术后经护理，患者返回产科医生处随诊。

要 点

• 通过腹膜识别后盆腔的子宫动脉和输尿管。

• 分离膀胱子宫反折腹膜后识别子宫动脉。

• 入针点的正确角度。

• Mersilene 环扎带的定位，避免扭曲。

• 调节 Mersilene 环扎带为无张力。

（逯非凡 译）

参考文献

[1] Harger JH. Cerclage and cervical insufficiency: an evidence based analysis. Obstet Gynecol, 2002, 100: 1313-1327.

[2] Berson RC, Durfee RB. Transabdominal cerclage during pregnancy cervicouterine for treatment of cervical incompetency. Obstet Gynecol, 1965, 25: 145-155.

[3] Cammarano CL, Herron MA, Parker JF. Validity of indications for transabdominal cerclage for cervical incompetence. Am J Obstet Gynecol, 1995, 172: 1871.

[4] Lesser KB, Childers JM, Surwit EA. Transabdominal cerclage: a laparoscopic approach. Obstet Gynecol, 1998, 91: 855-856.

[5] Scibetta JJ, Sanko SR, Phipps WR. Laparoscopic transabdominal cervicoisthmic cerclage. Fertil Steril, 1998, 69: 161-163.

[6] Burger NB, Brölmann HAM, Einarsson JI, et al. Effectiveness of abdominal cerclage placed via laparotomy or laparoscopy: systematic review. J Minim Invasive Gynecol, 2011, 18: 696-704.

[7] Carter JF, Soper DE, Goetzl LM, et al. Abdominal cerclage for the treatment of recurrent cervical insufficiency: laparoscopy or laparotomy? Am J Obstet Gynecol, 2009, 201: 111. e1-4.

[8] Tulandi T, Alghanaim N, Hakeem G, et al. Pre and post-concepcional abdominal cerclage by laparoscopy or laparotomy. J Minim Invasive Gynecol, 2014, 21: 987-993.

[9] Tusheva OA, Cohen SL, TF ME, et al. Laparoscopic placement of cervical cerclage. Rev Obstet Gynecol, 2012, 5: 158-165.

[10] Ades DK, Cheung K, Umstad M. Transabdominal cerclage cervical: laparoscopy versus laparotomy. J Minim Invasive Gynecol, 2015, 22: 968-973.

[11] Burger NB, Einarsson JI, Brölmann HA, et al. Preconceptional laparoscopic abdominal cerclage: a multicenter cohort study. Am J Obstet Gynecol, 2012, 207: 273. e1-12.

[12] Whittle WL, Singh SS, Allen L, et al. Laparoscopic cervico-isthmic cerclage: surgical technique and obstetric outcomes. Am J Obstet Gynecol, 2009, 201: 364. e1-7.

[13] American College of Obstetricians and Gynecologists. ACOG Practice Bulletin No. 142: Cerclage for the management of cervical insufficiency. Obstet Gynecol, 2014, 123: 372-379.

[14] Brown R, Gagnon R, Delisle MF. Cervical insufficiency and cervical cerclage. J Obstet Gynaecol Can, 2013, 35: 1115-1127.

[15] Lidegaard O. Cervical incompetence and cerclage in Denmark 1980-1990. A register based epidemiological survey. Acta Obstet Gynecol Scand, 1994, 73: 35-38.

第16章 剖宫产切口瘢痕缺损：峡部膨出导致的月经失调和不孕的宫腔镜治疗

Carlo Tantini, Gersia Araújo Viana, Giampietro Gubbini

引 言

在全球范围内，剖宫产率增加的现象引起了 WHO 等国际机构的关注，许多国家的做法与国际建议背道而驰。因此，长期以来，这些机构一直建议重新评估手术分娩的适应证[1]。从保障产妇和胎儿健康、提升产褥期质量以及保全女性生育能力的角度来看，将剖宫产率控制在 15% 左右是比较合理的。可惜由于卫生系统以及经济能力的差异，一些国家和地区并未能遵守这些建议，其原因不在本次调查范围中[2]。然而，相

比较而言，一些国家的剖宫产发生率较高，需要引起关注。在欧洲，冰岛的剖宫产率为 14.7%，而意大利却为 37%；在美洲，秘鲁的剖宫产率为 26%，巴西却高达 56%，美国则为 31%；中国的剖宫产率为 50%，是亚洲大陆最高的[3-4]。

本研究的目的并不是探讨剖宫产率增加的原因，而是要明确阴道分娩与手术分娩的不同结局。

和所有外科手术一样，剖宫产时也存在麻醉的相关风险，无论是全身麻醉还是局部麻醉。在剖宫产手术中，麻醉师不仅需要关注产妇，还要关心胎儿的健康。

有数据显示，相比于顺产的新生儿，经剖宫产出生的婴儿转至重症监护室的概率更高，经阴道分娩新生儿的透明膜病（新生儿呼吸系统疾病）发生率明显降低[5-6]。

由于不利于立即触发哺乳机制，剖宫产对母乳喂养也会产生不良影响，尤其是选择性剖宫产[7-8]。

C. Tantini, M.D. (✉)
Centro de Pesquisa e Assistência em Reprodução Humana (CEPARH), Salvador, BA, Brazil

CENAFERT/INSEMINA, Centro de Medicina Reprodutiva, Salvador, BA, Brazil

G. A. Viana, M.D.
CENAFERT/INSEMINA, Centro de Medicina Reprodutiva, Salvador, BA, Brazil

G. Gubbini, M.D.
Clinica Madre Fortunata Toniolo, Bologna, Italy

© Springer International Publishing AG, part of Springer Nature 2018
G. G. Gomes-da-Silveira et al. (eds.), *Minimally Invasive Gynecology*,
https://doi.org/10.1007/978-3-319-72592-5_16

有文献表明，将经历过剖宫产和顺产的女性进行生殖能力评估，前者的生育能力降低了约 10%。这就说明，即使没有明显并发症，剖宫产也会造成女性生殖系统的永久性损害[9-10]。

长期以来，该观察结果局限于"专家意见"水平（证据级别 6），缺乏充分的科学论证。直到 1975 年，Stewart 和 Evans 两位学者发表了关于剖宫产后子宫的变化情况，可能就是这些变化造成了一系列的病理征象[11]。

1995 年，Morris 提出了剖宫产瘢痕缺损或峡部膨出这一剖宫产术后病理改变，最终明确所有剖宫产术后子宫损害所引起的症状都与之有关[12]。

子宫峡部膨出是一种解剖功能异常状态，类似于子宫峡部前壁憩室或剖宫产瘢痕病灶。Morris 最早对这种病理改变进行了描述，在这之前，他研究了一些曾行剖宫产的子宫切除术后的子宫标本。

峡部膨出患者的临床表现不一，可以是无症状，也可以表现为月经期后异常子宫出血、慢性盆腔疼痛、性交困难和不孕等[13-21]。

根据文献报道，该疾病的发病率差异很大。最近一项研究表明，接受过剖宫产女性的峡部膨出发生率为 56%~84%[22]。

当育龄期女性出现异常子宫出血时，如果有剖宫产史，应高度怀疑子宫峡部膨出，当然这些症状也常见于激素紊乱的情况（如子宫内膜增生）和器质性病变（如黏膜下肌瘤、息肉等）[23]。

发病机制

一次或多次剖宫产是造成峡部膨出的主要因素，此病变属于子宫前壁峡部的解剖性损伤（图 16.1）。

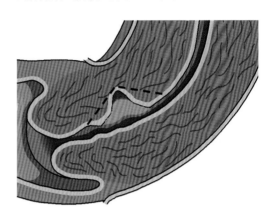

图 16.1　子宫峡部膨出示意图

在世界范围内，该病的发病率很高，是女性人群中常见的一种医源性疾病，可致子宫下段的解剖结构发生不良变化[12]。

在育龄期女性中，最常见的子宫手术是剖宫产，切口通常在子宫下段。目前尚不清楚为什么只有部分患者在术后出现不良的解剖结构改变[24-25]。子宫缝合分为单层缝合或多层缝合，目前最常用的缝合方式是连续单层缝合（即 Stark 术式）[26]。剖宫产切口边缘上下的厚度差异可能是导致子宫下段缺陷的重要因素。自 20 世纪 80 年代中期以来，简化版 Stark 术式被推广后，剖宫产的手术时间减少，产妇术后恢复加快。但是，将传统的子宫壁两层缝合替换为单层缝合并不能保证子宫壁边缘的完美对合[26-27]。

单层缝合引起的大块组织缺血可能

是子宫切开再缝合后发生瘢痕缺损的另一个因素。

2006 年，Yazicioglu 等人在一项随机研究中曾分析该问题，此研究对 78 例患者采用不同的缝合技术，即单层全层缝合（包括子宫内膜）、分层缝合（子宫内膜层除外）。将两组比较后结果显示，两层缝合的不全愈合发生率更低。基于这些观察结果，专家建议恢复传统的剖宫产两层缝合技术，以利于更好地恢复解剖结构[28]。当然，这个问题仍存在争议，并不是所有学者都认同这个观点。

剖宫产术后峡部结构缺陷还取决于其他因素，包括宫颈扩张程度和手术时子宫下段的厚度。慢性炎症和组织对缝线的反应也会影响伤口愈合。

峡部膨出在子宫后倾女性中更为常见，其发生率约为子宫前倾女性的 2 倍[29]。子宫后倾时子宫下段的弯曲点承受着更大的张力，这会影响愈合。切口受到解剖上的牵拉且子宫下段变薄会引起血管灌注改变，这将导致伤口愈合延迟和胶原生成减少[29]。

子宫峡部区域的解剖缺损也可导致峡部水平肌层厚度下降，并且与子宫切开（剖宫产）的次数成正比[29-31]。

症　状

子宫峡部膨出与许多解剖和功能改变有关，包括解剖结构的变形和下段延长，瘢痕处子宫内膜充血，淋巴细胞浸润，毛细血管扩张以及瘢痕基质中红细胞残留[13]。

这些解剖改变可导致月经期后异常子宫出血、慢性盆腔痛、性交困难和不孕。峡部膨出及瘢痕憩室血液聚集可使月经量减少。纤维组织的存在和瘢痕周围子宫肌纤维收缩性的降低阻碍了积聚物的排出[12-14,17-18]。Morris[12]认为，血液甚至可以原位产生。慢性炎症刺激可产生致密的黏液样物质，这些物质积聚在憩室内。因此，子宫峡部膨出女性的最常见症状就是阴道排出褐色血性黏液样分泌物，并且出血可以发生在月经周期的任何阶段[12-13,17]。

这种不规则出血通常与月经量过多有关。一般情况下，瘢痕越宽，出血时间就越长，出血量也越大。

子宫下段炎症及扩张可引起慢性盆腔疼痛和性交困难。

大量病例显示，峡部膨出与继发不孕有关。解释这种情况的可能因素包括：慢性子宫内膜炎、改变宫颈黏液的质量、造成精子运输障碍、憩室血液回流引起子宫内膜炎、阻碍胚胎着床。采用辅助生殖技术时，峡部膨出也会阻碍胚胎移植[32-36]。

诊　断

如文献所述，子宫峡部膨出的诊断可以通过各种成像技术来完成，如经阴道超声检查、宫腔镜检查、子宫输卵管造影和 MRI 检查[27,37-38]（图 16.2）。

目前，首选的检查是经阴道超声检查，并且最好在月经后检查。峡部缺损在超声下表现为等腰三角形的低回声区，顶端朝向峡部前壁，底部面对宫颈管后壁[27,30-31,39-40]（图 16.3）。

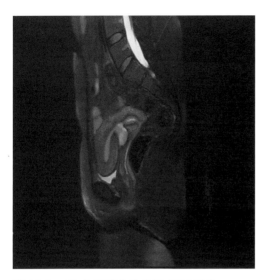

图 16.2　3°峡部膨出的盆腔 MRI 图像

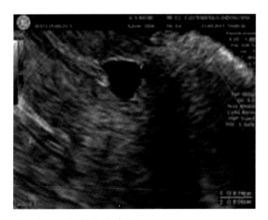

图 16.3　超声检查表现

病变主要位于宫颈管前壁，多数向2 点钟方向延伸[13,17-18]。产生这一结果的原因可能是，剖宫产时妊娠子宫右旋致使切口向子宫左侧宫旁延伸，产后子宫复旧过程中该层面的缝线裂开[13,17-18,41]。

超声检查可以测量憩室底部至宫颈管外部之间的距离，从而获得用于手术计划的信息。根据峡部膨出腔的面积，通过超声检查将子宫峡部膨出进行分型：1°，<15mm^2；2°，<16~25mm^2；3°，>25mm^2（按公式计算：基底 × 高度 /2，这就是三角形面积）[17]。

宫腔镜检查可对峡部膨出进行很好的评估，该病灶在宫颈管水平呈憩室状，通常充满黏液血性物质，并且呈现树枝样改变。大量黏液积聚可能会影响操作者的判断，尤其是经验欠缺的医生。腔内壁具有明显的血管形成和微息肉状区域的不均质黏膜，这是慢性炎症过程的一种表现。子宫腔内可表现为内膜充血和慢性子宫内膜炎的典型症状。当怀疑剖宫产瘢痕缺损时，建议在宫颈内移动宫腔镜时特别注意，可使用液体扩张，以便冲洗憩室腔、排出积聚的黏液和血性物质。器械移动的过程中要格外小心，防止进入假道和子宫穿孔的风险[41]。

宫腔镜检查可精准定位峡部膨出部位，超声检查可确定腔隙体积（图 16.4）。

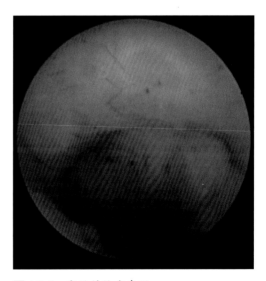

图 16.4　宫腔镜检查表现

治　疗

出现症状的子宫峡部膨出患者应进行治疗，其占该患病人群的 10%。对于有再次生育需求的育龄期女性，同样建议进行治疗，此有利于预防产科并发症，如宫颈妊娠、孕期或分娩期子宫破裂、前置胎盘或胎盘植入。

患有峡部膨出的孕妇可出现严重并发症，这可能导致在分娩过程中或孕晚期发生子宫下段破裂，此时需要行紧急剖宫产。前次剖宫产瘢痕内胚胎种植也是很常见的，由于子宫下段壁较薄，可引起前置胎盘和（或）胎盘植入，两种情况对胎儿和母亲的健康都不利[42-43]。

对于峡部膨出的治疗，因为缺乏有效的药物，所以手术治疗是首选。

对于有症状的患者，可以选择的治疗方法是推迟或延后月经周期（人工闭经）或采取激进一点的治疗，如子宫切除术。对于有再生育需求的女性，应行外科手术修复。

峡部成形术可通过以下方式进行：宫腔镜电切术、腹腔镜手术、经阴道手术，特殊情况下也可以选择经腹手术。目前常用的手术方法是宫腔镜电切术，此方法由 Fabres 等人在 2005 年提出，Gubbini 等人于 2008 年完善[13,41]。

过去最常用的方法是经阴道手术和腹腔镜手术。经阴道手术需要将膀胱从宫颈分离，适用于所有妇科手术，类似经阴道子宫切除术的第一步或膀胱膨出矫正术。但目前有学者认为，经阴道手术不适合这种病理改变[44-45]。

使用腹腔镜时，分离膀胱相对容易，但是行宫颈缝合时（相对质硬的结构）需要技术熟练的外科医生，因为在某些情况下很难确定损伤点。一些学者建议，仅在子宫壁很薄的峡部膨出（憩室腔和峡部前壁之间的距离小于 3mm）的情况下采用腹腔镜手术，处理这些病例时也可以将腹腔镜和宫腔镜联合起来运用[46]。

经阴道电切镜手术具有侵入性小、效率更高以及缩短患者住院时间等优点，正逐渐替代其他手术方法，目前已取得很大成功。

峡部成形术最早采用的器械是 26Fr 电切镜（德国 Karl Storz），术前先进行诊断性宫腔镜和超声检查，以评估憩室底部与膀胱壁之间的厚度。将亚甲蓝溶液充盈膀胱，可发现容易遗漏的小穿孔。该手术应在具有全身麻醉资质的医院中进行。

扩张宫颈管后，最成熟的方法是切除憩室的近端边缘，直至切除深度达肌层，接近远端边缘水平，从而消除峡部膨出的腔隙。当憩室底部完全可见时，使用滚球电极烧灼整个手术区域，使宫颈管的生理功能得以恢复。不建议在憩室底部使用电切环，以免损伤膀胱壁。

16Fr Gubbini 微型电切镜（Tontarra, Germany）的引入极大地简化了手术（图 16.5）。

2008 年，Giampietro Gubbini 通过改良 Pagano 用于泌尿外科的尿道镜，制造出了一种新型的微创器械。他采用连续电流和可重复使用电切环，将绝缘陶瓷安置在外鞘上，并将电切环直径减小到 16Fr。该器械可被完全消毒，并能够使用两种电流，即单极和双极。新型电切镜适用于所有类型的能源，从而大大降低了采购成本[47]。

这项创新立即受到大家的欢迎，因为它的外径变小（相对于 Bettocchi 的宫腔镜），同时配备了电切环，并且无须使用同轴电极，可以方便处理各种宫腔内病变[48]。

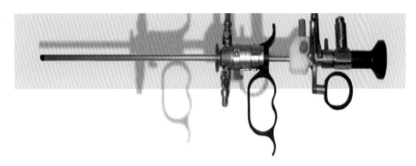

图 16.5　Gubbini 微型电切镜（16Fr）

该创新的另一个优势是可以直视下进入宫腔，无须借助 Hegar 扩张器扩张宫颈管，可降低有剖宫产史患者的风险，并且保持了宫颈管的完整性。

微型电切镜的直径较小，可以直接用于诊断，无须额外使用宫腔镜进行术前评估。从手术治疗的角度看，该设备被认为是治疗峡部膨出的最佳方法，微型电切环可切除瘢痕顶端的纤维化组织，重建宫颈管，恢复其完整性。术前必须行超声检查以评估憩室底部与膀胱之间的距离，这样可以降低术中受损的风险[49]。

手术矫正病理状态的预期结果是切除憩室囊，终止慢性炎症的进程，并刺激组织修复。

单层黏膜柱状细胞再生，取代了被移除的坏死组织和炎症组织[13-14,17-18,41]。

所有受检患者在术后 8~12 周接受子宫内膜活检，证实了峡部隆起部位存在柱状细胞。2014 年 Li 等人通过研究发现，在 3 个月的随访中，子宫内膜厚度增加到 8.2mm[50]。

有症状患者的峡部成形术：当前研究

该项研究包括 412 例子宫峡部膨出的患者，他们有一次或多次剖宫产史，在 2001—2015 年接受了宫腔镜手术矫正。

材料和方法

纳入 412 例女性，年龄为 28~45 岁，2001—2015 年有过 1~3 次剖宫产手术史。所有患者（100%）均有异常子宫出血症状。27% 的患者继发不孕，57.1% 的患者有耻骨上疼痛和月经过多症状。所有患者在门诊均接受了宫腔镜检查，使用的是带连续灌流鞘、30° 及直径 2.9mm 的光学平台系统（Karl Storz, Germany）。通过宫腔镜检查可以排除其他腔内病变，并且明确憩室位置，即峡部或宫颈部位（图形 16.1）

手术纠正子宫峡部膨出的方法包括宫腔镜切除憩室的上下边缘缺损，通过环切或电切方法完全切除纤维化瘢痕组织，直至显露邻近的肌肉层组织。使用滚球电极在直视下电凝基底腔，避免原位积聚血液（图 16.6，图 16.7）。

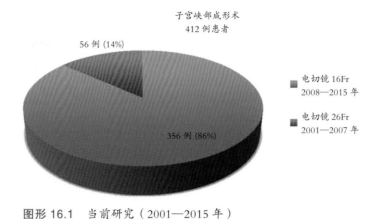

子宫峡部成形术
412 例患者

56 例（14%）

356 例（86%）

■ 电切镜 16Fr
2008—2015 年

■ 电切镜 26Fr
2001—2007 年

图形 16.1　当前研究（2001—2015 年）

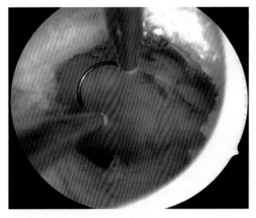

图 16.6　使用电切环切除憩室的"墙"

2008 年以来，对所有峡部成形术均采用 16Fr 微型电切镜。

手术时取出标本的组织学检查结果显示，82% 的患者有炎症细胞浸润的子宫内膜炎，16% 有纤维化和坏死组织，5% 为子宫腺肌病。

大多数情况下，缺损位于宫颈管的上 1/3 或子宫峡部（70%），但在较低的位置（中 1/3 和下 1/3）也可观察到（30%）。此研究同时分析了剖宫产状况与损伤部位之间的相关性，结果显示择期剖宫产患者在宫颈或子宫峡部的损

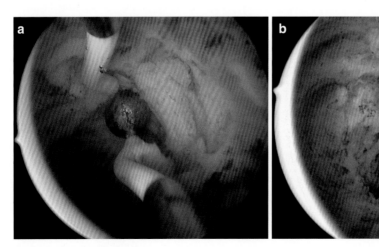

图 16.7　电凝憩室基底部

伤位置偏高，急诊或临产晚期时剖宫产患者的损伤部位与扩张程度有关[51]。

并发症

准确的术前诊断性检查可以降低并发症的发生风险。

经阴道超声不仅可以明确诊断峡部膨出，也可以测量憩室腔底部和膀胱壁之间的距离，这对安全的手术计划至关重要。用亚甲蓝溶液充盈膀胱也是一种很有效的方法，可以快速识别微小的膀胱穿孔。

使用 26Fr 电切镜进行手术时，术中并发症主要与使用 Hegar 扩张器进行宫颈管扩张有关，但使用 16Fr 电切镜就可以避免这种情况的发生。2 例患者术后即刻发生了出血情况，均采用宫颈 - 峡部填塞治疗。所有患者均未发生纤维化相关的后遗症，如 Aschermann 综合征。手术后 9% 病例的症状仍持续存在，需要进行新的峡部成形术。当这种方法也无效时，可放置宫内左炔诺孕酮宫内节育系统（曼月乐）[52]。

结　果

手术矫正 2~3 个月后，利用相同的术前检查仪器再次进行宫腔镜检查，可以确认矫正后的区域表现为宫腔与颈管连续性好。通过定向活检可以发现，宫颈内治疗区域的柱状上皮已经重新定植（图 16.8，图 16.9）。

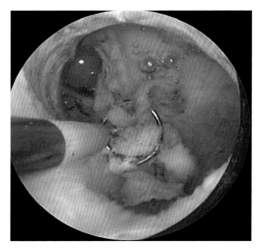

图 16.8　定点活检

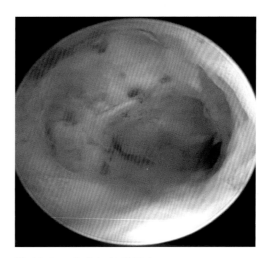

图 16.9　上皮组织的再生

结　论

剖宫产术后形成的瘢痕可能会对女性生殖道的完整性和功能性造成不利影响，从而影响生育，其可引起宫颈妊娠、继发性不孕、胚胎移植过程中进入困难，造成辅助生殖技术中移植失败。月经期后异常子宫出血是子宫峡部膨出的主要症状，需要仔细与息肉、肌瘤等器质性病变以及功能障碍引起的流血等器质性病变相鉴别。

利用超声检查和门诊宫腔镜检查等微创方法可以准确识别子宫峡部－颈部的缺陷，为正确的手术方案提供必要的信息。

根据我们的经验，患者经过峡部成形术治疗后，相关的临床症状（如月经期后异常子宫出血、慢性盆腔痛、月经过多和性交困难）可能会改善。

另一项研究表明，30%的继发不孕的患者在术后12~24个月内恢复了生育能力。此研究结果尚需进一步验证，但鉴于该治疗方法对这些患者提高生殖能力的潜在价值，未来将会促进在该领域开展更多的研究[41]。

目前，宫腔镜手术是治疗子宫峡部膨出的最佳选择，具有高效、患者痛苦小、风险低等优点。在该项目纳入的研究人群中，术后怀孕的女性具有正常的妊娠过程，并采取剖宫产作为预防措施。峡部成形术后的妊娠并发症风险与既往有剖宫产史的患者相同，与矫正手术无关。

因此，我们强调对所有经历过剖宫产的患者，即使没有临床症状，正确诊断宫颈管缺陷也是非常重要的，以防在将来的妊娠中出现不良结局。

我们的目标是鼓励妇科医生去寻求更多可用于合适的诊断和安全治疗峡部膨出的方法。希望随着对产科手术分娩指征相关认识的进一步加深，这种医源性子宫损伤将会在未来得到进一步预防。

（顾仲毅 译）

参考文献

[1] Zizza A, Tinelli A, Malvasi A, et al. Caesarean section in the world: a new ecological approach. J Prev Med Hyg, 2011, 52(4): 161-173.

[2] Betran AP, Torloni MR, Zhang J, et al. What is the optimal rate of caesarean section at population level? A systematic review of ecologic studies. Reprod Health, 2015, 12: 57.

[3] Betrán AP, Ye J, Moller AB, et al. The increasing trend in caesarean section rates: global, regional and national estimates: 1990-2014. PLoS One, 2016, 11(2): e0148343.

[4] Hellerstein S, Feldman S, Duan T. China's 50% caesarean delivery rate: is it too high? BJOG, 2015, 122(2): 160-164.

[5] Prefumo F, Ferrazzi E, Di Tommaso M, et al. Neonatal morbidity after cesarean section before labor at 34(+0) to 38(+6) weeks: a cohort study. J Matern Fetal Neonatal Med, 2016, 29(8): 1334-1338.

[6] De Luca R, Boulvain M, Irion O, et al. Incidence of arly neonatal mortality and morbidity after late-preterm and term cesarean delivery. Pediatrics, 2009, 123(6): e1064-1071.

[7] Farchi S, Di Lallo D, Franco F, et al. Neonatal respiratory morbidity and mode of delivery in a population-based study of low-risk pregnancies. Acta Obstet Gynecol Scand, 2009, 88(6): 729-732.

[8] Many A, Helpman L, Vilnai Y, et al. Neonatal respiratory morbidity after elective cesarean section. J Matern Fetal Neonatal Med, 2006, 19(2): 75-78.

[9] O'Neill SM, Kearney PM, Kenny LC, et al. Caesarean delivery and subsequent pregnancy interval: a systematic review and meta-analysis. BMC Pregnancy Childbirth, 2013, 13: 165.

[10] Evers EC, McDermott KC, Blomquist JL, et al. Mode of delivery and subsequent fertility. Hum Reprod, 2014, 29(11): 2569-2574.

[11] Stewart KS, Evans TW. Recurrent bleeding from the lower segment scar-a late complication of Caesarean section. Br J Obstet Gynaecol, 1975, 82(8): 682-686.

[12] Morris H. Surgical pathology of the lower uterine segment caesarean sectionscar: is the scar a source of clinical symptoms? Int J Gynecol Pathol, 1995, 14(1): 16-20.

[13] Gubbini G, Casadio P, Marra E. Resectoscopic correction of the "isthmocele" in women with postmenstrual abnormal uterine bleeding and secondary infertility. J Minim Invasive Gynecol, 2008, 15(2): 172-175.

[14] Chang Y, Tsai EM, Long CY, et al. Resectoscopic treatment combined with sonohysterographic evaluation of women with postmenstrual bleeding as a result of previous cesarean delivery scar defects. Am J Obstet Gynecol, 2009, 200(4): 370. e1-4.

[15] Borges LM, Scapinelli A, de Baptista Depes D, et al. Findings in patients with postmenstrual spotting with prior cesarean section. J Minim Invasive Gynecol, 2010, 17(3): 361-364.

[16] Lin YH, Hwang JL, Seow KM. Endometrial ablation as a treatment for postmenstrual bleeding due to cesarean scar defect. Int J Gynaecol Obstet, 2010, 111(1): 88-89.

[17] Gubbini G, Centini G, Nascetti D, et al. Surgical hysteroscopic treatment of cesarean-induced isthmocele in restoring fertility: prospective study. J Minim Invasive Gynecol, 2011, 18(2): 234-237.

[18] Florio P, Gubbini G, Marra E, et al. A retrospective case-control study comparing hysteroscopic resection versus hormonal modulation in treating menstrual disorders due to isthmocele. Gynecol Endocrinol, 2011, 27(6): 434-438.

[19] Uppal T, Lanzarone V, Mongelli M. Sonographically detected caesarean section scar defects and menstrual irregularity. J Obstet Gynaecol, 2011, 31(5): 413-416.

[20] Shih CL, Chang YY, Ho M, et al. Hysteroscopic transcervical resection. A straightforward method corrects bleeding related to cesarean section scar defects. Am J Obstet Gynecol, 2011, 204(3): 278. e1-2.

[21] Wang CJ, Huang HJ, Chao A, et al. Challenges in the transvaginal management of abnormal uterine bleeding secondary to cesarean section scar defect. Eur J Obstet Gynecol Reprod Biol, 2011, 154(2): 218-222.

[22] Bij de Vaate AJ, van der Voet LF, Naji O, et al. Prevalence, potential risk factors for development and symptoms related to the presence of uterine niches following Cesarean section: systematic review. Ultrasound Obstet Gynecol, 2014, 43(4): 372-382.

[23] Heller DS. Pathologic basis for abnormal uterine bleeding with organic uterine pathologies. Menopause, 2011, 18(4): 412-415.

[24] Rayburn WF, Schwartz WJ 3rd. Refinements in performing a cesarean delivery. Obstet Gynecol Surv, 1996, 51(7): 445-451.

[25] Hofmeyr GJ, Mathai M, Shah A, et al. Techniques for caesarean section. Cochrane Database Syst Rev, 2008, 1: CD004662.

[26] Stark M. Clinical evidence that suturing the peritoneum after laparotomy is unnecessary for healing. World J Surg, 1993, 17(3): 419.

[27] Fabres C, Aviles G, De La Jara C, et al. The cesarean delivery scar pouch: clinical implications and diagnostic correlation between transvaginal sonography and hysteroscopy. J Ultrasound Med, 2003, 22(7): 695-700.

[28] Yazicioglu F, Gökdogan A, Kelekci S, et al. Incomplete healing of the uterine incision after caesarean section: is it preventable? Eur J ObstetGynecol Reprod Biol, 2006, 124(1): 32-36.

[29] Hayakawa H, Itakura A, Mitsui T, et al. Methods for myometrium closure and other factors impacting effects on cesarean section scars of the uterine segment detected by the ultrasonography. Acta Obstet Gynecol Scand, 2006, 85(4): 429-434.

[30] Wang CB, Chiu WW, Lee CY, et al. Cesarean scar defect: correlation between Cesarean section number, defect size, clinical symptoms and uterine position. Ultrasound

Obstet Gynecol, 2009, 34(1): 85-89.

[31] Osser OV, Jokubkiene L, Valentin L. Cesarean section scar defects: agrément between transvaginal sonographic findings with and without saline contrast enhancement. Ultrasound Obstet Gynecol, 2010, 35(1): 75-83.

[32] Donnez O, Jadoul P, Squifflet J, et al. Laparoscopic repair of wide and deep uterine scar dehiscence after cesarean section. Fertil Steril, 2008, 89(4): 974-980.

[33] Fernandez E, Fernandez C, Fabres C, et al. Hysteroscopic correction of cesarean section scars in women with abnormal uterine bleeding. J Am Assoc Gynecol Laparosc, 1996, 3(4, Supplement): S13.

[34] Kawakami S, Togashi K, Sagoh T, et al. Uterine deformity caused by surgery during pregnancy. J Comput Assist Tomogr, 1994, 18(2): 272-274.

[35] Reis FM, Cobellis L, Luisi S, et al. Paracrine/autocrine control of female reproduction. Gynecol Endocrinol, 2000, 14(6): 464-475.

[36] Guzeloglu-Kayisli O, Kayisli UA, Taylor HS. The role of growth factors and cytokines during implantation: endocrine and paracrine interactions. Semin Reprod Med, 2009, 27(1): 62-79.

[37] Poidevin LO, bockner VY. A hysterographic study of uteri after caesarean section. J Obstet Gynaecol Br Emp, 1958, 65(2): 278-283.

[38] Bockner V. Hysterography and ruptured uterus. J Obstet Gynecol Br Emp, 1960, 67: 838-839.

[39] Fabres C, Alam V, Balmaceda J, et al. Comparison of ultrasonography and hystero-scopy in the diagnosis of intrauterine lesions in infertile women. J Am Assoc Gynecol Laparosc, 1998, 5(4): 375-378.

[40] Ofili-Yebovi D, Ben-Nagi J, Sawyer E, et al. Deficient lower-segment Cesarean section scars: prevalence and risk factors. Ultrasound Obstet Gynecol, 2008, 31(1): 72-77.

[41] Florio P, Filippeschi M, Moncini I, et al. Hysteroscopic treatment of the cesarean-induced isthmocele in restoring infertility. Curr Opin Obstet Gynecol, 2012, 24(3): 180-186.

[42] Li C, Tang S, Gao X, et al. Efficacy of combined laparoscopic and hysteroscopic repair of post-cesarean section uterine diverticulum: a retrospective analysis. Biomed Res Int, 2016, 2016: 1765624.

[43] Schepker N, Garcia-Rocha GJ, von Versen-Höynck F, et al. Clinical diagnosis and therapy of uterine scar defects after caesarean section in non-pregnant women. Arch Gynecol Obstet, 2015, 291(6): 1417-1423.

[44] Klemm P, Koehler C, Mangler M, et al. Laparoscopic and vaginal repair of uterine scar dehiscence following cesarean section as detected by ultrasound. J Perinat Med, 2005, 33(4): 324-331.

[45] Luo L, Niu G, Wang Q, et al. Vaginal repair of cesarean section scar diverticula. J Minim Invasive Gynecol, 2012, 19(4): 454-458.

[46] Marotta ML, Donnez J, Squifflet J, et al. Laparoscopic repair of postcesarean section uterine scar defects diagnosed in nonpregnant women. J Minim Invasive Gynecol, 2013, 20(3): 386-391.

[47] Dealberti D, Riboni F, Cosma S, et al. Feasibility and acceptability of officebased polypectomy with a 16F mini-resectoscope: a multicenter clinical study. J Minim Invasive Gynecol, 2016, 23(3): 418-424.

[48] Bettocchi S, Nappi L, Ceci O, et al. Office hysteroscopy. Obstet Gynecol Clin N Am, 2004, 31(3): 641-654.

[49] Papalampros P, Gambadauro P, Papadopoulos N, et al. The mini-resectoscope: a new instrument for office hysteroscopic surgery. Acta Obstet Gynecol Scand, 2009, 88(2): 227-230.

[50] Li C, Guo Y, Liu Y, et al. Hysteroscopic and laparoscopic management of uterine defects on previous cesarean delivery scars. J Perinat Med, 2014, 42(3): 363-370.

[51] Ricciardi R, Lanzone A, Tagliaferri V, et al. Using a 16-French resectoscope as an alternative device in the treatment of uterine lesions: a randomized controlled trial. Obstet Gynecol, 2012, 120(1): 160-165.

[52] Gupta J, Kai J, Middleton L, et al. Levonor-gestrel intrauterine system versus medical therapy for menorrhagia. N Engl J Med, 2013, 368(2): 128-137.

第 4 部分

泌尿妇科学手术

第17章 泌尿妇科微创手术：循证方法

Tatiana Pfiffer Favero, Kaven Baessler

引 言

盆腔器官脱垂（POP）是一种常见的疾病，在西方国家可影响 15%~30% 的经产妇。虽然该疾病不会危及生命，但可能对生活质量产生较大的影响[1]，其最明显的症状是阴道膨出的不适感和（或）外形异常引起的影响。常见的相关主诉包括排尿和排便受阻、性交困难、大小便失禁、盆腔疼痛等。POP 患者通常可能同时存在盆底支持系统的多种缺陷，因此在计划手术入路时应综合考虑这些因素。

盆底重建手术的微创技术包括经腹腔镜、经腹和经阴道手术。临床中可以通过这几种手术方法进行前、中、后 3个腔室的重建，也可同步进行子宫切除术、抗尿失禁手术和补片的应用。

T. P. Favero, M.D. (✉)

Abteilung für Gynäkologie, Helios Mariahilf Klinik
Hamburg, Stader Straße 203C, 21075 Hamburg,
Germany

e-mail: Tatiana.Pfiffer@helios-gesundheit.de

K. Baessler, M.D., Ph.D

Franziskus und St. Joseph Krankenhäuser,
Beckenbodenzentrum, Budapester Straße 15-19,
10787 Berlin, Germany

腹腔镜手术的常用术式包括骶骨阴道固定术、子宫固定术、子宫骶韧带悬吊术、耻骨后膀胱颈悬吊术和阴道旁修补术。经阴道手术包括阴道前后壁修补（用或不用移植物或补片）、骶棘和子宫骶韧带悬吊。在决定患者最合适的手术方式时，应该考虑是否需要行子宫切除术，是否可能使用补片，以及是否需要同时进行抗尿失禁手术。影响术式选择的因素包括患者的年龄、性活动、POP 分级、体重指数，是否需要职业性负重，是否存在肛提肌撕脱的现象，以及心脏病和其他并发症的存在。此外，在选择术式时还需要结合患者和手术医生的特定偏好以及主刀医生的经验。制订决策的过程中应该以科学证据为指导，并与外科医生的技能和患者的偏好相平衡。虽然临床医生负责制订最恰当的技术方案，但我们仍建议医生与患者共同决定手术方式，以便根据患者个人需要和期望来调整手术。

腹腔镜手术相对于经腹手术的潜在优势是众所周知的，其可以减少失血量，缩短住院时间，更快恢复日常生活活动，减少疼痛，并且有利于切口的美观。特别是在泌尿妇科学介入治疗方面，通过

© Springer International Publishing AG, part of Springer Nature 2018

G. G. Gomes-da-Silveira et al. (eds.), *Minimally Invasive Gynecology*,

https://doi.org/10.1007/978-3-319-72592-5_17

腹腔镜手术可以更广泛和更好地观察骨盆解剖，以最大限度地精准和安全放置假体并进行缝合。此外，行内镜手术时可以通过单一的入路矫正 3 个不同的盆腔。然而，也有一些相关的特殊性，例如气腹和头低脚高位造成的解剖外观改变，导致定位困难。此外，还有固定的视轴和二维投影所额外导致的深度与放大率缺失等困难。三维光学和机器人手术可以克服其中的一些障碍。与其他方法相比，腹腔镜技术需要更长的学习曲线和培训过程，并且应该由经验丰富的专业人员操作。

前盆腔

阴道前壁脱垂是女性 POP 中最常见的类型，81% 的脱垂修复包括阴道前壁修补[2]。根据筋膜脱离的位置不同，膀胱膨出可以分为中央型（骨盆内筋膜中线缺陷）或外侧型（耻骨宫颈筋膜与盆筋膜腱弓分离）。外侧型和中央型缺陷同时出现的情况也很常见。尽管没有区分不同的膀胱膨出缺陷和相应修复方法的相关研究，但是手术修复时应该相应地解决这些缺陷。

自体组织修复：阴道前壁修补术

阴道前壁修补术已成为纠正前盆腔脱垂的标准式式，具有中等到良好的效果，包括打开阴道前壁以及剥离和折叠筋膜。该技术也存在一些变化，如间断或连续缝合，环形或纵向缝合，一层或两层缝合，固定或不固定于宫颈环和尿道下折叠（所谓的 Kelly 缝合）。通常行一层折叠即可，但对于膀胱膨出严重

的患者（Ⅲ期和Ⅳ期），可能需要行多层折叠[3]。为了尽量减少复发的风险，应该将分离的筋膜重新连接到受支撑的阴道顶端。没有必要切除多余的阴道皮肤，因为这可能会影响所需的无张力闭合。此外，过度切除阴道皮肤可能导致阴道狭窄。

目前还没有结论性的数据表明哪种方法是最有效的，许多研究也没有详细描述所采用的技术。尽管如此，该手术的客观成功率仍为 37%~100%[4]。

足够的阴道顶端支持是降低膀胱膨出复发率的关键。Eiber 等人证实，如果在阴道前壁修补术时进行阴道顶端固定术，则 10 年后再手术率从 20.2% 降低至 11.3%[5]。

经阴道行阴道旁修补术

早在 1909 年，White 就提到了阴道旁缺陷在前盆腔脱垂中的重要性[6]。DeLancey 证明，耻骨宫颈筋膜从其外侧或附近的盆筋膜腱弓背侧脱离，此可导致阴道前壁脱垂[7]。阴道旁缺陷占前盆腔脱垂的 60%~80%，对其修复后能达到更有效的治疗效果[3]。

在打开阴道黏膜并沿耻骨下支剥离至 Retzius 间隙后，将盆内筋膜缝合于盆筋膜腱弓。缝合时顺序应为从近端到远端，两侧均缝合 2~3 针。此过程中必须进行膀胱镜检查，以排除缝线穿过膀胱并确保输尿管通畅。

经阴道行阴道旁修补术的成功率为 67%~100%。尽管如此，仍有发生严重并发症的报道。在 145 例患者中，21 例发生严重并发症，18 例经输血治疗，1 例发生双侧输尿管梗阻，1 例发生耻骨后血肿后行手术治疗，2 例发生长期下肢

神经病变，2 例发生阴道脓肿[8-9]。此外，同时行阴道顶端固定术是否是高成功率的原因之一，目前仍未可知。

腹腔镜或机器人辅助阴道旁修补术

1976 年，Richardson 描述了经腹阴道旁修补术治疗膀胱膨出[10]。与此同时，腹腔镜修复手术的技术也得到相应发展。然而，尽管已报道微创手术有 80% 的成功率[11]，但目前尚无结论性的数据来证实该方法的有效性。与经阴道手术相比，这种方法的优点包括降低阴道缩短的风险，在直视下操作更安全，可以同时进行其他腹腔镜手术而不需要做阴道切口，如子宫切除术、骶骨阴道固定术和（或）耻骨后膀胱颈悬吊术。此外，与经腹手术相比，腹腔镜手术的优点是众所周知的，例如具有更好的可视视野，降低出血风险，以及加快患者恢复。另一方面，经阴道路径手术可以同时矫正中央型前筋膜缺陷。当然，将补片放至膀胱颈行骶骨阴道固定术也可以纠正中央型膀胱膨出[12]。

行腹腔镜手术时应遵循标准程序。通过钝性和锐性分离可以将膀胱从盆腔侧壁上分离出来。暴露耻骨后间隙，此时应特别注意避开耻骨后静脉丛。解剖时应暴露耻骨联合后缘、Cooper 韧带、白线和膀胱颈。外科医生先将手指伸入阴道，引导缝合位置，再将不可吸收缝线穿过阴道壁，此过程中应避开上皮层。然后将缝线穿过闭孔内筋膜，包括白线，也可以将缝线固定在耻骨梳韧带上[13]。缝合时应以间断缝合方式进行。该手术步骤根据缺陷类型通常在两侧进行，是否关闭腹膜层可视情况而定（图 17.1~ 图 17.4）。

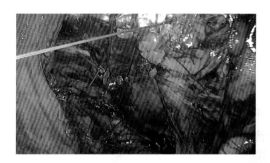

图 17.1　腹腔镜阴道旁修补术：予以间断缝合，将缝线穿过闭孔内筋膜，包括白线，然后固定在耻骨梳韧带上

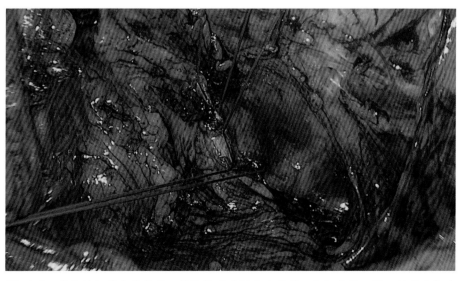

图 17.2　腹腔镜阴道旁修补术：将缝线穿过闭孔内筋膜，包括白线，纠正阴道旁缺陷

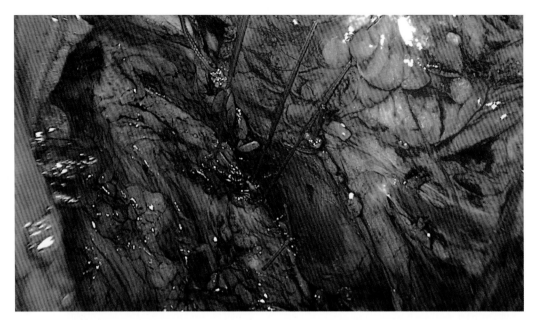

图 17.3　腹腔镜阴道旁修补术，行右侧缝合

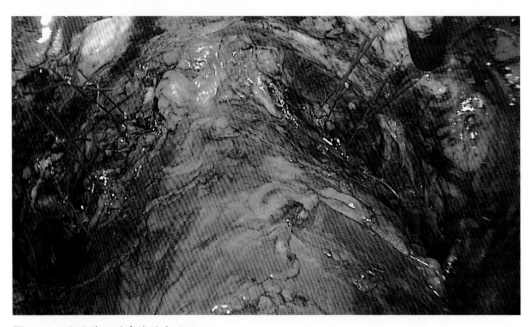

图 17.4　腹腔镜阴道旁修补术后观

行膀胱尿道镜检查以排除缝线穿透膀胱，并确认输尿管通畅。

机器人手术的重要性越来越凸显，然而有关其疗效、并发症和远期疗效的报道较少。

应用补片或移植物进行阴道前壁修补术

在过去数年间，用移植物加固阴道前壁已经变得越来越重要。这些补片可以是生物的或合成的，通过缝合或固定系统可以固定补片。一些研究和 meta 分析表明，与自体组织修复相比，补片固定具有更好的解剖学效果[14-15]。另一方面，除补片暴露率外，应用补片的术式与阴道前壁修补术相比，手术时间更长，失血量更多，膀胱切开、新发压力性尿失禁（SUI）、阴道顶端和后盆腔脱垂的发生率更高，这些将导致更高的二次手术率[14-16]。患有肛提肌撕脱的患者的复发风险较高，这也说明应用人工合成移植物加固是合适的（图 17.5，图 17.6）[17-18]。

后盆腔

阴道后壁脱垂可能是由于直肠、结肠或小肠疝入阴道所致。这些情况可以单独发生，也可以伴随其他支撑缺陷同时发生，通常伴有会阴缺陷和（或）生殖裂孔增宽[19]。常见症状包括拖曳感、下坠感、性功能障碍（包括性交松弛）、排便困难和排便不净（经常需要手指压迫直肠辅助排便）[20]。虽然直肠前突是排便障碍患者的常见表现，但也可能有其他原因，如盆底失弛缓、肠套叠和会阴下降综合征[21]。如果存在肠排空障碍而不伴直肠膨出时，可能需要与结直肠学专家进行跨学科合作。关于阴道后壁修复对改善排便症状效果的研究数据，目前尚存在争议，其关联性也不完全清楚[22-23]。

直肠前突也可伴有会阴缺陷，通常可通过会阴修复术纠正。然而，在已发表文献中尚无此类术式的相关数据。对于并发肠疝的情况，经常通过"高腹膜化"或封闭直肠子宫陷凹纠正，但是文献中的相关数据也比较少[24]。

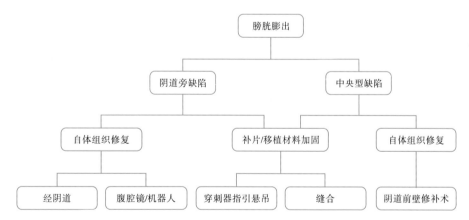

图 17.5　根据潜在缺陷类型采取相应手术治疗纠正膀胱膨出

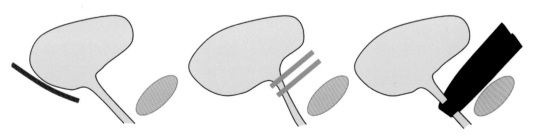

图 17.6　前路修复、耻骨后膀胱颈悬吊术和尿道中段悬吊在尿道和膀胱颈区域的操作示意图

解剖因素

根据解剖学概念，阴道和直肠之间的结缔组织是指骨盆后筋膜、直肠阴道隔、直肠筋膜或阴道肌层[24]。阴道后壁的远端支持，即 DeLancey 第 3 水平，主要由会阴体提供[25-26]。这种水平的支持具有对肛提肌复合体的强附着力，因此不易受到可能导致脱垂的骨盆压力传递的影响，其在阴道和直肠之间形成物理屏障，由耻骨直肠肌提供吊带支撑，包围生殖裂孔。

骨、肌肉和结缔组织组成的复合体的完整性破坏可能导致阴道后壁脱垂。阴道后壁脱垂的修复手术包括中线折叠、特异部位修补技术、移植物 / 补片加固术、经肛门修复术、经腹直肠固定术，以及将补片延伸放置到阴道后壁远端和（或）会阴的骶骨阴道固定术。缝合材料可以是可吸收的聚糖乳酸线，也可以是不可吸收的缝线。为了避免阴道狭窄，去除过多阴道筋膜应该是更为经济的方法[27]。

中线折叠术（传统的阴道后壁修补术）

这项技术于 19 世纪被引进。据报道，该技术的解剖学成功率为 76%~96%[19,28]。在中线切开阴道后壁，然后通过分离阴道上皮下的纤维肌层创建皮瓣。在中线进行纤维肌层折叠并向下延伸至处女膜，由此可缩小阴道后壁的宽度，在理论上也可增加这一层的强度。

肛提肌的折叠曾经是阴道后壁修补术中的常见步骤，虽然其有助于闭合生殖裂孔，但这并不是肛提肌的正常解剖位置。该操作可能会过度收缩阴道口径，

导致术后疼痛和性交困难，同时也并不能改善解剖结局。因此，一般来说，目前肛提肌折叠术已经很少使用[19,28]。

特定部位的阴道后壁修补术

从下层结缔组织分离阴道上皮后，通过手指伸入直肠确认结缔组织层的薄弱部位，任何结缔组织中出现的散在断裂点都可以通过间断缝合的方法进行修复和闭合。在特定部位的修复中可以进行中线折叠，但不进行肛提肌折叠。直肠阴道筋膜缺陷所致严重直肠脱垂的修补术有可能会因为张力过大引起粪便残留，18% 的患者术后需要通过阴道指压促进排便，18% 的患者术后可出现性交困难[19,28]。此外，与中线筋膜折叠术的成功率（86%）相比，不连续的特定部位阴道后壁修补术的成功率较低（70%）[29]。

阴道后壁修补术中移植物或补片的应用

补片或移植物可以用来加固阴道后壁，或作为筋膜替代物固定在骶棘韧带和会阴上，而不需要进行筋膜折叠。虽然手术技术有不同之处，但通常在形成阴道皮瓣后继续向两侧延展至骨盆侧壁。随后通常进行中线折叠术或特定部位的阴道修复，然后将补片或移植物放置在修复部位，沿侧壁固定后在其上方缝合阴道上皮。

其他的技术包括使用带有穿刺器的补片套盒，以及经坐骨直肠通道将补片与骶棘韧带相连接。然而，没有数据支持该方法可作为常规使用。由于严重的补片并发症主要与多纤维补

片相关，因此阴道后壁内补片悬吊术已很少使用[30]。

迄今为止，没有研究表明补片和移植物覆盖或加固缝合修补对阴道后壁脱垂可以带来任何获益[14,19,31]。目前为止，生物植入物的使用尚未显示出与阴道后壁整形手术相比的优势。相反，在所有随机对照和非随机对照试验的 meta 分析中，阴道后壁整形手术优于加固的缝合修补手术，可以使复发风险降低一半（RR = 0.58；95% CI: 0.41~0.84）[11]。因此，由于缺乏优势，异种移植（生物植入物）在后盆腔脱垂中的应用应逐步取消。

后置补片延伸的骶骨阴道固定术

该技术是一种改良的骶骨阴道固定术，将补片后叶向下延伸并放置到阴道后壁远端和（或）会阴体或两侧肛提肌，可以纠正同时存在的顶端缺陷。该手术可以通过腹腔镜或机器人辅助的方式进行。首先打开骶前间隙，接着打开腹膜后从顶端向后延伸，进入直肠阴道间隙，继续分离至会阴体或肛提肌，以无张力的方式将补片连接到远端阴道后壁、肛提肌和骶骨前纵韧带上。在补片上方将腹膜关闭，使其完全覆盖。该方法治疗直肠前突的成功率为 45%~90%[32-35]。

虽然改良的经腹骶骨阴道固定的术式已被报道，但与传统的经阴道后壁脱垂修补术比较的效果究竟如何，尚缺乏相关数据。

经肛门直肠前突修补术

有三项试验对经肛门和经阴道修复直肠前突的术式进行了评估。每个试验的纳入标准略有不同，基于这三项试验的观察可以发现，无论主观或客观结果，经阴道直肠前突修复术均优于经肛门直肠前突修复术[16]。与经肛门手术组相比，经阴道手术组术后发生肠疝的概率明显较低。而基于对排便障碍综合征术后患者的改良问卷调查结果显示，经会阴修复术患者的排便功能改善情况优于经肛门手术者。

中盆腔

阴道顶端脱垂不仅表现为子宫或阴道穹隆脱垂，同时也与约 60% 的膀胱脱垂有关[36-37]。越来越多的学者认识到，阴道顶端的充分支持是对严重脱垂女性持久性外科修复的重要组成部分[5]。

为了提供阴道顶端的充分支撑，有几个成功率相对较高的术式可供选择，大致可以分为经阴道手术和经腹入路手术。目前，经腹入路技术正逐渐被传统腹腔镜技术甚至机器人辅助腹腔镜技术所取代。顶端悬吊手术包括非补片（自体组织）手术和补片修复。女性患者的既往手术史和手术预期，以及手术中可能出现的并发症、脱垂复发和新生症状的风险是决定顶端脱垂手术计划和术式选择的相关因素。

中盆腔缺陷的手术修复（根据 DeLancey 分型为第 1 水平[25]）可以作为治疗子宫或阴道穹隆脱垂的方法单独进行，也经常作为前盆腔或后盆腔脱垂时矫正手术的补充部分同时进行，因此该术式可能具有特殊的重要性。

骶棘韧带固定术

这项技术在 1958 年 [38] 首次被报道用于治疗阴道穹隆脱垂，是最受欢迎且被广泛报道的经阴道自体组织纠正阴道顶端脱垂的技术之一。通过腹膜外途径，可以将阴道顶端或子宫单侧（或双侧）悬吊在骶棘韧带上。固定方式可以是可吸收缝线缝合和不可吸收缝线缝合。

对阴道穹隆顶端行单侧骶棘固定的成功率为 79%~97%，平均为 92%。术后前盆腔脱垂复发更为常见，发生率为 10%~30%，平均为 21%。后盆腔脱垂复发的概率明显较低，为 0~11%，平均为 6%[39-40]。

3%~15% 的患者术后出现单侧臀部或臀肌疼痛，通常在术后 6 周内缓解 [41]。尽管骶棘韧带悬吊术的并发症并不常见，但与其可能相关的严重并发症包括危及生命的骶骨或阴部血管损伤、出血，其输血率在 2% 以上 [42]。

子宫骶韧带悬吊术

经阴道或腹腔镜子宫骶韧带悬吊术是指使用腹膜内手术入路将阴道顶端或子宫尽可能高地固定在子宫骶韧带上，以恢复正常的阴道轴。McCall 手术还包括封闭直肠子宫陷凹。Bob Shull 提出了一种修改方案，即将缝线通过阴道穿入子宫骶韧带，并与前、后阴道鞘或阴道筋膜缝合在一起 [43]。

无论使用可吸收缝线还是不可吸收缝线进行固定，其解剖结果没有不同 [39,41]。然而，接受不可吸收缝线缝合的女性的侵蚀率可能为 8% ~22%。一项系统评价显示，纠正顶端脱垂的成功率

为 85%~98%[44-45]。

通过腹腔镜将阴道顶端固定到子宫骶韧带（图 17.7）有一些优势：不使用补片；同时行子宫全切术时损伤更小；缝合位置更高；输尿管暴露更好（图 17.8）；在需要进一步治疗恶性肿瘤的情况下，可减少与放射治疗或化学治疗的相互影响；与补片相比，潜在的并发症（例如侵蚀、补片回缩、阴道排液、盆腔疼痛和性交困难等）发生率更低。Rardin 等人报道，在行子宫切除术时，腹腔镜手术与经阴道手术相比，输尿管损伤的风险更低（0 *vs.* 4%）[46]。

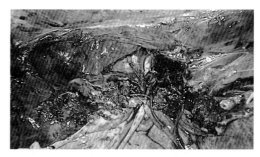

图 17.7 腹腔镜下将阴道顶端固定于子宫骶韧带，并封闭直肠子宫陷凹

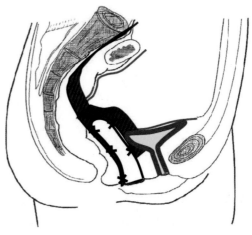

图 17.8 骶骨阴道固定术示意图

一些回顾性研究和综述提示，腹腔镜下子宫切除术时行子宫骶韧带

固定术后，纠正顶端脱垂的失败率为11%~13%[46-50]。尽管已取得一些满意的效果，但腹腔镜手术仍然没有标准化的术式，而经阴道子宫骶韧带悬吊术的结果并不能直接作为推断腹腔镜子宫骶韧带悬吊术结果的依据。

建议术中同时行膀胱镜检查以发现尿路损伤。其他可能的并发症包括出血多并需要输血（1.3%）、膀胱损伤（0.1%）、直肠道损伤（0.2%）。此外，约4%的患者发生神经受压，导致S2~S4区神经麻木和疼痛[45]。

骶骨阴道固定术

最初，骶骨阴道固定术是一种固定阴道穹隆的手术。然而，为了纠正前盆腔和（或）后盆腔的缺陷，可将补片前端置于膀胱阴道间隙，后端置于直肠阴道间隙（可延伸至肛提肌）。传统上，常通过经腹手术进行骶骨阴道固定术。但在过去十年中，使用微创方法（如腹腔镜和机器人）进行手术已成为常态（图17.8）。

腹腔镜骶骨阴道固定术

该手术的解剖分离分为三个部分：骶岬（打开后腹膜）、阴道前壁和直肠阴道隔（阴道后壁）。选用合适的缝线，将典型的 Y 形补片的前臂与阴道前壁固定，将后臂与阴道后壁固定。如果需要，可将后臂延伸至肛提肌水平或缝合固定于两侧肛提肌。将补片近端以人工缝合或机械缝合的方式固定于骶岬或S1水平的前纵韧带上。对原始数据的系统回顾研究表明，将补片放置更低水平

（S2~S4）并不能产生更好的成功率[51]（图17.9~图17.11）。

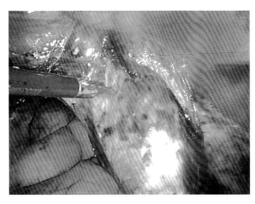

图 17.9 阴道前壁的解剖：膀胱向下到膀胱颈的反折

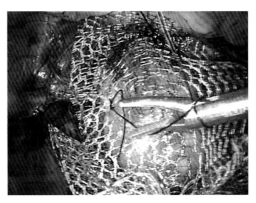

图 17.10 用可吸收缝线（PDS）将补片固定到阴道前壁

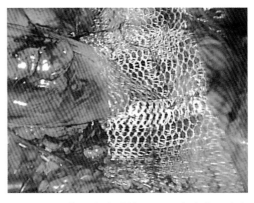

图 17.11 在无张力的情况下，将补片附着在骶岬上，使阴道能够正常活动。为了使补片长度达到17cm以上（以便在肛提肌水平固定和在骶岬处无张力附着），必须将补片缝合在一起

该补片应包埋于腹膜后，以避免肠粘连和随后的并发症（如肠梗阻）。建议使用Ⅰ型大孔单丝合成聚丙烯补片。如果使用生物移植物和部分可吸收复合补片（聚糖乳酸＋聚丙烯），可能会增加短期内阴道顶端和前盆腔脱垂复发的风险[52-53]。

在过去的十余年中，腹腔镜下骶骨阴道固定术作为经腹骶骨阴道固定术的一种替代方法，被许多外科医生采用。他们希望能够复制经腹骶骨阴道固定术的高成功率，同时降低与经腹手术相关的发病率，并促进康复。多个前瞻性和回顾性队列研究显示，该手术的中短期成功率良好，平均客观成功率为91%（60%~100%），主观成功率为79%~98%，平均再手术率为5.6%[44,54]。2016年，一篇Cochrane系统评价结果提示，与各种阴道手术相比，骶骨阴道固定术后脱垂感、脱垂复发、再次手术、术后尿失禁和性交疼痛的发生率均较低[54]。

许多经腹修复手术中使用聚丙烯材料以外的移植物，如聚四氟乙烯（铁氟龙）、聚乙烯（甲基硅烯、低压聚乙烯）和硅涂层聚酯。这些移植物已被证明可能增加补片暴露、慢性感染和脓肿的风险[55]。

如果同时行全子宫切除术，补片侵蚀的概率可增加5倍[44]。

由于补片侵蚀率较高，故不推荐子宫全切术后行骶骨阴道固定术。子宫次全切除术和随后的骶骨阴道固定术是否能在保持良好解剖功能的同时减少补片侵蚀率，此结论仍有待进一步的研究。已有病例报道结果显示，补片可侵蚀至宫颈并使其完全暴露，因此应充分权衡该类手术中是否必须行子宫体切除。

机器人骶骨阴道固定术

机器人手术系统通过扩大外科医生的视野、提高操作灵活性，并借助人体工程学来简化技术上困难的手术。与腹腔镜骶骨阴道固定术相比，机器人辅助手术所需的学习曲线相对较短，因此许多外科医生转向这一途径，以便为患者提供微创的骶骨阴道固定术。通过对包括1 488例机器人骶骨阴道固定术在内的27项研究的系统回顾发现，机器人骶骨阴道固定术的客观治愈率为84%~100%，主观治愈率为92%~95%，补片侵蚀率为2%（0~8%）[56]。总的来说，在这项meta分析中，术后并发症发生率为11%（0~43%），严重并发症发生率为2%。机器人手术中转开腹手术的发生率均值小于1%（0~5%）。一项包含6项小型研究的meta分析结果提示，机器人骶骨阴道固定术组的失血量低于腹腔镜骶骨阴道固定术组（50mL *vs.* 155mL，*P*<0.001），但两组间其他并发症无差异[56]。

子宫固定术

尽管POP仍然是子宫切除术的主要指征之一，但近年来临床中对器官保留的要求越来越高。支持保留子宫的观点认为，其可以保持子宫筋膜环的完整性，缩短手术时间，并实现女性保持自身形象和完整性的愿望。此外，一些女性还想要保留生育能力。然而，目前关于子宫固定术在生育力、妊娠和分娩方面的最适当技术仍然缺乏结论性数据。

当然，患者应谨慎选择是否保留子

宫，以减少由于其他病理原因导致的子宫切除的可能性，这可能更具有挑战性。对于患子宫内膜癌和宫颈癌或卵巢癌风险增加的女性、有雌激素受体阳性乳腺癌个人史的女性（尤其是服用他莫昔芬的患者）、近期有绝经后出血史及其他异常情况的女性，建议摘除子宫。有遗传性疾病（*BRCA* 突变、Lynch 综合征）和肥胖的高风险女性也应该考虑在脱垂修复过程中行子宫切除术（伴或不伴输卵管卵巢切除术）。在绝经前女性和无出血的绝经后女性中，子宫内膜病变发生率较低。3 级证据显示，恶性肿瘤和异常增生低风险的女性接受脱垂手术中，未预料到的病理异常占 1.8%，子宫内膜癌占 0.3%，在腹腔镜子宫次全切术和粉碎术中没有发现伴有肉瘤的病例 [11]。

伴有宫颈延长的患者行骶棘韧带子宫固定术失败的风险可能增加近 11 倍 [57]，但排除严重脱垂患者并对宫颈延长患者实施部分宫颈切除术后，其成功率约为 96%~100%。其他研究也显示，在子宫固定术时采用部分宫颈切除术的成功率也很高。

多种子宫固定术已被描述用以治疗子宫阴道脱垂。研究表明，与子宫切除术相比，子宫固定术在短期内安全、有效，出血量更少，手术时间更短，患者恢复更快。尽管关于子宫固定术研究的数量和质量都在增加，但大多数研究缺乏质控，并且对技术方法和手术成功的定义也不同。目前，还没有比较不同类型子宫固定术的随机对照试验的文献发表。子宫固定术中可采用自体组织和补片修复 [44,58]。

自体组织子宫固定术

骶棘固定术和子宫骶骨固定术（经阴道、经腹或腹腔镜）是最常用的保留生育能力和性交功能的自体组织手术。

LeFort 阴道闭合术可以使阴道腔闭合，对于某些特定的女性而言，尤其是那些手术风险高且无性生活要求的女性，这是一个很好的选择。

Manchester 手术在本质上是对宫颈延长的修复。

骶棘韧带子宫固定术

骶棘韧带子宫固定术中可采用不可吸收或延迟可吸收缝线将宫颈连接到骶棘韧带。据报道，其成功率约为 92% [44,58]。

一项研究直接对比骶棘韧带子宫固定术及经阴道子宫切除术（同时将阴道穹隆固定到子宫骶韧带）这两种术式，研究结果显示，以上两种术式的手术结局未提示显著差异 [11,44,58]。

子宫骶韧带悬吊术

子宫骶韧带悬吊术的手术操作包括经阴道、经腹或腹腔镜下采用不可吸收或可吸收的缝线缩短或折叠子宫骶韧带。目前，虽然所描述的技术多种多样，但是仍缺乏随访时间较长的随机对照试验和研究。

腹腔镜子宫骶韧带悬吊术作为一种保留子宫的微创技术越来越受欢迎，因为其具有增加治疗效果持久性的潜力（图 17.12~图 17.15）。

有三项回顾性研究评价了腹腔镜下子宫骶韧带悬吊术的不同方法。Krause 等人 [59] 和 Maher 等人 [60] 不仅将缝线从左右侧穿过子宫颈和子宫骶骨韧带，而且穿过预备的覆盖骶岬的前纵韧带。Uccella 等人[61] 只进行了子宫骶韧带的缩短而未处理宫颈。这些手术的主观成功率为 81%~88%。

应用补片行子宫固定术

应用补片行子宫固定术可以采用经阴道植入补片子宫固定术或经腹/腹腔镜子宫骶骨固定术。针对这些手术，有几种不同的技术和补片类型。考虑到补片的风险，经阴道补片修补的应用逐渐减少。美国食品药品监督管理局将阴道补片修复脱垂从Ⅱ类中度风险手术重新归类为Ⅲ类高度风险手术。腹腔镜子宫骶骨固定术作为一种微创的子宫保留方法越来越受欢迎，因为其具有增加治疗效果持久性的潜力，然而该结论仍缺乏长期研究的数据验证。

经阴道植入补片子宫固定术

经阴道植入补片子宫固定术是将补片植入阴道前壁并保留子宫。为了进行子宫固定术，术中必须同时进行阴道顶端支持手术，如骶棘韧带或子宫骶韧带悬吊。早期前盆腔补片装置不包含顶端支持的操作，除非同时插入加强顶端支撑的后盆腔补片装置或进行单独的顶端支持手术。这些产品已被无穿刺器的前盆腔补片装置所取代，后者通过前盆腔入路固定到骶棘韧带，其效果似乎很好，但仍然缺乏一致的数据。

子宫骶骨固定术

子宫骶骨固定术可通过经腹、腹腔镜或机器人手术来完成，通常将一个或更多的移植物从子宫颈和子宫连接到骶

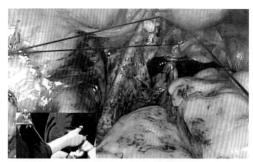

图 17.12　腹腔镜子宫骶韧带悬吊术

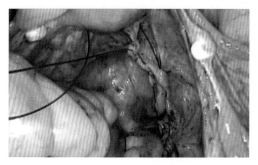

图 17.13　腹腔镜子宫骶韧带悬吊术：用不可吸收缝线连续缝合

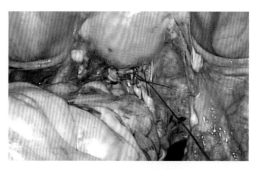

图 17.14　腹腔镜子宫骶韧带悬吊术：将缝线打结并固定在骶岬上以固定宫颈

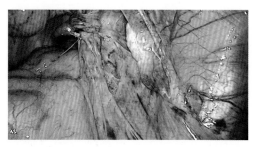

图 17.15　显示腹腔镜子宫骶韧带悬吊术中的输尿管位置

岬附近的前纵韧带。有研究已报道各种移植材料、装置和手术技术，其中最常见的技术是将一个聚丙烯网带从骶骨前纵韧带向后延伸至子宫，然后再将网带分叉出两个臂穿过阔韧带并固定在宫颈前部。延伸至阴道前壁和后壁的移植物长度以及网带第二臂的使用方式各不相同，这也可以导致阴道前壁脱垂复发及宫颈延长。一些研究表明，术中可使用单个前盆腔移植物连接到近端阴道前壁，此类似于骶骨阴道固定术。也有研究提示，可将前臂固定在后盆腔移植物上。

大多数研究比较了子宫骶骨固定术、子宫切除术、骶骨阴道固定术，少数研究采用自体组织对照。

综合分析结果显示，子宫固定术和子宫切除术的解剖成功率无差异（84% *vs.* 90%，*P*=0.06）；然而，子宫固定术组患者脱垂后再手术的次数明显多于子宫切除术组（7% *vs.* 0，*P*<0.01）。与子宫全切术相比，子宫固定术的补片暴露率较低（0 *vs.* 7%，*P*<0.01），腹腔镜下 30 例行子宫次全切术患者没有补片暴露[11]。腹腔镜子宫骶骨固定术适用于有严重的子宫脱垂但又希望保留生育能力的年轻女性。在这种情况下，为了减少妊娠和分娩期并发症的风险，应首选单纯的后盆腔移植物而不进行宫颈前路延伸。

阴道闭合术

由于完全或部分阴道闭合术（如 LeFort 术）使阴道丧失了作为性器官的功能，故只适用于特殊的适应证。这种手术的并发症发生率低，手术时间短，在有严重脱垂和多种合并症并且不希望维持阴道性功能的老年人群中取得了较高的成功率。

在临床中可以同时进行子宫切除术或尿失禁手术（尿道下悬吊术）。肛提肌折叠术和会阴缝合术也常被同时实施。

2006 年，美国盆底疾病网络临床中心进行了一项系统评价，记录了阴道闭合术几乎 100% 的成功率，其一般并发症（如脑血管和心脏疾病）的发生率为 2%，而特殊并发症（包括肾盂肾炎和输血）的发生率为 4%[62]。在仔细选择患者并获得充分的知情同意后，阴道闭合术是一种有效的治疗严重生殖器脱垂的手术方式。

伴随的抗尿失禁手术

生殖器脱垂和尿失禁有相似的病理生理学机制，两者往往共存。大约 55% 的 II 期 POP 女性并发 SUI。随着 POP 分期的增加，IV 期 POP 女性的尿失禁患病率下降到 33%[63]。脱垂复位后，10%~80% 的女性可能患有 SUI[64]。这种隐匿性尿失禁可能是由尿道扭转和（或）严重脱垂引起的外部压迫所致[63]。

生殖器脱垂可能在手指、子宫托、海绵托架或扩阴器的帮助下得以恢复，没有既定的金标准。无论是通过扩阴器还是子宫托缓解脱垂，都没有可接受的阳性预测值以确定患者是否需要同时进行抗尿失禁手术。阴性预测值分别为 92.5%（95% CI：90.3~1.00）和 91.1%（95% CI：88.5~99.7）[65]。因此，术前隐匿性 SUI 检测阴性的女性在术后发生 SUI 的风险较低。目前，还没有确凿的数据表明尿动力学可以帮助预测术后 SUI。

有隐匿性尿失禁的女性在 POP 修复后有新发尿失禁的风险，即在手术前不存在尿失禁症状，而在脱垂手术治疗后发生 SUI，原因可能是 POP 手术纠正了先前阻塞的尿道。一篇 Cochrane 系统评价发表了关于 POP 手术治疗的结果，2125 例女性中 434 例（20.4%）在脱垂手术后出现了新的 SUI 症状[16]。新发 SUI 是患者手术后的主要主诉之一，可导致患者出现沮丧和失望情绪。许多女性宁愿脱垂也不愿失禁。

术前 SUI 可以通过脱垂修复治疗，而不需要额外的抗尿失禁手术[66]。

在脱垂修复后，患有隐匿性 SUI 的女性是否应该接受额外的抗尿失禁手术，以及哪种脱垂手术最适合预防术后 SUI 症状，这些仍然是存在争议的问题[63]。

因此，根据 SUI 的不同可将生殖器脱垂患者分为三种类型：无尿失禁、SUI 和隐匿性尿失禁。

无尿失禁的生殖器脱垂女性

在前期没有 SUI 的女性中，有 8% 的患者在前盆腔脱垂手术治疗后出现了新的 SUI[63]。

一项 meta 分析结果显示，与经闭孔前路补片手术相比，前路阴道整形手术治疗新发 SUI 的效果似乎更好（RR = 0.64；95% CI：0.42~0.97，图 17.16）[63]。然而，一项研究评估了术后 3 年的长期数据，结果中并未显示两种手术之间存在显著差异[67]。

在骶骨阴道固定术的同时行耻骨后膀胱颈悬吊术可以预防术后 SUI[68]（图 17.17）。

有症状性压力性尿失禁的生殖器脱垂女性

对于伴随 SUI 的脱垂患者，有多种手术治疗方式可供选择：阴道前壁修补术或前盆腔补片修补术伴或不伴额外的尿道中段悬吊，阴道旁修复和骶骨阴道固定术伴或不伴耻骨后膀胱颈悬吊术。

在患有 POP 和 SUI 的女性中，单纯脱垂手术（前路修复和经闭孔植入补片）治疗 SUI 的成功率较低（分别为 48% 和 66%）[63,66]。同时行抗尿失禁手术可以降低术后 SUI 的风险。

最近的一项随机试验比较了阴道 POP 修补术伴或不伴额外的尿道中段悬吊术治疗尿失禁的效果。同时进行的

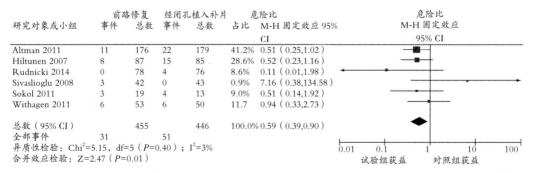

| 研究对象或小组 | 前路修复 | | 经闭孔植入补片 | | | 危险比 | 危险比 |
	事件	总数	事件	总数	占比	M-H 固定效应95% CI	M-H 固定效应 95% CI
Altman 2011	11	176	22	179	41.2%	0.51（0.25,1.02）	
Hiltunen 2007	8	87	15	85	28.6%	0.52（0.23,1.16）	
Rudnicki 2014	0	78	4	76	8.6%	0.11（0.01,1.98）	
Sivaslioglu 2008	3	42	0	43	0.9%	7.16（0.38,134.58）	
Sokol 2011	3	19	3	13	9.0%	0.51（0.14,1.92）	
Withagen 2011	6	53	6	50	11.7	0.94（0.33,2.73）	
总数（95% CI）		455		446	100.0%	0.59（0.39,0.90）	
全部事件	31		51				

异质性检验：Chi² = 5.15，df = 5（P = 0.40）；I² = 3%
合并效应检验：Z = 2.47（P = 0.01）

图 17.16 新发压力性尿失禁：比较前路修复和经闭孔植入补片的 6 个随机对照试验的森林图[64]

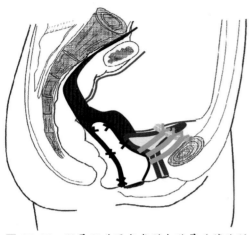

图 17.17　骶骨阴道固定术联合耻骨后膀胱颈悬吊术的示意图

抗尿失禁术显著增加了治疗 SUI 的成功率，更多的女性在尿道中段悬吊术后 SUI 症状消失（86% vs. 48%; RR = 1.79; 95% CI：1.29~2.48）[69]。

一项对经闭孔植入补片手术进行的前瞻性研究结果显示，如果同时行尿道中段悬吊术，SUI 的累积成功率为 92%[64]。

Borstad 等人研究表明，尿道中段悬吊带（TVT）在术中同时置入还是 3 个月后置入，其成功率无显著差异［(83/87, 95%) vs. (47/53, 89%)，3 个月后][70]。然而，29% 的女性（27/94）在脱垂手术后出现尿失禁，并拒绝了预先计划在 3 个月后实施的 TVT 手术。

Colombo 等人比较耻骨后膀胱颈悬吊术和前路修复术治疗女性阴道前壁脱垂和 SUI 的效果，结果显示，在治疗 SUI 方面耻骨后膀胱颈悬吊术对女性更有利［治愈 SUI（30/35, 86%）vs. (17/33, 52%)］，而前路修补术对于前盆腔脱垂有更高的成功率（治愈膀胱膨出，23/35 vs. 32/33）[66]。

Costantini 等人比较了耻骨后膀胱

颈悬吊术和骶骨阴道固定术或子宫骶骨固定术对尿失禁女性的益处[71]。与所有预期相反，同时行耻骨后膀胱颈悬吊术后患者的 SUI 发生率增加［(13/24, 54%) vs. (9/23, 39%)］。作者根据手术技术解释了这些结果：骶骨阴道固定术补片的前臂延伸至膀胱颈处，显然比耻骨后膀胱颈悬吊术更好地保证了连续性。

一项随机研究比较了在生殖器脱垂和 SUI 女性中行骶骨阴道固定术时尿道中段悬吊术或耻骨后膀胱颈悬吊术的优劣。结果显示，两组之间的抗尿失禁率没有差异。然而，尿道下悬吊术组更好地体现了以患者为中心的继发结局。这表明，对于因其他原因而接受经腹手术的女性，耻骨后膀胱颈悬吊术仍然是一种可行且有效的治疗 SUI 的方法[72]。

综合上述内容可知，在患有 POP 和 SUI 的女性中，单独的脱垂手术（经闭孔植入补片和前路修复）而不伴有尿道下段悬吊术与 SUI 治疗后的低成功率相关。术中同时行抗尿失禁手术降低了术后 SUI 的风险，然而对于其术式的选择，目前仍有争议。

患有隐匿性压力性尿失禁和生殖器脱垂的女性

生殖器脱垂手术中同时行尿道下悬吊带置入显著降低了隐匿性尿失禁女性的术后尿失禁率（RR = 3.04; 95% CI：2.12~4.37，图 17.18）[64]。除了与悬吊带置入相关的可能并发症外，对于伴随手术的主要副作用以及延长膀胱导尿管留置时间或长期阻塞性排尿似乎没有更高的风险[64,69,73]。

研究对象或小组	阴道修补		伴尿道中段悬吊术		危险比		危险比
	事件	总数	事件	总数	占比	M-H 固定效应 95% CI	M-H 固定效应 95% CI
Meschia 2004	11	25	2	25	7.2%	5.50（1.36,22.32）	
Ploeg 2016	24	46	6	42	22.5%	3.65（1.66,8.05）	
Schierlitz 2007	12	43	3	37	11.5%	3.44（1.05,11.27）	
Wei 2011	41	57	16	54	58.9%	2.43（1.56,3.78）	
总数（95% CI）		171		158	100.0%	3.04（2.12,4.37）	
全部事件	88		27				

异质性检验：Chi²=1.93，df=3（P=0.59）；I²=0%
合并效应检验：Z=6.01（P<0.00001）

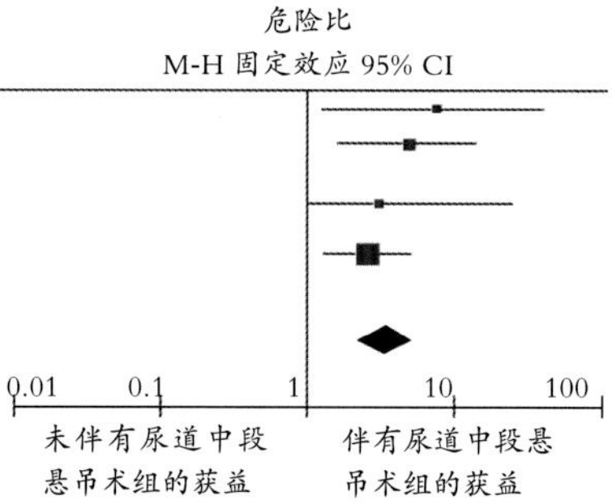

图 17.18　在无 SUI 的女性阴道脱垂修复中增加尿道中段悬吊术可显著降低术后发生 SUI 的风险

总结：生殖器脱垂手术联合抗尿失禁手术的指征

术前患有 SUI 并证实伴有隐匿性 SUI 的女性可以从脱垂手术联合抗尿失禁手术中获益。在患 POP 的 SUI 女性中增加抗尿失禁手术可以使术后抗尿失禁的概率增加 11 倍（OR = 10.9；95% CI：7.9~15.0），其中阴道修复＋尿道中段悬吊术的 OR 值为 15.1（95% CI：9.6~23.6），阴道补片置入＋尿道中段悬吊术的 OR 值为 11.3（95% CI：6.3~20.5）。在患有隐匿性 SUI 的女性中，额外的抗尿失禁手术同样可以产生更好的抗失禁率（OR = 9.8；95% CI：7.1~13.6）。该证据不支持在脱垂手术时对无隐匿性压力试验阳性的女性增加常规的抗尿失禁手术（OR = 1.1；95% CI：0.8~1.7）[64]。

在制订是否同时治疗症状性或隐匿性 SUI 的决策过程时必须将患者本人的意愿考虑在内（"决策制订过程"）。此外并发症和个人情况（如慢性哮喘、高麻醉风险、肥胖、繁重的家庭护理等体力劳动）也必须被纳入考虑范畴。同时进行尿道下悬吊带置入也有利于职场女性的时间安排，此可避免分阶段多次请病假。然而，有随机研究结果证实，分两次手术也具有相似的成功率[70]。

图 17.19 为临床处置流程图，总结了基于尿失禁症状和隐匿性 SUI 试验检测进行脱垂手术的临床路径。

结　论

微创手术在泌尿妇科中的应用范围很广，经阴道手术也同样如此。

当计划纠正膀胱膨出时，应该注意中央或阴道旁缺陷的存在。前路修复术是治疗中央筋膜缺陷的一种选择，而阴道旁修补术是治疗阴道旁缺陷的选择。必须考虑中盆腔的额外固定，否则可能会有较高的复发率。

在前盆腔中使用 1 型聚丙烯补片可降低复发率，但也同时增加了并发症和再手术的风险。患者必须被告知其具有更好的解剖结果的同时，也存在更高的并发症和再手术率的风险。尤其在严重生殖器脱垂、复发性生殖器脱垂、并发症、肛提肌撕脱以及对安全性和解剖有效性有较高期望的患者中，补片的使用情况值得探讨。目前，对于生物材料的使用效果仍然存在争议，尚未被相关研究证实。

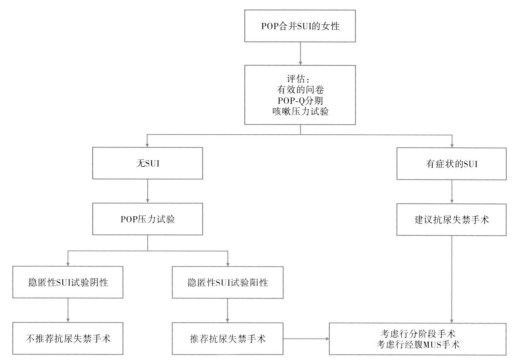

图 17.19　ICI 提出的基于尿失禁症状和隐匿性 SUI 检测的决策流程图 [64]
注：POP：盆腔器官脱垂；SUI：压力尿失禁；MUS：尿道中段悬吊术

经阴道中线筋膜折叠不伴有肛提肌成形的阴道后壁修补术与特定部位后盆腔修复相比有更好的客观结果，并且与采用肛提肌成形术相比有更低的性交困难发生率。此外，在阴道后壁脱垂修复方面，经阴道入路优于经肛门入路，并且没有证据表明在修复阴道后壁脱垂时使用补片或增加缝线有任何益处。目前缺乏比较经腹骶骨阴道固定术与传统经阴道修复阴道后壁脱垂效果的研究数据 [19]。

骶棘阴道固定术、经阴道或腹腔镜固定子宫骶韧带以及腹腔镜或机器人辅助骶骨阴道固定术可以用于纠正中盆腔脱垂，在文献中其成功率超过 90%。应综合考虑所有的查体异常情况、自我症状、并发症、危险因素、计划的子宫全切术、患者的意愿和医生的技术，与患者一起选择手术方式。

术中应避免使用生物补片或可吸收补片及硅胶补片。骶棘阴道固定术后前盆腔脱垂复发的可能性较高，子宫骶韧带固定时发生输尿管病变的风险也较高。如果无子宫病变，应告知患者在不影响脱垂手术成功率的情况下可以保留子宫的手术方式。

持续性或新发 SUI 是接受 POP 手术咨询时需要与患者讨论的重要问题。患有 SUI 或隐匿性尿失禁的患者可以从同时进行的抗尿失禁手术中获益。额外的风险以及单独进行 POP 修复时需要进行第二次手术都必须被纳入考虑范围内。

在制订决策过程中，对手术或麻醉风险及复发风险的评估是必不可少的。我们将与患者一起讨论这些评估情况和手术成功率，共同作出决定，并据此调整预期，从而使患者对治疗效果满意（图 17.20）。

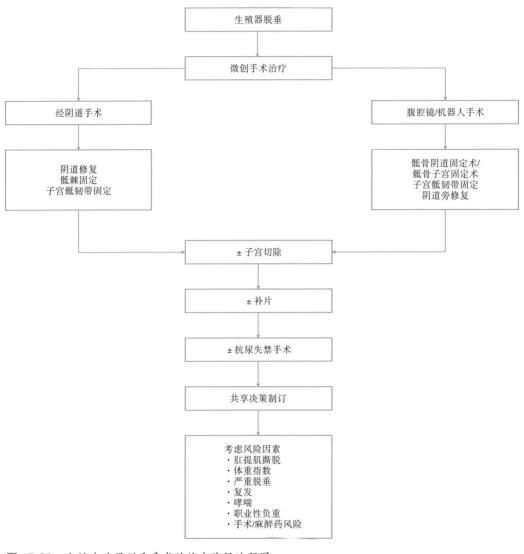

图 17.20　女性生殖器脱垂手术的临床路径流程图

（李励 译）

参考文献

[1] Slieker-ten Hove MC, Pool-Goudzwaard AL, Eijkemans MJ, et al. The prevalence of pelvic organ prolapse symptoms and signs and their relation with bladder and bowel disorders in a general female population. Int Urogynecol J Pelvic Floor Dysfunct, 2009, 20(9): 1037-1045.

[2] Olsen AL, Smith VJ, Bergstrom JO, et al. Epidemiology of surgically managed pelvic organ prolapse and urinary incontinence. Obstet Gynecol, 1997, 89(4): 501-506.

[3] Gamal Mostafa Ghoniem, MD. Cystocele Repair. http://emedicine.medscape.com/article/1848220-overview.

[4] Maher C, Baessler K. Surgical management of anterior vaginal wall prolapse: an evidence based literature review. Int Urogynecol J Pelvic Floor Dysfunct, 2006, 17(2): 195-201.

[5] Eilber KS, Alperin M, Khan A, et al. Outcomes of vaginal prolapse surgery among female Medicare beneficiaries: the role of apical support. Obstet Gynecol, 2013, 122(5): 981-987.

[6] White GR. Cystocele. JAMA, 1909, 853: 1707-1710.

[7] Chen L, Ashton-Miller JA, DeLancey JO. A 3D finite element model of anterior vaginal wall support to evaluate mechanisms underlying cystocele formation. J Biomech, 2009, 42(10): 1371-1377.

[8] Mallipeddi PK, Steele AC, Kohli N, et al. Anatomic and functional outcome of vaginal paravaginal repair in the correction of anterior vaginal wall prolapse. Int Urogynecol J Pelvic Floor Dysfunct, 2001, 12(2): 83-88.

[9] Young SB, Daman JJ, Bony LG. Vaginal paravaginal repair: one-year outcomes. Am J Obstet Gynecol, 2001, 185(6): 1360-1366.

[10] Richardson AC, Lyon JB, Williams NL. A new look at pelvic relaxation. Am J Obstet Gynecol, 1976, 126: 568.

[11] Baeßler K, Aigmüller T, Albrich S, et al. Diagnosis and Therapy of Female Pelvic Organ Prolapse. Guideline of the DGGG, SGGG and OEGGG (S2e-Level, AWMF Registry Number 015/006, April 2016). Geburtshilfe Frauenheilkd, 2016, 76(12): 1287-1301. doi: 10.1055/s-0042-119648.

[12] Chinthakanan O, Miklos JR, Moore RD. Laparoscopic paravaginal defect repair: surgical technique and a literature review. Surg Technol Int, 2015, 27: 173-183.

[13] Shull BL, Baden WB. A six-year experience with paravaginal defect repair for stress urinary incontinence. Am J Obstet Gynecol, 1989, 160: 1432-1440.

[14] Maher C, Feicner B, Baessler K, et al. Transvaginal mesh or grafts compared with native tissue repair for vaginal prolapse. Cochrane Database Syst Rev, 2016, 2: CD012079.

[15] Maher C. Anterior vaginal compartment surgery. Int Urogynecol J, 2013, 24(11): 1791-1802.

[16] Maher C, Feiner B, Baessler K, et al. Surgical management of pelvic organ prolapse in women. Cochrane Database Syst Rev, 2013, 4: CD004014.

[17] Wong V, Shek K, Rane A, et al. Is levator avulsion a predictor of cystocele recurrence following anterior vaginal mesh placement?

[18] Wong V, Shek KL, Goh J, et al. Cystocele recurrence after anterior colporrhaphy with and without mesh use. Eur J Obstet Gynecol Reprod Biol, 2014, 172: 131-135.

[19] Karram M, Maher C. Surgery for posterior vaginal wall prolapse. Int Urogynecol J, 2013, 24(11): 1835-1841.

[20] Weber AM, Walters MD, Ballard LA, et al. Posterior vaginal prolapse and bowel function. Am J Obstet Gynecol,1998, 179(6 Pt 1): 1446-1449, discussion 1449-1450.

[21] Siproudhis L, Ropert A, Lucas J, et al. Defecatory disorders, anorectal and pelvic floor dysfunction: a polygamy? Radiologic and manometric studies in 41 patients. Int J Color Dis, 1992, 7(2): 102-107.

[22] Grimes CL, Lukacz ES. Posterior vaginal compartment prolapse and defecatory dysfunction: are they related? Int Urogynecol J, 2012, 23(5): 537-551.

[23] Grimes CL, Tan-Kim J, Nager CW, et al. Outcome measures to assess anatomy and function of the posterior vaginal compartment. Int Urogynecol J, 2014, 25(7): 893-899.

[24] Baessler K. Enterocele//Cardozo L, Staskin D. Textbook of female urology and urogynecology. Boca Raton: CRC Press, 2016: 942-953.

[25] DeLancey JO. Anatomic aspects of vaginal eversion after hysterectomy. Am J Obstet Gynecol,1992,166(6 Pt 1): 1717-1724, discussion 1724-1728.

[26] DeLancey JO. Structural anatomy of the posterior pelvic compartment as it relates to rectocele. Am J Obstet Gynecol, 1999, 180(4): 815-823.

[27] Kahn MA, Stanton SL. Posterior colporrhaphy: its effects on bowel and sexual function. Br J Obstet Gynaecol, 1997, 104(1): 82-86.

[28] Maher C, Baessler K. Surgical management of posterior vaginal wall prolapse: an evidence-based literature review. Int Urogynecol J Pelvic Floor Dysfunct, 2006, 17(1): 84-88.

[29] Abramov Y, Gandhi S, Goldberg RP, et al. Site-specific rectocele repair compared with standard posterior colporrhaphy. Obstet Gynecol, 2005, 105(2): 314-318.

[30] Baessler K, Hewson AD, Tunn R, et al. Severe mesh complications following

intravaginal slingplasty. Obstet Gynecol, 2005, 106(4): 713-716.

[31] Paraiso MF, Barber MD, Muir TW, et al. Rectocele repair: a randomized trial of three surgical techniques including graft augmentation. Am J Obstet Gynecol, 2006, 195(6): 1762-1771.

[32] Villet R, Morice P, Bech A, et al. Abdominal approach of rectocele and colpocele. Ann Chir, 1993, 47(7): 626-630.

[33] Cundiff GW, Harris RL, Coates K, et al. Abdominal sacral colpoperineopexy: a new approach for correction of posterior compartment defects and perineal descent associated with vaginal vault prolapse. Am J Obstet Gynecol, 1997, 177(6): 1345-1353, discussion 1353-1355.

[34] Baessler K, Schuessler B. Abdominal sacrocolpopexy and anatomy and function of the posterior compartment. Obstet Gynecol, 2001, 97(5 Pt 1): 678-684.

[35] Baessler K, Stanton SL. Sacrocolpopexy for vault prolapse and rectocele: do concomitant Burch colposuspension and perineal mesh detachment affect the outcome? Am J Obstet Gynecol, 2005, 192(4): 1067-1072.

[36] Rooney K, Kenton K, Mueller ER, et al. Advanced anterior vaginal wall prolapse is highly correlated with apical prolapse. Am J Obstet Gynecol, 2006, 195(6): 1837-1840.

[37] Hsu Y, Chen L, Summers A, et al. Anterior vaginal wall length and degree of anterior compartment prolapse seen on dynamic MRI. Int Urogynecol J Pelvic Floor Dysfunct, 2008, 19(1): 137-142.

[38] Sederl J. Surgery in prolapse of a blind-end vagina. Geburtshilfe Frauenheilkd, 1958, 18(6): 824-828.

[39] Beer M, Kuhn A. Surgical techniques for vault prolapse: a review of the literature. Eur J Obstet Gynecol Reprod Biol, 2005, 119(2): 144-155.

[40] Morgan DM, Rogers MA, Huebner M, et al. Heterogeneity in anatomic outcome of sacrospinous ligament fixation for prolapse: a systematic review. Obstet Gynecol, 2007, 109(6): 1424-1433.

[41] Barber MD, Brubaker L, Burgio KL, et al. Comparison of 2 transvaginal surgical approaches and perioperative behavioral therapy for apical vaginal prolapse: the OPTIMAL randomized trial. JAMA, 2014, 311(10): 1023-1034.

[42] Sze EH, Karram MM. Transvaginal repair of vault prolapse: a review. Obstet Gynecol, 1997, 89(3): 466-475.

[43] Shull BL, Bachofen C, Coates KW, et al. A transvaginal approach to repair of apical and other associated sites of pelvic organ prolapse with uterosacral ligaments. Am J Obstet Gynecol, 2000, 183(6): 1365-1373, discussion 1373-1374.

[44] Barber MD, Maher C. Apical prolapse. Int Urogynecol J, 2013, 24(11): 1815-1833.

[45] Margulies RU, Rogers MA, Morgan DM. Outcomes of transvaginal uterosacral ligament suspension: systematic review and metaanalysis. Am J Obstet Gynecol, 2010, 202(2): 124-134.

[46] Rardin CR, Erekson EA, Sung VW, et al. Uterosacral colpopexy at the time of vaginal hysterectomy: comparison of laparoscopic and vaginal approaches. J Reprod Med, 2009, 54(5): 273-280.

[47] Diwan A, Rardin CR, Strohsnitter WC, et al. Laparoscopic uterosacral ligament uterine suspension compared with vaginal hysterectomy with vaginal vault suspension for uterovaginal prolapse. Int Urogynecol J Pelvic Floor Dysfunct, 2006, 17(1): 79-83.

[48] Gutman RE, Rardin CR, Sokol ER, et al. Vaginal and laparoscopic mesh hysteropexy for uterovaginal prolapse: a parallel cohort study. Am J Obstet Gynecol, 2016.

[49] Bedford ND, Seman EI, O'Shea RT, et al. Effect of uterine preservation on outcome of laparoscopic uterosacral suspension. J Minim Invasive Gynecol, 2013, 20(2): 172-177.

[50] Lin LL, Ho MH, Haessler AL, et al. A review of laparoscopic uterine suspension procedures for uterine preservation. Curr Opin Obstet Gynecol, 2005, 17(5): 541-546.

[51] Sturm P, Baessler K. Do technical differences during sacrocolpopexy affect the outcome? Int Urogynecol J, 2016, 27(Suppl 1): S88.

[52] Deprest J, De Ridder D, Roovers JP, et al.

Medium term outcome of laparoscopic sacrocolpopexy with xenografts compared to synthetic grafts. J Urol, 2009, 182(5): 2362-2368.

[53] Granese R, Candiani M, Perino A, et al. Laparoscopic sacrocol-popexy in the treatment of vaginal vault prolapse: 8 years experience. Eur J Obstet Gynecol Reprod Biol, 2009, 146(2): 227-231.

[54] Maher C, Feiner B, Baessler K, et al. Surgery for women with apical vaginal prolapse. Cochrane Database Syst Rev, 2016, 10: CD012376.

[55] Cundiff GW, Varner E, Visco AG, et al. Risk factors for mesh/suture erosion following sacral colpopexy. Am J Obstet Gynecol, 2008, 199(6): 688. e1-5.

[56] Serati M, Bogani G, Sorice P, et al. Robot-assisted sacrocolpopexy for pelvic organ prolapse: a systematic review and meta-analysis of comparative studies. Eur Urol, 2014, 66(2): 303-318.

[57] Lin TY, Su TH, Wang YL, et al. Risk factors for failure of transvaginal sacrospinous uterine suspension in the treatment of uterovaginal prolapse. J Formos Med Assoc, 2005, 104(4): 249-253.

[58] Gutman R, Maher C. Uterine-preserving POP surgery. Int Urogynecol J, 2013, 24(11): 1803-1813.

[59] Krause HG, Goh JT, Sloane K, et al. Laparoscopic sacral suture hysteropexy for uterine prolapse. Int Urogy-necol J Pelvic Floor Dysfunct, 2006, 17(4): 378-381.

[60] Maher CF, Carey MP, Murray CJ. Laparo-scopic suture hysteropexy for uterine prolapse. Obstet Gynecol, 2001, 97(6): 1010-1014.

[61] Uccella S, Ghezzi F, Bergamini V, et al. Laparoscopic uterosacral ligaments plication for the treatment of uterine prolapse. Arch Gynecol Obstet, 2007, 276(3): 225-229.

[62] FitzGerald MP, Richter HE, Siddique S, et al. Colpocleisis: a review. Int Urogynecol J Pelvic Floor Dysfunct, 2006, 17(3): 261-271.

[63] Baessler K, Maher C. Pelvic organ prolapse surgery and bladder function. Int Urogynecol J, 2013, 24(11): 1843-1852.

[64] Maher C, Baessler K, Barber M, et al. Pelvic organ prolapse surgery. Bristol: ICI-ICS, 2017.

[65] Ellstrom Engh AM, Ekeryd A, Magnusson A, et al. Can de novo stress incontinence after anterior wall repair be predicted? Acta Obstet Gynecol Scand, 2010, 90(5): 488-493.

[66] Colombo M, Vitobello P, Proietti F, et al. Randomised comparison of Burch colposuspension versus anterior colporrhaphy in women with stress urinary incontinence and anterior vaginal wall prolapse. BJOG, 2000, 107(4): 544-551.

[67] Nieminen K, Hiltunen R, Takala T, et al. Outcomes after anterior vaginal wall repair with mesh: a randomized, controlled trial with a 3 year follow-up. Am J Obstet Gynecol, 2010, 203(3): 235. e1-8.

[68] van der Ploeg JM, van der Steen A, Oude Rengerink K, et al. Prolapse surgery with or without stress incontinence surgery for pelvic organ prolapse: a systematic review and meta-analysis of randomised trials. BJOG, 2014, 121(5): 537-547.

[69] van der Ploeg JM, Oude Rengerink K, van der Steen A, et al. Vaginal prolapse repair with or without a midurethral sling in women with genital prolapse and occult stress urinary incontinence: a randomized trial. Int Urogynecol J, 2016, 27(7): 1029-1038.

[70] Borstad E, Abdelnoor M, Staff AC, et al. Surgical strategies for women with pelvic organ prolapse and urinary stress incontinence. Int Urogynecol J, 2010, 21(2): 179-186.

[71] Costantini E, Lazzeri M, Bini V, et al. Burch colposuspension does not provide any additional benefit to pelvic organ prolapse repair in patients with urinary incontinence: a randomized surgical trial. J Urol, 2008, 180(3): 1007-1012.

[72] Trabuco EC, Klinger CJ, Blandon RE, et al. Burch retropubic urethropexy compared with midurethral sling with concurrent sacrocolpopexy: a randomized controlled trial. Obstet Gynecol, 2016, 128(4): 828-835.

[73] Matsuoka PK, Pacetta AM, Baracat EC, et al. Should prophylactic antiincontinence procedures be performed at the time of prolapse repair? Systematic review. Int Urogynecol J, 2015, 26(2): 187-193.

第18章 尿失禁：微创技术与循证结果

Hemikaa Devakumar, G. Willy Davila

引 言

女性压力性尿失禁（SUI）的定义是，当咳嗽、大笑、打喷嚏或者体力活动时发生无意识的尿液外漏，其是较为普遍的严重影响女性生活质量的常见病[1]。SUI 可影响 20%~40% 的女性[2]。到 2050 年，患尿失禁的女性比例将增加 55%，即从 1830 万增加至 2840 万[3]。仅 2000 年，尿失禁的总计治疗费用估计达 20 亿美元[4]。随着人口老龄化的加剧，尿失禁治疗的需求和费用将不断增加。通过手术率和人口预测估计，接受 SUI 手术治疗的女性总人数将从 2010 年的 210 700 人增加到 2050 年的 310 050 人，增加近 50%[5]。到 80 岁时，预计接受 SUI 或盆腔器官脱垂手术的平均风险为 20%[6]。

年龄、分娩创伤、既往的盆腔手术或创伤、肥胖、绝经后状态和盆腔放射治疗是一些公认的发生 SUI 的危险因素[7]。SUI 的治疗选择包括盆底锻炼[8]、膀胱训练、行为改变、减肥、绝经后女性阴道雌激素补充、子宫托[9-10]、药物治疗和手术治疗。多种治疗 SUI 的手术已经被推荐。传统治疗方式（例如尿道固定术、针刺膀胱颈悬吊术、膀胱颈悬吊术）是治疗 SUI 的首选。然而，在 1995 年，Ulmste 发明了无张力阴道吊带，目前被认为是治疗 SUI 的最佳方式[11]。当比较手术与非手术治疗方案的成本时，对于年轻健康女性来说，手术治疗 SUI 是最有效的选择[12]。一项多中心随机对照试验结果表明，与子宫托和物理治疗相比，耻骨后尿道中段悬吊术在术后 1 年具有更优的主观治愈率、客观治愈率和改善率[13-14]。

本章将着重阐述目前可用于 SUI 治疗的微创尿道中段悬吊术，并涵盖了现有尿道中段悬吊术的具体优点和缺点。

控尿机制

控尿机制是通过膀胱、尿道、尿道括约肌和盆底的解剖与生理特性的相互作用，以及其与神经系统的协调作用实

H. Devakumar • G. W. Davila (✉)
Section of Urogynecology and Reconstructive Pelvic Surgery, Cleveland Clinic Florida, Weston, FL, USA
e-mail: davilag@ccf.org

© Springer International Publishing AG, part of Springer Nature 2018
G. G. Gomes-da-Silveira et al. (eds.), *Minimally Invasive Gynecology*,
https://doi.org/10.1007/978-3-319-72592-5_18

现的。关于 SUI 的病理生理学机制，目前存在不同的理论。健康人在正常休息时，尿道闭合压力超过膀胱内压力。在能自主控尿的女性中，任何腹部内压（生理"压力"）的增加都会导致尿道闭合压力和膀胱压力的同等增加，从而避免漏尿。如果在应激事件（如咳嗽）中尿道闭合压力没有增加或出现尿道闭合压力减少，可能导致患有 SUI 的女性发生漏尿。由于尿道外括约肌本身的弱化或阴部神经支配的丧失，患者的控尿机制可能会受到损害。传统的外科手术，如 Burch 膀胱颈悬吊术和尿道筋膜耻骨后骨膜悬吊术（MMK 手术）旨在增加尿道阻力，其应用就是基于这些机制。然而，最近有学者认为，由耻骨 – 尿道韧带支持中段尿道有利于维持控尿[15]。1994 年，DeLancey 提出了"吊床假说"，该假说中将括约肌的概念和中段尿道支持结合起来[16]。这两种理论均强调在应激中中段尿道支持有助于改善尿道闭合和控尿。整体理论是 SUI 行中段尿道吊带治疗的基础[17]。通过尿道中段吊带建立人工"新韧带"是 SUI 微创手术的开始。

诊断与检查

临床评估内容包括病史、体格检查、尿液分析和排尿记录。SUI 的诊断可以根据病史、调查问卷、咳嗽压力试验和尿动力学参数等资料得出。确定尿失禁的类型是比较重要的，其类型可能是 SUI 或急迫性尿失禁，或两者皆有（混合型尿失禁）。尿动力学检查结果可表现为在膀胱充盈期间伴随着腹内压增高而逼尿肌未收缩情况下发生不自觉的漏尿[1]。

单纯 SUI 的准确诊断不需要进行尿动力学分析。然而，尿动力学分析可以帮助评估 SUI 的严重程度。对两组无并发症的 SUI 患者的尿动力学检查结果进行评估，一组进行残余尿测定和咳嗽压力测试，另一组进行了同样评估，但增加了尿动力学检查。术后 12 个月，两组患者的症状改善无差异（77.2% *vs.* 76.9%）[18]。美国泌尿协会也发布了关于治疗 SUI 患者的术前检查指南。

如果一名女性患有复杂 SUI，表现为混合性尿失禁症状、尿潴留、相关的盆腔脏器脱垂、影响盆底的神经源性问题，以及既往悬吊失败或其他全身性疾病（如糖尿病或多发性硬化症），则建议在手术干预前进行尿动力学检查。许多转诊中心通过尿动力学检查为 SUI 患者选择最理想的吊带方式，特别是对于类似尿道固有括约肌缺陷的重度 SUI 患者（见下文），其效果更为明显。

治疗选择

压力性尿失禁的手术选择

SUI 手术可分为尿道下悬吊术、耻骨后尿道固定术、填充剂注射治疗和人工尿道括约肌成形术。尿道填充剂通常用于不能耐受手术或已接受手术治疗但仍需要更好地改善 SUI 的患者。人工尿道括约肌成形术是最后的手段，只有在之前的手术失败时才被使用。

耻骨后尿道固定术

在耻骨后高位抬高和固定膀胱颈及近端尿道是这类手术的基础。尿道由穿过 Cooper 韧带或耻骨骨膜的缝线支撑。当缝线通过 Cooper 韧带固定时被称为 Burch 手术。MMK 手术则是缝线通过耻骨后骨膜固定。MMK 手术由于可能出现较少见的并发症——耻骨炎（0.74%~2.5%），已很少被采用。这两种手术都可以通过开放切口和腹腔镜进行，也都有手术时间较长、伤口感染和血肿发生率较高的风险。2012 年，一篇 Cochrane 系统评价表明，经腹 Burch 膀胱颈悬吊术治疗 SUI 的长期效果较好，第 1 年的总治愈率为 85%~90%，5 年后约 70% 患者的治疗仍然有效 [19]。

针刺悬吊术

针刺悬吊术通常经腹或经阴道入路进行。用一根长针进行阴道壁和腹前筋膜间的缝合，在膀胱颈两侧的尿道周围组织进行环状缝合，从而提供支撑和实现控尿。Pereyra 首先报道了第一台膀胱颈的针刺悬吊术后，目前已经有各种不同的改良术式。Raz 术、Stamey 术或者 Gitte 术则根据入路位置、缝合类型或缝线附着位置进行了一些手术改良。最近 Cochrane 系统评价数据库中一篇关于膀胱颈悬吊术的研究结果表明，这些手术在治疗 SUI 方面不如经腹尿道固定术 [20]。

尿道中段悬吊术

此手术中所使用的是一种放置在尿道下的支持性吊带，旨在增加身体活动时尿道的阻力。大多数吊带由合成的聚丙烯网带制成，也被称为尿道下吊带。吊带可以是尿道膀胱连接处的耻骨阴道吊带、尿道中段吊带（耻骨后或经闭孔）、单切口或小吊带（图 18.1）。在目前的临床实践中，尿道中段悬吊术已成为治疗尿失禁的主要手术。在脱垂手术中使用专用手术套盒所引起的补片相关并发症并不常见。2011 年，美国食品药品监督管理局确定补片悬吊是安全、有效的。

耻骨后悬吊术

美国食品药品监督管理局于 1998 年批准了无张力阴道吊带在美国的使用。Gynecare 无张力阴道吊带是第一批用来治疗尿失禁患者的耻骨后尿道中段悬吊带，被认为起到尿道下支持作用。自引入以来，其改变了 SUI 患者的治疗策略，目前被认为是治疗 SUI 的手术标准。该手术的优点包括微创、经阴道入路、更短的手术时间和住院时间。目前，现有的数据也支持这些吊带的长期和短期获益。无张力阴道吊带和所有产品化的尿道中段悬吊带都是由大孔单丝（type 1）的聚丙烯网片制成的。

该手术通过插入两个穿刺器从阴道尿道下切口穿过耻骨后到耻骨上区域。另外，也可以采用从上到下的方法，从耻骨上区域置入阴道。术中和术后可能发生并发症，必须及时发现并适当治疗。最常见的并发症包括膀胱穿孔。较严重的并发症包括盆腔脏器和血管损伤、出血、吊带暴露或侵蚀、新发尿急和急迫性尿失禁、膀胱出口梗阻、排尿功能障碍和尿路感染等 [20]。文献中广泛

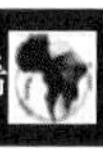

图 18.1　3 种主要类型尿道中段悬吊术的比较

尿道中段悬吊类型	第一代阴道无张力尿道中段悬吊术（1996）	第二代经闭孔悬吊术（2001）	第三代单切口悬吊术（2007）
吊带置入方法	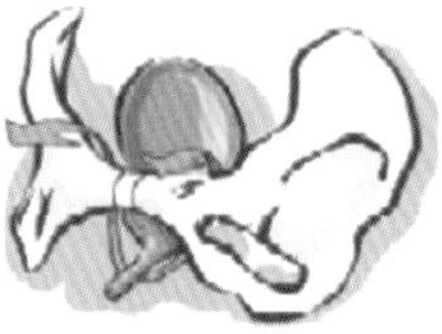 穿过耻骨后间隙	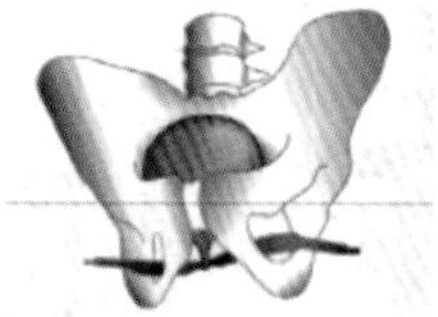 通过闭孔	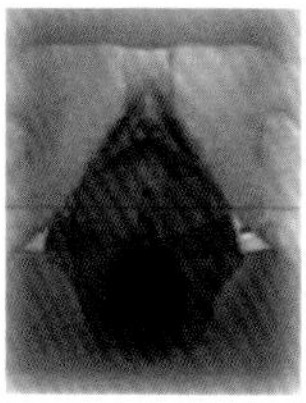 仅经阴道切口
优点与缺点	• 膀胱、肠道、血管损伤风险	• 排尿困难较少 • 恢复快 • 更多的腹股沟疼痛感 • 有闭孔神经和肌肉损伤的风险	• 避免穿刺闭孔神经和大腿上部肌肉 • 更小的手术创伤和疼痛感 • 恢复快

三代尿道中段悬吊术

目前最好的吊带材质：单股聚丙烯

报道的并发症发生率数据分别为，膀胱穿孔 3%~5%，无张力阴道吊带术后吊带暴露及侵蚀 1%~3%，排尿功能障碍 2.1%~3.4%[21-22]。

在比较两种方法（自下而上和自上而下）放置耻骨后悬吊带的效果时，通过比较尿垫重量测试的客观治愈率（83% *vs.* 95%；$P \leqslant 0.1$；差值为 12%；95% CI：25.4%~1.4%）和尿失禁影响问卷的主观测量结果（49.9 ± 25.6 *vs.* 45.3 ± 18.4，$P=0.46$）显示，两种手术入路之间无差异[23]。当进行两种方法的不良事件及围手术期并发症比较时，两者之间亦无统计学差异。只是当使用从下至上的入路时，出现膀胱穿孔、排尿功能障碍以及吊带侵蚀和暴露的患者有所减少[24]。

经闭孔悬吊术

另一种用于尿道中段悬吊的入路是经闭孔入路。在相对盲目的耻骨后穿刺过程中，耻骨后吊带可能会导致意外的膀胱穿孔、血管和肠道损伤。为了避免这些并发症发生，Delorme 在 2001 年提出了经闭孔技术，其后由 Dargent 发表[25]。有两种不同的方法，特别设计的穿刺器可以从腹股沟内侧通过阴道切口（由外向内）或从阴道切口通过腹股沟内侧（由内向外）进行。经闭孔悬吊术已经被妇科医生广泛接受，因为它可以将膀胱、血管和肠道损伤的风险降到最低。膀胱穿孔的发生率为 0.3%，血肿和排尿功能障碍的发生率更低[26]。经闭孔入路的主要并发症是腹股沟疼痛，其发病率为 10%~15%，主要采用由内而外的方法。目前观察到经闭孔入路相比较于耻骨后入路，更易发生出现在女性或男女双方由疼痛引起的性功能障碍。然而，这种并发症发生的概率较低[27]。

基于两项经闭孔悬吊术放置技术（由内而外和由外而内）的meta分析[19,28]，两组患者的主观治愈率和客观治愈率均无显著差异。术后新发尿急或排尿困难的发生率无差异。在一项随机对照试验中，两种方法的结果没有差异，但由外而内技术与更多的阴道撕裂相关[29]。采用由内到外技术时阴道穹隆损伤的发生率较低，但是术后腹股沟疼痛的发生率较高[30]。

一项随机对照试验的 Cochrane 系统评价对比了耻骨后和经闭孔途径的治疗效果，该研究中纳入 36 个试验共5514 名受试者，结果显示两组之间短期内的主观治愈率（12~36 个月）无显著差异（RR = 0.98；95% CI：0.96~1.00）。经闭孔途径的短期治愈率为 62%~98%，而耻骨后途径为 71%~97%。两组患者短期内的平均主观治愈率均为 83.3%。纳入 714 名女性的 4 项试验报告了 5 年的长期主观治愈率的结果，经闭孔组为43%~92%，耻骨后组为 51%~88%。两组间差异无统计学意义（RR = 0.95；95% CI：0.80~1.12）。两组患者的长期主观治愈率均为 84.3%。当观察短期和长期的客观治愈率（如尿垫重量、尿动力学测试和咳嗽压力试验评估）时，也没有统计学差异。经闭孔途径的治愈率为 85.7%，耻骨后路径的治愈率为87.2%[24]。

无张力阴道吊带术后的长期随访结果显示，即使放置 11 年后，尿道中段吊带术仍是安全、有效的[31]。患者的主观治愈率为 77%，客观治愈率为 90%。2009 年Cochrane 数据库中发表了一篇关于 SUI患者行悬吊手术的 meta 分析[26]，其纳入了包括 7 101 名女性的 62 项随机研究。结果显示，耻骨后吊带术的短期治愈率为 73%~82%。两种方法（无张力阴道吊带术和 Burch 术）的客观治愈率比较，无显著差异（OR = 1.18；95%CI：0.73~1.89）。然而，当将尿道中段悬吊术（无张力阴道吊带术和经闭孔吊带术）与 Burch 手术比较时，发现其失血、疼痛、麻醉时间、住院时间、感染、血肿和肠道损伤等不良事件发生率较低[27]。将所有吊带手术（无张力阴道悬吊带术和经闭孔悬吊术）的主观治愈率进行比较时发现，其综合优势比显示无显著差异，但是与 Burch 手术比较，吊带手术相对更优（OR = 1.12；95% CI：0.79~1.60）[27]。行 Burch 手术时由于未使用补片，可以降低因补片侵蚀、膀胱出口梗阻、膀胱过度刺激症状和腹股沟疼痛而再次手术的概率。有研究比较了耻骨后悬吊术和开放式 Burch 膀胱颈悬吊术，结果显示开放式 Burch 膀胱颈悬吊术和无张力阴道吊带术的治愈率相似[19,28]。

来自二十项研究的数据表明，开放式 Burch 手术与尿道中段悬吊术（无张力阴道吊带术或经闭孔吊带术）在尿失禁率方面没有显著差异。与针刺悬吊术相比，膀胱颈悬吊术后的尿失禁发生率均较低，术后 1 年内（RR = 0.66；95%CI：0.42~1.03）、第 1 年后（RR = 0.48；95% CI：0.33~ 0.71），5 年以上（RR =0.32；95% CI：15~0.71）[19]。TOMUS 试验是比较耻骨后悬吊术和经闭孔悬吊术的最大随机对照试验，其结果表明耻骨后悬吊术的主观治愈率和客观治愈率分别为 62% 和 81%，客观治愈率仅比经闭孔悬吊术高 3%，无统计学意义[21]。

除了并发症的发生率不同，耻骨后和经闭孔吊带术在更复杂的 SUI 病例（如复发性 SUI 和尿道固有括约肌缺陷）中也有不同的效果。

尿道固有括约肌缺陷和复发性尿失禁

根据文献记载，尿道固有括约肌缺陷（重度 SUI）的定义主要依据尿流动力学表现，当进行 Valsalva 实验时，漏尿点压力小于 60cm H_2O 或最大尿道闭合压力小于 20cm H_2O。尿道固有括约肌缺陷可能与尿道过度活动有关，也可能与此无关。尿道过度活动是指尿道向下移位，与 Valsalva 动作的水平面最大应变角 ≥ 30°[32]。患有尿道固有括约肌缺陷女性的尿失禁症状更严重，其治疗失败的风险更高，治疗上更为困难。

自体筋膜悬吊术曾经被用于治疗尿道固有括约肌缺陷，但是如今更新型的微创吊带术已广泛应用于尿道固有括约肌缺陷的治疗。在一项比较耻骨后路径和闭孔路径治疗尿道固有括约肌缺陷的研究中，随访 36 个月后无张力阴道吊带术的主观治愈率为 98.6%，经闭孔悬吊术的主观治愈率为 80%。3 年后，无张力阴道吊带术组中 20% 的女性再次手术，经闭孔悬吊术组中 45% 的女性再次手术（P=0.004）[33]。过度活动的存在可能是尿道固有括约肌缺陷患者中尿道悬吊术成功的一个预测因素。在一项纳入 49 例经无张力阴道悬吊术治疗的尿道固有括约肌缺陷女性的研究中，无张力阴道吊带术的治愈率为 74%，改善率为 12%[34]。在 7 例失败病例中，有 5 例行尿道固定术。尽管这类病例的数量很少，但是作者认为缺乏高活动性可能是失败的一个高危因素。我们注意到，在尿道固有括约肌缺陷患者中，首次悬吊术相较于重复悬吊术的治愈率更高（81% vs. 55%，P<0.0001，表 18.1）。重复悬吊术的失败率是首次悬吊术的 3.4 倍（OR = 3.43；95% CI：2.1~5.6）。前次尿失禁手术史、仰卧压力试验阳性和经闭孔悬吊是手术失败的独立危险因素。在重复悬吊术的几种类型（经闭孔、耻骨后、张力性耻骨阴道）中，耻骨阴

表 18.1　首次和重复使用吊带治疗严重压力性尿失禁的结果对比

	重复悬吊 （n=80）	首次悬吊 （n=557）	P 值
治愈患者例数	44（55%）	453（81%）	<0.0001
无主观自发性尿失禁或混合性尿失禁的患者例数	60（75%）	474（85%）	0.03
自我评价为治愈的患者例数	43（54%）	376（68%）	0.02
0 失禁次数 / 天 – "完全干燥" 例数	1.38 ± 1.6 40（50%）	1.02 ± 1.6 355（64%）	0.02 0.02
0 垫巾数量 / 天 – "完全干燥" 例数	1.18 ± 1.2 36（45%）	0.85 ± 1.1 336（60%）	0.01 0.01
仰卧位应激试验阳性例数	4（1.9%）	8（1.4%）	0.03
SUI 再干预例数	24（30%）	48（9%）	<0.0001

道悬吊术的成功率最高（OR = 2.7；95% CI: 1.4~5.2）[35]。在一项系统评价中，共 8 项试验纳入了 399 名女性。短期和中期（≤ 5 年）主观治愈率的差异有统计学意义，经闭孔组（199 例）中 150 例患者被治愈，而经耻骨后组（200 例）中 171 例患者被治愈。采用经闭孔悬吊术治愈的相对风险降低为 12%（RR = 0.88；95% CI: 0.80~0.96）。虽然两者的客观差异无统计学意义，但是经闭孔悬吊组患者需要再次进行尿失禁手术（≥ 5 年）的长期需求较高（RR = 14.4；95% CI: 1.95~106，147 名女性）。作者的结论是，在患有尿道固有括约肌缺陷的女性中，经耻骨后路径比经闭孔路径表现出更高的主观治愈率[36]。这可能是由于耻骨后吊带形成的支撑平台相对于经闭孔吊带形成的支撑平台对尿道有更强的张力效应（图 18.2）。

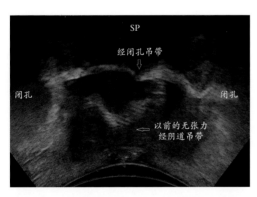

图 18.2　3D 超声图像显示，患者尿道中段悬吊术中同时采用"U 型"无张力经阴道吊带和经闭孔水平放置吊带

单切口悬吊术

　　单切口或微创悬吊术的目的是减少阴道分离的程度和减少额外的耻骨上或腹股沟切口。这些设计是为了减少手术时间和麻醉的使用，使得悬吊手术可以在诊室中操作。根据选择的入路，单切口时吊带被固定在耻骨后间隙的闭孔内筋膜或骨盆内筋膜结缔组织内，其并发症的发生与经耻骨后或经闭孔悬吊术类似。

　　不同的单切口悬吊术的区别在于如何使用固定系统或有效地固定吊带。含有固定系统或锚具的吊带有 MiniArc、CureMesh、Ajust、Contasure Needleless 和 Tissue Fixation System。不包括固定系统或锚具的吊带有 TVT-Secur 和 Ophira。TVT-Secur 没有固定系统，在治愈率和不良事件的发生率方面，已被证明不如由内到外的经闭孔和经耻骨后吊带术，缺乏组织固定系统可能是其原因之一[37]。在临床中，该款吊带已被撤回。

　　据报道，与经闭孔和耻骨后悬吊术相比，微创悬吊术的结局更具变数，但是它们的治愈率相当[38-40]。在一项涉及 758 名女性的 meta 分析中，单切口悬吊术的主观和客观治愈率低于经闭孔和耻骨后悬吊术。既往行微创悬吊术的患者接受再次手术治疗 SUI 的可能性更大（RR = 6.72；95% CI: 2.39~18.89），并且新发尿急症状增加（RR = 2.08；95% CI: 1.01~4.28）。同时该组患者的手术时间较短，疼痛评分较低[41]。我们已经注意到，单切口悬吊术和经闭孔悬吊术比较，1 年的客观疗效差异无统计学意义。然而，经闭孔悬吊术明显延长了手术时间［（10.7 ± 4.8）min vs.（7.8 ± 4.9）min，P<0.001］，增加了失血量［（31.6 ± 26.6）mL vs.（22.9 ± 22.1）mL，P=0.02］[42]。目前，仍需要更多关于成功率和安全性的长期研究数据。

自体筋膜悬吊术

另一种替代人工补片的方法是使用自体的天然组织形成一个吊带以提供尿道支撑。腹直肌筋膜、阔筋膜或阴道壁的使用可以追溯到 80 多年前。自体筋膜悬吊术通常用于合成吊带治疗后复发的 SUI 或在合成吊带治疗后有并发症的女性。在一项随机对照试验中，对 655 例 SUI 女性随机选择腹直肌筋膜悬吊或 Burch 膀胱颈悬吊术，在 24 个月时接受自体筋膜悬吊手术女性的成功率更高（47% vs. 38%，P=0.01）。然而，在接受悬吊手术后出现尿路感染、排尿困难和新发生的急迫性尿失禁的发生率更高[43]。据一项对 SUI 手术的系统评价中报道，耻骨后悬吊术和自体筋膜悬吊术有相似的疗效，自体筋膜吊带术后有更多的排尿问题[44]。并且该手术不能被认为是一种微创方法，因为其操作包括在腹部行 7~8cm 的切口或在两条大腿切口处摘取筋膜条带，从而可能增加感染、出血、手术部位疼痛的风险，并延长手术时间和住院时间。该手术的一些长期并发症包括排尿功能障碍、新发尿急和疝形成。2011 年的一篇 Cochrane 系统评价（26 项试验，涉及 2284 名女性）结果显示，自体筋膜悬吊术与微创尿道中段悬吊术有同样的效果，但自体筋膜悬吊术有更高的排尿功能障碍和新发尿急的发生率[45-46]。由于许多女性都不愿接受网片手术，自体筋膜悬吊术可能会再次兴起。

其他选择

对于不愿意进行 SUI 手术的女性，或不适合手术的女性，可以考虑其他选择。填充剂是一种可注射的材料，其通过与尿道黏膜的融合增加尿道阻力。这项手术可以在局部麻醉下于诊室中进行，对于轻度 SUI 和悬吊手术后持续性 SUI 的挽救治疗有很大的用处。目前，干细胞注射治疗 SUI 的研究正在国际上进行，所得数据非常有意义，但许多因素仍未被解决，如干细胞的来源、注射细胞的体积和数量，以及最合适患者人群的选择。使用射频和激光治疗 SUI 的新方法正在研究中，虽然早期的报告显示出了希望，但是这些研究并未在良好的质量控制中进行，也未使用客观结果测量。如果能够真正实现诊室内治疗，对于临床医生和 SUI 患者来说，这无疑将是非常有吸引力的。但是迄今为止，还没有一种技术被广泛研究，并且与已证实的尿道中段悬吊术一样有效。

结　论

随着我国人口的老龄化，SUI 的病例将会增加，患有这种疾病的女性的生活质量显著下降。不同的研究和成本分析表明，手术干预是具有较好成本效益的手段。从住院的经腹手术到基于诊室的微创悬吊手术，SUI 的治疗已经走过了很长的发展过程。

无论手术路径如何，尿道中段悬吊术在短期内都是非常有效的，越来越多的证据表明其具有长期有效性。中等质量证据表明，耻骨后和经闭孔悬吊术对尿失禁有相当的疗效和治愈率。除了经闭孔入路时腹股沟疼痛增加 2 倍外，该手术的不良事件发生率较低。耻骨后入路时膀胱穿孔的发生率增加了 8 倍, 排尿功能障碍增加了 2 倍。两种方法都能较好地改善女性的生活质量和性功能。在本研究中心, 我们利用尿动力学检查为每个 SUI 患者选择最合适的治疗方法, 并在评估 SUI 严重程度时重点关注在统计学上可论证的经闭孔与耻骨后悬吊术成功率之间的差异[47]（图 18.3）。

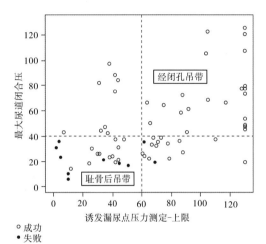

图 18.3　根据尿动力学参数（UPP 和 LPP）推荐选择经闭孔或耻骨后悬吊手术

所有这些手术都是为了纠正和重新固定被弱化的前骨盆解剖结构, 近年来有关骨骼肌干细胞在塑造更强大的尿道括约肌方面的研究也很有前景。目前还需要进行精心设计的、与尿失禁女性相关的临床试验, 尤其应纳入生活质量、性功能和长期潜在的影响等相关因素。

近年来, 尿道中段吊带术由于网片构造而受到法规的制约。作为泌尿外科医生, 重点关注这些技术对 SUI 患者的循证效果是非常重要的[48]。

（严久琼 译）

参考文献

[1] Haylen BT, de Ridder D, Freeman RM, et al. An International Urogynecological Association (IUGA)/International Continence Society (ICS) joint report on the terminology for female pelvic floor dysfunction. Int Urogynecol J, 2010, 21(1): 5-26.

[2] Solans-Domenech M, Sanchez E, Espuna-Pons M, et al. Urinary and anal incontinence during pregnancy and postpartum: incidence, severity, and risk factors. Obstet Gynecol, 2010, 115(3): 618-628.

[3] JM W, Hundley AF, Fulton RG, et al. Forecasting the prevalence of pelvic floor disorders in U.S. Women: 2010 to 2050. Obstet Gynecol, 2009, 114(6): 1278-1283.

[4] Wilson L, Brown JS, Shin GP, et al. Annual direct cost of urinary incontinence. Obstet Gynecol, 2001, 98(3): 398-406.

[5] Wu JM, Kawasaki A, Hundley AF, et al. Predicting the number of women who will undergo incontinence and prolapse surgery, 2010 to 2050. Am J Obstet Gynecol, 2011, 205(3): 230. e1-5.

[6] JM W, Matthews CA, Conover MM, et al. Lifetime risk of stress urinary incontinence or pelvic organ prolapse surgery. Obstet Gynecol, 2014, 123(6): 1201-1206.

[7] Stothers L, Friedman B. Risk factors for the development of stress urinary incontinence in women. Curr Urol Rep, 2011, 12(5): 363-369.

[8] Dumoulin C, Hay-Smith J. Pelvic floor muscle training versus no treatment, or inactive control treatments, for urinary incontinence in women. Cochrane Database Syst Rev, 2010, 1: CD005654.

[9] Davila GW. Introl bladder neck support prosthesis: a nonsurgical urethropexy. J Endourol, 1996, 10(3): 293-296.

[10] Davila GW, Kondo A. Introl bladder neck support prosthesis: international clinical experience. Int Urogynecol J Pelvic Floor Dysfunct, 1997, 8(5): 301-306.

[11] Ulmsten U, Henriksson L, Johnson P, et al.

An ambulatory surgical procedure under local anesthesia for treatment of female urinary incontinence. Int Urogynecol J Pelvic Floor Dysfunct, 1996, 7(2): 81-85, discussion 85-86.

[12] Von Bargen E, Patterson D. Cost utility of the treatment of stress urinary incontinence. Female Pelvic Med Reconstr Surg, 2015, 21(3): 150-153.

[13] Labrie J, Berghmans BL, Fischer K, et al. Surgery versus physiotherapy for stress urinary incontinence. N Engl J Med, 2013, 369(12): 1124-1133.

[14] Richardson ML, Sokol ER. A cost-effectiveness analysis of conservative versus surgical management for the initial treatment of stress urinary incontinence. Am J Obstet Gynecol, 2014, 211(5): 565. e1-6.

[15] Petros PE, Ulmsten UI. An integral theory and its method for the diagnosis and management of female urinary incontinence. Scand J Urol Nephrol Suppl, 1993, 153:1-93.

[16] DeLancey JO. Structural support of the urethra as itrelates to stress urinary incontinence: the hammock hypothesis. Am J Obstet Gynecol, 1994, 170(6): 1713-1720, discussion 1720-1723.

[17] Petros PE, Ulmsten UI. An integral theory of femaleurinary incontinence. Experimental and clinical considerations. Acta Obstet Gynecol Scand Suppl, 1990, 153: 7-31.

[18] Nager CW, Brubaker L, Litman HJ, et al. A randomized trial of urodynamic testing before stress-incontinence surgery. N Engl J Med, 2012, 366(21): 1987-1997.

[19] Lapitan MC, Cody JD. Open retropubic colposuspension for urinary incontinence in women. Cochrane Database Syst Rev, 2012, 6: CD002912.

[20] Glazener CM, Cooper K. Bladder neck needle suspension for urinary incontinence in women. Cochrane Database Syst Rev, 2014, 17(12): CD003636.

[21] Richter HE, Albo ME, Zyczynski HM, et al. Retropubic versus transobturator midurethral slings for stress incontinence. N Engl J Med, 2010, 362(22): 2066-2076.

[22] Brubaker L, Norton PA, Albo ME, et al. Adverse events over two years after retropubic or transobturator midurethral sling surgery: findings from the Trial of Midurethral Slings (TOMUS) study. Am J Obstet Gynecol, 2011, 205(5): 498. e1-6.

[23] Andonian S, Chen T, St-Denis B, et al. Randomized clinical trial comparing suprapubicarch sling (SPARC) and tension-free vaginal tape (TVT): one-year results. Eur Urol, 2005, 47(4): 537-541.

[24] Ford AA, Rogerson L, Cody JD, et al. Midurethral sling operations for stress urinary incontinence in women. Cochrane Database Syst Rev, 2015, 7: CD006375.

[25] Dargent D, Bretones S, George P, et al. Insertion of a sub-urethral sling through the obturating membrane for treatment of female urinary incontinence. Gynecol Obstet Fertil, 2002, 30(7-8): 576-582.

[26] Ogah J, Cody JD, Rogerson L. Minimally invasive synthetic suburethral sling operations for stress urinary incontinence in women. Cochrane Database Syst Rev, 2009, 4: Cd006375.

[27] Schimpf MO, Rahn DD, Wheeler TL, et al. Sling surgery for stress urinary incontinence in women: a systematic review and metaanalysis. Am J Obstet Gynecol, 2014, 211(1): 71. e1-e27.

[28] Ward KL, Hilton P. Tension-free vaginal tape versus colposuspension for primary urodynamic stress incontinence: 5-year follow up. BJOG, 2008, 115(2): 226-233.

[29] Abdel-Fattah M, Ramsay I, Pringle S, et al. Randomised prospective single-blinded study comparing 'inside-out' versus 'outside-in' transobturator tapes in the management of urodynamic stress incontinence: 1-year outcomes from the E-TOT study. BJOG, 2010, 117(7): 870-878.

[30] Madhuvrata P, Riad M, Ammembal MK, et al. Systematic review and meta-analysis of "inside-out" versus "outside-in" transobturator tapes in management of stress urinary incontinence in women. Eur J Obstet Gynecol Reprod Biol, 2012, 162(1): 1-10.

[31] Nilsson CG, Palva K, Rezapour M, et al. Eleven years prospective follow-up of the tension-free vaginal tape procedure for treatment of stress urinary incontinence. Int Urogynecol J Pelvic Floor Dysfunct, 2008, 19(8): 1043-1047.

[32] Crystle CD, Charme LS, Copeland WE. Q-tip test in stress urinary incontinence. Obstet Gynecol, 1971, 38(2): 313-315.

[33] Schierlitz L, Dwyer PL, Rosamilia A, et al. Effectiveness of tensionfree vaginal tape compared with transobturator tape in women with stress urinary incontinence and intrinsic sphincter deficiency: a randomized controlled trial. Obstet Gynecol, 2008, 112(6): 1253-1261.

[34] Rezapour M, Falconer C, Ulmsten U. Tension-Free vaginal tape (TVT) in stress incontinent women with intrinsic sphincter deficiency (ISD)—a long-term follow-up. Int Urogynecol J Pelvic Floor Dysfunct, 2001, 12(Suppl 2): S12-14.

[35] Smith AL, Karp DR, Aguilar VC, et al. Repeat versus primary slings in patients with intrinsic sphincter deficiency. Int Urogynecol J, 2013, 24(6): 963-968.

[36] Ford AA, Ogah JA. Retropubic or transobturator mid-urethral slings for intrinsic sphincter deficiencyrelated stress urinary incontinence in women: a systematic review and meta-analysis. Int Urogynecol J, 2016, 27(1): 19-28.

[37] Nambiar A, Cody JD, Jeffery ST. Single-incision sling operations for urinary incontinence in women.Cochrane Database Syst Rev, 2014, 6: CD008709.

[38] Barber MD, Weidner AC, Sokol AI, et al. Single-incision minisling compared with tension-free vaginal tape for the treatment of stress urinary incontinence: a randomized controlled trial. Obstet Gynecol, 2012, 119(2 Pt1): 328-337.

[39] Bianchi-Ferraro AM, Jarmy-Di Bella ZI, Castro Rde A, et al. Singleincision sling compared with transobturator sling for treating stress urinary incontinence: a randomized controlled trial. Int Urogynecol J, 2013, 24(9): 1459-1465.

[40] Lee JK, Rosamilia A, Dwyer PL, et al. Randomized trial of a single incision versus an outside-in transobturator midurethral sling in women with stress urinary incontinence: 12 month results. Am J Obstet Gynecol, 2015, 213(1): 35. e1-9.

[41] Abdel-Fattah M, Ford JA, Lim CP, et al. Single-incision mini-slings versus standard midurethral slings in surgical management of female stress urinary incontinence: a meta-analysis of effectiveness and complications. Eur Urol, 2011, 60(3): 468-480.

[42] Tieu AL, Hegde A, Castillo PA, et al. Transobturator versus single incision slings: 1-year results of a randomized controlled trial. Int Urogynecol J, 2016.

[43] Albo ME, Richter HE, Brubaker L, et al. Burch colposuspension versus fascial sling to reduce urinary stress incontinence. N Engl J Med, 2007, 356(21): 2143-2155.

[44] Novara G, Artibani W, Barber MD, et al. Updated systematic review and meta-analysis of the comparative data on colposuspensions, pubovaginal slings, and midurethral tapes in the surgical treatment of female stress urinary incontinence. Eur Urol, 2010, 58(2): 218-238.

[45] Rehman H, Bezerra CC, Bruschini H, et al. Traditional suburethral sling operations for urinary incontinence in women. Cochrane Database Syst Rev, 2011, 1: CD001754.

[46] Ogah J, Cody DJ, Rogerson L. Minimally invasive synthetic suburethral sling operations for stress urinary incontinence in women: a short version Cochrane review. Neurourol Urodyn, 2011, 30(3): 284-291.

[47] Guerette NL, Bena JF, Davila GW. Transobturator slings for stress incontinence: using urodynamic parameters to predict outcomes. Int Urogynecol J Pelvic Floor Dysfunct, 2008, 19(1): 97-102.

[48] Nager CW. Midurethral slings: evidence-based medicine vs the medicolegal system. Am J Obstet Gynecol, 2016, 214(6): 708. e1-5.

第 5 部分

妇科肿瘤学手术

第19章 外阴癌的局部扩大切除术

Alejandro Soderini, Alejandro Aragona

引 言

外阴癌占所有妇科恶性肿瘤的4%~5%[1-7]。据估计，全世界每年约有27 000例外阴癌确诊病例。对肿瘤生物学和扩散机制的了解有助于改进手术技术和新型治疗方法的应用。在本章中，我们阐述了对局部扩大切除术的看法，以及目前许多其他关于如何治疗外阴癌的概念和想法。

在过去的二十年，由于社会习惯和性习惯的改变，年轻女性中外阴癌的发病率增加。这与人乳头瘤病毒（HPV）引起的感染和外阴上皮内瘤样病变数量的增加密切相关[8]。

外阴上皮内瘤变（VIN）可发生于年轻女性，甚至是40岁以下的女性[9]。VIN可能与宫颈和阴道的病变相似。对于部分患者，VIN是癌前病变。因此，患者确诊VIN后必须治疗。

HPV的肿瘤潜能与VIN（HPV相关外阴癌）的发生有关。HPV 16/18是最常见的病毒类型[3-4,9]。

有一种与HPV无关的外阴疾病（寻常性VIN，鲍温样疣型），其与外阴慢性炎症性病变（营养不良、硬化性苔藓）和鳞状上皮内病变（原位癌）有关。此种疾病通常发生于老年女性，其治疗后的监测至关重要，因为可能再次复发，甚至发展成鳞癌[3-4,9]。

为确定该疾病的病因及预后，P16的免疫组织化学检测可用于确定与HPV感染是否有密切关系。非HPV相关的VIN可能比HPV相关的其他疾病更容易发展为外阴癌[4]。

VIN确诊时的平均年龄约为70岁[8-9]，75%的外阴恶性肿瘤为鳞状细胞癌[4,10]。

若能早期诊断和及时治疗，外阴癌被治愈的机会很大。但是，据估计，30%~35%的外阴癌病例被确诊时已处于FIGO Ⅲ期或Ⅳ期，无法行手术治疗或者出现了淋巴结转移[10-11]。

2009年，国际妇产科联盟（FIGO）修订并发布了外阴癌的分期[12]。对外阴癌进行分期时也可以采用TNM分期系

A. Soderini, M.D., Ph.D. (✉) • A. Aragona, M.D.
University of Buenos Aires, Buenos Aires, Argentina

Oncologic Hospital of Buenos Aires " Marie Curie",
Buenos Aires, Argentina

© Springer International Publishing AG, part of Springer Nature 2018
G. G. Gomes-da-Silveira et al. (eds.), *Minimally Invasive Gynecology*,
https://doi.org/10.1007/978-3-319-72592-5_19

统[13]。TNM 分期系统由美国癌症联合委员会（AJCC）和国际抗癌联盟（UICC）共同制定。

局部晚期肿瘤不能通过标准的根治性手术切除，这个概念还未被明确定义[14]。毋庸置疑，对肿瘤生物学和肿瘤扩散机制的了解以及手术技术和材料的改良导致了不同的思维方式和新型治疗方法的运用。

外阴解剖

多年以来，外阴被认为是下生殖道的一部分。从解剖学的观点来看，外阴包括阴阜、阴蒂头、阴蒂包皮、大阴唇、小阴唇、外阴前庭、尿道口、阴道口、Skene 腺（尿道旁腺）和 Bartholin 腺（巴氏腺）[2]。因此，它被视为一个解剖区域。

该部位的血液由阴部内外动脉供应。髂腹股沟神经和生殖股神经支配外阴前部，皮神经后支支配会阴。外阴癌主要以局部浸润、淋巴转移为主。

淋巴管的引流方式为：外阴外侧区引流至腹股沟上淋巴结，中央区、阴蒂和小阴唇引流至腹股沟深部和髂内淋巴结[9]。

预后因素

淋巴结转移和肿瘤大小是影响预后的重要因素。表 19.1 总结了不同的预后因素与总生存率和复发率之间的关系[15]。巨大肿瘤和局部区域扩散是发展中国家中最常见的临床表现。肿瘤大

小与预后密切相关，这一点非常明确。有文献报道，以直径 6cm 的肿瘤大小为界，大于 6cm 的肿瘤的存活率显著降低[15]。

表 19.1　根据 Aragona 等人[15]的研究中不同的分期、淋巴结状态和肿瘤大小划分复发分布

分期 （FIGO 2009）	n（例）	百分比 （%）	复发率 （%）
Ⅰ B	33	39.8	76.7
Ⅱ	22	26.5	81.5
Ⅲ A	13	15.7	92.8
Ⅲ B	8	9.6	72.7
Ⅲ C	7	8.4	70.0
总计	83	100	
病理肿瘤大小（cm）			
>2~3.99	29	35.0	72.5
4~5.99	23	27.6	69.7
6~7.99	14	16.9	93.3
≥ 8	17	20.5	100
总计	83	100	
阳性淋巴结数量			
0	54	65.0	80.5
1	12	14.5	80.0
2	5	6.0	62.5
3~5	5	6.0	83.3
>5	7	8.5	77.7
总计	83	100	

因此，选择治疗方案时，肿瘤大小是必须被考虑的一个重要预后因素。对于病灶较大的原发性肿瘤，新辅助化疗后手术可能是一个新的趋势或治疗选择。在这些患者中，次广泛手术也是可行的[7]。

当然，手术切缘距离肿瘤至少 8mm 仍然是影响预后的主要因素[16]。

手术：局部根治性切除

在外阴癌的外科治疗史上，人们采取了不同的手术范围，如盆腔廓清伴外阴切除术、根治性外阴切除术 + 局部淋巴结清扫、根治性外阴切除术 + 不同切口淋巴结清扫术、单纯外阴切除术，以及目前应用的局部扩大切除术[17-18]。

如上所述，对肿瘤和预后因素不同方面的认识导致了手术策略的改变。

手术切缘距离肿瘤至少 8mm 仍然是标准的建议。在早期或 2~4cm 肿瘤大小的情况下，可以进行局部扩大切除术或部分外阴切除术，这已被证明不会改变肿瘤患者的预后，并且这种术式对术后并发症发生率和性心理方面却有显著的获益[6,16-19]（图 19.1）。手术方式的选择取决于肿瘤的大小和位置、邻近器官的受累程度及肿瘤的分期。

目前认为，术前放射治疗、同步放化疗[20] 或新辅助放化疗[5,7] 可能会减少直径较大肿瘤行超根治性手术的需要，从而减少广泛的切除范围[5,7,21-26]（图 19.2，图 19.3）。

和宫颈癌一样，新辅助化疗可以通过缩小肿瘤直径提高手术的可操作性，获得无肿瘤边缘的手术标本，治疗远处的微转移。治疗过程中，应同时观察新辅助化疗对淋巴结的影响[27-30]。在某些病例中，行 VIN 和浸润性癌症的大范围切除术后，必须考虑肿瘤整形修复手术[7,31]（图 19.4）。

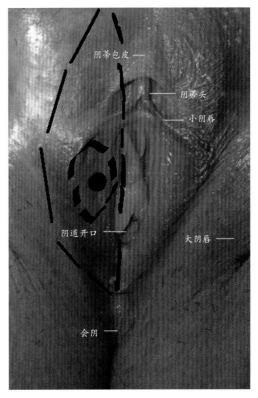

图 19.1　局部扩大切除术和部分外阴切除术

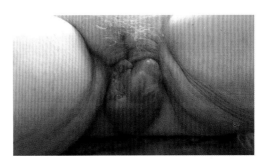

图 19.2　新辅助化疗后再行部分外阴切除术

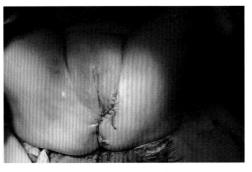

图 19.3　新辅助化疗后行部分外阴切除术后观

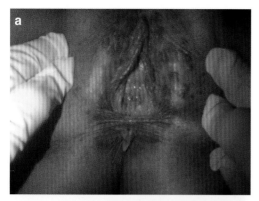

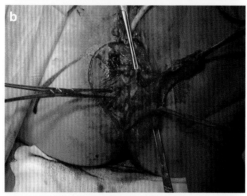

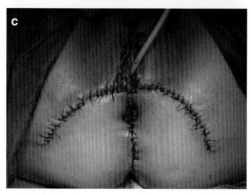

图19.4 VIN Ⅲ级：外阴扩大切除术后行整形修复

淋巴结清扫术适用于所有病例。越来越多的证据表明，对早期病例切除前哨淋巴结即可。建议在有临床试验设施的领先中心进行这一手术[17-18]。

有报道称，在肿瘤浸润小于1mm的情况下，可以不行淋巴结切除，因为实际上可能不存在肿瘤浸润，所以也不会影响患者的生存[18]。

对于局限于外阴一侧的肿瘤，切除同侧淋巴结即可。肿瘤接近会阴中线时，则需要进行双侧淋巴结评估。此时，采用常规方法或者使用前哨淋巴结技术均可[18]。

在有阳性淋巴结的情况下，必须进行完整的腹股沟淋巴结切除术[17-18]。当淋巴结固定或溃疡形成时，必须考虑其他治疗方案，可采用新辅助化疗，以达到完全切除的目的[7]。

我们可以得出以下结论：

• 外阴癌占妇科恶性肿瘤的4%。

• 30%~35%的患者被确诊时已处于晚期。

• 在发展中国家，中央型大病灶的肿瘤在临床中很常见。在确定治疗策略时，必须将肿瘤的大小视为重要的预后因素。同样地，淋巴结亦是如此。

• 手术仍然是首选的治疗方法，局部切除和部分外阴切除术与传统的根治性手术相比，可达到类似的治疗结果，但在术后并发症和性心理问题方面对患者有显著的获益。

• 总之，"个体化治疗"是为每位患者量身定制的治疗方案。

致谢：感谢 Nick Reed 和 Nicasio Cuneo 对本章内容的贡献！

（贺海威 译）

参考文献

[1] Benedet JL, Bender H, Jones H 3rd, et al. FIGO staging classifications and clinical practice guidelines in the management of

gynecologic cancers. FIGO Committee on Gynecologic Oncology. Int J Gynaecol Obstet, 2000, 70: 209-262.

[2] Guixa-Otturi-Guixa. Cap. Patología vulvar. Compendio de Ginecología para alumnos. Quinta Edición. Lopez Libreros Editores. Buenos Aires, 1985: 395-404.

[3] Ávila M, Castro G. Patología de la vulva y vagina. Provenzano-Lange-Tatti; Manual de Ginecología. Cap.26. Primera Edición. Editorial Corpus. Buenos Aires, 2006: 291-302.

[4] Maldonado M, Susuki V. Patología de la vulva y vagina. Provenzano-Lange-Tatti; Manual de Ginecología. Segunda edición. Cap. 27. Editorial Corpus. Buenos Aires, 2014: 411-422.

[5] Asociación Argentina de Ginecología Oncológica. Cáncer de Vulva. Guías para el diagnóstico, tratamiento y seguimiento del Cáncer ginecológico. Editorial Ascune. Buenos Aires, 2016: 129-149.

[6] Levine D, De los Santos J, Fleming G, et al. The vulva. Handbook for principles and practice of gynecologic oncology. Philadelphia: Lippicott Williams & Wilkins, 2010: 95-96.

[7] Aragona AM, Cúneo N, Soderini AH, et al. Tailoring the treatment of locally advanced squamous cell carcinoma of the vulva: Neoadjuvant chemotherapy followed by radical surgery. Results from a multicenter study. Int J Gynecol Cancer, 2012, 22(7): 1258-1263.

[8] Judson PL, Habermann EB, Baxter NN, et al. Trends in the incidence of invasive and in situ vulvar carcinoma. Obstet Gynecol, 2006, 107:1018.

[9] Alkatout I, Schubert M, Garbrecht N, et al. Vulvar cancer: epidemiology, clinical presentation, and management options. Int J Womens Health, 2015, 7: 305-313.

[10] Jemal A, Siegel R, Ward E, et al. Cancer statistics. CA Cancer J Clin, 2006, 56: 106-130.

[11] Stroup AM, Harlan LC, Trimble EL. Demographic, clinical and treatment trends among women diagnosed with vulvar cancer in the United States. Gynecol Oncol, 2008, 108: 577-583.

[12] Pecorelli S. Revised FIGO staging for carcinoma of the vulva, cervix, and endometrium. Int J Gynaecol Obstet, 2009, 105: 103-104.

[13] Sobin LH, Gospodarowicz MK, Wittekind CH. TNM classification of malignant tumours. 7ed. Oxford: Wiley-Blackwell, 2009.

[14] Aragona AM, Soderini AH, Cuneo NA. Defining the concept of locally advanced squamous cell carcinoma of the vulva: a new perspective based on standardization of criteria and current evidence. J Gynecol Oncol, 2014, 25(4): 272-278.

[15] Aragona AM, Cuneo NA, Soderini AH, et al. An analysis of reported independent prognostic factors for survival in squamous cell carcinoma of the vulva: is tumor size significance being underrated? Gynecol Oncol, 2014, 132(3): 643-648.

[16] De Hullu JA, Hollema H, Lolkema S, et al. Vulvar carcinoma. The price of less radical surgery. Cancer, 1992, 95(11): 2331-2338.

[17] Chan JK, Sugiyama V, Pham H, et al. Margin distance and other clinico-pathologic prognostic factors in vulvar carcinoma: a multivariate analysis. Gynecol Oncol, 2007, 104: 636-641.

[18] Baiocchi G, Rocha RM. Vulvar cancer surgery. Curr Opin Obstet Gynecol, 2014, 26(1): 9-17.

[19] Micheletti L, Preti M. Surgery of the vulva in vulvar cancer. Best Pract Res Clin Obstet Gynaecol, 2014, 28(7): 1074-1087.

[20] Moore DH, Thomas GM, Montana GS, et al. Preoperative chemoradiation for advanced vulvar cancer: a phase II study of the Gynecologic Oncology Group. Int J Radiat Oncol Biol Phys, 1998, 42(1): 79-85.

[21] Itala J, Belardi G, Sardi J, et al. Poliqui-mioterapia neoadyuvante en el tratamiento del carcinoma invasor de la vulva. Rev Soc Obstet Ginecol B Aires, 1986, 865: 239-245.

[22] Shimizu Y, Hasumi K, Masubuchi K. Effective chemotherapy consisting of bleomycin, vincristine, mitomycin C, and cisplatin

(BOMP) for a patient with inoperable vulvar cancer. Gynecol Oncol, 1990, 36: 423-427.

[23] Domingues AP, Mota F, Durao M, et al. Neoadjuvant chemotherapy in advanced vulvar cancer. Int J Gynecol Cancer, 2010, 20: 294-298.

[24] Raspagliesi F, Zanaboni F, Martinelli F, et al. Role of paclitaxel and cisplatin as the neoadjuvant treatment for locally advanced squamous cell carcinoma of the vulva. J Gynecol Oncol, 2014, 25(1): 22-29.

[25] Benedetti-Panici P, Greggi S, Scambia G, et al. Cisplatin (P), bleomycin (B), and methotrexate (M) preoperative chemotherapy in locally advanced vulvar carcinoma. Gynecol Oncol, 1993, 50: 49-53.

[26] Geisler JP, Manahan KJ, Buller RE. Neoadjuvant chemotherapy in vulvar cancer: avoiding primary exenteration. Gynecol Oncol, 2006, 100: 53-57.

[27] Sardi JE, Giaroli A, Sananes C, et al. A possible new trend in the management of the carcinoma of the cervix uteri. Gyn Oncol, 1986, 25: 139.

[28] Sardi J, Giaroli A, Sananes C, et al. Long term follow up of the first randomized trial using neoadjuvant chemotherapy in stage Ib squamous carcinoma of the cervix: the final results. Gynecol Oncologia, 1997, 67: 61-69.

[29] Sananes C, Giaroli A, Soderini A, et al. Neoadjuvant chemotherapy followed by radical hysterectomy and postoperative adjuvant chemotherapy in the treatment of carcinoma of the cervix uteri: long-term follow up of a pilot study. Eur J Gynaecol Oncol, 1998, 19(4): 368-373.

[30] Tierney J. Neoadjuvant chemotherapy for locally advanced cervical cancer: a systematic review and meta-analysis of individual patient data from 21 randomised trials. Neoadjuvant Chemotherapy for Locally Advanced Cervical Cancer Meta-analysis Collaboration. Eur J Cancer, 2003, 39(17): 2470-2486.

[31] Soderini A, Aragona A, Reed N. Advanced vulvar cancers: what are the best options for treatment? Curr Oncol Rep, 2016, 18(9); accepted. "In Press".

第 20 章　根治性子宫切除术分型

Denis Querleu

引　言

　　制订手术方案是肿瘤手术中的一个重要环节。如何针对肿瘤扩散风险调整宫颈癌手术切除范围，一直是宫颈癌领域中讨论的重要话题。广泛肿瘤切除的概念已经在其他许多肿瘤中得到验证，包括黑色素瘤、肉瘤、呼吸道和消化道肿瘤、乳腺癌和外阴癌。这一现象从一方面导致了"超"根治性手术的发展；另一方面，基于手术切缘的概念和对宫颈周围扩散风险的评估，这一风险在巨块型肿瘤中较高[1]，在小病灶中其概率较低且可能会被忽略[2]，因此也引出了更有限切除范围手术（"改良根治性"）的概念。

　　因此，术语"根治性"或"扩大性"子宫切除术实际上包含一系列不同的手术。最初由奥地利的 Wertheim[3]，接下来日本的 Okabayashi[4] 和美国的 Meigs[5]，先后在公开刊物上发表一系列

宫颈癌手术术式以来，多种对应不同程度根治术的众多术式被提出，但是由于最初以德文或日文发表的出版物并未被及时查阅；在这些不同的手术术式中，出现了对同样的解剖结构予以不同的命名，根据对解剖学的不同翻译方法描述不同的解剖结构等问题，并且随着时间的推移，原始的描述也发生了改变；在教学传授过程中，对微小的外科差异进行人为添加，其中一些是原创的，还有一些是多余的，并且忽略了对相同差异的原始描述，此外还有大量使用的同义词等，以上因素均增加了手术名称的混乱和不统一。

　　因此，制订根治性子宫切除术的国际化标准分类的原因包括：有助于澄清常见分类的细节，规范报告、出版物中的命名法，指导临床方案和随机对照试验，评估并发症和副作用，有利于为教育和培训提供依据。同时，研究人员、受过训练的妇科肿瘤学家、不熟悉腹膜后间隙解剖学的普通妇科医生、研究员及培训阶段的住院医师都应该学习相同的标准。

　　根治性子宫切除术的结局衡量指

D. Querleu, M.D.

Department of Surgery, Institut Bergonié,

Bordeaux, France

© Springer International Publishing AG, part of Springer Nature 2018

G. G. Gomes-da-Silveira et al. (eds.), *Minimally Invasive Gynecology*,

https://doi.org/10.1007/978-3-319-72592-5_20

标有两种：①不良反应，如膀胱功能障碍。相对而言，这一结果容易与手术切除的解剖范围和神经保留情况相联系，每当盆腔自主神经因切除范围受到威胁时，这一结果就可能发生。②手术疗效，其与手术切除的解剖范围明显相关，但需要根据效益风险比权衡考虑。此外，根治性子宫切除术结合放射治疗和（或）化学治疗，也会对手术切除范围的制订原则带来深远改变。

Piver-Rutledge-Smith 分类法 [6]

目前，1974年出版的Piver-Rutledge-Smith 分类法已经在较大范围内应用。然而，这种将根治性子宫切除术分为五类的方法有几个主要缺陷：原文没有明确的解剖学标志和国际化的解剖学定义；阴道切除范围主要依据宫颈周围组织的切除范围决定，切除的阴道组织往往过多（阴道总长的 1/3~3/4）；该分类法还囊括了并不属于根治性子宫切除术范畴的 I 类手术，以及早已不再使用的 V 类手术；区分第 III 类和第 IV 类手术的基本原则和解剖差异并未被交代清楚，因此手术医生常常提出，在 II 类和 III 类手术类型中需要有一个中间型("II－III"，"II 类半")；Piver 及其团队在分类中也未考虑到 20 世纪 50 年代引入的保留神经的概念 [7]，随后由日本外科医生所完善 [7-9]。此外，其他类型的超根治性手术方法 [10-12] 也在进一步发展，但并未包括在 Piver 分类法之内。另一方面，由 Dargent[13] 引入的保留生育能力的手术类型也并未包括在该分类之中。

在 Piver-Rutledge-Smith 分类法被发表之时，另一个在当时未知的复杂技术是宫旁淋巴结切除术 [14]。该技术的基本原理是，子宫颈旁侧部组织（主韧带）主要由淋巴组织、血管和神经组成（图 20.1，图 20.2）。子宫颈旁组织由两部分组成，内侧部分由结缔组织组成，外侧由包绕血管和神经的淋巴脂肪组织组成。区分这两部分界限的最明显解剖标志是末段输尿管。在图 20.2 中，可见子宫颈旁组织（包括阴道上 1/3 处的阴道旁组织），其独特的结构由内侧的致密纤维组织和外侧的淋巴组织组成。子宫深静脉也在此可见，是所谓的"血管"和"神经"成分之间的标志。解剖学上，神经成分被描述为穿过子宫颈旁的下腹下丛。

简而言之，所谓主韧带的内侧部分（输尿管内侧）主要是纤维性的，而外侧部分（输尿管外侧）是非纤维性的，由神经和血管周围的类似淋巴组织区构成（图 20.3）。这意味着，在去除这部分包含淋巴结的组织同时，可以像切除淋巴结同时保留血管和神经那样，尽可能地保留该区域的血管和神经。在"近端型"根治性子宫切除术的基础上增加子宫颈旁组织切除可以改善外侧切除的彻底性，满足"远端型"的要求，并且不增加并发症发生率 [14]。在德国 [15]，甚至更早在日本（1964 年 Fujiwara 和 N. Sakuragi 的个人通信），也提出了用吸脂技术清除主韧带外侧部分组织的建议。

最后，由于 Piver-Rutledge-Smith 分类法中未考虑腹腔镜技术和阴道手术技术的进展，因此仅适用于开放手术。

综上，Piver-Rutleage-Smith 分类法

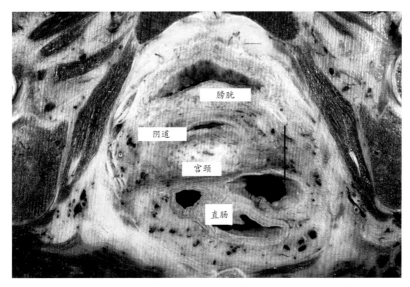

图 20.1　女性骨盆冠状切面解剖图。红点表示输尿管，黑线表示子宫颈旁组织中致密结缔组织部分和纤维淋巴部分的界限。阴道旁组织和子宫颈旁组织结构类似（图片由法国里尔大学解剖学实验室 Pr Mauroy 友情提供）

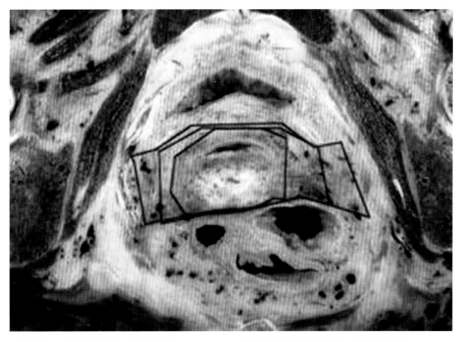

图 20.2　宫颈冠状切面解剖图。A、B、C 三种分型的外侧切除范围如图所示

不仅存在着本质上的缺陷，而且由于经口头传授而并未仔细研究原始文献，因此常常被作者和手术医生误用。于是，在 2008 年，Querleu 和 Morrow 提出了另一种基于国际解剖命名法的分类方法[16]。

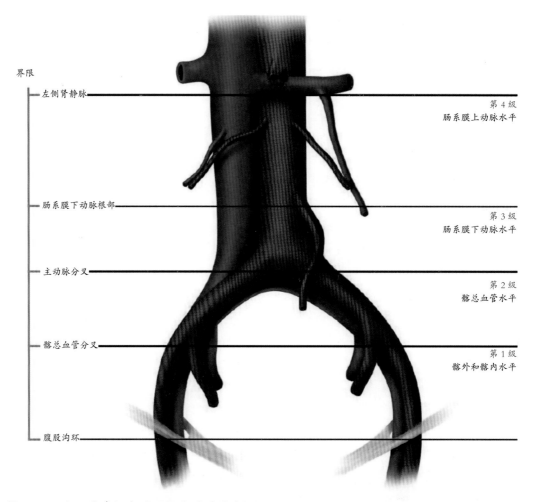

界限

左侧肾静脉 ————————————————— 第 4 级
肠系膜上动脉水平

肠系膜下动脉根部 ————————————————— 第 3 级
肠系膜下动脉水平

主动脉分叉 ————————————————— 第 2 级
髂总血管水平

髂总血管分叉 ————————————————— 第 1 级
髂外和髂内水平

腹股沟环

图 20.3　淋巴结清扫术的四级水平（引自 Querleu D，Leblanc E，Ferron G，et al. Techniques chirurgicales en oncologie gynécologique，Paris: Elsevier-Masson）

解剖学名词

国际解剖学命名法，即解剖术语[17-18]应在其明确适用的地方使用，然而在有关外科文献和日常用语中并非总是如此。

1. 外科医生常常错误地使用解剖学名词定义空间方向。广泛被使用的词语包括"前 / 后""深 / 浅"和"内 / 外"。由于这些词语与手术视野角度相关，比较容易混淆，故应分别替换为腹侧 / 背侧、尾侧 / 头侧和内侧 / 外侧。

2. 子宫颈背外侧附着物被称为"子宫颈旁组织"（来自希腊语"para"，意为"与…并排"）（图 20.1）。这一名词应该取代许多其他名称，例如主韧带或 Mackenrodt 韧带（此其实并非韧带），或子宫旁组织。必须指出，在国际解剖术语中"子宫旁组织"是指位于子宫体和盆壁之间且位于输尿管头侧的子宫动脉周围的组织，对应于"表浅"子宫蒂（子宫动脉和子宫浅静脉）以及周围结缔组织和淋巴管。此外，被外科医生命名为"阴道旁"或"阴道旁组织"的结构在国际解剖命名法中应被归入"子宫颈旁组织"。同样，膀胱和直肠的外侧附着组织应分别被称为"膀胱外侧韧带"和"直肠外侧韧带"。

前缀"meso"严格限定于形容腹腔内脏器的腹膜附着。实际上，所谓的"输尿管系膜（mesoureter）"是指从输尿管背面延伸出的一层包含有上腹下丛的结缔组织，在根治性子宫切除术、髂总淋巴结和腹主动脉旁淋巴结清扫中应该考虑保留该神经丛。另一方面，"子宫系膜"一词是基于胚胎发育的肿瘤扩散的功能性观点，虽然值得考虑，但仍然是一种假设[19]。因此，只有"子宫颈旁组织"这一单纯描述性命名应被用于外科手术分类。

然而，严格使用解剖学术语时也存在一些问题，例如与外科手术相关的个别结构命名（包括"阴道旁"或"阴道旁组织"）并未得到官方认可。再者，即使是解剖学家自己也并非总是可以遵守这些规则，例如经常用"上"和"下"描述腹下神经丛分支或"浅"和"深"的子宫静脉。另一方面，应该保留一些外科手术中的术语，因为它们所表示的结构是由外科解剖所产生的。

1. 所谓的"膀胱柱"，也称为"腹侧"或"前侧"子宫旁组织，是在手术中打开并分离膀胱子宫隔／膀胱阴道隔和膀胱旁间隙后形成的。膀胱柱由两个部分组成，分别位于输尿管内侧和外侧，对应膀胱子宫韧带和膀胱外侧韧带。它也向尾部延伸形成"膀胱阴道韧带"（日本作者称之为"膀胱外侧韧带的后叶"）。

2. 所谓的直肠柱，也称为"背侧"或"后侧"子宫旁组织，是在手术时打开直肠阴道间隔和直肠旁间隙后形成的。直肠柱对应于直肠子宫和直肠阴道韧带（"子宫骶韧带"并不存在），并且与其外侧的腹下神经丛相对应。这两个结构可以通过分离骶子宫间隙形成[20]。

Querleu-Morrow 分类法

为简化起见，该分类法仅以切除的外侧范围作为区分。然而，毕竟外侧、背侧和腹侧的范围是密切相关的，于是该分类法增加了以背侧和腹侧为界限的描述。经阴道根治性子宫切除术不是标准化的手术术式，仅作为改良手术以适应疾病的阴道扩散范围和任何相关的阴道上皮内瘤变的发生。输尿管的处理是根治性子宫切除术的基本步骤，也是主要并发症的潜在来源，在每种类型的处理中都有描述。

Querleu-Morrow 分类法只描述了四种类型的根治性子宫切除术，必要时可以增加少数亚型。只有稳定的解剖标志，如输尿管与子宫动脉的交叉处、输尿管与子宫颈旁交叉以及输尿管与髂内血管平面的交叉等，被用来定义切除术式的范围。为了与 Piver-Rutledge-Smith 分类法明确区分，该分类法使用字母而不是数字来定义不同分类。单纯子宫全切术（筋膜外）不包括在该分类中。自 Wertheim 发明子宫全切术以来，淋巴结清扫术一直作为宫颈癌手术治疗的重要组成部分被单独考虑。

A型：宫颈旁最小切除术（图20.2）

在筋膜外子宫切除术中，可以通过触诊或直视（打开输尿管隧道后）确定输尿管的位置，而不需要游离输尿管，这样就可以在输尿管内侧、子宫颈外侧切断子宫颈旁组织。子宫骶韧带和膀胱子宫韧带在近子宫处被离断。因此，该手术不是单纯的筋膜外子宫切除术，而是一种根治性子宫切除术，其宫旁切除范围位于子宫颈和输尿管之间。阴道的切除长度是四种分类中最小的，通常小于10mm，并且不切除子宫颈旁的阴道部分（即"阴道旁组织"）。

手术的目的是确保子宫颈被完整切除，这一点对于将来设计和开展检验缩小切除范围手术的安全性评价的临床试验至关重要。其适用于以下情况：①早期浸润性宫颈癌的处理——肿瘤直径小于2cm，盆腔淋巴结阴性并且无淋巴脉管癌栓，这是基于肿瘤病灶小和宫旁转移概率小的原理[1-2]。②晚期宫颈癌放射治疗和（或）化学治疗后手术。上述对于输尿管的处理是为了避免输尿管的扭转或热损伤，同时避免损伤末段输尿管的血供。

B型：输尿管处切断子宫颈旁组织

子宫骶韧带和膀胱子宫韧带的部分切除也是这一类别的标准组成部分。打开输尿管上方并向外侧游离，在输尿管隧道水平切断子宫颈旁组织。

子宫颈旁组织尾侧（即后侧或深部）中的神经部分在子宫深静脉的尾侧，不能切除。

该手术类型相当于"改良"或"近端"根治性子宫切除术。它适用于早期子宫颈癌，通过子宫颈旁组织外侧淋巴结清除（即宫颈旁淋巴结清扫术）可以在不增加术后并发症发生率的情况下改善手术的根治性。因此，该手术类型被定义为两种亚型：B1亚型如上所述，B2亚型增加了宫颈旁淋巴结切除。

"宫颈旁""髂血管"和"盆侧壁"淋巴结清扫的界限以闭孔神经为界，宫颈旁淋巴结位于闭孔神经的内侧和尾侧。很明显，将两者简单结合起来就是全面的盆腔淋巴结清扫术。然而，在传统的"Ⅲ-Ⅳ型"或"远端"根治性子宫切除术中，主韧带外侧部分需要被完全切除。宫颈旁淋巴结切除术的发明可以避免在根治性子宫切除术时于盆壁处切除子宫颈旁组织以及其中的神经和血管。因此，在B型分类中，B2型的并发症发生率与B1型并无不同[14]，虽然B1型术式结合宫颈旁淋巴结清扫术可能被认为等同于C1型（见下文）。

C型：髂内血管交界处横断子宫颈旁组织

近直肠水平切除子宫骶韧带，近膀胱水平切除膀胱宫颈韧带，完全游离输尿管。C型术式对应于经典根治性子宫切除术的不同衍生术式。不同于A型和B型术式，在C型手术中供应膀胱的自主神经未受到影响，神经保护的问题至关重要。因此，对C型术式定义了两个亚类。

C1（保留神经）：分离腹下神经后切除子宫骶韧带，系统地识别和保留神经，只切除盆腔神经丛的子宫分支，膀胱分支在膀胱外侧韧带中得以保留（即

"膀胱柱"的外侧部分）。如果切除子宫颈旁组织的尾部，仔细识别膀胱神经是必要的。

C2（不保留自主神经）：完全切断子宫颈旁组织，包括子宫深静脉的尾部。

D 型：外周扩大根治术

这组较少见的手术以额外的"超根治性"手术为特点。

D1：近盆侧壁切除子宫颈旁和腹下血管，暴露坐骨神经根。

结扎、切断子宫颈旁外侧的所有血管。这些血管起源于髂内的血管（包括臀下血管、阴部内血管、闭孔血管）。

D2：D1 式的基础上增加整个子宫颈旁组织的切除（包括腹下血管及邻近筋膜 / 肌肉结构）。这与盆腔廓清术相一致（盆腔扩大根治术）。

Cibula 二维改良法 [21]

Cibula 等人试图通过提出一种三维辅助切除的类型解决 Querleu-Morrow 分类法的局限性，这可能有助于完成 C 型手术。

外侧边界被总体定义为髂内动静脉的内侧。然而，Cibula 等人指出，子宫颈旁组织切除于其他两个维度的解剖学定义在 C1 和 C2 类型中是不同的。

C1 型手术中，暴露输尿管，将输尿管从宫颈旁游离，仅切除 1~2cm 的膀胱阴道韧带（"宫旁组织前叶"的内侧部分）。C1 型术式中需要建立骶子宫间隙，以分离"背侧宫旁组织"的两部分结构，内侧部分由子宫骶骨"韧带"（实际上定义的是直肠子宫陷凹的外侧腹膜褶皱）构成，侧面的横向片状结构包含

腹下神经丛，也称为输尿管系膜。尾部界限是子宫深静脉（阴道静脉）。因此，应仔细分辨并保留位于输尿管尾端的腹下神经丛膀胱分支。

C2 型术式中需要从膀胱阴道韧带至膀胱壁完全剥离输尿管，切除范围为沿着髂内血管的内侧一直延伸到盆底。通过解剖髂内血管的所有旁（内侧）分支和尾部的内脏神经，完全游离子宫骶骨间隙、直肠旁和膀胱旁间隙。由于需要切除腹下神经丛的膀胱分支，因此可以不分离膀胱分支。切除宫颈旁（阴道旁）组织中阴道部位的头部和尾部（输尿管以下部分）。

然而，C1 型和 C2 型手术有相同的背侧切除边界，这是由直肠与子宫骶骨"韧带"相连形成的。手术切除的"背侧子宫旁组织"仅限于 C1 型术式中的腹下神经丛主要分支的走行，而 C2 型术式中延伸至直肠附着处下方。

淋巴结清扫（图 20.3）

在解剖学上，最稳定的标志是动脉。因此，根据相应的动脉解剖结构定义了四个区域或层次的淋巴结清扫层次：第一级，髂外 / 髂内动脉水平；第二级，髂总动脉（包括骶前动脉）水平；第三级，腹主动脉之肠系膜下动脉水平；第四级，腹主动脉肾动脉下水平。

由于淋巴结是跨越边界的，第一级和第二级之间的界限是髂总动脉分叉处，第二级和第三级的界限位于腹主动脉分叉处，第三级和第四级的界限为肠系膜下动脉。考虑到盆腔的界限为髂总血管区域某处，这种分类法可以避免使用既往广泛使用的名称（盆腔淋巴结清

扫术 *vs.* 腹主动脉旁淋巴结清扫术）。它也避免了术语"髂间"的使用，其用以描述髂外动脉和髂内动脉之间区域的淋巴结清扫。尽管使用这一术语很方便，但却忽略了髂外血管外侧区域的淋巴结，这样不仅是不安全的，而且不能减少淋巴结清扫的并发症发生率。

另一个问题是宫颈旁淋巴结清扫术（作为根治性子宫切除术的一部分）和内部淋巴结清扫术之间的界限。这两者之间界限的标志是闭孔神经。闭孔神经内侧和尾部区域的淋巴结属于宫颈旁淋巴结，而闭孔神经颅侧和外侧的淋巴结被归为髂血管区淋巴结。

为了充分描述手术的彻底性，必须在每个层面上独立定义几种类型的淋巴结清扫术。

• 诊断：只进行最小限度的前哨淋巴结取样，或只切除肿大淋巴结，或随机取样。

• 系统性淋巴结清扫术。

• 减瘤术，定义为切除所有大于 2cm 的淋巴结。

结　论

Querleu-Morrow 分类法提供了一种简单且通用的工具，可以将不同级别的根治性手术归为几种有限的类别。然而有些手术可能是不对称的（例如，一侧行 C1 或 B 类根治术，但另一侧行 C2 类手术）。显而易见，同样的分类也适用于保留生育能力的手术，类似在 Dargent 手术中行 B 型根治术，在小病灶患者或已行新辅助化疗患者中行 A 型

根治术。

使用该分类法描述所有的个体化手术是不可能的，简单的分类并不排斥对任何单一操作进行仔细的描述。一份罗列所有必需信息的清单应该是宫颈癌手术质量管理控制的组成部分。因此，在手术记录中应体现以下内容。

• 根治性子宫切除术类型所定义的所有组成部分，如上所述。例如，C 型手术必须包括定义中描述的所有部分（宫颈周围组织和阴道的切除范围）。

• 子宫动脉的离断部位。通常在其起点与髂内动脉断开，但在 A 类手术中可能在阔韧带内切断，或 D 类手术中与其他血管一起切除。

• 所切除标本的腹侧、背侧和外侧切缘的手术长度和病理长度。手术长度应在新鲜标本上测量，不要在拉伸状态下进行。病理长度应在固定后测量，测量结果不应受到外科医生的影响。

• 所切除阴道的手术标本和病理标本最小长度。条件允许的话，测量肿瘤与切缘的最小距离。同样地，测量时应在新鲜标本固定后不拉伸状态下进行，并且测量结果不应受到外科医生的影响。

• 在保留生育能力的手术中，肿瘤与宫颈内膜切缘之间的病理距离的信息必须包含在标准的要求列表中。

• 采用的入路（根治性子宫切除术的入路和淋巴结清扫的入路）可能不同，包括经腹手术、经阴道、腹腔镜、先腹腔镜后转经阴道、先经阴道后转腹腔镜、机器人，应分开记录。

• 术前是否经外照射放射治疗、近距离放射治疗和（或）化学治疗。

为了帮助评估新技术或设备对根治性手术的彻底性和效果（如失血或并发症发生率）的影响，也应标明术中所采取的止血方式。此外，有研究已证实，无论何种类型的根治性手术，所能切除的外侧范围很大程度上依赖于术中所采取的止血技术，这就凸显了技术革新所能带来的益处[22]。这再次说明采用一种精确的手术技术并在手术记录中描述所使用技术的必要性。一种名为"TNM"的手术分型方法，分别定义了腹侧、背侧、外侧和深外侧方向上三种类型的根治切除范围，应该得到进一步发展[23]。然而，这个模型有明显的缺点，一些类似 TNM 的定义很难理解，最终可能产生 91 种亚型。

根治性子宫切除术不是固定的手术方式，并且存在不同的变化形式，这些变化必须在手术的疗效和可能带来的不良后果风险之间取得平衡。

本文介绍了国际公认的根治性子宫切除术的分类方法，其目标是为外科医生、研究团体以及国家和国际组织所接受，这显然是必要的。手术技术的评估和质量控制将是今后所有外科手术的基本组成部分。自撰写本章以来，该分类方法已经有所修改，但是主要分类的解释和规范仍然没有变化[24]。

（蔡圣芸 译）

参考文献

[1] Landoni F, Bocciolone L, Perego P, et al. Cancer of the cervix, FIGO stages IB and IIA: patterns of local growth and paracervical extension. Int J Gynecol Cancer, 1995, 5: 329-334.

[2] Kinney WK, Hodge DO, Edward V, et al. Identification of a low-risk subset of patients with stage IB invasive squamous cancer of the cervix possibly suited to less radical surgical treatment. Gynecol Oncol, 1995, 57: 3-6.

[3] Wertheim E. The extended abdominal operation for carcinoma uteri (based on 500 operative cases). Am J Obstet Dis Women Childhood, 1912, 66: 169-232.

[4] Okabayashi H. Radical abdominal hysterectomy for cancer of the cervix uteri. Surg Gynecol Obstet, 1921, 33: 335-341.

[5] Meigs JV. Carcinoma of the cervix-the Wertheim operation. Surg Gynecol Obstet, 1944, 78: 195-198.

[6] Piver MS, Rutledge F, Smith JP. Five classes of extended hysterectomy for women with cervical cancer. Obstet Gynecol, 1974, 44: 265-272.

[7] Yabuki Y, Asamoto A, Hoshiba T, et al. A new proposal for radical hysterectomy. Gynecol Oncol, 1996, 62: 370-378.

[8] Sakuragi N, Todo Y, Kudo M, et al. A systematic nerve-sparing radical hysterectomy technique in invasive cervical cancer for preserving postsurgical bladder function. Int J Gynecol Cancer, 2005, 15: 389-397.

[9] Fujii S, Tanakura K, Matsumura N, et al. Precise anatomy of the vesicouterine ligament for radical hysterectomy. Gynecol Oncol, 2007, 104: 186-191.

[10] Mibayashi R. Results in the treatment of cervical cancer at the Kyoto University obstetrical and gynecological clinic [Article in Japanese]. Jpn Obstet Gynecol Soc, 1962, 14: 471-472.

[11] Höckel M. Laterally extended endopelvic resection:surgical treatment of infrailiac pelvic wall recurrences of gynecologic malignancies. Am J Obstet Gynecol, 1999, 180: 306-312.

[12] Palfalvi L, Ungar L. Laterally extended parametrectomy, the technique for radical pelvic sidewall dissection. Feasibility,

technique, results. Int J Gynecol Cancer, 2003, 13: 914-917.

[13] Dargent D, Martin X, Sacchetoni A, et al. Laparoscopic vaginal radical trachelectomy. Cancer, 2000, 88: 1877-1882.

[14] Querleu D, Narducci F, Poulard V, et al. Modified radical vaginal hysterectomy with or without laparoscopic nervesparing dissection: a comparative study. Gynecol Oncol, 2002, 85: 154-158.

[15] Höckel M, Konerding MA, Heussel CP. Liposuction-assisted nerve-sparing extended radical hysterectomy: oncologic rationale, surgical anatomy, and feasibility study. Am J Obstet Gynecol, 1998, 178: 971-976.

[16] Querleu D, Morrow CP. Classification of radical hysterectomy. Lancet Oncol, 2008, 9: 297-300.

[17] Whitmore I. Terminologia anatomica: new terminology for the new anatomist. Anat Rec, 1999, 257: 50-53.

[18] Ercoli A, Delmas V, Fanfani F, et al. Terminologia Anatomica versus unofficial descriptions and nomenclature of the fasciae and ligaments of the female pelvis: a dissectionbased comparative study. Am J Obstet Gynecol, 2005, 193: 1565-1573.

[19] Höckel M, Horn LC, Fritsch H. Association between the mesenchymatous compartment of uterovaginal organogenesis and local tumor spread in stage IB-IIB cervical cancer. A prospective study. Lancet Oncol, 2005, 6: 751-756.

[20] Yabuki Y, Asamoto A, Hoshiba T, et al. Dissection of the cardinal ligament in radical hysterectomy for cervical cancer with emphasis on the lateral ligament. Amer J Obstet Gynecol, 1991, 164: 7-14.

[21] Cibula D, Abu-Rustum NR, Benedetti-Panici P, et al. New classification system of radical hysterectomy: emphasis on a three-dimensional anatomic template for parametrial resection. Gynecol Oncol, 2011, 122: 264-268.

[22] Benedetti-Panici P, Scambia G, Baiocchi G, et al. Radical hysterectomy: a randomized study comparing two techniques for resection of the cardinal ligament. Gynecol Oncol, 1993, 50: 226-223.

[23] Trimbos JB. TNM-like classification of radical hysterectomy. Gynecol Oncol, 2009, 113: 397-398.

[24] Querleu D, Cibula D, Abu-Rustum NR. 2017 Update on the Querleu-Morrow Classification of Radical Hysterectomy. Ann Surg Oncol, 2017, 24: 3406-3412.

第 *21* 章 宫颈癌腹腔镜分期手术

Christhardt Köhler, Giovanni Favero

引　言

　　宫颈癌是全球女性中最常见的恶性肿瘤之一。2008 年，全球有 530 000 例新发病例和 275 000 例死亡病例。宫颈癌传统平均发病年龄为 45 岁，这可能造成患者的寿命减少 26 年 [1-2]。60% 的患者被诊断为晚期，不适合行根治性治疗。在发达国家，由于有效的早期筛查，该疾病在早期可被发现，因此浸润性宫颈癌的发病率正在下降 [2]。但是在许多国家中 FIGO 分期 ≥ ⅡB 期患者的发病率仍然居高不下，这是由于这部分患者几乎不进行宫颈筛查。在德国，FIGO Ⅱ 期、Ⅲ期、Ⅳ 期患者的占比分别为 25%、8% 和 6%，其 5 年存活率分别为 71%、51% 和 16%[3]。2005—2008 年，在北京 FIGO Ⅱ 期、Ⅲ 期、Ⅳ 期患者的占比分别为 26%、18% 和 6%，这些患者以无业、家庭主妇、农民、低收入人群为主 [4]。在美国，年龄较大和

无保险也是宫颈癌的高危因素 [5]。在丹麦，Ibfelt 等人 [6] 报道，社会经济情况可能影响宫颈癌的发生，对于那些教育程度低、年龄大、缺乏伴侣的女性，其罹患宫颈癌的风险增加。因此，临床中对于局部晚期宫颈癌的治疗仍然存在困难。

　　宫颈癌的预后与多个因素相关，如诊断时的年龄、HIV 感染、吸烟史及内科合并症（如糖尿病、血小板增多和贫血等）。影响预后的最重要因素包括疾病分期（主要考虑肿瘤大小、宫旁累及、浸润深度、邻近器官的侵犯程度）以及淋巴结是否有转移。淋巴结阴性患者的 5 年存活率为 92.1%，淋巴结阳性患者为 64.1%[7]。组织学亚型、淋巴脉管累及、增殖指数、神经侵犯、腹水细胞学结果以及肿瘤指标升高也可影响宫颈癌预后。根据国际妇产科联盟（FIGO）第 26 届年度报告，宫颈癌不同分期的 5 年存活率分别为：ⅠB2 75.7%，ⅡA 73.4%，ⅡB 65.8%，ⅢA 39.7%，ⅢB 41.5%，ⅣA 22.0%，ⅣB 9.3%[7]。

　　NCCN 和其他国家的指南指出，对于局部晚期宫颈癌患者，倾向于采用同步放化疗 [8]。当然，这个分期的患者也可以采用手术治疗。

C. Köhler, M.D. (✉) · G. Favero, M.D.
Department of Advanced Operative and
Oncologic Gynecology, Asklepios Hospital,
Hamburg, Germany
e-mail: ch.koehler@asklepios.com

© Springer International Publishing AG, part of Springer Nature 2018
G. G. Gomes-da-Silveira et al. (eds.), *Minimally Invasive Gynecology*,
https://doi.org/10.1007/978-3-319-72592-5_21

局部晚期宫颈癌的定义

目前，局部晚期宫颈癌尚无明确定义。单中心或多中心研究纳入的局部晚期宫颈癌患者的分期包括ⅡB~ⅣA、ⅠB2~ⅣA或ⅠB2~ⅣB(淋巴结转移)，甚至肿瘤小于4cm且淋巴结阳性也包括在内。因为患者入组的分期差别大，所以比较这些非随机研究的结果相对困难。关于腹主动脉旁淋巴结阳性患者的入组，目前仍存在争议。根据FIGO分类，组织学明确的腹主动脉旁淋巴结转移被认为是远处转移(ⅣB淋巴结转移)，可通过延伸野照射同步放化疗治疗。参考外阴癌的治疗，局部晚期宫颈癌患者必须接受多种治疗方法，行单一治疗方法无法治愈[9]。当然多种治疗方法将会给患者带来更多治疗相关的毒性，并且肿瘤病灶大、淋巴结转移、宫旁转移或累及邻近器官可导致患者的生存率降低。

临床分期与腹腔镜手术分期

临床分期

2009年，FIGO决定不取消临床分期，因为在一些国家中虽然宫颈癌的发病率高，但是医疗资源有限[7]。因此临床分期和首选治疗方案的确定主要依靠进行检查的妇瘤医生的经验。在分期中与治疗相关的一些信息包括：淋巴结是否转移、腹腔内是否有播散以及是否有邻近器官的累及未考虑到。推荐的术前检查包括妇科双合诊检查、膀胱镜检查、直肠镜检查、肾脏超声及胸部X线检查。

然而，确定淋巴结是否有转移对治疗方案的制订是必需的。如果病理检查结果明确盆腔淋巴结转移，则需要行同步放化疗而不是根治性手术。被证实为腹主动脉旁淋巴结转移的患者与单纯盆腔淋巴结转移的患者相比，其预后更差。在同步放化疗中延伸野的放射治疗可使长期生存率保持在35%~50%。如果腹主动脉旁淋巴结转移未检出或不进行治疗，几乎所有患者都会死亡。另一方面，有腹腔内播散的患者将不会从同步放化疗中获益，对这些患者行联合化学治疗的治疗效果会更好(图21.1)。

影像学检查

在发达国家，影像学检查通常用于晚期宫颈癌患者的分期。但是对于准确的肿瘤分期、宫旁是否受累、淋巴结有无转移，CT检查和MRI检查也有局限性[10]。行CT检查和MRI检查时诊断淋巴结有无转移是根据淋巴结的大小和形状来判断的，这两种检查方法的敏感性令人失望，多项研究和汇总分析结果表明，CT检查和MRI检查对局部晚期宫颈癌患者淋巴结转移的检查敏感性分别为15%~50%、25%~56%；特异性分别为85%~92%、86%~91%[11]。希望通过FDG-PET/CT检查克服这些限制来代替手术分期的想法并未实现，与腹主动脉旁淋巴结切除的实际病理结果相比，其敏感性为33%~78%[12-19]，此结果令人失望。2015年Vandeperre等人开展的一项大型回顾性研究中，336例ⅠB2~ⅣA期宫颈癌患者的术前PET-CT检查结果为阴性，术后病理结果证实腹主动脉旁淋巴结转移率为8%。在这项研究中，仅将腹主动脉旁淋巴结清扫到肠系膜下

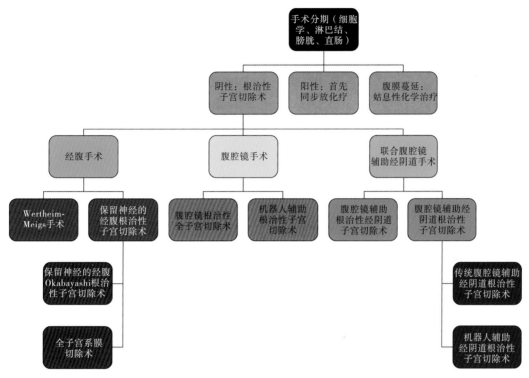

图 21.1　可手术的局部晚期宫颈癌腔镜分期治疗方案的选择

动脉水平，平均每例患者被清除的淋巴结数目为 5 个。

Sala 等人和 Chong 等人发现，在局部晚期宫颈癌患者中，结合其他一些临床因素，SUV_{max} 有可能成为一个判断复发的预后标志物 [18-19]。LiLACS 试验在这方面将会提供有力的支持证据，目前此研究正在招募患者 [20]。

腹腔镜手术分期

尽管进行临床分期的唯一方法是手术分期，通过手术可以获得重要的预后和治疗因素，例如淋巴结状态、邻近器官有无累及、腹腔内是否有播散。对局部晚期宫颈癌患者的手术分期，近 30 年来一直存在争议 [21-23]，可能有以下两方面的原因。

首先，手术分期可能与手术并发症发生率有关，经腹手术为 10%~48%，腹腔镜（腹膜内和腹膜外）和机器人手术为 0~7%。并发症的出现可延后同步放化疗的时间，影响预后 [24-27]。尽管并发症的发生率低，但是也有关于腔镜穿刺口转移的报道（图 21.2）[28-29]。

因此，为缩短手术住院日，减少围手术期并发症，避免延后同步放化疗，对宫颈癌的手术分期建议行经腹或腹膜外腹腔镜或机器人手术 [30-39]。

再者，一些回顾性研究发现，手术后病理分期较术前临床分期有升级现象。根据术后病理分期调整的治疗方案与生存期相关，但是否获益仍存在争议。目前，一项随机临床试验结果显示没有获益。但是这项临床试验纳入的患者数量少，过早终止研究以及采用的放射技术的问题使其可靠程度受限 [11]。

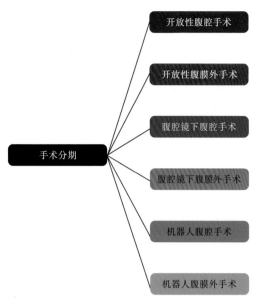

图 21.2 局部晚期宫颈癌全面分期手术可能的选择途径

因此，对局部晚期宫颈癌患者，开展大型前瞻性随机临床试验（UTERUS-11）的目的是评估治疗的重要性（图 21.3）。

在 UTERUS-11 研究中，几乎所有患者的手术分期可通过腔镜完成。Kohler 等人认为，腔镜手术的围手术期并发症发生率低，不会延迟术后同步放化疗[37]。

Marnita 等人认为，与其他研究相比，两组患者的同步放化疗相关毒性较低[38]，最终的肿瘤相关结果将在 2018 年得出。对于年龄小于 40 岁的患者，尽可能采用卵巢移位以保护卵巢功能（图 21.4），即使采取延伸野同步放化疗的患者也应行卵巢移位（图 21.5）[13]。

局部晚期宫颈癌患者的淋巴结转移

如果肿瘤病灶较大，则盆腔淋巴结或腹主动脉旁淋巴结转移的可能性增加。有回顾性和前瞻性研究结果显示，盆腔淋巴结的转移率为 22%~53%[34,40-51]，腹主动脉旁淋巴结的转移率为 0~38%。根据肿瘤分期，分期为 I B2、II B、III B、IV A 的腹主动脉旁淋巴结的转移率分别为 2.3%~20%，0~27%，9%~60% 和 0~100%[12,52-59]。局部晚期宫颈癌患者的盆腔播散率为 5%~20%。在随机

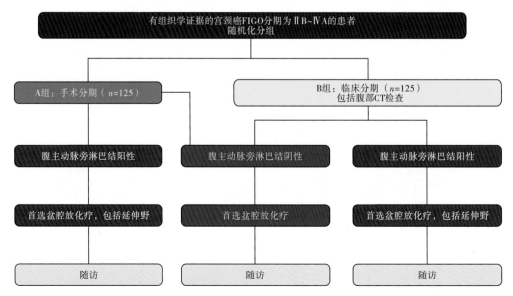

图 21.3 UTERUS-11 试验流程图

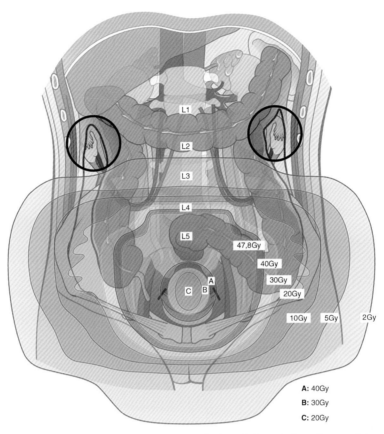

图 21.4　尽可能将卵巢移位至结肠旁沟，越高、越旁侧越好，使辐射到卵巢的射线最小化

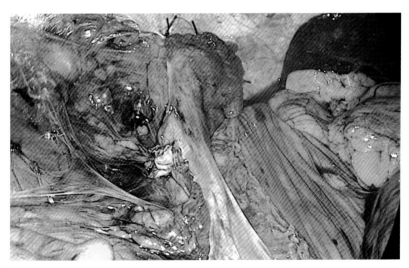

图 21.5　腔镜下右侧附件移位观。图示为正确的位置（旁侧和高位处可见肝脏），术中使用金属夹做标记

的 Uterus-11 研究中，Tsunoda 等人发现，在手术分期中盆腔和腹主动脉旁淋巴结的转移率分别为 51% 和 24%。Ⅱ B 期盆腔和腹主动脉旁淋巴结的转移率分别为 45% 和 20%，Ⅲ B 期盆腔和腹主动脉旁淋巴结的转移率分别为 71% 和 37%[60-63]。如果淋巴结累及，通常在盆腔中可以检出 1~3 枚淋巴结转移，在主动脉旁可以检出 1~5 枚淋巴结转移[64]。明确腹主动脉旁淋巴结转移情况对于同步放化疗中调整射野非常重要，因为在过去预防性腹主动脉旁照射治疗过程中对肿瘤学治疗结果存在争议，同时有相当多的并发症出现（图 21.6，图 21.7）[64-65]。

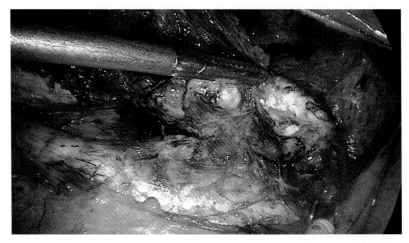

图 21.6　Uterus-11 研究中手术分期组 Ⅱ B 期患者腹主动脉旁淋巴结转移，术前影像学检查结果呈阴性

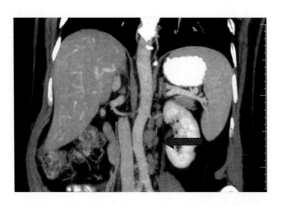

图 21.7　Uterus-11 研究中 Ⅱ B 期宫颈癌患者腹主动脉旁淋巴结复发（箭头示），临床组 CT 检查结果呈阴性

（徐明娟 译）

参考文献

[1] Arbyn M, Castellsaque X, de Sanjose S, et al. Worldwide burden of cervical cancer in 2008. Ann Oncol, 2011, 12: 2675-2686.

[2] Covens A, Rosen B, Murphy J, et al. Changes in the demographics and perioperative care of stage IA2/IB1 cervical cancer over the past 16 years. Gynecol Oncol, 2001, 81: 133-137.

[3] Krebs in Deutschland 2009/2010. 9. Ausgabe. Robert Koch-Institut (Hrsg) und die Gesellschaft der epidemiologischen Krebsregister in Deutschland e.V. (Hrsg). Berlin, 2013.

[4] Wang T, Wu MH, Wu YM, et al. A population-based study of invasive cervical cancer patients in Beijing: 1993-2008. Chin Med J, 2015, 128: 3298-3304.

[5] Fedewa SA, Cokkinides V, Virgo K, et al. Association of insurance status and age with cervical cancer stage at diagnosis: national cancer database, 2000-2007. Am J Public Health, 2012, 102: 1782-1790.

[6] Ibfelt E, Kjaer S, Johansen C, et al. Socioeconomic position and stage of cervical cancer in Danish women diagnosed 2005 to 2009. Cancer Epidemiol Biomark Prev, 2012, 21(5): 835-842.

[7] Quinn MA, Benedet JL, Odicino F, et al. Carcinoma of the cervix uteri. FIGO 26th Annual report on the results of treatment in Gynecological Caner. Int J Gynaecol Obstet, 2006, 95(Suppl 1): S43-103.

[8] http://www.nccn.org/professionals/physician_gls/f_guidelines.

[9] Expert Panel on Radiation Oncology-Gynecology, Kidd E, Moore D, et al. ACR Appropriateness Criteria® management of locoregionally advanced squamous cell carcinoma of the vulva. Am J Clin Oncol, 2013, 36: 415-422.

[10] Hricak H, Gatsonis C, Chi DS, et al. Role of imaging in pretreatment evaluation of early invasive cervical cancer: results of the intergroup study American College of Radiology Imaging Network 6651-Gynecologic Oncologic Group 183. J Clin Oncol, 2005, 23: 9329-9337.

[11] Choi HJ, Ju W, Myung SK, et al. Diagnostic performance of computer tomography, magnetic resonance imaging, and positron emission tomography or positron emission tomography/computer tomography for detection of metastatic lymph nodes in patients with cervical cancer: meta-analysis. Cancer Sci, 2010, 101: 1471-1479.

[12] Leblanc E, Gauthier H, Querleu D, et al. Accuracy of 18-Fluoro-2-deoxy-D: glucose positron emission tomography in the pretherapeutic detection of occult para-aortic node involvement in patients with a locally advanced cervical carcinoma. Ann Surg Oncol, 2011, 18: 2302-2309.

[13] Ramirez PT, Jhingran A, Macapinlac HA, et al. Laparoscopic extraperitoneal para-aortic lymphadenectomy in locally advanced cervical cancer: a prospective correlation of surgical findings with positron emission tomography/computed tomography findings. Cancer, 2010, 117: 1928-1934.

[14] Dong Y, Wang X, Wang Y, et al. Validity of 18FDG positron emission tomography/computed tomography for pretreatment evaluation of patients with cervical carcinoma. A retrospective pathology-matched study. Int J Gynecol Cancer, 2014, 24: 1642-1647.

[15] Gouy S, Morice F, Narducci F, et al. Prospective multicenter study evaluating the survival of patients with locally advanced cervical cancer undergoing laparoscopic para-aortic lymphadenectomy before chemoradiotherapy in the era of PET. JCO, 2013, 31: 3026-3033.

[16] Aravena D, Pruzzo R, Barrena N, et al. Accuracy of 18FDG PET/CT for the detection of para-aortic lymph node metastasis in patients with early bulky and locally advanced uterine cervical carcinoma. First national experience. Int J Gynecol Cancer, 2015, 25(Suppl 1): 16.

[17] Smits RM, Zusterzeel P, Bekkers R. Pretreatment retroperitoneal para-aortic

lymph node staging in advanced cervical cancer. A review. Int J Gynecol Cancer, 2014, 24: 973-983.

[18] Chong G, Jeong S, Park S, et al. Comparison of the prognostic value of F-18-PET metabolic parameters of primary tumors and regional lymph nodes in patients with locally advanced cervical cancer who are treated with concurrent chemoradiotherapy. PLoS One, 2015, 10: e0137743.

[19] Sala E, Micco M, Burger I, et al. Complementary prognostic value of pelvic MRI and whole-body FDG PET/CT in the pretreatment assessment of patients with cervical cancer. Int J Gynecol Cancer, 2015, 25: 1461-1467.

[20] Frumovitz M, Querleu D, Gil-Moreno A, et al. Lymphadenectomy in Locally Advanced Cervical Cancer Study (LiLACS): a phase III clinical trial comparing surgical to radiologic staging in patients with stages IB2-IVAcervical cancer. J Minim Invasive Gynecol, 2014, 21: 3-8.

[21] Fastrez M, Goffin F, Vergote I, et al. Multi-center experience of robot-assisted laparoscopic para-aortic lymphadenectomy for staging of locally advanced cervical carcinoma. Acta Obstet Gynecol Scand, 2013, 92: 895-901.

[22] Marnitz S, Kohler C, Roth C, et al. Is there a benefit of pretreatment laparoscopic transperitoneal surgical staging in patients with advanced cervical cancer? Gynecol Oncol, 2005, 99: 536-544.

[23] Fagotti A, Fanfani F, Longo R, et al. Which role forpre-treatment laparoscopic staging? Gynecol Oncol, 2007, 107: S101-105.

[24] Fine BA, Hempling RE, Piver MS, et al. Severe radiation morbidity in carcinoma of the cervix: impact of pretherapy surgical staging and previous surgery. Int J Radiat Oncol Biol Phys, 1995, 31: 717-723.

[25] Gouy S, Morice P, Narducci F, et al. Nodal staging surgery for locally advanced cervical cancer in the era of PET. Lancet Oncol, 2012, 13: e212-220.

[26] Haie C, Pejovic MH, Gerbaulet A, et al. Is prophylactic para-aortic irradiation worthwhile in the treatment of advanced cervical carcinoma? Results of a controlled clinical trial of the EORTC radiotherapy group. Radiother Oncol, 1988, 11: 101-112.

[27] Ghezzi F, Cromi A, Serati M, et al. Radiation-induced bowel complications: laparoscopic versus open staging of gynecologic malignancy. Ann Surg Oncol, 2011, 18: 782-791.

[28] Martinez A, Querleu D, LeBlanc E, et al. Low incidence of port-site metastases after laparoscopic staging of uterine cancer. Gynecol Oncol, 2010, 118: 145-150.

[29] Park JY, Lim MC, Lim SY, et al. Port-side and liver metastases after laparoscopic pelvic and para-aortic lymph node dissection for surgical staging of locally advanced cervical cancer. Int J Gynecol Cancer, 2008, 18: 176-180.

[30] Gouy S, Morice P, Narducci F, et al. Prospective multicenter study evaluating the survival of patients with locally advanced cervical cancer undergoing laparoscopic para-aortic lymphadenectomy before chemo-radiotherapy in the era of positron emission tomography imaging. J Clin Oncol, 2013, 31: 3026-3033.

[31] Gil-Moreno A, Franco-Camps S, Cabrera S, et al. Pretherapeutic extraperitoneal laparoscopic staging of bulky or locally advanced cervical cancer. Ann Surg Oncol, 2011, 18: 482-489.

[32] Del Pino M, Fuste P, Pahisa J, et al. Laparoscopic lymphadenectomy in advanced cervical cancer: prognostic and therapeutic value. Int J Gynecol Cancer, 2013, 23: 1675-1683.

[33] Diaz-Feijoo B, Gil-Ibanez B, Perez-Benavente A, et al. Comparison of robotic-assisted vs conventional laparoscopy for extraperitoneal paraaortic lymphadenec-tomy. Gynecol Oncol, 2014, 132: 98-101.

[34] Hasenburg A, Salama JK, Van TJ, et al. Evaluation of patients after extraperitoneal lymph node dissection and subsequent radiotherapy for cervical cancer. Gynecol Oncol, 2002, 84: 321-326.

[35] Denschlag D, Gabriel B, Mueller-Lantzsch C, et al. Evaluation of patients after extraperitoneal lymph node dissection for cervical cancer. Gynecol Oncol, 2005, 96: 658-664.

[36] Vandeperre A, Van Limbergen E, Leunen K, et al. Para-aortic lymph node metastases in locally advanced cervical cancer: comparison between surgical staging and imaging. Gynecol Oncol, 2015, 138: 299-303.

[37] Köhler C, Mustea A, Marnitz S, et al. Perioperative morbidity and rate of upstaging after laparoscopic staging for patients with locally advanced cervical cancer: results of a prospective randomized trial. Am J Obstet Gynecol, 2015, 213: 503. e1-7.

[38] Marnitz S, Martus P, Köhler C, et al. Role of surgical versus clinical staging in chemoradiated FIGO stage IIB-IVA cervical cancer patients-acute toxicity and treatment quality of the Uterus 11 multicenter phase III intergroup trial of the German Radiation Oncology Group and the Gynecologic Cancer Group. Int J Radiat Oncol Biol Phys, 2016, 94: 243-253.

[39] Ghadjar P, Budach V, Köhler C, et al. Modern radiation therapy and potential fertility preservation strategies in patients with cervical cancer undergoing chemoradiation. Radiat Oncol, 2015, 10:50.

[40] Hertel H, Köhler C, Elhawary T, et al. Laparoscopic staging compared with imaging techniques in the staging of advanced cervical cancer. Gynecol Oncol, 2002, 87: 46-51.

[41] Del Pinto M, Fuste P, Pahisa J, et al. Laparoscopic lymphadenectomy in advanced cervical cancer. Prognostic and therapeutic value. Int J Gynecol Cancer, 2013, 23: 1675-1683.

[42] Chung HH, Lee S, Sim JK, et al. Pretreatment laparoscopic surgical staging in locally advanced cervical cancer: preliminary results in Korea. Gynecol Oncol, 2005, 97: 468-475.

[43] Lai CH, Huang KG, Hong JH, et al. Randomized trial of surgical staging (extraperitoneal or laparoscopic) versus clinical staging in locally advanced cervical cancer. Gynecol Oncol, 2003, 89: 160-167.

[44] Michel G, Morice P, Castaigne D, et al. Lymphatic spread in stage IB and II cervical carcinoma. Anatomy and surgical implications. Obstet Gynecol, 1998, 91: 360-363.

[45] Odunsi KO, Lele S, Ghamande S, et al. The impact of pre-therapy extraperitoneal surgical staging on the evaluation and treatment of patients with locally advanced cervical cancer. Eur J Gynecol Oncol, 2001, 22: 325-330.

[46] Querleu D, Dargent D, Ansquer Y, et al. Extraperitoneal endosurgical aortic and common iliac dissection in the staging of bulky or advanced cervical carcinomas. Cancer, 2000, 88: 1883-1891.

[47] Recio FO, Piver MS, Hempling RE. Pretreatment transperitoneal laparoscopic staging pelvic and paraaortic lymphadenectomy in large (≥5cm) stage IB2 cervical carcinoma: report of a pilot study. Gynecol Oncol, 1996, 63: 333-336.

[48] Tillmanns T, Lowe MP. Safety, feasibility and costs of outpatient laparoscopic extraperitoneal aortic nodal dissection for locally advanced cervical carcinoma. Gynecol Oncol, 2007, 106: 370-374.

[49] Weiser EB, Bundy BN, Hoskins WJ, et al. Extraperitoneal versus transperitoneal selective paraaortic lymphadenectomy in the pretreatment surgical staging of advanced cervical carcinoma (a GOG study). Gynecol Oncol, 1989, 33: 283-289.

[50] Zanvettor PH, Filho DF, Neves AR, et al. Laparoscopic surgical staging of locally advanced cervix cancer (IB2 to IVA): initial experience. Gynecol Oncol, 2011, 120: 358-361.

[51] Holcomb K, Abulafia O, Matthews RP, et al. The impact of pretreatment staging laparotomy on survival in locally advanced cervical carcinoma. Eur J Gynaecol Oncol, 1999, 20:90-93.

[52] LaPolla JP, Schlaerth JB, Gaddis O, et al. The influence of surgical staging on the evaluation and treatment of patients with cervical carcinoma. Gynecol Oncol, 1986, 24: 194-206.

[53] Leblanc E, Narducci F, Frumovitz M, et al. Therapeutic value of pretherapeutic extraperitoneal laparoscopic staging of locally advanced cervical carcinoma. Gynecol Oncol, 2007, 111: 304-311.

[54] Margulies AL, Peres A, Barranger E, et al. Selection of patients with advanced-stage cervical cancer for para-aortic lymphadenectomy in the era of PET/CT. Anticancer Res, 2013, 33: 283-286.

[55] Mortier DG, Stroobants S, Amant F, et al. Laparoscopic para-aortic lymphadenectomy and positron emission tomography scan as staging procedures in patients with cervical carcinoma stage IB2-IIIB. Int J Gynecol Cancer, 2008, 18: 723-729.

[56] Vidauretta J, Bermudez A, di Paola G, et al. Laparoscopic staging in locally advanced cervical carcinoma: a new possible philosophy. Gynecol Oncol, 1999, 75: 366-371.

[57] Chu KK, Chang SD, Chen FP, et al. Laparoscopic surgical staging in cervical cancer-preliminary experience among Chinese. Gynecol Oncol, 1997, 64: 49-53.

[58] Heller PB, Malfetano JH, Bundy BN, et al. Clinical-pathologic study of stage IIB, III, and IVA carcinoma of the cervix: extended diagnostic evaluation for paraaortic node metastasis-a Gynecologic Oncology Group study. Gynecol Oncol, 1990, 38: 425-430.

[59] Benedetti-Panici P, Perniola G, Tomao F, et al. Un update of laparoscopy in cervical cancer staging: is it a useful procedure? Oncology, 2013, 85: 160-165.

[60] Kasamutsa T, Onda T, Sasajima Y, et al. Prognostic significance of positive peritoneal cytology in adenocarcinoma of the uterine cervix. Gynecol Oncol, 2009, 115: 488-492.

[61] Benedetti-Panici P, Bellati F, Manci N, et al. Neoadjuvant chemotherapy followed by radical surgery in patients affected by FIGO stage IVA cervical cancer. Ann Surg Oncol, 2007, 14: 2643-2648.

[62] Tsunoda A, Marnitz S, Andrade C, et al. Incidence of histologic proven pelvic and para-aortic lymph node metastases and rate of upstaging in patients with locally advanced cervical cancer-results of a prospective randomised trial. Gynecol Oncol, submitted.

[63] Asiri MA, Tunio MA, Mohamed R, et al. Is extended-field concurrent chemoradiation an option for radiologic negative paraaortic lymph node, locally advanced cervical cancer? Cancer Manag Res, 2014, 6: 339-348.

[64] Yap ML, Cuartero J, Yan J, et al. The role of elective para-aortic lymph node irradiation in patients with locally advanced cervical cancer. Clin Oncol (R Coll Radiol), 2014, 26: 797-803.

[65] Park SG, Kim JH, Oh YK, et al. Is prophylactic irradiation to para-aortic lymph nodes in locally advanced cervical cancer necessary? Cancer Res Treat, 2014, 46: 374-382.

第22章 腹腔镜辅助经阴道根治性子宫切除术

Denis Querleu, Eric Leblanc

考虑到根治性子宫切除术的所有步骤均可以在腹腔镜下完成[1]，除了淋巴结清扫外根治性子宫切除术的所有步骤均可以经阴道完成[2]，因此腹腔镜联合经阴道手术至少结合了经阴道入路的阴道切口、阴道袖套的形成和腹腔镜入路的淋巴结清扫，其余步骤可以通过任一手术入路完成。阴道袖套形成和淋巴结清扫这两个固定步骤的顺序是可变的，因为手术步骤可以从阴道开始以腹腔镜结束或以相反的方式完成。总的来说，经阴道手术不适合宫颈癌Ⅱ期或瘤体较大的宫颈癌的治疗，因此本章描述的手术方式适合宫颈癌ⅠA2期和ⅠB1期的手术治疗。

历 史 [1-2]

该术式是 Dargent 在 20 世纪 80

年代末首创的，遵循印度外科医生 Mitra 的原则，通过两个腹外侧切口进行了开放性腹膜外盆腔淋巴结清扫术和一个完整的 Schauta 手术（经阴道根治性子宫切除术）。Dargent 建议将腹膜外内镜下淋巴结清扫术与 Schauta 手术结合起来。Dargent 还发明了经阴道根治性宫颈切除术，这是一种保留生育能力的 Schauta 手术，手术范围局限于宫颈，但保留了子宫峡部、宫体和附件。

从 1989 年开始，腹腔镜下经腹盆腔淋巴结清扫术成功发展，其改变了内镜手术入路，并结合了腹腔镜手术步骤，包括盆腹腔检查和手术分期。

双极电凝等可靠的止血技术的同步发展使全腹腔镜根治性子宫切除术成为可能，同时也使那些精通经阴道根治性手术的外科医生产生了新的想法：结合腹腔镜和经阴道手术的步骤完成根治性子宫切除术，充分利用这两种方法可以使患者免遭传统 Schauta 手术开始时由常规的会阴切开术所带来的不适。

D. Querleu, M.D. (✉)
Department of Surgical Oncology,
Institut Bergonie, Bordeaux, France
e-mail: denis.querleu@esgo.org

E. Leblanc, M.D.
Department of Gynaecologic Oncology,
Oscar Lambret Center, Lille, France
e-mail: e-leblanc@o-lambret.f

© Springer International Publishing AG, part of Springer Nature 2018
G. G. Gomes-da-Silveira et al. (eds.), *Minimally Invasive Gynecology*,
https://doi.org/10.1007/978-3-319-72592-5_22

早期腹腔镜辅助经阴道根治性子宫切除术

关于早期腹腔镜辅助经阴道根治性子宫切除术的描述发表在 1991 年的法语文献 [3] 和 1993 年的英语文献 [4] 中，其作为改良或 II 类根治性子宫切除术，此后被归为 B1 型根治性子宫切除术，包括从宫颈到输尿管之间的子宫颈旁组织（主韧带）的切除。总体而言，未行会阴切开术的现代经阴道入路不适合于宫颈癌 II 期或瘤体较大的 C 型手术。

方 法

腹腔镜手术

手术操作时需要 4.5mm 的剪刀、抓钳、冲洗吸引器和双极电凝钳。我们建议使用带有扁平尖端的双极钳在输尿管、肠管或大血管附近进行精准止血。使用内镜下金属钛夹控制大血管出血或放射定位局部固定的结节是必需操作。使用纱布可便于清洁手术野并方便抽吸。氩气凝血器、超声刀和热熔装置等更精密的设备可供外科医生选择，但是并不增加手术过程的安全性和持续时间。

建立气腹时，我们通常使用左上腹入路进行气腹针穿刺。无经腹手术史的患者可通过脐部小切口使用 10mm 的腹腔镜。有经腹手术史的患者，为了选择最安全的穿刺位置，通常在脐部以上做切口，并常规进行注射器测试。作为备用，可使用 Endotip 穿刺器的直视技术置入 10mm 穿刺器，连接腹腔镜摄像头。

盆腔淋巴结清扫术

盆腔淋巴结清扫术的界限：外侧是髂外血管、腰大肌，然后是盆壁；内侧是膀胱上动脉；尾侧是旋髂静脉跨过髂外动脉、耻骨梳韧带和耻骨；头侧是髂总血管分叉处和输尿管。深部的界限是闭孔神经。

手术的第一步是在圆韧带和骨盆漏斗韧带之间打开膀胱旁间隙。切开腹膜，暴露髂外血管从尾侧的旋髂静脉向上至头侧的髂总血管分叉处，在内侧找到闭锁的膀胱上动脉，这是清扫的内侧界限。将膀胱向内侧推开，达到闭孔血管 – 神经束，这代表清扫的下限。所有的标本都通过耻骨上的 10~12mm 穿刺器取出，如果标本较大，预先将其放入标本袋中。

经阴道根治性子宫切除术的腹腔镜下操作准备

在最初的方法中，于腹腔镜下切断骨盆漏斗韧带和圆韧带，打开直肠旁间隙，找到并确认子宫动脉的起点并裸化。使用双极电凝或放置血管夹后切断子宫动脉（图 22.1）。

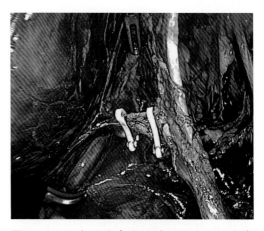

图 22.1　子宫动脉在腹腔镜下被切断，术中使用双极电凝和 Hemolok® 夹

经阴道手术步骤

　　腹腔镜准备步骤的作用是使经阴道手术更加容易。打开膀胱旁间隙和直肠旁间隙以使子宫活动性更好，离断子宫上部韧带使子宫底部游离。在经阴道路径不能到达的部位将子宫动脉离断，确保止血效果。通过腹腔镜手术完成上述操作可使经阴道手术更加容易。因此，行经阴道根治性子宫切除术时不再需要行会阴切开术。

　　目前普遍认为，经阴道切除术可以不受 Piver 模型等固定模板的限制，只需达到拥有干净切缘的目的即可。尽管没有设定一个数据标准，预留 1~2cm 的断端对于达到至少 5mm 的阴性病理切缘来说似乎是一个合理目标。在宫颈癌ⅠA2 期和病灶较小的ⅠB1 期患者中，阴道切除术并非强制性步骤。然而，仅仅为了技术上的原因而需要做 1cm 长的阴道袖套，这在处理宫颈癌标本中也是必需的。

　　在经阴道手术步骤中，首先使用长 Kocher 钳制作阴道袖套（图 22.2）。下拉阴道端，形成一反折并注入垂体加压素，切开反折处的阴道外层，形成阴道袖套。使用多把钳子夹闭阴道标本的腹背侧阴道黏膜层以关闭阴道袖套。这样就可以抓持阴道袖套并明确定位，并有利于后续手术步骤的操作，通常向相反方向牵拉（例如，向腹侧牵拉以暴露直肠子宫陷凹，向背侧和左侧牵拉则可在右侧膀胱柱区域进行操作）。

　　下一个手术步骤在背侧进行，尽可能宽地打开直肠子宫陷凹，将腹膜切口向阔韧带后叶方向延伸，使子宫松动。

　　然后，通过打开直肠旁间隙暴露两侧直肠阴道韧带的外侧。为了实现这一点，可以在左侧直肠旁间隙 3 点钟和 4 点钟位置，以及右侧的直肠旁间隙 9 点钟和 10 点钟位置各放置一把钳子，分离其中的疏松结缔组织，将阴道深面与直肠阴道韧带分开以充分暴露直肠旁间隙，然后使用双极电凝钳电凝直肠阴道韧带，然后切断直肠阴道韧带。

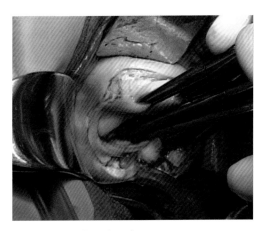

图 22.2　制作阴道袖套

　　接下来进行到腹侧。抬高阴道切口的腹侧缘以便于打开膀胱阴道隔，同时避免膀胱损伤。然后抬高膀胱子宫隔以暴露膀胱腹膜反折，并向外延伸至阔韧带。子宫动脉的迂曲必须在两侧清晰可见，以确保正确的操作平面。在膀胱子宫隔放置一个拉钩，将其保持在此处直到手术结束，并根据后续步骤的需要进行定位。

　　然后，进行分离输尿管这一关键步骤。以描述左侧输尿管的分离过程为例（右侧完全对称），手术的关键是要了解输尿管在膀胱柱内的外科结构走行，这个结构连接子宫和宫颈旁（主韧带）至膀胱底。膀胱柱由两部分组成：内侧是膀胱子宫韧带，为了将膀胱底和输尿管末段从子宫上完全分离，必须断开这部分；外侧是膀胱的外侧韧带，在 B 型手术中必须保留这部分。另外，输尿管在阴道袖套的牵引作用下被向下牵拉，从而形成输尿管"膝部"为其最低点。跨过输尿管的子宫动脉似乎是从该"膝部"伸出来，并朝着子宫方向延伸。

膀胱柱位于内侧膀胱阴道隔、膀胱子宫隔和外侧膀胱旁间隙之间。因此，输尿管解剖的关键是膀胱旁间隙的暴露。为了达到这个目的，在阴道切口边缘的 2 点钟和 3 点钟位置放置两把钳子，由助手牵拉钳子，在靠近阴道壁深面产生一个浅凹。将凹陷扩大加深，直至盆内筋膜交叉的位置，然后在膀胱旁间隙放置拉钩。膀胱柱是从子宫延伸至膀胱的结构，位于膀胱旁间隙和膀胱子宫隔的两个拉钩之间（图 22.3）。

在膀胱柱内触诊输尿管，将食指置于膀胱子宫隔，而置于膀胱旁间隙的拉钩作为指引，此可使触诊更具有特征性：在右侧膀胱柱内触诊输尿管（白色箭头），在膀胱旁间隙放置拉钩，将手指放置在膀胱子宫隔，可见膀胱子宫韧带（黑色箭头），双极电凝烧灼后即可切断（图 22.4）。识别典型的输尿管触感是手术的关键步骤，也是学习曲线的主要组成部分。

然后在输尿管的"膝部"下放置一个直角拉钩，可暴露膀胱子宫韧带。经双极电凝止血后切断膀胱子宫韧带。完成两侧的操作后将膀胱底与子宫分离，可见腹侧的子宫颈旁组织。然后通过钝性或锐性分离阴道旁组织，将宫颈的背

侧从阴道分离出来，这样就可以进入子宫颈旁组织的背侧，然后用双极电凝切断子宫颈旁组织。

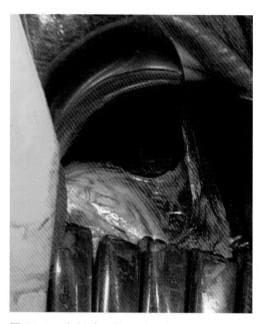

图 22.3　左侧膀胱柱。用一组 Chrobak 钳钳住阴道袖套。将一个拉钩放置于膀胱子宫隔，另一个放置于左侧膀胱旁间隙

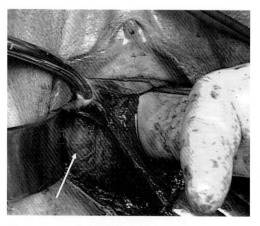

图 22.4　触诊右侧膀胱柱内的输尿管（白色箭头）。在膀胱旁间隙放置一个拉钩。将手指放在膀胱子宫隔，可见膀胱子宫韧带（黑色箭头），双极电凝烧灼后准备切断

手术的其余操作还包括简单地拉出在腹腔镜操作时已切断的子宫动脉，并打开膀胱腹膜反折。取出标本，检

查并止血后关闭阴道切口。一般不需要放置引流管，但应放置膀胱导尿管，根据我们的经验，一般应放置 2d。

结 果

几项由独立研究者进行的随机试验研究证实，经腹腔镜手术清扫的淋巴结数量并不低于经腹清扫术。对于经验丰富的术者，手术并发症的发生率极低 [5-7]。肥胖不是手术禁忌证，并且与淋巴结数量的减少无关。在体重指数小于 $35kg/m^2$ 的患者中，腹腔镜淋巴结清扫术的可行性较高 [8]。

在最初描述腹腔镜辅助经阴道根治性子宫切除术后，一系列结果可靠的报道被发表 [9-11]。因此，经阴道根治性子宫切除术联合腹腔镜淋巴结清扫术是完整根治性子宫切除术中一种可接受的选择。

原方法的改变

改良的根治术

A 型经阴道手术

原来的腹腔镜辅助经阴道根治性子宫切除术是典型的 B 型手术，即在输尿管处切除子宫颈旁组织。有证据表明，在淋巴结阴性、病灶较小（直径小于 2cm）、无深层间质浸润和（或）淋巴血管腔浸润的早期宫颈癌中，其宫旁受累极为罕见。具有这些低风险特征的肿瘤可能不需要行改良的根治性子宫切除术。另一方面，简单的筋膜外子宫切除术可能会导致宫颈不完全切除或由于术

前检查时错过了深层间质侵犯而导致切除不完全。因此，只切除在子宫和输尿管之间的主韧带近端部分（A 型）的根治性子宫切除术或根治性宫颈切除术是合乎逻辑的一种折中方法。降低根治性的目的是降低泌尿系统功能障碍和输尿管瘘的风险。

在 A 型经阴道手术中，打开膀胱旁间隙和膀胱子宫隔后，通过触诊可定位输尿管，但不一定需要游离。子宫颈旁组织与原手术一样被个体化处理，但在子宫和输尿管之间被断开。双极电凝是切割前精确烧灼的理想工具。

保留生育能力的手术

尽管全腹腔镜根治性宫颈切除术已经被描述，但由 Dargent 开创的经阴道根治性宫颈切除术仍然是经验丰富医生的最经济、有效的选择。根治性经阴道宫颈切除术是一种保留生育能力的手术，适用于某些淋巴结阴性、直径小于 2cm 的外生型宫颈鳞状细胞癌的患者。该手术中首先进行腹腔镜盆腔淋巴结清扫术，然后通过 Schauta 手术经阴道行宫颈横向切除，区别在于术中保留了子宫峡部和至少 5mm 的宫颈管。然后进行永久的环扎术，并进行子宫阴道吻合术。有独立报道已经证实了该手术在肿瘤和产科方面的安全性 [12]。

宫颈旁（宫旁）淋巴结清扫术 [13]

经典（C2 型）根治性子宫切除术的短期和长期泌尿系统功能障碍或并发症的高发生率推动其向着根治性减少的方向进化。目前，I 期宫颈癌可通过改良根治性子宫切除术（B1 型）治疗，其

在宫旁骨盆旁的复发率未明显增加。然而，在高危患者（肿瘤直径大于 2cm，并且淋巴血管间隙侵犯和 / 或深部间质侵犯）中发现病理或生物学宫旁淋巴结阳性，则有充分的证据表明存在后期微转移的风险 [14]。

宫颈旁淋巴结切除术（见章节"根治性子宫切除术分型"）中切除了宫颈旁外侧淋巴结组织，保留了所谓主韧带主体的神经和血管。腹腔镜的视野放大作用在对远端主韧带血管和神经的分离与保留中发挥作用。这种主韧带的神经分离保留技术被认为可以防止盆腔旁侧复发，并且不增加泌尿功能的损伤。换言之，B2 型改良根治性子宫切除术（腹腔镜、经阴道或腹腔镜 – 经阴道）和宫旁淋巴结清扫术的组合将广泛宫旁组织切除术（C 型）的根治性和改良根治性子宫切除术（B 型）的低并发症进行了融合。

根治程度的增加

1993 年，Dargent 提出了一种改进的技术，包括更广泛的主韧带切除，他将其命名为 "coelio-Schauta"（coelioscopie 是腹腔镜的法语名称）。应用 EndoGIA 切割吻合器经腹腔镜在髂内血管处分离子宫颈旁组织，可确保与 C 型手术相同的手术效果 [15]。

Schneider 等人将 Schauta 及其学生的经阴道原创技术进一步发展，对宫旁组织切除得更广泛 [10]。

从经阴道手术开始

经阴道路径进行手术有几个潜在的优势，首要的优势是具有一个与阴道病变严重程度相对应的精准切口。事实上，腹腔镜下的阴道切口常常是任意的，并且可能不确切。另一个理论上的优势是完成腹腔镜手术后无肿瘤组织在腹腔中播散的风险，这却是腔镜手术的一个潜在风险。

Schautheim 术式

Eric Leblanc 发明了词汇 "Schautheim" 用来描述这种技术改变，该手术开始于经阴道手术（如 Schauta 手术），结束于腹腔镜手术（如 Wertheim 手术）。阴道袖套通过上述技术制成，并使用间断或连续缝合关闭。缝合完毕后，通过放置球囊装置或用纱布填充的便宜手套使阴道开口密封。接下来开始腹腔镜手术。切断骨盆漏斗韧带（卵巢悬韧带）和圆韧带，确认输尿管位置并游离，裸化子宫动脉的起点并切断。A 型或 B 型根治性子宫切除术是在打开膀胱腹膜反折、直肠子宫腹膜反折和直肠子宫陷凹的腹膜后完成的。值得注意的是，通过腹膜开口并不能直接进入阴道（图 22.5）。有一层薄的结缔组织将膀胱子宫隔和直肠阴道隔与阴道隔开。必须切开这一层组织，然后通过分离主韧带并距子宫适当距离后将其切断以完成手术。

Schauta Sine Utero 术式 [16]

单纯子宫切除术后意外发现的宫颈癌患者可能会被建议进行补充手术，包括阴道上段和宫旁切除术。淋巴结清扫术和其余手术均可以在腹腔镜下完成。这种方法与 Schautheim 术式类似。

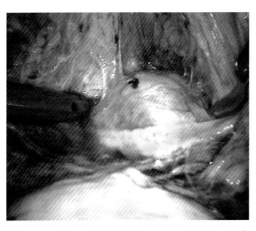

图 22.5　切开膀胱反折后，可以看到一层薄膜下的阴道填塞物，这层薄膜必须被打开才能进入阴道

腹腔镜 – 经阴道手术（Querleu 术式）或经阴道 – 腹腔镜手术（由 Leblanc 发明的 Schautheim 术）。对于 Morrow-Querleu A 型或 B 型患者（无论伴 B2 或不伴 B1），均需要行宫颈旁淋巴结清扫术等。另一方面，根据我们的经验，如果不行会阴切开术，就无法实现较大肿瘤（ⅠB1 期大于 2cm）的根治性。因此，建议采用 B2 型全腹腔镜根治性子宫切除术。毫无疑问，在所有情况下，手术的根治性都可以通过微创的方法实现。

（陈俊 译）

结　论

妇科肿瘤医生已接纳腹腔镜作为一种检查工具。机器人辅助手术是另一种通过微创方法实现大手术的手术方式。腹腔镜 / 机器人项目在全世界的癌症中心和妇科肿瘤服务中蓬勃发展。然而，由于额外的手术室费用、设备不足、缺乏培训、缺少确凿的循证依据，以及（或）由实验数据和论文涉及的手术并发症或肿瘤不良结局理论的担忧，只有少数中心常规使用上述技术。越来越多的证据表明，继续细致评估腹腔镜手术治疗妇科癌症的效果是必要的，但其中有一些担忧是不合理的。

在临床实践中，根治性子宫切除术的三种微创技术不是独立的，而是互补的，并且每种方法的适应证都因人而异。在法国人的经验中，对病变小于 2cm 的淋巴结阴性的Ⅰ期宫颈癌，建议直接手术，采用的常规手术是全腹腔镜手术、

参考文献

[1] Querleu D, Childers J, Dargent D. Laparoscopic surgery in gynecologic oncology. Oxford: Blackwell, 1999.

[2] Querleu D, Leblanc E, Ferron G. Laparoscopic surgery in gynaecological oncology. Eur J Surg Oncol, 2005, 32: 853-858.

[3] Querleu D. Hystérectomies élargies coelioassistées xxxxxx. J Gynecol Obstet Biol Repr, 1991, 20: 747.

[4] Querleu D. Laparoscopically assisted radical vaginal hysterectomy. Gynecol Oncol, 1993, 51: 248-254.

[5] Abu-Rustum NR, Chi DS, Sonoda Y, et al. Transperitoneal laparoscopic pelvic and paraaortic lymph node dissection using the argon-beam coagulator and monopolar instruments: an 8-year study and description of technique. Gynecol Oncol, 2003, 89: 504-513.

[6] Köhler C, Klemm P, Schau A, et al. Introduction of transperitoneal lymphadenectomy in a gynecologic oncology center: analysis of 650 laparoscopic pelvic and/or paraaortic transperitoneal lymphadenectomies.

Gynecol Oncol, 2004, 95: 52-61.

[7] Querleu D, Leblanc E, Cartron G, et al. Audit of preoperative and early complications of laparoscopic lymph node dissection in 1000 gynecologic cancer patients. Am J Obstet Gynecol, 2006, 195: 1287-1292.

[8] Scribner DR, Walker JL, Johnson GA, et al. Laparoscopic pelvic and paraaortic lymph node dissection in the obese. Gynecol Oncol, 2002, 84: 426-430.

[9] Park CT, Lim KT, Chung HW, et al. Clinical evaluation of laparoscopic-assisted radical vaginal hysterectomy with pelvic and/or paraaortic lymphadenectomy. J Am Assoc Gynecol Laparosc, 2002, 9: 49-53.

[10] Hertel H, Kohler C, Michels W, et al. Laparo-scopic-assisted radical vaginal hysterectomy (LARVH): prospective evaluation of 200 patients with cervical cancer. Gynecol Oncol, 2003, 90: 505-511.

[11] Steed H, Rosen B, Murphy J, et al. A comparison of laparoscopicassisted radical vaginal hysterectomy and radical abdominal hysterectomy in the treatment of cervical cancer. Gynecol Oncol, 2004, 93: 588-593.

[12] Plante M, Gregoire J, Renaud MC, et al. The vaginal radical trachelectomy: an update of a series of 125 cases and 106 pregnancies. Gynecol Oncol, 2011, 121: 290-297.

[13] Querleu D, Narducci F, Poulard V, et al. Modified radical vaginal hysterectomy with or without laparoscopicnerve-sparing dissection: a comparative study. Gynecol Oncol, 2002, 85: 154-158.

[14] Girardi F, Pickel H, Winter R. Pelvic and parametrial lymph nodes in the quality control of the surgical treatment of cervical cancer. Gynecol Oncol, 1993, 50: 330-333.

[15] Dargent D. Laparoscopic surgery and gyne-cologic cancer. Curr Opin Obstet Gynecol, 1993, 5: 294-300.

[16] Kohler C, Tozzi R, Klemm P, et al. "Schauta sine utero": technique and results of laparoscopicvaginal radical parametrectomy. Gynecol Oncol, 2003, 91: 359-368.

第 23 章　腹腔镜和机器人根治性子宫切除术

Farr Nezhat, Maria Andrikopoulou, Ashley Bartalot

引　言

虽然一级预防和二级预防已经大大降低了宫颈癌的发病率，但是宫颈癌仍是全球第七大最常见的恶性肿瘤，在女性恶性肿瘤中位居第三[1]。早期宫颈癌的传统治疗方法是根治性子宫切除术和盆腔淋巴结清扫术，晚期宫颈癌的传统治疗方法是放射治疗和同步放化疗。

近 20 年，腹腔镜结合计算机增强的远程手术被称为机器人辅助腹腔镜手术，其与腹腔镜在妇科肿瘤治疗中扮演了一个新兴的角色。众所周知，腹腔镜手术可以减少出血量，减轻术后疼痛，缩短住院时间，使患者快速康复，并达到更好的美容效果。

目前，机器人手术的优点包括手术时间更短，精确度和灵活性更高，三维视图更清晰，手部震颤更轻[2-4]。最近，越来越多的证据表明，腹腔镜和机器人根治性子宫切除术是治疗早期宫颈癌的两种安全、可行的方法，其生存结局与经腹手术相似。

根治性子宫切除术

根治性子宫切除术不仅包括子宫切除，还包括宫旁组织切除。此外，盆腔淋巴结清扫术亦用于早期宫颈癌的治疗。ⅠA2~ⅡA1 期宫颈癌患者可以行根治性子宫切除术。如果淋巴结未转移，则手术结局非常好，但是肠道和泌尿系统并发症及失血风险增加。历史上，Piver 等人在 1974 年提出了根治性子宫切除术的五种分型[5]；Querleu 和 Morrow 在 2008 年根据宫旁切除的范围以及不同的淋巴结切除术分类提出了新

F. Nezhat, M.D., FACOG, FACS (✉)
Weill Cornell Medical College, Cornell University,
Ithaca, NY, USA

Department of Obstetrics, Gynecology and
Reproductive, Medicine School of Medicine,
Stony Brook University, Stony Brook, NY, USA

Minimally Invasive Gynecologic Surgery and
Robotics, Winthrop University Hospital,
Mineola, NY, USA
e-mail: farr@farrnezhatmd.com

M. Andrikopoulou, M.D. • A. Bartalot, M.D.
NYU-Winthrop University Hospital,
Mineola, NY, USA

© Springer International Publishing AG, part of Springer Nature 2018
G. G. Gomes-da-Silveira et al. (eds.), *Minimally Invasive Gynecology*,
https://doi.org/10.1007/978-3-319-72592-5_23

的根治性子宫切除术分型[6]。

第一例治疗宫颈癌患者的腹腔镜根治性子宫切除术联合盆腔和主动脉旁淋巴结切除术于1989年6月完成。Nezhat等人先后于1990年、1991年和1992年对此病例进行了报道[7-9]。从此，妇科肿瘤手术朝着微创的方向进展，许多研究报道了关于腹腔镜根治性子宫切除术的技术和并发症，以及短期和长期治疗方面的经验。较之于经腹手术，腹腔镜手术的优点已经得到充分肯定，但仍有一些缺点[3]，例如获得熟练的腹腔镜手术技术的学习曲线较长。此外，大多数器械都是非关节式的，而且视野呈现为二维图像，这使得腹腔镜下子宫根治术更具有挑战性。

最近，机器人辅助手术已成为微创治疗的另一个选择。2006年，Sert等人[10]报告了第一例机器人辅助根治性子宫切除术。Nezhat等人和Fanning等人在2008年针对机器人技术在宫颈癌治疗中的应用进行了系列病例报道[3,11]。从那时起，更多学者加入相关研究中，机器人在早期宫颈癌中的应用被陆续报道。

手术技巧

腹腔镜根治性子宫切除术 [7,9,12]

在获得知情同意后，对患者于全身麻醉下进行该手术。患者处于截石位，使用艾伦马镫形多功能腿架和下肢加压装置以防止静脉血栓形成。预防性使用抗生素，插入导尿管。我们倾向于放置一个带宫颈帽的举宫器以帮助暴露盆腔

和阴道穹隆，此有利于随后确定阴道切开术的切口位置。采用四孔技术（一个切口在脐部用于摄像，另外三个切口在耻骨上）将穿刺器插入腹腔，首先仔细检查盆腔和上腹部，确定有无可能的转移性疾病。对任何可能为恶性的病灶进行评估并切除。如果冰冻切片证实存在子宫外转移（如附件、子宫壁或腹腔），则放弃手术。如有指征（病灶较大的肿块），应首先行主动脉旁和髂总淋巴结切除术。在骶骨岬和右髂总动脉上方用超声刀或电外科剪做腹膜切口，将切口向右侧和头侧延伸，在主动脉分叉上方向十二指肠球部水平切除覆盖在腔静脉上的淋巴结。然后，在主动脉表面、肠系膜下动脉下方进行分离（图23.1）。

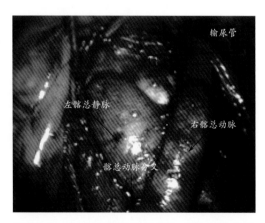

图23.1 主动脉旁淋巴结清扫后的分叉平面以下的解剖

将分离延伸至主动脉分叉下方，切除主动脉分叉下方和左髂总静脉上方的淋巴结。然后，对肠系膜下动脉上方和左肾静脉水平进行分离，切除此区域淋巴结。对可疑的淋巴结进行冰冻切片，如果淋巴结呈阳性，则放弃根治性子宫切除术，转而接受同步放化疗。如果未发现转移性病灶，则进行根治性子宫切

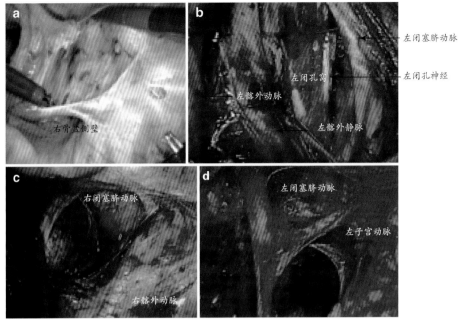

图23.2　（a）盆腔淋巴结清扫术后右侧盆腔侧壁解剖；（b）暴露左闭孔；（c）暴露右膀胱旁间隙；（d）暴露左直肠旁间隙

除术和盆腔淋巴结清扫术。

对于盆腔淋巴结清扫术，应在圆韧带、侧面的髂外血管和内侧的盆腔漏斗韧带之间的三角区中进行解剖分离（图23.2a）。从头侧打开腹膜，在盆腔壁水平找到输尿管，追踪其走行，沿着盆腔内侧走行进入膀胱。在膀胱上动脉的侧面和内侧找到膀胱旁间隙、闭孔间隙和直肠旁间隙（图23.2b~d）。

这些操作主要通过钝性解剖和电凝小血管实现。子宫血管起源于髂内动脉和静脉，在此处可识别子宫动脉（图23.3）。

从髂外血管、闭孔窝和髂内血管中取出淋巴结组织。对于髂外血管，切除髂总动脉中段上方和旋髂深静脉下方之间的淋巴结（图23.4）。为避免下肢淋巴水肿，我们不建议超出这些血管的范围，除非累及局部转移性病灶。对于闭孔窝，找到闭孔神经，将淋巴结从闭孔

内肌分离，然后切除闭孔神经前方和后方的淋巴结。切除髂内淋巴结时应谨慎，以免损伤髂内静脉，在子宫旁下方继续分离，然后单独切除宫旁淋巴结。

对于根治性子宫切除术，我们更倾向于先暴露直肠阴道间隙（图23.5a）。从旁侧切开子宫骶韧带之间的腹膜，并向内侧延伸以打开阴道和直肠

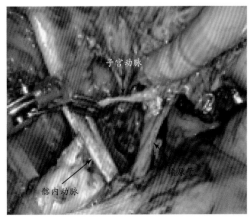

图23.3　在髂内动脉起始部暴露子宫动脉

之间的腹膜反折。通过钝性分离进入直肠阴道间隙，然后下推直肠[7]。在阴道内放置带宫颈帽的举宫器或环钳（海绵棒）有助于识别该间隙。膀胱阴道间隙是通过打开阔韧带的前叶将膀胱从宫颈和阴道上端分离而形成的。可使用不同的手术器械进行分离和止血，如 CO_2 激光、电外科或超声刀等（图23.5b）。

在髂内血管的起点处凝切或钳切先前发现的子宫血管，然后向下方和深层继续解剖，以便识别、夹闭和切断子宫深静脉（图23.6a）。识别内脏（副交感）神经，以防止被切断（图23.6b）。游离子宫血管，并向前旋转直至与输尿管充分游离。然后，将双侧输尿管从输尿管隧道完全游离，直至膀胱入口水平（图23.6c）。

上述步骤是通过使用精细的分离钳轻轻牵引以暴露和切割周围组织来完成的，有时可以使用手术夹来避免输尿管的热损伤。至此，子宫旁组织被暴露。肿瘤的初始大小决定了宫旁组织的切割范围，切除方式可参考宫颈切除术，可使用血管闭合器（超声刀或腹腔镜吻合器）来完成[13]。保留神经的手术可以通

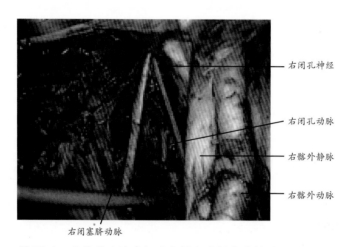

右闭孔神经
右闭孔动脉
右髂外静脉
右髂外动脉
右闭塞脐动脉

图23.4　盆腔淋巴结清扫后右侧盆腔侧壁的解剖

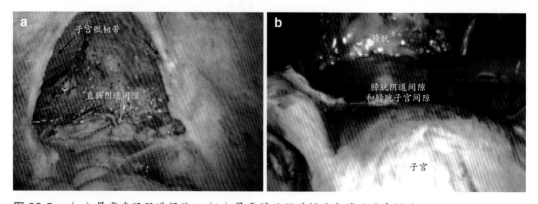

a
子宫骶韧带
直肠阴道间隙

b
膀胱
膀胱阴道间隙和膀胱子宫间隙
子宫

图23.5　（a）暴露直肠阴道间隙；（b）暴露膀胱阴道间隙和膀胱子宫间隙

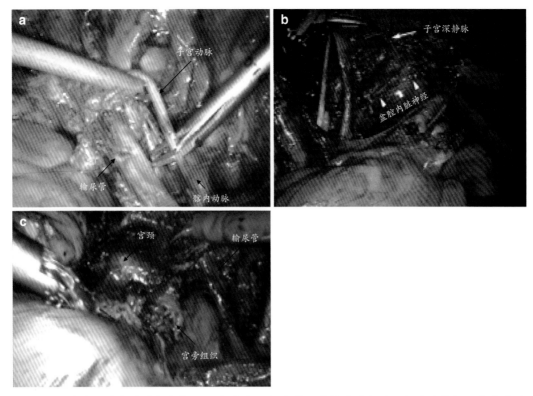

图 23.6 （a）从髂内动脉根部钳闭子宫动脉；（b）将子宫静脉结扎后保留内脏神经；（c）将子宫动脉向内翻转并旋离宫旁的输尿管

过避免切断子宫骶韧带外侧的下腹下神经实现。根治性子宫切除术中要求在离宫颈 2~3cm 处切开阴道。在举宫器的宫颈帽引导下可以确定阴道边缘距离，并使用超声刀、单极剪、双极铲或钩以环形方式切割（图 23.7）。

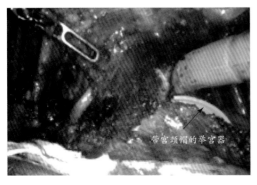

图 23.7 在举宫器宫颈帽的引导下打开阴道边缘

这些步骤也可以经过阴道完成。使用可吸收缝线在腹腔镜下或阴道内横向关闭阴道，避免输尿管扭曲及膀胱或直肠损伤（图 23.8a）。完成手术后，仔细检查腹部和盆腔，以确保在低腹腔内压力下达到良好的止血效果。我们倾向于在关闭阴道残端后进行膀胱镜检查，以确保膀胱和输尿管的完整性（图 23.8b）。

腹腔镜辅助经阴道根治性子宫切除术 [12,14-15]

以上述相同的方式，在腹腔镜下横断圆韧带，分离骨盆侧壁，暴露膀胱旁间隙、闭孔间隙和直肠旁间隙，进行盆腔淋巴结清扫术。在腹腔镜辅助经

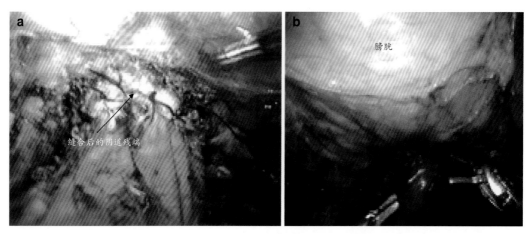

图 23.8　（a）腹腔镜下关闭阴道残端；（b）术后膀胱镜检查：膀胱完好无损

阴道子宫切除术中仔细解剖膀胱、暴露膀胱阴道间隙和直肠阴道间隙、分离输尿管、结扎子宫动脉、离断和结扎宫旁3cm组织，这些操作都是在阴道内进行的。关于该技术的更多详细信息，请参阅 *Nezhat't Video-Assisted and Robotic-Assisted Laparoscopy and Hysteroscopy*（第4 版）一书中第 17.6 章 "Schauta radical vaginal hysterectomy and total laparoscopic hysterectomy"（编写者：Yukio Sonoda, Nadeem R. Abu-Rustum）。

机器人根治性子宫切除术 [3,16-18]

随着 2000 年美国食品药品监督管理局批准了达芬奇机器人系统在临床中的使用，该项技术创新已经应用于各种外科手术。2005 年，机器人辅助手术被引入妇科领域中。2006 年，这一创新被广泛应用于各种手术，如子宫肌瘤切除术和早期宫颈癌的根治性子宫切除术等 [2,11]。

这种手术方式的优点是可以为坐在控制台上的外科医生提供骨盆解剖的三维视觉。与传统的腹腔镜手术相比，较高的器械灵活性、良好的视野清晰度及优越的视觉效果不仅提高了外科医生的灵巧度，而且缩短了学习曲线。另一方面，机器人辅助手术的一些缺点包括昂贵设备导致的手术成本增加，手术时间的延长，并且触觉反馈的缺乏也为大家所共识。

该手术方法与传统腹腔镜手术相似，穿刺口位置被稍做调整（图 23.9a）。在脐部做 12mm 或 8mm 穿刺口（Xi 系统）用于放置摄像头，患者的体位为头低足高位。将两个 8mm 的机器人穿刺器放置在脐旁两侧 8~10cm 距离处，将一个 10~12mm 的非机器人穿刺器或一个额外的 8mm 机器人辅助穿刺器放置在下腹部或上腹部的侧面。将机器人单极弯剪放置于右侧穿刺口，将有孔双极钳放置于左侧穿刺口（图 23.9b）。也可以使用新的机器人器械用于手术操作（如达芬奇双极血管闭合系统或吻合器）。

自 2006 年以来，关于机器人辅助根治性子宫切除术治疗早期宫颈癌的安全性和可行性的报道很多。然而，目前为止，尚无相关的随机对照试验结果被发表。

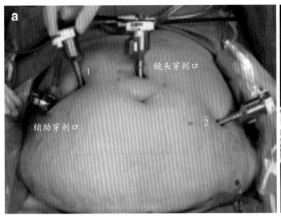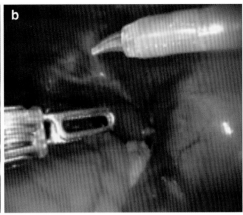

图23.9　（a）机器人穿刺口设置；（b）右臂放置弯剪，左臂放置双极钳

短期和长期效果

腹腔镜辅助根治性子宫切除术

自从 Nezhat 等人最早报道该手术以来，许多作者都介绍了他们的经验[15,19]。许多研究结果显示，行腹腔镜手术时出血量减少，输血率降低，住院时间缩短，术后疼痛减少[20]。与经腹根治性子宫切除术比较，两者的并发症发生率相似[21-23]。然而，这些研究中大多数是观察性的。一项仅包括一个随机对照研究的 Cochrane 系统评价结果显示，经腹手术与腹腔镜手术比较，两者具有相似的并发症发生率。然而，由于研究数量较少，这项研究并未得出明确的结论[24]。

就手术结局和长期生存率而言，有证据表明，腹腔镜手术与经腹宫颈癌手术具有相似的结局。Bogani 等人总结，经腹和腹腔镜根治性子宫切除术的 5 年无病生存率无显著差异[20]。Cao 等人的系统回顾分析和 meta 分析结果显示，两种术式的 5 年无病生存率、5 年总生存率和复发率相似[25]。Nam 等人报道

了一项关于早期宫颈癌患者在 11 年期间接受根治性子宫切除术的大样本研究。这是一项配对队列研究，其中比较了腹腔镜和经腹根治性子宫切除术的结局。该研究结果显示，腹腔镜手术的平均手术时间为 247min，平均失血量为 300mL，76 例（29%）患者需输血；术中并发症发生率为 6.8%，术后并发症发生率为 9.2%，平均淋巴结数量为 34 个，淋巴结阳性率为 2.3%，5 年无复发生存率为 92.8%[26]。

机器人辅助根治性子宫切除术

越来越多的出版物报道了机器人辅助根治性子宫切除术，在并发症和手术结果方面得出了令人鼓舞的结论[4,27-28]，然而，关于其长期结局的信息仍然很少。Hoogendam 等人（荷兰）的一系列研究结果表明，与非机器人手术相比，机器人手术患者出现了类似的并发症和肿瘤结局[29]。最近一项包含 25 项非随机研究的 meta 分析比较了机器人、腹腔镜和经腹手术在早期宫颈癌根治性子宫切除术中的应用。结果表明，与经腹根治性子宫切除术相比，机器人手术具有出血

量少、住院时间短、发热发生率低和伤口并发症少的特点。此外，机器人和腹腔镜根治性子宫切除术在术中情况和并发症发生率方面无显著差异[30]。许多其他研究，包括 Sert 等人在 2016 年 4 月报道的一项多中心研究[31]也证实，使用机器人辅助手术可以获得类似的并发症发生率和等效的手术结局。Mendivil 等人回顾性评估了宫颈癌患者的 5 年生存率，并得出结论：无论采用何种方法，总生存率和 5 年无病生存率是相似的[32]。

这些结果需要设计良好的长期随机对照试验来证实。目前，正在进行一项国际性、多中心的 3 期随机临床试验（LACC 试验），其中比较了对早期宫颈癌患者行腹腔镜或机器人根治性子宫切除术与行经腹根治性子宫切除术的效果[33]。

费　用

关于手术费用比较的数据是存在争议的。一些研究表明，经腹子宫切除术的成本最高[34]。其他研究报告则提示，机器人子宫切除术[35]或腹腔镜根治性子宫切除术的成本更高[36]。这些差异可以归因于不同医疗机构所用设备及成本计算方法的差异。

结　论

传统的腹腔镜和机器人技术极大地改变了早期宫颈癌的治疗方法。目前的研究结果表明，与经腹根治性子宫切除术相比，微创手术的出血量少，住院时间短，发热发生率低，伤口并发症少。在分期、无进展生存率和总生存率方面，微创手术可能与经腹根治性子宫切除术具有相同的结局。

这些结局需要通过进一步的随机对照试验和长期随访来证实。

（贺海威 译）

参考文献

[1] Siegel R, Naishadham D, Jemal A. Cancer statistics, 2013. CA Cancer J Clin, 2013, 63(1): 11-30.

[2] Nezhat C, Saberi N, Shahmohamady B, et al. Robotic-assisted laparoscopy in gynecological surgery. JSLS, 2006; 10(3): 317-320.

[3] Nezhat FR, Datta MS, Liu C, et al. Robotic radical hysterectomy versus total laparoscopic radical hysterectomy with pelvic lymphadenectomy for treatment of early cervical cancer. JSLS, 2008, 12(3): 227-237.

[4] Kruijdenberg CB, Van Den Einden LC, Hendriks JC, et al. Robot-assisted versus total laparoscopic radical hysterectomy in early cervical cancer, a review. Gynecol Oncol, 2011, 120(3): 334-339.

[5] Piver MS, Rutledge F, Smith JP. Five classes of extended hysterectomy for women with cervical cancer. Obstet Gynecol, 1974, 44(2): 265-272.

[6] Querleu D, Morrow CP. Classification of radical hysterectomy. Lancet Oncol, 2008, 9(3): 297-303.

[7] Nezhat CR, Burrell MO, Nezhat FR, et al. Laparoscopic radical hysterectomy with paraaortic and pelvic node dissection. Am J Obstet Gynecol, 1992, 166(3): 864-865.

[8] Nezhat C, Nezhat F. Videolaseroscopy for the treatment of upper, mid, and lower peritoneal cavity pathology. Annual Meeting of AAGL,

November 1990.

[9] Nezhat C, Nezhat F, Silfen S. Videolaparoscopy: the CO_2 laser for advanced operative laparoscopy. Obstet Gynecol Clin N Am, 1991, 18(3): 585-604.

[10] Sert BM, Abeler VM. Robotic-assisted laparoscopic radical hysterectomy (Piver type III) with pelvic node dissection-case report. Eur J Gynaecol Oncol, 2006, 7(5): 531-533.

[11] Fanning J, Fenton B, Purohit M. Robotic radical hysterectomy. Am J Obstet Gynecol, 2008, 198(6): 649-e1.

[12] Nezhat CR, Nezhat FR, Burrell MO, et al. Laparoscopic radical hysterectomy and laparoscopically assisted vaginal radical hysterectomy with pelvic and paraaortic node dissection. J Gynecol Surg, 1993, 9(2): 105-120.

[13] Nezhat F, Mahdavi A, Nagarsheth NP. Total laparoscopic radical hysterectomy and pelvic lymphadenectomy using harmonic shears. J Minim Invasive Gynecol, 2006, 13(1): 20-25.

[14] Pergialiotis V, Rodolakis A, Christakis D, et al. Laparoscopically assisted vaginal radical hysterectomy: systematic review of the literature. J Minim Invasive Gynecol, 2013, 20(6): 745-753.

[15] Sonoda Y, Abu-Rustum NR. Chapter 17.6: Schauta radical vaginal hysterectomy and total laparoscopic hysterectomy//Nezhat C, Nezhat F, Nezhat C, editors. Nezhat's video-assisted and robotic-assisted laparoscopy and hysteroscopy. 4th ed. Cambridge: Cambridge University Press, 2013: 484-497.

[16] Boggess JF, Gehrig PA, Cantrell L, et al. A case-control study of robot-assisted type III radical hysterectomy with pelvic lymph node dissection compared with open radical hysterectomy. Am J Obstet Gynecol, 2008, 199(4): 357-e1.

[17] Kho RM, Hilger WS, Hentz JG, et al. Robotic hysterectomy: technique and initial outcomes. Am J Obstet Gynecol, 2007, 197(1): 113-e1.

[18] Ramirez PT, Soliman PT, Schmeler KM, et al. Laparoscopic and robotic techniques for radical hysterectomy in patients with early-stage cervical cancer. Gynecol Oncol, 2008, 110(3): S21-24.

[19] Zakashansky K, Chuang L, Gretz H, et al. A case-controlled study of total laparoscopic radical hysterectomy with pelvic lymphadenectomy versus radical abdominal hysterectomy in a fellowship training program. Int J Gynecol Cancer, 2007, 17(5): 1075-1082.

[20] Campos LS, Limberger LF, Stein AT, et al. Postoperative pain and perioperative outcomes after laparoscopic radical hysterectomy and abdominal radical hysterectomy in patients with early cervical cancer: a randomised controlled trial. Trials, 2013, 14(1): 1.

[21] Bogani G, Cromi A, Uccella S, et al. Laparoscopic versus open abdominal management of cervical cancer: long-term results from a propensity-matched analysis. J Minim Invasive Gynecol, 2014, 21(5): 857-862.

[22] Cai J, Yang L, Dong W, et al. Retrospective comparison of laparoscopic versus open radical hysterectomy after neoadjuvant chemotherapy for locally advanced cervical cancer. Int J Gynecol Obstet, 2016, 132(1): 29-33.

[23] Cho JE, Nezhat F. Robotics and gynecologic oncology: review of the literature. J Minim Invasive Gynecol, 2009, 16(6): 669-681.

[24] Kucukmetin A, Biliatis I, Naik R, et al. Laparoscopically assisted radical vaginal hysterectomy versus radical abdominal hysterectomy for the treatment of early cervical cancer. Cochrane Database Syst Rev, 2013, (10): CD006651.

[25] Cao T, Feng Y, Huang Q, et al. Prognostic and safety roles in laparoscopic versus abdominal radical hysterectomy in cervical cancer: a meta-analysis. J Laparoendosc Adv Surg Tech, 2015, 25(12): 990-998.

[26] Nam JH, Park JY, Kim DY, et al. Laparoscopic versus open radical hysterectomy in early-stage cervical cancer: long term survival outcomes in a matched cohort study. Ann Oncol, 2012, 23(4): 903-911.

[27] Kim YT, Kim SW, Hyung WJ, et al.

Robotic radical hysterectomy with pelvic lymphadenectomy for cervical carcinoma: a pilot study. Gynecol Oncol, 2008, 108(2): 312-316.

[28] Sert B, Aberler V. Robotic radical hysterectomy in early-stage cervical carcinoma patients, comparing results with total laparoscopic radical hysterectomy cases. The future is now? Int J Med Robot, 2007, 3(3): 224-228.

[29] Hoogendam JP, Verheijen RH, Wegner I, et al. Oncological outcome and longterm complications in robot-assisted radical surgery for early stage cervical cancer: an observational cohort study. BJOG Int J Obstet Gynaecol, 2014, 121(12): 1538-1545.

[30] Shazly SA, Murad MH, Dowdy SC, et al. Robotic radical hysterectomy in early stage cervical cancer: a systematic review and metaanalysis. Gynecol Oncol, 2015, 138(2): 457-471.

[31] Sert BM, Boggess JF, Ahmad S, et al. Robot-assisted versus open radical hysterectomy: a multi-institutional experience for early-stage cervical cancer. Eur J Surg Oncol, 2016, 42(4): 513-522.

[32] Mendivil AA, Rettenmaier MA, Abaid LN, et al. Survival rate comparisons amongst cervical cancer patients treated with an open, robotic-assisted or laparoscopic radical hysterectomy: a five year experience. Surg Oncol, 2016, 25(1): 66-71.

[33] Obermair A, Gebski V, Frumovitz M, et al. A phase III randomized clinical trial comparing laparoscopic or robotic radical hysterectomy with abdominal radical hysterectomy in patients with early stage cervical cancer. J Minim Invasive Gynecol, 2008, 15(5): 584-588.

[34] Halliday D, Lau S, Vaknin Z, et al. Robotic radical hysterectomy: comparison of outcomes and cost. J Robot Surg, 2010, 4(4): 211-216.

[35] Desille-Gbaguidi H, Hebert T, Paternotte-Villemagne J, et al. Overall care cost comparison between robotic and laparoscopic surgery for endometrial and cervical cancer. Eur J Obstet Gynecol Reprod Biol, 2013, 171(2): 348-352.

[36] Wright JD, Herzog TJ, Neugut AI, et al. Comparative effectiveness of minimally invasive and abdominal radical hysterectomy for cervical cancer. Gynecol Oncol, 2012, 127(1): 11-17.

第24章 机器人根治性子宫切除术：外科技术

Antonio Gil-Moreno, Javier F. Magrina

引 言

　　根治性子宫切除术仍是早期宫颈癌患者（FIGO 分期 ⅠA2、ⅠB1、ⅡA1）的首选治疗方法。机器人技术在美国和其他国家的应用开启了从开腹手术到微创手术的转变，但是腹腔镜技术并未完全做到这一点。与传统腹腔镜手术相比，机器人辅助腹腔镜手术的主要优势在于可视化手术视野（3D 手术视野，传统腹腔镜为 2D 手术视野）、器械改进（拥有 7 个自由度，类似于人的手臂和手，而某些腔镜器械仅有 4 个自由度）、手术区内器械的稳定性（在传统腹腔镜手术中，外科医生的手震颤等动作被放大）及改进的外科手术医生的人体工程学。

本章将介绍机器人根治性子宫切除术或机器人辅助根治性子宫切除术的技术。读者必须熟悉该手术的适应证、局限性以及转移病灶的位置，以确定是否采用机器人入路和是否需要术前行同步放化疗。无论何时，一旦考虑行同步放化疗，应避免使用根治性子宫切除术，因为这两种治疗方式的联合使用将提高并发症发生率。在这种情况下，采用系统性盆腔和主动脉淋巴结切除术是为了明确和限制放射治疗的照射范围。

在病情允许的情况下，可以采取神经保留的手术方式，但该手术方式不在本章讨论的范围内。关于机器人根治性子宫切除术与腹腔镜和经腹手术的比较[1]，我们的研究结果已经发表[1-2]。结果表明，机器人根治性子宫切除术比腹腔镜手术的手术时间更短，因此该手术是我们首选的微创方法。这里介绍的机器人根治性子宫切除术的手术步骤和技术遵循了 Okabayashi 在 1921 年最初报道的文献[3]。该手术旨在尽量减少骨盆自主神经、交感神经和副交感神经的横断。Symmonds 于 1976 年报道了根治性子宫切除术的 Mayo 分类[4]，包

A. Gil-Moreno, M.D., Ph.D.
Unit of Gynecologic Oncology, Department of
Obstetrics and Gynecology, Hospital Materno-Infantil
Vall d'Hebron, Barcelona, Spain

J. F. Magrina, M.D. (✉)
Department of Obstetrics and Gynecology, Mayo
Clinic Arizona, Phoenix, AZ, USA
e-mail: jmagrina@mayo.edu

© Springer International Publishing AG, part of Springer Nature 2018
G. G. Gomes-da-Silveira et al. (eds.), *Minimally Invasive Gynecology*,
https://doi.org/10.1007/978-3-319-72592-5_24

括简单、广泛、改良根治、根治和扩大根治五种子宫切除术类型。此处根据机器人技术描述的宫旁切除范围被指定属于新修订的根治性子宫切除术分类的 B1~C1 型[5]。在本标准的分类中首次引入了保留神经技术。保留神经的 C1 型根治性子宫切除术已被证明可以减少膀胱和直肠的功能障碍[6-7]，并且不影响复发率或生存率[6,8]。

适应证

B1 型手术适用于宫颈癌病灶直径小于等于 2cm 的患者，C1 型技术则适用于病灶直径大于 2cm 且小于等于 4cm 的患者。阴道切除的范围取决于肿瘤边缘的位置。宫颈外缘肿瘤的位置决定了阴道切除的长度以达到足够的切缘。对于肿瘤靠近边缘或累及阴道穹隆的患者，需要切除较长的阴道长度。这项技术也适用于子宫内膜癌侵及宫颈间质的患者。

患者体位

将患者置于半截石位，并使用艾伦马镫形多功能腿架（Allen medical，Acton MA），同时将患者手臂松松地包在两侧。用泡沫垫保护患者的上肢和下肢。裸露患者背部，将其与防滑泡沫材料（Tyco/ Kendall prod #3-472，Mansfield，MA）直接接触。我们对此摆放位置进行了评估，结果令人满意[9]。将手术台置于头低脚高位，观察患者是否下滑。然后，将患者重新调整为仰卧位，进而做好手术准备并进行消毒、铺巾。

技术入门

所有患者均采用经脐开放技术放置

12mm 穿刺器（达芬奇 Xi 中使用 8mm 穿刺器）。患者取仰卧位，进行上腹探查。然后，将患者置于 Trendelenburg 体位（头低脚高位）至一定角度以确保该体位利于将乙状结肠和小肠位于骨盆以外，以便于进行安全的盆腔手术。

机器人的摆放

使用标准的达芬奇、达芬奇 Si 或达芬奇 Xi 机器人系统（Intuitive Surgical Sunnyvale，CA）进行手术。将机器人主机放于患者右膝的外侧，将机械臂固定在已经穿入的穿刺器上（详见下文）。

穿刺器的布置

将两个机器人穿刺器（均为 8mm）置于脐部穿刺器左右 8cm 处，位置略低于脐部。将助手的穿刺器（10mm）放置在脐部和左侧穿刺器之间的中间位置，高于脐部 2cm。另一个机器人穿刺器（8mm）又称为第四穿刺口，将其放置于右侧穿刺孔（右侧机械臂）侧面 7~8cm 和尾侧 3cm 处。穿刺器的构造类似于上凸的新月形（图 24.1）。

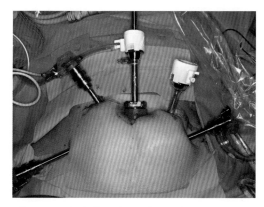

图 24.1 达芬奇 S 或 Si 系统下机器人根治性子宫切除术中穿刺器的位置

设　备

在左侧机械臂上使用 EndoWrist PK 抓钳（Intuitive Inc., Sunnyvale, CA），在右侧机械臂上使用 EndoWrist 单极弯剪或电铲（Intuitive Inc., Sunnyvale, CA）。在右侧旁机械臂（第四穿刺口）中使用 EndoWrist 镊（Intuitive Inc., Sunnyvale, CA）来帮助牵拉。当缝合阴道残端时，使用 EndoWrist 持针器（Intuitive Inc., Sunnyvale, CA）替换单极弯剪/电铲。

助手坐在患者左侧，负责用血管闭合器切割血管，冲洗视野，留取腹腔液以备细胞学检查，用极性探针测定前哨淋巴结，取出小的标本(如前哨淋巴结)，牵拉组织，暴露视野，关闭阴道残端时放入和取出缝线等。另一名助手坐在患者双腿之间，在进行膀胱分离和阴道切开时操作阴道操作杆（Apple Medical, Marlborough, MA），并从阴道移出子宫和淋巴结（用标本袋）。护士坐在患者的右侧，清洁腹腔镜镜面，再换单极电铲为持针器，并在横切阴道时保持气腹。取出标本后，不再使用举宫器，在阴道内放置一个封堵器气囊（Rumi Colpo-occlude Cooper Medical, Trumbull, CT）以维持气腹。

暴露腹膜后外侧间隙

检查腹腔，打开腹膜后间隙。通过横切圆韧带，向上打开阔韧带至骨盆边缘。暴露膀胱旁和直肠旁间隙，以确定宫颈旁（也称为宫旁或外侧宫旁）。在盆腔段游离输尿管，并追踪其至与子宫动脉的交叉处。

处理附件

如果需要切除附件，于输尿管和骨盆漏斗韧带之间打开一切口，然后在骨盆边缘用血管闭合器将骨盆漏斗韧带切断。开窗有助于防止输尿管损伤。如果保留附件，则将输卵管卵巢固有韧带和腹膜连接处分开，并置于骨盆边缘上方。如果有其他危险因素，则需要进行卵巢移位固定术，以降低卵巢可能遭受的盆腔照射的危害。

切除盆腔和主动脉淋巴结

在切除前哨淋巴结后，系统的双侧盆腔淋巴结切除术的切除范围包括从髂总动脉至旋髂外静脉下缘。所需切除的盆腔淋巴结包括：分布于髂总血管分叉至腹股沟韧带的髂外淋巴结，位于闭孔神经上下方的闭孔淋巴结，髂内动脉腹侧和外侧的淋巴结，髂总血管中部腹侧和外侧的髂总淋巴结。我们使用 PK 镊和单极弯剪/电铲切除两侧淋巴结，进一步获得所切除淋巴结的冰冻切片，从而有助于确定是否需要切除额外的盆腔淋巴结和主动脉淋巴结。

在前哨淋巴结阳性或盆腔淋巴结阳性的情况下，在肾血管水平进行双侧主动脉淋巴结切除术。使用相同的穿刺器和器械安全地切除肠系膜下淋巴结。切除肾下淋巴结时，将机器人系统的手臂松开，手术台旋转 180°，使机器人主机位于患者头部或右肩外侧，也可以改变机器人的位置（位于右肩的侧面）而无须旋转手术台。在耻骨上放置 2~3 个穿刺器，其中 1~2 个供助手使用，1 个用于放置内镜摄像头（12mm，达芬奇 Xi 的规格则为 8mm）。将机器人手臂重新装机，并使用同样的机器人器械将主动脉淋巴结切除术延伸至肾下淋巴结群，直至肾血管水平。我们在最近的文献[10-12]中已经讨论了去除主动脉阳性淋巴结的益处，并且介绍了肾下主动脉淋巴结切除术和旋转手术台的技术与经验[13-14]。新的达芬奇 Xi 系统允许机器人手臂从盆腔位置脱离后旋转，无须旋转手术台或改变机器人主机的位置。将手臂旋转 180° 后再次装机，仍然需要在耻骨上额外放置穿刺器用来放置光源和协助助手操作。

分离宫旁组织

分离膀胱旁和直肠旁间隙后，从髂内动脉和静脉的血管起点处连续应用血管闭合器横切宫旁或外侧子宫旁的血管部分，直至子宫深静脉水平（图 24.2）。横断这一水平将分离宫旁主韧带的部分神经，保留部分背侧神经。该部分背侧神经包含来自 S2、S3 和 S4 前根的骨盆副交感内脏神经。

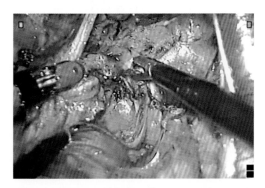

图 24.2　髂内动脉宫旁血管分支及子宫深静脉

分离子宫骶韧带

将输尿管从盆腔腹膜附着处分离，从盆腔边缘开始游离到子宫动脉处终止。将直肠阴道间隙腹膜用单极弯剪或电铲水平分离至输尿管侧面，向下分离直肠阴道间隙至阴道上半部（图

24.3）。暴露直肠阴道间隙，将输尿管从腹膜附着处分离，游离子宫骶韧带，在直肠前壁水平用血管闭合器切断。横断的方向是阴道后上 1/3（不是骶骨），以保留交感神经（下腹神经）的尾部，该神经是上腹下神经丛的延续（交感神经纤维来自 T11~L2），可以被分离并保存在子宫骶韧带的外侧。在保留神经的技术中，重要的操作是识别和保存副交感内脏神经和下腹交感神经。它们与子宫深静脉下方的下腹神经丛相连，直接进入膀胱。该项技术降低了相关长期并发症的发生率，例如膀胱功能障碍、性功能障碍和结肠动力障碍。

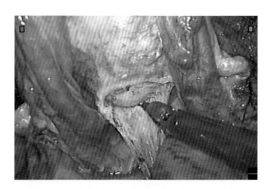

图 24.3　分离直肠阴道间隙至阴道上半部

总之，机器人辅助腹腔镜下保留神经的子宫切除术是治疗早期浸润性宫颈癌的一种值得选择的手术方法。机器人技术使血管和供应膀胱与直肠的自主神经（交感神经和副交感神经分支）立体可视化，并使保留神经成为一种安全、可行的手术。

分离膀胱和输尿管

用单极弯剪或电铲将宫颈阴道腹膜层水平分开，然后助手将阴道探头向上以暴露阴道前穹隆，这有助于将膀胱与宫颈、阴道分离。将阴道游离从尾端开始进行到阴道上 1/3 或 1/2，在游离输尿管之前要充分暴露宫旁切除的范围（图24.4）。必须将输尿管完全游离后才能切除足够的宫旁组织。

宫旁韧带和子宫骶韧带的背侧远端用血管闭合器将阴道旁组织切开至阴道壁的旁侧。

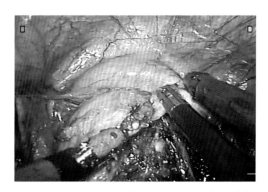

图24.5　分离右输尿管隧道（膀胱子宫韧带）。用血管闭合器切断右侧膀胱子宫韧带的前叶，这是分离输尿管隧道的第一步

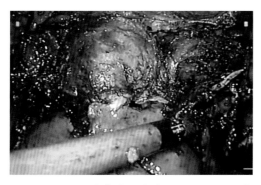

图24.4　从阴道前壁游离膀胱，右侧可见宫旁切除的外侧范围，左侧宫旁显示已经被切除

顺着输尿管一直进入宫旁隧道。用单极弯剪/电铲和 PK 抓钳在输尿管正上方 12 点钟位置建立一个间隙，直到器械出现在膀胱阴道间隙。将该间隙进一步加宽，直到血管闭合器的后叶可以进入输尿管上方的空间（图 24.5）。然后，横断膀胱子宫韧带的腹侧部分。重复这些步骤，直至完全切断腹侧膀胱子宫韧带，打开输尿管上方空间。用单极器械将输尿管与膀胱子宫韧带的背侧分离，使其侧向活动，充分游离。当助手将输尿管向腹侧牵拉时，用单极弯剪识别并进一步分离输尿管进入膀胱口正下方的无血管间隙，暴露膀胱子宫韧带的背侧部分（图 24.6），手术助手用血管闭合器切断该韧带。至此，输尿管被完全游离，可以进一步向腹侧牵拉。

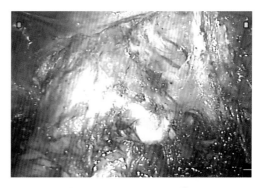

图24.6　暴露右侧膀胱子宫韧带后叶以及膀胱中、下静脉。打开右侧膀胱子宫韧带前叶，游离右输尿管并抬高至图片外，故图中未显示输尿管（显示的是膀胱子宫韧带的腹侧至背侧）

切除阴道

助手将举宫器向阴道前穹隆处推进，确认阴道和宫颈外口的连接处。用器械的直径作为测量工具测量阴道边缘的长度。应考虑到，一旦消除张力，被拉伸的阴道所获得的长度会变短，这一点很重要。在 12 点钟位置进入阴道，用单极器械（使用电切）切割阴道（图 24.7）。助手借助 Schroeder 拉钩

分离阴道旁组织

用单极电铲分离组织之后，将输尿管向腹侧和外侧分离，助手在已切断的

（Aesculap, Germany）移除子宫，通过标本袋从阴道移除切除的淋巴结。

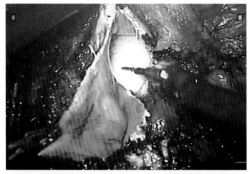

图 24.7　锥切术后患者行阴道切除，获得足够的阴道长度。可见阴道探头

关闭阴道残端

用 2-0 V-Loc 缝（Ethicon Endo Surgery, Cincinnati, OH）线连续闭合阴道残端。缝合阴道时，每缝一针的宽度至少有 5mm，缝线之间有 5mm 的间隔，以避免阴道撕脱（图 24.8）。用生理盐水冲洗盆腔，并通过降低 CO_2 压力检查是否完全止血。不使用引流管，保持骨盆侧腹膜开放。

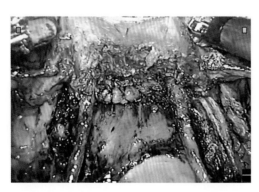

图 24.8　关闭阴道残端。图片显示输尿管被游离至膀胱入口，已切除膀胱子宫韧带

术后处理

患者在医院过夜。术后当天开始口服液体、食物，并进行药物治疗。尽快开始下床走动，在开始轻运动时拔除 Foley 导尿管，两次测量的残余尿量应小于 100mL。术后 1 周和 2 周进行随访，检查残余尿量（必须小于 100mL），并在术后 6 周检查阴道残端的愈合。

利益冲突：作者与本章所述的产品和公司之间既没有商业利益、专有利益，也没有财务利益。

（贺海威 译）

参考文献

[1] Magrina JF, Kho RM, Weaver AL, et al. Robotic radical hysterectomy: comparison with laparoscopy and laparotomy. Gynecol Oncol, 2008, 109: 86-91.

[2] Gil-Ibáñez B, Díaz-Feijoo B, Pérez-Benavente A, et al. Nerve sparing technique in roboticassisted radical hysterectomy: results. Int J Med Robot, 2013, 9(3): 339-344.

[3] Okabayashi H. Radical abdominal hysterectomy for cancer of the cervix uteri, modification of the Takayama operation. Surg Gynecol Obstet, 1921, 33: 335-341.

[4] Symmonds RE. Some surgical aspects of gynecologic cancer. Cancer, 1975, 36(2): 649-660.

[5] Querleu D, Morrow CP. Classification of radical hysterectomy. Lancet Oncol, 2008, 9: 297-303.

[6] Sakamoto S, Takizawa K. An improved radical hysterectomy with fewer urological complications and with no loss of therapeutic results for invasive cervical cancer. Baillieres Clin Obstet Gynaecol, 1988, 2(4): 953-962.

[7] Cibula D, Velechovska P, Sláma J, et al. Late morbidity following nerve-sparing radical hysterectomy. Gynecol Oncol, 2010, 116(3): 506-511.

[8] van den Tillaart SA, Kenter GG, Peters AA, et al. Nerve-sparing radical hysterectomy: local recurrence rate, feasibility, and safety in cervical cancer patients stage IA to IIA. Int J Gynecol Cancer, 2009, 19(1):39-45.

[9] Klauschie J, Wechter ME, Jacob K, et al. Use of anti-skid material and patient-positioning to prevent patient shifting during robotic-assisted gynecologic procedures. J Minim Invasive Gynecol, 2010, 17(4): 504-507.

[10] Leblanc E, Narducci F, Frumovitz M, et al. Therapeutic value of pretherapeutic extraperitoneal laparoscopic staging of locally advanced cervical carcinoma. Gynecol Oncol, 2007, 105: 304-311.

[11] Gold MA, Tian C, Whitney CW, et al. Surgical versus radiographic determination of para-aortic lymph node metastases before chemoradiation for locally advanced cervical carcinoma. A Gynecologic Oncology Group study. Cancer, 2008, 112: 1954-1963.

[12] Gil-Moreno A, Magrina JF, Pérez-Benavente A, et al. Location of aortic node metastases in locally advanced cervical cancer. Gynecol Oncol, 2012, 125(2): 312-314.

[13] Magrina JF, Long JB, Kho RM, et al. Robotic transperitoneal infrarenal aortic lymphadenectomy: technique and results. Int J Gynecol Cancer, 2010, 20(1): 184-187.

[14] Díaz-Feijoo B, Correa-Paris A, Pérez-Benavente A, et al. Prospective randomized trial comparing transperitoneal versus extraperitoneal laparoscopic aortic lymphadenectomy for surgical staging of endometrial and ovarian cancer: the STELLA trial. Ann Surg Oncol, 2016, 23(9): 2966-2974.

第 25 章　腹腔镜下腹主动脉旁淋巴结清扫术

Eric Leblanc, Fabrice Narducci, Delphine Hudry,
Lucie Bresson, Arnaud Wattiez, Audrey Tsunoda,
Denis Querleu

腹主动脉旁淋巴结清扫术是一项具有重要意义的分期手术，除了可以减少腹主动脉旁淋巴结受累对预后的不良影响外，也改变了原发肿瘤的治疗方式。宫颈癌 FIGO 分期系统中虽然没有涉及腹主动脉旁淋巴结清扫术，但腹主动脉旁淋巴结受累时，患者的同步放化疗范围通常会延伸至肾蒂水平。在子宫内膜癌中，腹主动脉旁淋巴结阳性的患者属于 ⅢC2 期，此时应考虑进行扩大范围的放射治疗和化学治疗。在卵巢癌中，腹主动脉旁淋巴结阳性相当于 FIGO ⅢC 期，这意味着必须对患者进行化学治疗。

自 20 世纪 90 年代初以来，腹腔镜检查便已发展到可以进行腹主动脉旁淋巴结清扫术的阶段。Nezhat 等人（美国）[1] 和 Querleu（法国）[2] 是第一批独立报道经腹行腹腔镜下腹主动脉旁淋巴结清扫术的专家。1995 年 Vasilev 分享了第一次腹膜外淋巴结清扫术的经验[3]，随后法国的 Daniel Dargent 真正地将腹腔镜下腹主动脉旁淋巴结清扫术推广到了全世界[4]。

腹主动脉旁淋巴结解剖 [5]

淋巴结和淋巴管分散在下腔静脉和主动脉周围。通常，髂外和髂内淋巴汇入髂总淋巴结，随后再汇入腹主动脉旁淋巴结。来自肝脏、脾脏、胃和肠道的淋巴流入各自周围的淋巴管，并汇入位于这些动脉分支起点附近的腹腔和肠系膜淋巴结。这些淋巴结的输出淋巴管聚

E. Leblanc, M.D. (✉) • F. Narducci, M.D.
D. Hudry, M.D. • L. Bresson, M.D.
Department of Gynecologic Oncology, Centre Oscar
Lambret, Lille, France
e-mail: e-leblanc@o-lambret.f

A. Wattiez, M.D., Ph.D
University of Strasbourg-France, Head of
Gynecology department Latifa Hospital, Dubai, UAE

A. Tsunoda, M.D.
Department of Gynecologic Oncology, Hospital
Israelita Albert Einstein Curitiba, São Paulo, Brazil

D. Querleu, M.D.
Department of Surgery, Institut Bergonié,
Bordeaux, France
e-mail: querleu@aol.com

© Springer International Publishing AG, part of Springer Nature 2018
G. G. Gomes-da-Silveira et al. (eds.), *Minimally Invasive Gynecology,*
https://doi.org/10.1007/978-3-319-72592-5_25

集，形成单条或多条肠淋巴干（肠干），肠干参与了胸导管的形成，并将来自腹部和肋间隙的淋巴通过左侧（优先）、右侧或两侧锁骨下静脉输送到静脉循环中。

沿主动脉和下腔静脉外侧分布的血管旁淋巴结直接收集后腹壁、肾脏和附件淋巴管的淋巴，并且也可通过肠系膜和髂总淋巴结接受来自下肢、盆腔器官和肠道的淋巴。这些淋巴结的输出淋巴管最后形成左右腰淋巴干（腰干）。

胸导管的下半部分由位于主动脉和右膈脚之间的 L1~L2 椎体水平的输出淋巴管汇聚而成。仅在部分患者中，L1~L2 椎体区域的淋巴管囊性扩张形成乳糜池（或 Pecquet 池），在汇集形成胸导管前收集整个腹部、膈肌和后肋间隙的淋巴。乳糜池的形状和大小不一。

处理腹主动脉旁淋巴结时，为了充分暴露从左肾门至双侧髂总动脉分叉下端位置的下腔静脉和主动脉，需要同时处理十二指肠 – 胰腺和右结肠。事实上，它与妇科适应证中行腹主动脉切除的解剖范围相一致。因此，下腔静脉前方与两侧、下腔静脉与主动脉之间、主动脉前侧及其双侧的淋巴结均需被切除。有趣的是，主动脉旁的淋巴结、下腔静脉和主动脉间的淋巴结与起自于各个脊椎旁交感神经干的节后神经纤维混合在一起。此外，血管旁以及下腔静脉与主动脉之间的淋巴结与腰椎椎弓根的关系密切，这可能是大出血的来源。为了最终切除罕见的腹主动脉后的淋巴结，必须分开结扎一些腰椎血管（这种手法被泌尿科医生称为"分卷法"）。处理肾门上方的肠系膜上淋巴结和腹腔干淋巴结

则更具有挑战性，但它们与妇科疾病没有必然联系。因此，不需要通过常规操作切除这些部位的淋巴结。

在淋巴结切除术中须注意，双侧髂总动脉根部、左肾血管根部，特别是在主动脉和下腔静脉之间以及主动脉两侧的淋巴管比较粗大，在这些部位应彻底结扎淋巴管，以预防继发性淋巴囊肿或淋巴结炎的发生。可以采用血管夹、电凝或使用特殊的闭合器械完成结扎。

常用设备

无论采用何种方法，行腹腔镜下腹主动脉旁淋巴结清扫术时不需要复杂的设备，常用的设备包括 0° 或 30° 腹腔镜、两个带孔抓钳、剪刀、双极钳、一个冲洗吸引装置和标本袋。

为了解剖分离时简便、安全，近期上市的能量闭合器械可能对此操作有利。可以选择 LigaSure®（Medtronic, USA）的智能双极加切割刀片，或者 Ultracision® 超声刀（Ethicon, USA）的超声波能量，还可以选择将两种技术相结合的 Thunderbeat® 设备（Olympus, Jpn）。器械的选择取决于外科医生的偏好。当然，为了避免血管或神经损伤，必须了解每种器械的功能和局限性。

最后，手术室中必须配备一套经腹手术器械和一些血管手术器械，用以防止大出血。

手术中一般需要 3 个穿刺器：1 个 10mm 的球形穿刺器用于放置内镜，1 个 10~12mm 的穿刺器，1 个 5mm 的手术穿刺器。有些情况下也需要第 4 个

5mm 穿刺器。必备一套普通的外科手术器械可以用于直接分离髂血管间隙（两个 Farabeuf 牵拉器、剪刀、一把抓钳）。

经腹腹腔镜下腹主动脉旁淋巴结清扫术

患者与术者的位置

患者平躺在手术台上，全身麻醉，气管插管，双臂沿着躯干收拢，两腿分开并置于多功能腿架上。在手术过程中，胃和膀胱处于排空状态。

最常用的术者位置是，主刀医生站在患者两腿之间，助手拿着内镜站在患者的左侧。将 1 个或 2 个视频显示器放置在患者的头侧供术者使用。

穿刺器位置

4 个穿刺器是必要的：将 2 个 10mm 穿刺器分别置于脐部和耻骨上中部，用于放置镜头或器械；2 个 5mm 穿刺器置于两侧，用于放置器械。可以选择将 5mm 的手术穿刺器放置在左髂窝（用于放置另一种器械）或左肋缘下 10mm 处（用于放置内镜牵拉器）（图 25.1）。

手术步骤

患者取头低脚高位，并且将手术床略向左侧倾斜，使大网膜、横结肠和肠管集中在上腹部，这样可以充分暴露覆盖在大血管上的十二指肠下方的后腹膜。

从右髂总动脉水平开始行腹膜切口，其位置在与右输尿管相交的上方。在中线继续沿着血管向上延伸，越过主动脉，一直延伸至十二指肠水平处。在这一水平提起十二指肠 – 胰腺部，暴露左肾静脉，此处是腹膜切口的上限。分离大血管与十二指肠 – 胰腺，并且继续向上分离，使用缝线或一次性器械（如 T-lift，Vectec，France）将分离的腹膜向侧方悬吊，或者在锁骨中线左肋缘下做一个 10mm 的切口，将内镜下拉钩（Endoretract® Covidien）放置于十二指肠 – 胰腺下方。由助手控制该拉钩，制造一种类似帐篷的效果，以方便进一步的分离。

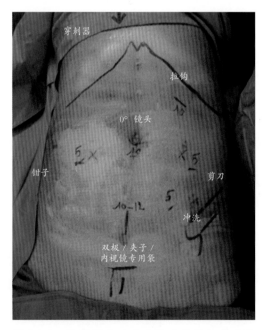

图 25.1　经腹腹主动脉旁淋巴结清扫术时穿刺器的位置

由于临床情况的不同或外科医生的偏好，手术步骤的顺序可能有所不同。

1. 通常，首先从分叉处开始将主动脉前组淋巴结与下方的大血管分离，并沿中线向上至左肾静脉。这有助于识别不同分支的起源，左侧肠系膜下动脉起自主动脉分叉上方 4~5cm 处，暴露两侧生殖腺动脉（一旦确认为该结构，可直接切断并分离）。遇到异形血管（如肾极动脉）时必须小心（如下）。上半部分可见左肾静脉、左侧生殖腺静脉和奇静脉 – 腰静脉的终末端。然后通过夹子或结扎将主动脉前组淋巴结与肾周淋巴管分离，再次从主动脉分叉开始处将下腔静脉前淋巴结逐渐与大血管分离。淋巴管 – 静脉吻合处通常位于下腔静脉下段，该部位邻近下腔静脉与右侧髂总动脉交叉处，以及主动脉 – 下腔静脉间隙的较高部位。为了不损伤可能的淋巴管 – 静脉吻合口，在这个水平需要仔细分离。右侧生殖腺静脉汇入下腔静脉，因为生殖腺静脉脆性大，所以需要仔细分离，用夹子结扎，并向上分离至左侧肾静脉水平。将下腔静脉组织向侧方移动可以辨别出右侧腰大肌、输尿管和生殖腺蒂。将下腔静脉侧方淋巴结外露，轻轻从内侧和右外侧椎体结构（右交感神经干、腰大肌和生殖股神经）上分离，分离的上限是下腔静脉或右肾静脉生殖腺静脉末端。

（1）接下来处理主动脉下腔静脉间的淋巴结，将其从椎体平面向上提起，右侧节后交感神经纤维与这些淋巴结缠绕，根据术中难度选择保留或彻底分离。需注意左肾静脉下常有较大的淋巴管，必须予以彻底结扎，以避免出现较大的淋巴漏。当观察到左侧肾静脉下的动脉搏动时，应考虑可能是位于低位的右肾动脉。必要时，小心地从下腔静脉左右两侧牵拉并切除下腔静脉后组淋巴结，

同时注意腰椎静脉。

（2）探查主动脉外侧组淋巴结，其被肠系膜下动脉分成两部分。将肠系膜下动脉右下方的主动脉轻轻推向左侧。继续探查主动脉外侧组淋巴结之前，需依次识别左腰大肌、生殖股神经、交感神经干、输尿管和生殖腺静脉，然后从肠系膜下动脉向上探查至左肾静脉。再将主动脉外侧组淋巴结从左髂总动脉外侧、主动脉外侧、肠系膜下动脉上下方分离出来。将右侧主动脉淋巴结从脊椎外侧平面围绕椎体、左侧交感神经干、腰椎椎弓根和左侧腰大肌分离，有时将这一步分为肠系膜下和肠系膜上两部分进行分离可能更容易。在左肾静脉附近，必须注意不要损伤低位左肾动脉，特别是汇入左肾静脉的腰奇静脉 / 主干，它的位置正好在汇入左肾静脉的左侧生殖腺静脉末端的对面，此位置可能有助于识别该静脉。必须结扎淋巴汇合处可能存在的静脉，同时必须结扎和切除位于左肾静脉与主动脉夹角之间的大淋巴输出管。

（3）最后一步是切除位于主动脉腔静脉分叉下方的骶前淋巴结，轻轻地从右侧髂总动脉穿过左侧髂总静脉的位置进行分离，在这个水平处可以发现淋巴静脉吻合处及骶骨前血管。将淋巴清扫持续向下推进，直至双侧髂总分支处淋巴结被清除。

（4）收集所有的淋巴结，并通过脐孔或耻骨上孔将淋巴结放入标本袋，整体或分次取出。

（5）打开后腹膜，移除悬吊，吸除腹腔液。有明显的淋巴液或血液渗出时可考虑腹腔引流（图 25.2）。

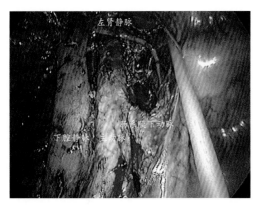

图 25.2 经腹腹主动脉旁淋巴结清扫术后观

其他方面

肠系膜下动脉是对主动脉外侧淋巴组清扫的障碍，一些作者认为它可以像普通外科医生做结直肠切除术一样被安全地分离。有一篇文献报道结果显示，在腹腔镜下腹主动脉旁淋巴结清扫术中肠系膜下动脉被结扎后出现乙状结肠坏死的情况[6]，以此强调保留肠系膜下动脉的必要性。

肥胖患者的肠系膜较短，常常需要悬吊于侧腹膜，将镜头放置在耻骨弓上10mm的位置有利于腹主动脉旁淋巴结下半部分的分离。

据报道，经侧方腹膜入路是另一种方式。这种选择完全基于外科医生的喜好。

腹腔镜下腹膜外腹主动脉旁淋巴结清扫术

患者和术者的位置

因为大多数淋巴结位于主动脉外侧，右侧受累少（这取决于右侧髂血管的解剖），因此取左髂入路的手术

是有获益的。

患者在气管插管和全身麻醉下排空胃和膀胱，平躺在手术台上，腹部靠近左侧床缘，左臂分开90°，右臂靠近躯干侧方。轻微的头低脚高位和向右侧倾斜手术床有助于暴露腹膜后结构，特别是对于超重患者（图 25.3）。

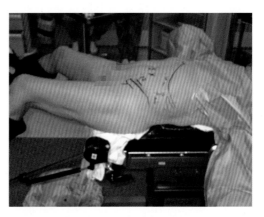

图 25.3 患者体位与穿刺器的摆放

技术说明

实施手术时首先应进行诊断性腹腔镜检查，以排除任何癌变或腹腔转移的证据。在左侧脐部放入10mm的穿刺器，在右髂窝处放置一个5mm的穿刺器。

腹膜外间隙的入路方式

进入左髂腹膜外间隙的方法有两种：

1. 我们常用的方法是直视下引导。在髂前上棘上3指宽与髂嵴内1指宽处做2cm皮肤切口。沿着3层肌层纤维（腹外斜肌、腹内斜肌和腹横肌的肌肉纤维）穿入，直至看见腹膜。此时，外科医生将左手食指插入腹膜外间隙，小心地将腹膜与腹横肌内侧和腰方肌分离，然后与后方的腰大肌分离。在手指引导下，沿身体侧方（腋中线）于髂嵴和肋缘中

点插入一个 10~12mm 穿刺器，放入腹膜外间隙，开始充入 CO_2（气压稳定在 12mmHg，可保证不损伤腹膜）。将腹腔镜头通过该穿刺口插入，以确保在腹膜外间隙内操作。用手指将腹膜与腹横肌分离后，穿过腹横肌，然后在肋缘（锁骨中线）下方放置第 2 个 5mm 手术穿刺器。接下来，在直视下放置球形穿刺器以取代手指。将腹腔镜放在髂骨位置的穿刺器中，并在其他穿刺器中插入所需器械，然后开始淋巴结切除术。

2. 另一种技术还包括在髂窝处切开皮肤（推荐同上），随后在诊断性腹腔镜检查的直视下外科医生用食指穿过 3 层腹壁肌肉，然后将腹膜与肌肉轻轻分开，在腋中线和肋缘处放置手术穿刺器。将球形穿刺器插入手指处，向腹膜外间隙充气以建立气膜。随后将镜头放置在髂窝位置的穿刺器中，在其他穿刺器中放置器械。

手术详细步骤

解剖的基础是先从纤维淋巴组织中分离大血管，最终从完整的后腹膜和十二指肠中分离出淋巴组织。

1. 第一步，通过从腰大肌侧方（肾脏抬高）和上方（直至肾门水平）分离腹膜扩大腹膜外间隙，这个间隙仅靠气压维持（不超过 15mmHg）。因左侧输尿管和骨盆漏斗韧带附着在腹膜上，充气后应立即检查两者的位置，以避免受到损伤。

2. 淋巴结清扫始于髂外动脉淋巴结处。

清扫左髂总动脉前方的淋巴结，输尿管从该部分淋巴结的尾侧跨越（髂总分叉水平），其头侧可达横跨主动脉及其分支的腹下神经。腹下神经的外侧是起源于左侧交感神经干的节后神经纤维，这种纤维在解剖学上很重要，因为它恰好穿过肠系膜下动脉的起点。将这条纤维从主动脉处分离后，可以识别肠系膜下动脉，并可切除这条纤维，然后逐渐完成腹主动脉外侧组的淋巴结清扫。找到较细的左侧生殖腺动脉的起源，应该将其与肾极动脉相鉴别。与生殖腺动脉不同，当位于间隙上方的左侧生殖腺静脉移动时，肾极动脉并不移动。一旦生殖腺动脉被识别，应立即将其分离和切断。

清扫淋巴结的上限为左肾静脉水平。由于左侧生殖腺静脉流入左肾静脉，所以沿着左侧生殖腺静脉向上可以找到左肾静脉。有趣的是，在此交汇点对面可以很容易发现奇静脉–肾脏连接点（图 25.4）。腰奇静脉是由第十二肋间静脉和腰升静脉形成的。

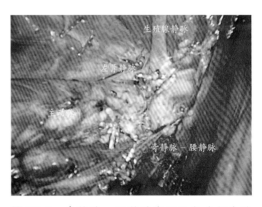

图 25.4　奇静脉–腰静脉交汇处与左侧生殖腺静脉相对，均流入左侧肾静脉

将主动脉外侧组淋巴结沿着后部结构（交感神经干和椎体平面）向上分离。必须注意不要损伤神经干（肢体交感链综合征）或腰椎血管。这些血管直接位

于脊椎表面，并与交感神经干相交。因此，顺着交感神经干的前部实施手术将有助于识别和保护腰椎血管。

靠近肾静脉处时，时常会有大的淋巴管，这些输出管必须被钳夹以避免发生严重的淋巴漏。然后，从肾门处分离腹主动脉外侧组淋巴结。在此水平，必须识别和充分处理左肾动脉和可能的淋巴 – 奇静脉吻合口。

3. 下一步是处理主动脉前和主动脉下腔静脉间隙的淋巴结。清除左肾静脉前部的淋巴结，主动脉前组淋巴结上界为肾静脉，下界为肠系膜下动脉起始端。清扫主动脉腔静脉间淋巴结时使用夹子或闭合器械可防止渗液。当提起淋巴结时，可见右侧生殖腺动脉的起点，立即予以电凝并进行分离。通常充分暴露下腔静脉的前部，紧接着游离头端的左肾静脉、尾端的肠系膜下动脉水平。将腔静脉前淋巴结从下腔静脉表面小心地提起并予以切除。对所有进入淋巴结的血管均进行预防性电凝，并小心地分离，以避免可能危及生命的大出血。当完成肠系膜下动脉上方的分离后，开始肠系膜下方的分离。

4. 清扫肠系膜下淋巴结是手术的最后一步。一旦将主动脉分叉处的淋巴结清扫干净后，就可以清晰地辨别位于骶岬下侧的左侧髂总静脉（图 25.5）。沿着右髂总动脉可以识别右输尿管，并将其向上牵拉。在右侧髂总动脉分叉水平，从动脉上分离淋巴结直至肉眼可见腰大肌。继续分离肠系膜下动脉下方的主动脉前组淋巴结，直至可以看到右侧的腹下神经，下腔静脉的下半部分就在这条

神经的后面。将神经分离后，逐渐清扫下腔静脉前部的淋巴结，同时注意该水平上频繁出现的"伴行静脉"。

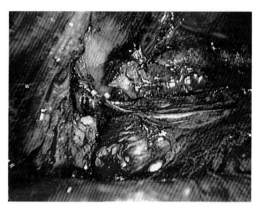

图 25.5 主动脉分叉和骶岬图示

5. 淋巴结清扫术：最后，将血管前、主动脉腔静脉间和腔静脉髂血管旁淋巴结从后腹膜大血管处分离。从肾静脉水平开始，将淋巴结从十二指肠胰腺处分离并清扫，仔细分离和结扎淋巴管；随后向下完整清扫至髂总分叉处，将淋巴结与后腹膜分离。然后将淋巴结放置在腰大肌外侧的袋子中，从髂部穿刺孔处取出。重新放置球型穿刺器后，仔细检查，并根据需要完成淋巴管结扎及止血。（图 25.6）。

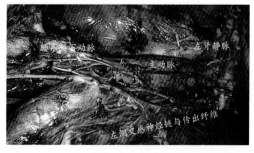

图 25.6 经腹膜外腹主动脉旁淋巴结清扫术后观

最后步骤

为了防止淋巴囊肿形成，建议在左侧结肠旁沟开一个切口，称为"开窗减压"。虽然通过腹膜外间隙进行手术是可行的（注意不要打开乙状结肠），但是经腹膜入路（再次注入气腹后）更容易、更安全。远离髂部穿刺孔的 10cm 切口看起来大小是合适的（图 25.7），不需要进行引流。

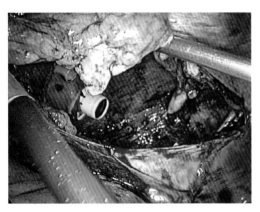

图 25.7 预防性左结肠旁沟开窗术

然后取出所有的穿刺器，仔细缝合切口。

围手术期护理

根据手术时间，患者应于术后当天或第 1 天出院。术后第 1 天给予一级镇痛药，术后 3 周使用低分子肝素进行抗凝。

其他方面

完整的腹主动脉下腔静脉间隙解剖

通过腹膜外入路（特别是从腹膜外间隙的前部）进行完整的主动脉腔静脉间淋巴结清扫并不容易，通常只能切除浅表淋巴结。如果需要彻底切除淋巴结，必须将主动脉与脊椎平面分离。分离腰椎动脉，然后钳夹（Hemolock® 夹

是安全的）（图 25.8）。有趣的是，腰椎静脉不必要分离，并且腰椎动脉总是成对存在的，如果左边可见，则右侧亦可见。考虑到 Adamkiewicz 动脉损伤的风险，最终可导致截瘫，因此必须保留肾门尾端上部的成对腰椎动脉。如果 Adamkiewicz 动脉起源于 T11~L1 腰椎动脉的分支，则 Adamkiewicz 动脉在此水平（L2）存在的风险小于 2% 或更低，甚至风险为 0。

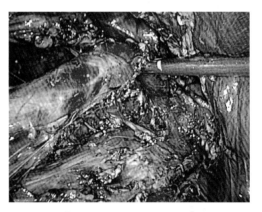

图 25.8 牵拉主动脉，分离主动脉下腔静脉间淋巴结

分离 2~3 对腰椎动脉后，当可以将主动脉抬高时便有机会清除深部的主动脉腔静脉间淋巴结，然后从脊椎前平面分离这些淋巴结，再直接或从该间隙的前部取出。

通过这种方法，也可将下腔静脉从脊椎平面抬高，以收集罕见的腔静脉后淋巴结。但是如果有必要，应优先考虑进行对侧的右侧腹膜外淋巴结清扫。

术中必须非常仔细地进行这些操作，这是因为可能会出现危及生命的出血风险。此外，对于老年患者或动脉粥样硬化患者，应谨慎尝试此操作，以避免动脉粥样硬化血栓形成和（或）栓塞的风险（我们有 1 例患者发生过）。

性腺蒂切除

这一步操作在卵巢癌分期中是必需的。生殖腺静脉在其与下腔静脉或左肾静脉的交界处更容易被发现，并且必须在此水平被完全性分离和结扎，相对应的动脉通常与静脉相伴随。性腺蒂在走行过程中跨过输尿管，其与输尿管必须被明确区分和分离，两者在靠近髂总血管的尾端分开。

神经保留

可以发现3对交感神经节后纤维，左侧3处位于主动脉外侧，右侧3处来自主动脉腔静脉间隙。神经保护对男性保持顺行性射精是有利的，但对女性的作用尚不清楚，切除后可能与一定程度的便秘有关。

主动脉旁分离的技术困难（腹膜内或腹膜外入路）

出 血

由于直接的血管损伤（电流/超声波）或机械性撕裂，出血是最常见的并发症。最终的治疗方法将根据损伤和出血的严重程度而定。某些腔静脉损伤可以通过腹腔镜操作完成，发生主动脉损伤时通常需要立即转为经腹手术，并且进行有效和安全的修复。无论在何种情况下，都应避免盲目使用电切电凝、器械或夹子，以免增加血管损伤的风险。首先，有效的安全止血方法是通过周围组织或棉纱垫进行局部压迫止血，其可以暂时控制失血，便于恢复血压。一段时间后，通过吸引暴露视野，缓慢减轻压力。如果出血仍然很严重，应立即行经腹手术，同时再次压住出血点；如果出血已经明显减少，可以采用精确的控制措施和适宜的止血方法，例如夹闭、双极凝血、止血棉或止血泡沫，甚至是缝合。

固定不活动的淋巴结

无论采用何种方法，固定淋巴结的存在（有大血管损伤的风险）对腹腔镜下肿瘤减灭术来说仍然是一个挑战（图25.9）。然而，血管壁受累是疾病进展的晚期阶段，毫无例外，最终必须找到增大的淋巴结与血管之间的正确界限。当术前影像学检查结果预测到这种情况时，腹膜外入路手术可能更适合处理这种危险的分离，其优点是能看到界限的侧面。然而，除了肿瘤大小外，还必须考虑到淋巴结的脆性，以避免在手术视野中发生肿瘤细胞溢出。

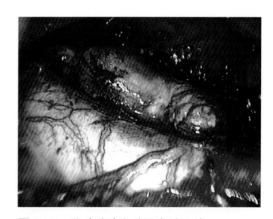

图 25.9 髂总动脉上的固定淋巴结

如果完全不能保证手术的安全，建议考虑采用开放式手术（最好是腹膜外入路）。此外，当明显受累的淋巴结经腹膜外被切除时，应避免预防性"开窗减压"，以防止腹腔内播散。

淋巴漏

在整个手术过程中，彻底结扎淋巴管是必须的。然而，尽管已使用各种方法（电凝、结扎、夹闭）进行处理，但仍可观察到淋巴渗漏（乳糜或非乳糜），特别是在主动脉腔静脉间隙、肾周或高位主动脉外侧淋巴管处。另外，放置止血泡沫可能会防止淋巴渗漏，同时不建议放置引流。

肠道损伤

对外科医生来说，应始终注意手术器械的安全使用。如果在手术过程中观察到肠道损伤，必须彻底检查肠管，因为损伤可能会造成肠管两侧穿孔。通常，通过单层或双层缝合可以修复损伤，很少需要实施肠切除术或肠造口术。术后必须注意任何异常病程，特别是对于伴有发热、腹痛和炎症的患者，需要进行 CT 扫描以检查有无尿路损伤，必要时可进行腹腔镜检查，以免漏诊腹膜炎（因为腹腔中残存 CO_2，所以 CT 扫描可能对腹膜炎的诊断没有帮助）。

输尿管损伤

在分离淋巴结（特别是某些固定淋巴结）时，可观察到有无输尿管损伤。静脉注射蓝色显影液可能有助于诊断，放置输尿管支架则有利于单层缝合。可能存在比较严重的问题是术后几天或几周发生的继发性输尿管坏死，该并发症通过尿路 CT 或 MRI 检查可以确认是否有尿管瘘及其位置。膀胱镜下放置支架进行引流可以暂时控制这种情况。如果效果不好，局部引流及肾造口术可延缓继发性损伤。行复杂的分离清扫术后可能发生输尿管狭窄，如果患者出现症状，则有必要在内镜下放置支架。

解剖变异 [7]

30% 的患者存在解剖变异 [8]，这就强调了术前影像学检查的必要性。在明确辨认组织结构之前，不能对任何管状结构进行分离切割。

1. 肾动脉位置低。大多数情况下，双肾动脉位于左肾静脉的上方或后方。但凡事皆有例外，如果淋巴结清扫术中出现失误，就会造成损伤。左肾静脉下方任何可疑的淋巴结搏动都应怀疑是肾动脉，必须仔细解剖以确定该水平是否存在淋巴结（图 25.10）。

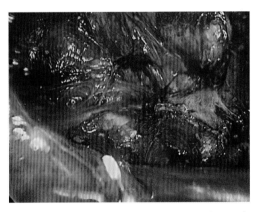

图 25.10　右肾动脉起源于主动脉下腔静脉间隙中

2. 最常见的变异是肾极动脉的存在，通常以左侧多见，右侧也可能存在（图 25.11）。关键问题是要区分肾极动脉和生殖腺动脉。直径大的血管通常属于肾极血管，并且顺着血管可以延伸至肾脏。此外，生殖腺静脉的可移动性有助于识别生殖腺动脉，肾极血管不可以移动。

3. 应通过术前影像学检查确定主动脉后方左肾静脉的位置（图 25.12），顺着左侧生殖腺静脉的走行检查有助于发现左肾静脉。

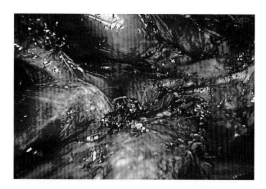

图 25.11 左侧肾极动脉

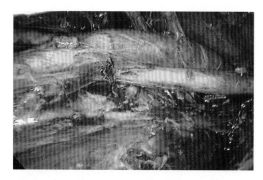

图 25.12 主动脉后方左肾静脉

4. 先天性下腔静脉畸形较少见[9]，只有不到 1% 的患者出现左侧腔静脉。在这种情况下，左肾静脉很短，左侧生殖腺静脉直接汇入腔静脉（与右侧相似）。此时必须检查右侧腔静脉，如果存在，两个腔静脉通常在主动脉前部的高位汇合，相当于主动脉前左肾静脉的水平。如果双下腔静脉同时存在，由于髂总静脉伴随同侧动脉，因此主动脉分叉下无静脉。

5. 输尿管变异并不罕见，例如双重输尿管，可能是完全性或部分性的双重输尿管。对于血管，应进行术前影像学检查查看解剖位置[10]。对于腹腔镜下腹膜外腹主动脉旁淋巴结清扫术来说，由于输尿管附着在后腹膜上，因此受伤的风险较小，只有切除性腺血管时可能损伤输尿管。

6. 肾脏变异。马蹄形肾非常罕见，对于腹主动脉旁淋巴结切除术来说，具有挑战性[11]。如果有必要进行主动脉旁切除，则需要另选入路进行右侧分离。

术后并发症

1. 淋巴相关并发症：淋巴囊肿在腹膜外术式中多见，预防性的"开窗减压"可以降低其发病率，但并不能完全避免。只有有症状的淋巴囊肿（疼痛、发热、静脉或输尿管受压）必须被治疗。影像学检查下引流是最有效的方法，单纯扫描引导下穿刺治疗后复发率为 60%。为减少复发，一些学者提倡在囊肿内灌注聚维酮或酒精进行治疗，但效果并不稳定。如果前述治疗方式失败或在感染的情况下，应考虑行手术引流或对淋巴漏口进行结扎。对于乳糜漏或腹水患者，提倡以引流为基础的低脂饮食保守治疗[12]。如果淋巴囊肿复发，奥曲肽注射可能有助于解决这个问题[13]。

2. 腿部水肿：这种并发症在腹主动脉旁淋巴结清扫术后是相当罕见的，但是如果联合盆腔淋巴清扫或放射治疗，其发生率就会增加[14]。宣教、物理治疗和合适的弹力袜通常也有助于提高治疗效果[15]。

腹腔镜下主动脉旁淋巴结清扫术的局限性

1. 既往腹膜后手术史：任何腹膜后手术都会使腹膜后淋巴结清扫术变得更加复杂。肾上腺手术、肾脏手术，甚至左结肠切除术都不是淋巴结清扫术的明确禁忌证（必要时可以尝试采用），而腹主动脉髂动脉手术、肾移植、腹膜外补片治疗疝气均是淋巴结清扫术的禁忌证，尤其是对于腹膜外入路手术。

2. 病态性肥胖：体重指数并不能完全概括肥胖的描述，但可作为本次手术的限制因素，并且是可信赖的指标[16]。事实上，对超重患者更适宜采用腹膜外手术方式，因为该手术可以避免长时间的气腹和头低脚高位，并且可以更加容易直接触及血管及淋巴结[17]。然而，病态性肥胖仍然是一个手术的挑战，特别在伴有其他疾病的情况下。在不确定的情况下，应更加倾向于尝试腹膜外入路。

3. 高龄：和肥胖一样，年龄本身并不是手术限制因素[18]，但是其与其他合并症的联系可能是真正的限制因素。然而，如果需要，应谨慎进行动脉的分离操作，以避免血管内并发症的发生。

4. 癌症扩散：其治疗将视临床情况而定。如果局部癌症转移不是禁忌证，远处癌症转移的预后并不会因发现淋巴结受累而发生改变。

替代性方案

1. 单孔腹膜外入路手术方法：通过单孔腹膜外入路方法可以完成此手术[19]，该手术中需要使用不同的器械。目前，已经在试用的手术器械包括 SILS®（Ethicon）和 Gelpoint®（Applied）系统。如果想掌握这一方法，必须具有丰富的腹腔镜手术经验，这是非常具有挑战性的，特别是在分离右侧解剖结构时。与三孔腹腔镜腹膜外剥离术相比，单孔手术的真正优势仍不明确。

2. 机器人辅助腹膜外手术方法：Diaz Feijoo 首次分享了机器人辅助腹腔镜腹膜外腹主动脉旁淋巴结清扫术的初步经验，并将其与同组的腹腔镜腹膜外腹主动脉旁淋巴结清扫术进行回顾性比较。机器人手术中清扫的淋巴结计数较高，术中失血量较低，但是两组患者术后并发症发生率无差异[20]。Narducci 等人发表的初步经验证实了该手术的可行性，除术后淋巴囊肿外，其他并发症的发生率较低[21]。

其他的最新发展

1. 局部晚期宫颈癌放射治疗的防护：对晚期宫颈癌通常采用顺铂为主的盆腔或扩大范围同步放化疗。不幸的是，放射治疗引起肠道损伤的风险较高，并且这种并发症往往是持久的。由于构象辐照技术的应用，未来这一发生率可能会降低。同时，一些简单的方法可以预防这些并发症：首先，在左侧结肠旁沟缝合 1~2 针肠脂垂来悬挂乙状结肠可以避免以后可能出现的狭窄；其次，在直肠和子宫之间插入右结肠与横结肠间分离的 J 型大网膜可以预防小肠落入直肠子宫陷凹中，并且增加直肠前部与增大的子宫颈之间的距离，从而大大降低了放射性直肠炎或结直肠炎的风险[22]。

2. 修正手术范围：另一种减少手术时间或并发症的方法是缩小手术分离范围。根据子宫内膜癌或卵巢癌的分期，要求完全切除至左肾静脉水平，在宫颈癌中这个分离范围是有争议的。我们在一项多中心前瞻性研究中证实，在肠系膜下淋巴结为阴性的晚期宫颈癌中，肠系膜下动脉以上的跳跃性转移率极低，因此有理由限制从髂总分叉到肠系膜下动脉起始点的淋巴结分离[23]。

3. 修订腹膜外腹主动脉旁淋巴结清扫术指征：根据 FIGO 分期的要求，所有卵巢癌中腹主动脉旁淋巴结均应从盆腔彻底清扫至腹主动脉的肾下血管水平的两侧（包括腹主动脉与下腔静脉之间的淋巴结）[24]。然而，黏液性癌可能是一个例外，特别是对于其扩张型亚型（与浸润型亚型不同）[25]。

同样，腹腔镜手术通常用于治疗早期子宫内膜癌，对于 Ⅰ 型中危至高危型肿瘤和所有 Ⅱ 型肿瘤，需要行完全髂 - 肾下分期手术[26]。

在宫颈癌中，如果盆腔淋巴结呈阳性，则腹主动脉旁淋巴结清扫术的指征是可以接受的，但是在局部晚期癌中存在争议，因为其对生存的优势是不确定的。目前，正在进行一些随机试验，以明确适应证[27]。

妇科肿瘤腹腔镜下淋巴结切除术的结局

在最近的一篇综述中，Gouy 等人采用回顾性研究比较了经腹和腹腔镜下腹主动脉旁淋巴结清扫的结局[28]。腹腔镜淋巴结切除术具有 0~2% 的并发症，不论是经腹还是腹膜外腹腔镜下淋巴结清扫术都比经腹手术更安全。

比较这两种方法的研究较少，均为回顾性研究。在初步形成的经验中，对比研究显示腹膜外入路方法会引起更多的并发症，特别是对于转为经腹入路的手术（可能导致腹膜穿孔，但是如果经过训练和经验积累之后，该并发症的发生率可维持在较低水平）[29]。根据 Pakish 等人的经验，34 例腹膜外腹腔镜手术与 108 例经腹膜腹腔镜手术或 52 例机器人辅助腹主动脉旁淋巴结清扫术比较，经腹膜外的腹腔镜手术方式中清扫的淋巴结总数是最多的，但该组患者的体重指数更高，手术时间也更长，相比之下，不同组患者间的预后没有差异[17]。Morales 比较了 28 例腹膜外手术和 19 例经腹腹腔镜腹主动脉旁淋巴结切除术，发现这两种方法的淋巴结总数无区别，但是腹膜外入路的手术时间和住院时间均较短[30]。在 Akladios 等人的系列研究中，将 51 例经腹手术与 21 例腹膜外腹主动脉旁淋巴结切除术进行比较，结果显示经腹入路的手术时间更长，但是清扫的淋巴结更多（17 枚 vs. 13 枚），其预后与并发症发生率无区别。经腹入路手术患者中，1 例患者由腹腔镜手术中转为开腹手术，而腹膜外组中无中转开腹手术者（但是由于腹膜穿孔，3 例患者由腹膜外腹腔镜手术转为经腹腹腔镜手术）[31]。

我们的单中心试验（尚未发表的数据）开始得更早（1991 年行经腹手术，1995 年行经腹膜外腹腔镜手术）。1991—2017 年，对 1023 例患者行腹主动脉旁淋巴结清扫术，其中经腹入路手术 170 例，经腹膜外入路手术 853 例（达芬奇机器人辅助腹膜外入路手术 50 例，经腹腹腔镜入路手术 12 例）。根据分离水平（肾下或肠系膜下），采用经腹膜外路径切除的淋巴结数量更多。此外，经腹膜外入路切除的淋巴结数目与经腹膜开腹手术切除的淋巴结数目之间无差别，解剖方面的原因是大多数腹主动脉旁淋巴结位于主动脉外侧，手术方面的原因是于左侧髂血管水平处行经腹膜外入路手术可进行更全面的清扫。研究发现，不同入路手术的术中并发症发生率无显著差异，均为 2% 左右水平。相比之下，经腹膜外入路手术组中出现更多的淋巴并发症，为 7.7%（即症状性淋巴结囊肿、淋巴漏）。不幸的是，关于这方面的经验仍然很少，机器人辅助手术并未显示出任何优势（相同的患者特征，相同数量的淋巴结，但是手术时间更长，成本更高）。虽然结肠旁沟预防性开窗术可以减少症状性淋巴囊肿的发生率，但是与经腹膜入路手术相比，淋巴囊肿的发生率仍然显著较高。随着时间的推移，彻底切除和（或）封闭淋巴管可能会消除这种差异。

结 论

　　腹腔镜下腹主动脉旁淋巴结清扫术是一种公认的手术，安全且可重复，但是要达到此结果必须经过专门培训（如视频、指导）和常规实践。

　　无论指征或解剖程度如何，经腹膜外腹腔镜手术比经腹腔手术切除的淋巴结更多。

　　然而，除了外科医生的偏好外，当行经腹盆腔淋巴结分离或在腹膜外分离失败的情况下，可选择经腹入路。当然，如果可以选择，对超重患者可优选经腹膜外入路手术。

　　使用单孔手术或机器人技术进行操作可作为一种选择。

　　此外需要强调的一个事实是，任何妇科肿瘤医生都应该掌握经腹膜内入路和经腹膜外入路两种手术方法。

（王静 译）

参考文献

[1] Nezhat CR, Burrell Mo, Nezhat FR, et al. Laparoscopic radical hysterectomy with paraaortic and pelvic node dissection. Am J Obstet Gynecol, 1992, 166(3): 864-865.

[2] Querleu D. Laparoscopic paraaortic node sampling in gynecologic oncology: a preliminary experience. Gynecol Oncol, 1993, 49(1): 24-29.

[3] Vasilev SA, McGonigle KF. Extraperitoneal laparoscopic paraaortic lymph node dissection: development of a technique. J Laparoendosc Surg, 1995, 5(2): 85-90.

[4] Dargent D, Ansquer Y, Mathevet P. Technical development and results of left extraperitoneal laparoscopic paraaortic lymphadenectomy for cervical cancer. Gynecol Oncol, 2000, 77(1): 87-92.

[5] Panici PB, Scambia G, Baiocchi G, et al. Anatomical study of para-aortic and pelvic lymph nodes in gynecologic malignancies. Obstet Gynecol, 1992, 79(4): 498-502.

[6] Haberstich R, Minetti A, Hamid D, et al. Left colon necrosis after endoscopic para-aortic lymph node exploration in a cervical carcinoma stage IIB. Ann Chir, 2006, 131(9): 553-555.

[7] Pomel C, Naik R, Martinez A, et al. Systematic (complete) para-aortic lymphadenectomy: description of a novel surgical classification with technical and anatomical considerations. BJOG, 2012, 119(2): 249-253.

[8] Klemm P, Fröber R, Köhler C, et al. Vascular anomalies in the paraaortic region diagnosed by laparoscopy in patients with gynaecologic malignancies. Gynecol Oncol, 2005, 96(2): 278-282.

[9] Spentzouris G, Zandian A, Cesmebasi A, et al. The clinical anatomy of the inferior vena cava: a review of common congenital anomalies and considerations for clinicians. Clin Anat, 2014, 27(8): 1234-1243.

[10] Reisner DC, Elgethum MT, Heller MT, et al. Congenital and acquired disorders of ureteral course. Curr Probl Diagn Radiol, 2016.

[11] Natsis K, Piagkou M, Skotsimara A, et al. Horseshoe kidney: a review of anatomy and pathology. Surg Radiol Anat, 2014, 36(6): 517-526.

[12] Zhao Y, Hu W, Hou X, et al. Chylous ascites after laparo-scopic lymph node dissection in gynecologic malignancies. J Minim Invasive Gynecol, 2014, 21(1): 90-96.

[13] Kim EA, Park H, Jeong SG, et al. Octreotide therapy for the management of refractory chylous ascites after a staging operation for endometrial adenocarcinoma. J Obstet Gynaecol Res, 2014, 40(2): 622-626.

[14] Todo Y, Yamamoto R, Minobe S, et al. Risk factors for postoperative lowerextremity lymphedema in endometrial cancer survivors who had treatment inclu-ding lymphadenectomy. Gynecol Oncol, 2010, 119(1): 60-64.

[15] Salani R, Preston MM, Hade EM, et al. Swelling among women who need education about leg lymphedema: a descriptive study of lymphedema in women undergoing surgery for endometrial cancer. Int J Gynecol Cancer, 2014, 24(8): 1507-1512.

[16] Scribner DR Jr, Walker JL, Johnson GA, et al. Laparoscopic pelvic and paraaortic lymph node dissection in the obese. Gynecol Oncol, 2002, 84(3): 426-430.

[17] Pakish J, Soliman PT, Frumovitz M, et al. A comparison of extraperitoneal versus transperitoneal laparoscopic or robotic para-aortic lymphadenectomy for staging of endometrial carcinoma. Gynecol Oncol, 2014, 132(2): 366-371.

[18] Scribner DR Jr, Walker JL, Johnson GA, et al. Surgical management of earlystage endometrial cancer in the elderly: is laparoscopy feasible? Gynecol Oncol, 2001, 83(3): 563-568.

[19] Gouy S, Uzan C, Scherier S, et al. Single-port laparoscopy and extraperitoneal para-aortic lympha-denectomy for locally advanced cervical cancer: assessment after 52 consecutive patients. Surg Endosc, 2014, 28(1): 249-256.

[20] Diaz-Feijoo B, Gil-Ibáñez B, Pérez-Benavente A, et al. Comparison of robotic-assisted vs conventional laparoscopy for extraperitoneal paraaortic lymphadenectomy. Gynecol Oncol, 2014, 132(1): 98-101.

[21] Narducci F, Lambaudie E, Mautone D, et al. Extraperitoneal para-aortic lymphadenectomy by robot-assisted laparoscopy in gynecologic oncology: preliminary experience and advantages and limitations. Int J Gynecol Cancer, 2015, 25(8): 1494-1502.

[22] Leblanc E, Narducci F, Bresson L, et al. A new laparoscopic method of bowel radio-protection before pelvic chemoradiation of locally advanced cervix cancers. Surg Endosc, 2014, 28(9): 2713-2718.

[23] Leblanc E, Katdare N, Narducci F, et al. Should systematic infrar-enal paraaortic dissection be the rule in the pretherapeutic staging of primary or recurrent locally advanced cervix cancer patients with a negative preoperative para-aortic PET imaging? Int J Gynecol Cancer, 2016, 26(1): 169-175.

[24] Kleppe M, Wang T, Van Gorp T, et al. Lymph node metastasis in stages I and II ovarian cancer: a review. Gynecol Oncol, 2011, 123(3): 610-614.

[25] Muyldermans K, Moerman P, Amant F, et al. Primary invasive mucinous ovarian carcinoma of the intestinal type: importance of the expansile versus infiltrative type in predicting recurrence and lymph node metastases. Eur J Cancer, 2013, 49(7): 1600-1608.

[26] Kumar S, Podratz KC, Bakkum-Gamez JN, et al. Prospective assessment of the prevalence of pelvic, paraaortic and high paraaortic lymph node metastasis in endometrial cancer. Gynecol Oncol, 2014, 132(1): 38-43.

[27] Köhler C, Mustea A, Marnitz S, et al. Peri-operative morbidity and rate of upstaging after laparoscopic staging for patients with locally advanced cervical cancer: results of a prospective randomized trial. Am J Obstet Gynecol, 2015, 213(4): 503. e1-7.

[28] Gouy S, Morice P, Narducci F, et al. Nodal-staging surgery for locally advanced cervical cancer in the era of PET. Lancet Oncol, 2012, 13(5): e212-220.

[29] Vergote I, Amant F, Berteloot P, et al. Laparoscopic lower para-aortic staging lymphadenectomy in stage I B2, II, and III cervical cancer. Int J Gynecol Cancer, 2002, 12(1): 22-26.

[30] Morales S, Zapardiel I, Grabowski JP, et al. Surical outcome of extraal. Surgical outcome of extraperitoneal paraaortic lymph node dissections compared with transperitoneal approach in gynecologic cancer patients. J Minim Invasive Gynecol, 2013, 20(5): 611-615.

[31] Akladios C, Ronzino V, Schrot-Sanyan S, et al. Comparison between transperitoneal and extraperitoneal laparo-scopic paraaortic lymphadenectomy in gynecologic malignancies. J Minim Invasive Gynecol, 2015, 22(2): 268-274.

第26章 经腹主动脉旁淋巴结清扫术：手术技巧、结果、挑战和并发症

Audrey Tieko Tsunoda, Carlos Eduardo Mattos da Cunha Andrade, Bruno Roberto Braga Azevedo, José Clemente Linhares, Reitan Ribeiro

背 景

淋巴结情况是影响妇科恶性肿瘤预后的重要因素之一。器官解剖结构和引流、组织学和分期等多种因素的综合作用是造成淋巴结转移的关键因素，其发生率为1.5%~70%。

在没有系统性疾病的情况下，微创手术是进行分期的最佳方法。微创手术技术的优点在于显著降低了并发症的发生率，缩短了开始辅助治疗的时间，并且能使患者更早恢复日常活动。根据文献[1-3]报道，局部晚期宫颈癌患者在进行分期手术后，分期升高的概率为18%~33%。

微创下经腹主动脉旁淋巴结清扫术（TPAL）的另一个手术指征是达到肿瘤细胞减灭。经过多学科评估后，由于大量淋巴结转移而进行手术的患者，如果通过微创手术去除病灶以达到肿瘤细胞减灭，则可能获得更好的局部控制。在多学科治疗中，通过与患者沟通可以明确手术的目的，确定与多模式治疗计划相一致的最佳手术时机，以希望达到最佳手术结果。

妇科肿瘤的主动脉旁淋巴结清扫术（腹膜后淋巴结清扫术）包括切除髂总血管（远端）、输尿管（旁侧）、腰大肌（后侧和旁侧）和左肾静脉（近端）之间的所有淋巴与血管组织。TPAL是

A. T. Tsunoda, M.D., Ph.D. (✉) · R. Ribeiro, M.D.
Gynecologic Oncology Department, Hospital Erasto
Gaertner, Instituto de Oncologia do Paraná,
Universidade Positivo and Hospital Marcelino
Champagnat, Curitiba, PR, Brazil

C. E. M. da Cunha Andrade, M.D., M.Sc.
Gynecologic Oncology Department, Hospital de
Câncer de Barretos, Barretos, SP, Brazil

B. R. B. Azevedo, M.D.
Instituto de Hematologia e Oncologia do Paraná and
Hospital São Vicente, Curitiba, PR, Brazil

J. C. Linhares, M.D., M.Sc.
Breast and Gynecologic Oncology Department,
Instituto de Oncologia do Paraná, Erasto Gaertner
Hospital, Curitiba, PR, Brazil

© Springer International Publishing AG, part of Springer Nature 2018
G. G. Gomes-da-Silveira et al. (eds.), *Minimally Invasive Gynecology*,
https://doi.org/10.1007/978-3-319-72592-5_26

进入腹腔内进行操作的技术，患者处于 Trendelenburg 体位，手术团队通常面向患者头侧附近的显示屏。

TPAL 的优点还包括以下几个方面：如教科书般展示的解剖学视野，整个手术团队的舒适站位，有效的腹腔穿刺口位置的放置，良好手术视野的暴露以及所有手术区域（包括下腔静脉右侧、主动脉下腔静脉间隙和下腔静脉后方）中良好的手术入径。

TPAL 手术的局限性受到 Trendelenburg 体位的限制，有时难以进入肠系膜上间隙和左肾下间隙；密集的脂肪组织和大量的肠管可导致肠系膜暴露困难，最终导致学习曲线延长。

操作技巧

手术步骤详见视频 26.1（请登录网站 https://doi.org/10.1007/ 978-3-319-72592-5_26）。

患者体位的固定

在对患者进行全身麻醉后，无论有无局部神经阻滞，均应进行体位固定。将下肢放置在马镫形多功能腿架中，置于低截石位（Lloyd Davis 体位），并应用间歇性加压装置。

将上肢放在身体两边并固定，保证静脉输液管和监测装置免受牵引和（或）压迫。加热系统对于保持恒温是至关重要的。

当患者处于 Trendelenburg 体位时，一些设施可以有效防止患者在手术台上移动，其中比较有用的辅助设施包括可重复使用的凝胶垫，通过绑带固定在手术台上的一次性泡沫垫、真空垫和肩垫等。通过以上措施检查是否有损伤、压力过大或者神经损伤至关重要，当然这些方法也有优缺点。

穿刺器的分布

将第一个穿刺口置于脐部，然后常规建立气腹。如果想要距离左肾静脉解剖位置更近，则将 11mm 的穿刺器放置在脐部的头侧更为合适，这样可以增加与耻骨区域 1cm 的距离，并减少器械的碰撞。当手术的目的仅仅为盆腔清扫时，最好将穿刺口放在脐部的中心，甚至是脐内部或深处（使瘢痕不明显）。

将 3 个 6mm 的穿刺器分别对称放置在左下腹、下腹和右下腹，并靠近髂前上棘的内侧。

一些外科医生喜欢常规放置一个额外的 11mm 穿刺器，而另一些外科医生可能只在更复杂的情况下（即减瘤手术）或者第一助手还不适应 30° 镜时才加放该穿刺器。第 5 个穿刺器用于插入镜头，由第二助手通过脐部穿刺器进行内镜的移动、视野调整和手术野液体的抽吸，并由此处放入 10mm 的夹子、针或纱布。第 5 个穿刺孔的主要缺点是可能会增加器械之间的碰撞。

团队和器械的位置

手术台必须能够达到 25°~30° 的 Trendelenburg 体位，并且安全、有效。外科医生站在患者双下肢之间，右手持器械置于左下腹穿刺器内。

第一助手站在患者右手边，左手拿 30° 镜，右手通过右下腹穿刺口手持抓钳或吸引器。

当第 5 个 11mm 穿刺器插入耻骨上区域时，外科医生站在患者的右侧，第一助手站在双下肢之间。外科医生同时使用右下腹部和下腹部穿刺器。第一助手用左手握住内镜，用右手通过左下腹部穿刺器使用辅助器械。第二助手站在患者左侧，通过脐部穿刺口使用器械（包括吸引器、十二指肠下方的牵引器或抓钳）。

能源系统（发生器）位于患者右侧、靠近右肩的位置。将显示屏放在头侧或患者的肩膀上方。器械护士位于外科医生的右侧、患者的左侧。条件允许的话，可以在手术台上方放置一张辅助台（与患者肩部水平），用于保护患者面部及放置手术过程中常用的器械。

手术范围

将患者摆放至 Trendelenburg 体位后，再向右侧倾斜。尽可能将大网膜翻至肝脏上方，将小肠轻轻翻转到腹腔的右上方。从右侧髂总动脉（显著的解剖标志）处开始做切口，向上延伸至十二指肠。以右侧腰大肌为后外侧界，游离右侧生殖血管和右侧输尿管并向外侧牵拉作为外侧界。推开十二指肠，将切口上沿跨过大血管向头侧延伸至左腹。经顶悬吊缝合或悬吊装置有助于将小肠固定在手术范围之外。通过缝合悬吊十二指肠，继续向左分离，一旦确定肠系膜下动脉、左腰大肌和左侧输尿管的位置，即进行左侧悬吊。在充分暴露的情况下，可辨认和保留完整的左肾静脉。

多而重的肠管和肠系膜可能需要更多的经顶悬吊缝合。在某些情况下，需

要缝 6 针或 8 针才能保证手术视野的良好暴露。通常用一根长的直针穿过腹壁即可，线是编制缝线或单股缝线，通常较长且不可吸收，也可以使用其他安全、快速的医用悬挂装置。

解剖技巧和器械

TPAL 手术的关键步骤是暴露和识别解剖学标志。淋巴血管组织的解剖可以通过双极电凝、剪刀、无创伤抓钳和高级能量器械（即双极电凝或超声器械）进行。手术团队中所有成员必须了解每种器械的优点、局限性和潜在风险，以便更好地提高效率和降低成本。通常，从腔静脉旁间隙和前间隙处开始手术较为容易。在这一步中，第一助手牵拉右侧输尿管，外科医生轻柔而精确地进行操作。在腔静脉前间隙区域，有小的穿支静脉由腔静脉前淋巴结直接引流到前侧和远端的腔静脉壁，称为伴行静脉。精确的解剖需要术者的仔细分离和处置，这样可以防止由于牵拉伴行静脉而引起的腔静脉撕裂。

游离腔静脉和主动脉是较为困难的，这需要避免损伤腰椎血管及上腹下丛。在无大淋巴结存在的情况下，两者都可以被游离和保留。

在解剖主动脉前和主动脉旁部位时，上腹下丛与肠系膜下动脉伴行。左侧腰大肌是右后侧界，沿着输尿管分离容易暴露整个走行。左侧交感神经干在脊椎旁并与之平行，应该尽可能地保留。交感神经干是白色长条状结构，位于淋巴组织的后方，在同水平的腰动脉暴露后容易被发现，其距离腰动脉侧方几毫米。靠近肠系膜下动脉的前面和侧旁有

一个由自主神经分支组成的平面，经腹途径保留该分支更具有挑战性。此外，术前成像是避免本区域内血管损伤的关键，成像检查可发现解剖学变异的血管。精确地解剖和识别左肾静脉后可以剥离和结扎左肾周脂肪组织内侧的淋巴血管组织。这些淋巴组织可以被完整切除或与远端肠系膜下动脉分离。将手术标本按部位分开可以帮助病理科医生明确淋巴结数量。

最后步骤

解剖结束后需精确估计总失血量，并仔细检查止血情况。解剖过程中进行冲洗通常会影响手术平面解剖层次和能量装置的效率。用温盐水进行局部冲洗仅限于手术部位的最终检查，其目的是清除组织碎屑和血块。除非有临床指征，即有监测特定危险部位的必要，否则不需要放置引流管。

TPAL 手术具有充分识别解剖标志、保护神经的优点，并发症发生率低和恢复时间短与仔细解剖相关。移除悬吊针，恢复大网膜和肠管的解剖位置，手术结束。

将所有的手术标本置于标本袋中，以便于安全取出。

标本可以通过阴道（子宫切除后）、脐部切口（用于非常小的结节）、低位横向切口（如果结节较大而未行子宫切除时）取出。在内镜直视下取出穿刺器可以防止腹壁出血，通过 11mm 穿刺器口释放气腹内气体可以防止出现烟囱效应。

对于所有大于 8mm 的筋膜切口，均应进行分层缝合以防止出现切口疝。

用生理盐水冲洗皮下，用皮内可吸收线缝合皮肤。

术后护理

术后 4~6h 恢复饮食，持续使用间歇性下肢压力装置 12h 或直到患者行走。除临床体位限制外，患者可在手术当天或术后早晨行走，第 2 天早上出院。使用低分子肝素预防可减少静脉血栓栓塞事件的发生。患者术后 14~21d 恢复正常活动，术后 5~14d 开始辅助治疗。根据一项前瞻性随机试验结果提示 [1-2]，进行分期手术的局部晚期宫颈癌患者可以在手术后 14d 开始行同步放化疗。

局限性和挑战

标准的 TPAL 技术适用于所有临床情况，包括分期手术或肿瘤细胞减灭术。

患者的体力状态评分、肿瘤分期以及生物学行为对于 TPAL 指征至关重要。

手术器械以及团队培训是最基本的条件，可能影响手术最终结局。

TPAL 技术的缺点是学习周期长 [4]。目前，进行妇科肿瘤手术的高级腹腔镜培训中心的数量有限，这也是 TPAL 手术未被广泛应用的原因 [5]。不利因素可能会减少 TPAL 手术的适应证，甚至增加其并发症。肥胖患者、既往腹部手术史、其他解剖学异常和（或）变异、既往放射治疗史以及肿大的淋巴结对 TPAL 手术而言是主要的挑战。这些情况大部分是可预防或者可控的，仔细检查临床信息、既往治疗方法和影像学结果（淋巴结肿大，解剖学检查变异）可能有利于预防潜在的严重并发症的发生。

另一方面，即使在具有挑战的情况下，如肥胖等，微创手术也可以减少其并发症[6-7]。

并发症

TPAL 手术经常与盆腔淋巴结清扫术和子宫切除术同时进行，与 TPAL 手术相关的独立并发症并不常见。淋巴结清扫术的并发症包括血管、神经、泌尿道或肠道等部位的并发症。

血管损伤是最常见的手术并发症，其中以伴行静脉损伤最为常见，主要由远端腔静脉上方淋巴结过分牵拉导致。在低血压情况下，局部压迫是控制微损伤的最佳方法，然而在某些情况下需要使用钛夹或血管缝线缝合。腰静脉和动脉损伤与中度失血相关，可通过局部压迫控制。为了更好地识别和修复损伤，避免二次损伤，必须对血管进行解剖。通常，损伤的腰部血管可以通过血管夹成功钳夹止血。生殖动脉源于主动脉，可以从主动脉处牵拉和分离。如果损伤处直接开口于主动脉管壁，无血管残端，则需要使用 4-0 或 5-0 不可吸收单股缝线（聚丙烯）缝合。肠系膜下动脉的损伤与生殖动脉损伤相同，即从主动脉处撕脱。修补损伤的方法是相同的，如果主动脉上无残留的肠系膜下动脉血管残端，则进行缝合；如果有血管残端，则进行夹闭。由于存在血管吻合支，乙状结肠 / 直肠上段坏死的可能性很小，但是手术结束及随访期间均应对其风险进行评估。

血管损伤与手术方式无关，但是与经腹手术相比，腹腔镜手术的出血量较少[8]。

将肠系膜上神经丛或肠系膜间神经丛切除后，神经或自主神经损伤与左半结肠去神经化相关，可能会导致一过性麻痹性肠梗阻或肠蠕动功能减退。当椎旁交感神经主干受损时，术后双下肢温度觉感受存在明显差异。

泌尿系统的损伤并不常见。输尿管损伤与缺乏对输尿管解剖结构的正确识别相关，可导致热损伤，或者极少数情况下将输尿管连同淋巴结一起切除或结扎。对于小损伤，可在放置输尿管双 J 管后用单股可吸收线进行缝合。当发生严重的输尿管损伤时需要解剖输尿管以及游离移位的肾脏（减小输尿管近端和远端的距离）。阑尾和部分回肠可用于治疗大段输尿管缺损。

肠道损伤比较罕见。在大部分情况下，发生该并发症的主要原因是未将肠管保持在手术视野之外或者助手的手术器械未在直视下进出腹腔，从而导致肠管移动。另外一个潜在的原因可能是第二助手在移动十二指肠时可能会导致肠道损伤。发生肠道损伤时必须立即确认，并使用单股不可吸收线或可吸收线缝合进行修复。当肠道黏膜受损时，需调整抗生素的使用，并且对损伤进行适当的手术修复。

术后并发症占所有并发症的 5%，常与深静脉血栓栓塞、淋巴囊肿及出血有关。应用手术技术仔细处理和解剖可保持血管完整性，推荐在术后 28d 内使用低分子肝素以预防血栓。目前有减少术后预防时间的趋势，但是有关研究仍处于三期试验中。在接受盆腔淋巴结和主动脉旁淋巴结清扫术的患者中，淋巴囊肿的发生率低于20%[9]，并且仅有低于5%的患者出现症状。大部分出现症状的患者可以在影像学引导下行经皮穿刺治疗。若淋巴囊肿复发，也可选择经皮穿刺和手术造口引流。

止血剂可能在预防和治疗淋巴囊肿中发挥作用，但是这些药物的应用可能因为费用而受到限制。

术后出血很少见。对血流动力学稳定和无凝血功能异常的患者，可考虑采取保守治疗。另一方面，对于血肿增大或血流动力学不稳定的患者，可能需要再次行腹腔镜手术甚至经腹手术治疗。

在一项对比局部晚期宫颈癌患者的手术分期与临床分期随机试验中，手术并发症的发生率为7.3%。2例患者的术中出血量超过500mL，但未进行输血。试验中未出现死亡和二次手术病例[1-2]。

结　果

TPAL手术是一项标准化、可行、有效的技术，可显著降低手术并发症。多项研究证实，与经腹手术相比，TPAL手术在治疗肿瘤方面具有安全性[10-12]。

肿瘤学结局主要根据以下三个关键方面衡量：①淋巴结切除的数量和淋巴结清扫范围；②在治疗过程中淋巴结病理状态的意义；③总生存率的获益情况。

在腹膜后淋巴结切除术中，无论是经腹手术还是微创手术，两者的切除数目相当[1-2,11-12]，切除的淋巴结平均数目为17枚[1-2]。

手术分期可以更好地评估腹腔扩散程度，并在33%病例中得以修正最终分期[1-2]。肿瘤分期的修改将导致治疗计划的修正，例如扩大放射治疗的指征，或者在腹腔扩散的情况下进行姑息性化学治疗。

目前尚无足够的数据将手术分期和总生存率联系起来，仍需要进一步探索局部晚期宫颈癌患者手术分期的肿瘤学结果。

结　论

TPAL手术是一种可行且标准化的外科技术，其并发症发生率低，有显著的肿瘤学适应证及潜在的治疗效益。

要　点

TPAL手术是一个复杂的操作过程，它需要妇科肿瘤学的外科培训和重要的团队合作。当由经验丰富的医生团队实施手术时，与肿瘤学结果相关的并发症发生率将显著降低。

（刘晨雾 译）

参考文献

[1] Köhler C, Mustea A, Marnitz S, et al. Perioperative morbidity and rate of upstaging after laparoscopic staging for patients with locally advanced cervical cancer: results of

a prospective randomized trial. Am J Obstetr Gynecol, 2015, 213(4): 503.e1-7. https://doi. org/10.1016/j.ajog.2015.05.026.

[2] Köhler C, Kyeyamwa S, Marnitz S, et al. Prevention of lymphoceles using FloSeal and CoSeal after laparoscopic lymphadenectomy in patients with gynecologic malignancies. J Minim Invasive Gynecol, 2015, 22(3): 451-455. https://doi.org/10.1016/ j. jmig. 2014. 12. 007.

[3] Ramirez PT, Jhingran A, Macapinlac HA, et al. Laparoscopic extraperitoneal para-aortic lymphadenectomy in locally advanced cervical cancer: a prospective correlation of surgical findings with positron emission tomography/computed tomography findings. Cancer, 2011, 117(9): 1928-1934. https://doi. org/10.1002/cncr. 25739.

[4] Peña-Fernández M, Solar-Vilariño I, Rodríguez-Álvarez MX, et al. Assessment of morbidity in gynaecologic oncology laparoscopy and identification of possible risk factors. Ecancermedicalscience, 2015, 9: 606. https://doi. org/10.3332/ecancer. 2015. 606.

[5] Melamed A, Keating NL, Clemmer JT, et al. Laparoscopic staging for apparent stage I epithelial ovarian cancer. Am J Obstetr Gynecol, 2016, 216: 50.e1. https://doi. org/10. 1016/j.ajog.2016.08.030.

[6] Scribner DR, Walker JL, Johnson GA, et al. Laparoscopic pelvic and paraaortic lymph node dissection in the obese. Gynecol Oncol, 2002, 84(3): 426-430. https://doi. org/10.1006/gyno.2001.6548.

[7] Uccella S, Bonzini M, Palomba S, et al. Impact of obesity on surgical treatment for endometrial cancer: a multicenter study comparing laparoscopy vs open surgery, with propensity-matched analysis. J Minim Invasive Gynecol, 2016, 23(1): 53. https:// doi.org/10.1016/j.jmig.2015.08.007.

[8] Palomba S, Falbo A, Mocciaro R, et al. Laparoscopic treatment for endometrial cancer: a meta-analysis of randomized controlled trials (RCTs). Gynecol Oncol, 2009, 112: 415. https://doi. org/10.1016/j. ygyno.2008.09.014.

[9] Zikan M, Fischerova D, Pinkavova I, et al. A prospective study examining the incidence of asymptomatic and symptomatic lymphoceles following lymphadenectomy in patients with gynecological cancer. Gynecol Oncol, 2015, 137(2): 291-298.

[10] Bennich G, Rudnicki M, Lassen PD. Laparoscopic surgery for early endometrial cancer. Acta Obstet Gynecol Scand, 2016, 95(8): 894-900. https://doi. org/10.1111/ aogs. 12908. PubMed PMID: 27100141.

[11] Favero G, Anton C, Le X, et al. Oncologic safety of laparoscopy in the surgical treatment of type Ⅱ endometrial cancer. Int J Gynecol Cancer, 2016, 26(9): 1673-1678. PubMed PMID: 27552404.

[12] Koskas M, Jozwiak M, Fournier M, et al. Long-term oncological safety of minimally invasive surgery in high-risk endometrial cancer. Eur J Cancer, 2016, 65: 185-191. https://doi.org/10.1016/j. ejca. 2016.07.001.

第27章 经阴道广泛性宫颈切除术

Suzana Arenhart Pessini, Gustavo Py Gomes
da Silveira, Denis Querleu

引 言

宫颈癌是女性中常见的恶性肿瘤，居第4位，其年龄标准化发病比例从5.5/10万（澳大利亚/新西兰）到42.7/10万（东非）不等。约84%的宫颈癌新发病例和87%的宫颈癌死亡病例发生在欠发达地区[1]。

宫颈癌的高发年龄是47岁，约47%患有浸润性宫颈癌的患者在诊断时年龄小于35岁[2]。

年轻女性的宫颈癌发病率正在上升。2000—2009年，20~29岁女性的发病率平均每年增长10.3%[3]。此外，年龄为20~34岁的宫颈癌患者的发病率为14.9%，35~44岁患者的发病率为26.2%[4-5]。在美国，被诊断为早期宫颈癌的育龄期女性中，约50%的患者适合行经阴道广泛性宫颈切除术[6]。

基于以上事实，对于有保留生育能力要求的年轻女性，任何一个领域的保守手术均不及宫颈癌的保守手术方式更具意义。

历 史

来自法国里昂的爱德华·赫里欧医院的Daniel Dargent教授提出了一种经阴道切除宫颈、阴道上部和近端宫旁组织（经阴道广泛性宫颈切除术）联合腹腔镜盆腔淋巴结切除的根治性手术。Dargent于1986年开展此手术，并于1994年发表了首个研究成果[7-8]。其他的医学中心中，如柏林的Achim Schneider、加拿大魁北克的Michel Roy和Marie Plant、伦敦的John Sheperd、多伦多的Allan Covens等，均采纳了此种手术方式，并发表了各自的经验[9-12]。Denis Querleu教授在1998年出版的 *Techniques Chirurgicales*

S. A. Pessini, M.D., Ph.D. (✉)
G. P. G. da Silveira, M.D., Ph.D.
Federal do Rio Grande do Sul (UFRGS) and
Universidade Federal de Ciências da Saúde de Porto
Alegre (UFCSPA), Porto Alegre, RS, Brazil
e-mail: spessini@terra.com.br

D. Querleu, M.D.
Department of Surgery, Institut Bergonié,
Bordeaux, France

© Springer International Publishing AG, part of Springer Nature 2018
G. G. Gomes-da-Silveira et al. (eds.), *Minimally Invasive Gynecology*,
https://doi.org/10.1007/978-3-319-72592-5_27

em Ginécologie 一书中描述了此手术过程 [13]。2000 年，Dargent 分析了 47 例接受经阴道广泛性宫颈切除术的患者，随访时间中位数为 52 个月（7~123 个月），2 例患者复发（4.3%），13 例患者共妊娠 20 次，其中 10 例新生儿正常。肿瘤直径大于 2cm 和淋巴脉管间隙浸润是宫颈癌复发的最重要危险因素 [14]。作者团队于 2000 年在巴西阿雷格里港的圣卡萨医院实施了第一例经阴道广泛性宫颈切除术。

适应证

患者有保留生育能力的意愿是首要条件。

其他的标准包括：组织学为上皮样癌、腺癌或腺鳞癌；伴有淋巴脉管间隙浸润的Ⅰ A1 期、Ⅰ A2 期；病灶直径不超过 2cm 的Ⅰ B1 期；结缔组织浸润深度小于 10mm；无淋巴结转移；切除后留有 5mm 无瘤边缘。

对于希望保留生育能力的早期宫颈癌患者，广泛性宫颈切除术（经阴道、经腹或腹腔镜）和盆腔淋巴结切除术被视为一种标准的治疗方法。

术前准备

必须遵循适应证的标准。

行妇科检查时可评估病灶大小及宫旁组织浸润情况以明确临床分期，FIGO 同时建议进行肺部 X 线检查和肾盂造影或泌尿系统超声检查，晚期肿瘤患者可行膀胱镜和直肠镜检查。血液检查应包括血常规、肝肾功能、梅毒和艾滋病毒血清学检查。MRI 检查是显示肿瘤大小、间质浸润深度、肿瘤上界与宫颈内口距离的最佳检查方式 [15-16]。

为了明确有无淋巴结转移，最准确的方法是行前哨淋巴结活检。CT、MRI 和 PET 检查的准确度较低 [17]。

一些术者认为，宫颈锥切术在明确诊断方面具有重要意义 [18]。

手术技术

手术开始时首先进行详细的腹部和盆腔检查（包括输卵管和卵巢）。在正式手术前，需要对腹膜或卵巢中任何可疑的肿块或肿大的淋巴结行冰冻切片病理检查，如果被证实为转移性疾病，则应放弃此手术方案。

行宫颈切除术前，应首先行腹腔镜盆腔淋巴结切除术。第一步，通过宫颈注射放射性示踪剂、蓝色染剂或吲哚菁绿荧光剂以识别前哨淋巴结，然后切除从髂总动脉分叉到旋髂静脉（包括髂外、髂内和闭孔区）的盆腔淋巴结，如果发现淋巴结阳性，则放弃保留生育能力的手术，并且行腹主动脉旁淋巴结活检。只有淋巴结阴性的患者适合行广泛性宫颈切除术。

经阴道宫颈切除术（Dargent 手术）

手术视频来自 Denis Querleu（请登录网站 https://doi.org/10.1007/978-3-319-72592-5_27）。手术开始时划出约 1~2cm 的阴道边缘。环形放置 6~8 个

Kocher 止血钳，于阴道黏膜下注射稀释的肾上腺素，此有利于减少出血和便于分离。切开阴道黏膜，用 Krobach 止血钳水平钳夹阴道切口的前后切缘并将其合拢。打开直肠子宫陷凹，找到直肠阴道间隙，分离直肠阴道韧带。然后向下牵拉宫颈，钝性分离并打开膀胱子宫间隙。在经阴道广泛性宫颈切除术中最棘手、最特殊的部分是识别和分离盆腔内的输尿管，输尿管位于名称为"膀胱柱"的结构内，该结构位于内侧的膀胱子宫间隙和两侧膀胱旁间隙之间。必须打开膀胱旁间隙以暴露膀胱柱，一旦打开膀胱前间隙和膀胱旁间隙，可触诊到输尿管，在膀胱柱内部分离输尿管，然后远离输尿管切断膀胱子宫韧带，钳夹或电凝并切开宫旁组织（子宫颈旁）。仅电凝或结扎、离断子宫动脉降支（即宫颈阴道支）并不影响子宫的主要血供。在理想情况下，于宫颈内口以下 1cm、肿瘤上缘以上 1cm 处横断宫颈。对宫颈切缘可行冰冻切片病理检查，以确保切缘阴性。当无瘤切缘小于 5mm 时，建议补切宫颈残端 3~5mm 以提高肿瘤清除率。在确保获得足够的阴性切缘后进行合适的重建手术，于宫颈内口水平行预防性永久环扎术以避免宫颈功能不全。最后，与宫颈内口保持一定距离并缝合宫颈残端与阴道黏膜。

经腹广泛性宫颈切除术

在经腹广泛性宫颈切除术中必须首先分离输尿管，然后切断主韧带以确保根治性，此可避免损伤子宫动脉上行支，并保留子宫和附件。切开阴道壁，在适当水平切断主韧带后分离宫颈，行永久

环扎术后缝合阴道壁，剩余步骤与广泛性子宫切除术类似。子宫动脉的保留较经阴道手术困难，分离后的子宫动脉可得到很好的保留或修复，但是保留子宫动脉的获益尚不明确[19]。

腹腔镜或机器人辅助广泛性宫颈切除术

腹腔镜或机器人辅助手术步骤与经腹手术类似。该手术涉及经阴道步骤，在完成主要手术后切除标本，行宫颈环扎术完成子宫阴道吻合术。

术后护理及并发症

术后所有患者留置 Foley 导尿管 48h，术后第 2 天通过检测膀胱残余尿量评估膀胱功能。如果残余尿量大于 50mL，则每次排尿后测量残余尿量；当 2 次测得残余尿量小于 100mL 或 1 次残余尿量小于 50mL 时，停止检测。发生尿潴留时，患者出院后可自行间歇性导尿。

并发症及发生率

出血和尿路损伤是最常见的围手术期并发症（1.7% 和 1.6%）。术后并发症包括淋巴细胞增多、淋巴水肿、性交困难、月经紊乱和宫颈狭窄[20-21]。宫颈狭窄是一种特殊的术后并发症，在经阴道广泛性宫颈切除术患者中，其发生率为 8.1%，低于经腹手术和腹腔镜手术[22]。

肿瘤结局

近期法国犹太城的古斯塔夫·鲁西研究所的一篇综述分析了宫颈癌患者六种不同的保留生育能力的手术方法[20]，21 个研究中 1523 例病例采用 Dargent 手术，复发率为 3.8%（58/1523），24 例患者（1.6%）死于宫颈癌。

另有研究结果表明，经阴道广泛性宫颈切除术的 5 年复发率和死亡率分别为 2%~6% 和 1.6%~6%[21,23-26]，与经典的经腹广泛性子宫全切术相当。另一项包含 1293 例广泛性宫颈切除术病例的回顾性研究表明，该手术的复发风险为 0~16.8%[27]。Hauerberg 等人[28]研究表明，5.1% 病例可复发，腺癌病例占 10.5%，上皮性癌病例占 2.5%。

Mangler 等人[29]研究表明，经阴道广泛性宫颈切除术病例的复发率为 3.1%（10/320），平均复发时间为 26.1 个月（3~108 个月），5 例患者（1.6%）在 8.8 个月（4~15 个月）内死亡。10 例病例均无有意义的高危因素，这表明经阴道广泛性宫颈切除术后复发似乎无规律可循。

生育能力和产科结局

Speiser 等人[26]认为，手术可能导致生育能力的变化，例如，宫颈黏液减少或消失、宫颈狭窄和粘连、宫颈血供减少。

行经阴道广泛性宫颈切除术后宫颈癌患者的妊娠率为 63%，这一数据来源于计划妊娠以及成功妊娠者的完整资料。成功妊娠者的发生率为 32%（487/1523），流产者的发生率为 21%（103/487），早产者的发生率为 21.3%（104 例）[20]。

根据 Speiser 等人[30]的研究，多数患者在保留生育能力手术后无生育计划，在接受治疗的 212 例病例中，仅有 76 例（35.8%）在随访 0~5 年后计划妊娠，其中妊娠成功者占 65.8%（50/76），总妊娠率为 24%（50/212）。显示成功妊娠的最重要的百分率是指在术后有多少人真正妊娠（65.8%），此研究中 50 名女性共妊娠 60 次，其中 45 次活产（75%）。

妊娠中期流产、妊娠 32 周前早产与宫颈切除术相关，早产的主要原因是胎膜早破[26-27,31]。

作者的个人经验

作者团队于 2000 年在巴西实施了第一例广泛性宫颈切除术。截至 2016 年，共有 26 例患者符合此手术方式的条件，其中 8 例被排除（4 例前哨淋巴结阳性，3 例宫颈管上部受累，1 例神经内分泌肿瘤）。对其余 18 例患者（25~38 岁）随访 188 个月，生存率为 94.4%，自然妊娠率为 83%，50% 的患者于孕晚期分娩，新生儿均健康。

谨慎妊娠

术后至第一次尝试妊娠至少需要 3 个月[17]。所有妊娠均为高危妊娠，相应的剖宫产手术需要在有围产医学能力的机构中进行。

布拉格查理大学的研究团队建议，在妊娠期间第 16 周、20 周和 24 周使用头孢菌素类抗生素，并在第 16 周和第 20 周通过阴道给药使用克林霉素栓剂预防宫腔感染[17]。另有作者倾向于在妊娠第 15~21 周时预防性口服甲硝唑，并且在妊娠中期和晚期禁止性生活[32]。

Speiser 等人[26]建议，避免行增加菌血症风险的择期口腔科治疗，此类治疗会增加尿路和阴道感染风险；避免妊娠第 14~34 周的性生活（增加尿路和阴道感染风险）；避免阴道镜检查。

行经腹宫颈环扎术时，如果患者尚未妊娠，则应选择腹腔镜手术；如果患者已妊娠，则应选择经腹手术[26]。

预后因素

神经内分泌肿瘤、大于 2cm 肿瘤、淋巴脉管间隙浸润是复发和死亡相关的高危因素[14,25]。

通过对 1 523 例经阴道广泛性宫颈切除术病例的分析，病灶大于 2cm 的ⅠB1 期肿瘤患者的复发率为 17%，2cm 以内的ⅠB1 期肿瘤患者的复发率为 4%（P=0.001）[20]。

淋巴脉管间隙浸润的数据分析相对较难，因为部分数据尚未提及此因素。473 例肿瘤直径 2cm 以内的病例中，有或无淋巴脉管间隙浸润的复发率分别为 5% 和 7%（P=0.15）[20]。

随 访

术后 2 年内，每 3 个月随访一次；之后 3 年，每 6 个月随访一次；5 年后，每年随访一次[26]。

结 论

根据诊疗原则，保留生育能力的手术方案应提供给符合条件且有妊娠意愿的宫颈癌患者。

年轻女性的宫颈癌发病率逐渐增高，越来越多的患者在 30 岁之前妊娠。纽约斯隆 – 凯特林癌症研究所的 Sonoda 团队发现，1985—2001 年接受广泛性子宫切除术的患者中，48% 的患者适合行保留生育能力的手术[6]。

经阴道广泛性宫颈切除术联合腹腔镜淋巴结切除术可作为宫颈癌患者保留生育能力的标准手术[11]。

虽然对希望保留生育能力的女性无法行关于肿瘤结局的随机对照试验，但是仍有许多研究结果显示，经阴道广泛性宫颈切除术与广泛性子宫切除术的生存率和复发率相似。

（李本栋 译）

参考文献

[1] IARC. International Agency for Research on Cancer. https://www.iarc.fr.

[2] Gattoc L, Viswanathan AN, Perez CA, et al. Cervical cancer. Cancer management. Cancernetwork 2015. http://www.cancernetwork.com/cancer-management/cervical.

[3] Patel A, Galaal K, Burnley C, et al. Cervical cancer incidence in young women: a historical and geographic controlled UK regional

population study. Br J Cancer, 2012, 106: 1753-1759.

[4] Covens A, Rosen B, Murphy J, et al. Changes in demographics and perioperative care of stage IA2 IB1 cervical cancer over the past 16 years. Gynecol Oncol, 2001, 81: 133-137.

[5] Quinn MA, Benedet JL, Odicino F, et al. Carcinoma of the cervix uteri. FIGO 26th annual report on the results of treatment in gynecological cancer. Int J Gynaecol Obstet, 2006, 95: 43-103.

[6] Sonoda Y, Abu-Rustum NR, Gemignani ML, et al. A fertilitysparing alternative to radical hysterectomy: how many patients may be eligible? Gynecol Oncol, 2004, 95: 534-538.

[7] Dargent D, Brun JL, Remy I. Pregnancies following radical trachelectomy for invasive cervical cancer. Society of Gynecologic Oncologists. Abstr Gynecol Oncol, 1994, 52: 105-108.

[8] Dargent D, Brun JL, Roy M, et al. La trachelectomie élargie (TE), une alternative a l'hystérectomie radicale dans le traitement des cancers infiltrants développés sur la face externe du col uterin. JOBGYN, 1994, 2: 2859-2892.

[9] Covens A, Shaw P. Is radical trachelectomy a safe alternative to hysterectomy for early stage IB carcinoma of the cervix. Society of Gynecologic Oncologists. Abstr Gynecol Oncol, 1999, 72: 443-444.

[10] Roy M, Plante M. Pregnancies after radical vaginal trachelectomy for early-stage cervical cancer. Gynecol Oncol, 1996, 62: 336-339.

[11] Schneider A, Drause N, Kuhne Heid R, et al. Erhaltung des Fertilitat bei fruhen Zervix Karzinom: Trachelektomie mit laparoscopiscer lymphonodekto-mie. Zentralbl Gynakol, 1996, 118: 6-8.

[12] Sheperd JH, Crawford R, Oram D. Radical trachelectomy: a way to preserve fertility in the treatment of early cervical cancer. Br J Obstet Gynaecol, 1998, 105: 912-916.

[13] Querleu D. Techniques Chirurgicales em Ginécologie. 2nd ed. Ed Masson, 1998.

[14] Dargent D, Martin X, Sacchetoni A, et al. Laparoscopic vaginal radical trachelectomy.

A treatment to preserve the fertility of cervical carcinoma patients. Cancer, 2000, 88: 1877-1882.

[15] Bermudez A, Bhatla N, Leung E. Cancer of the cervix uteri. Int J Gynecol Obstet, 2015, 131: S88-95.

[16] Lakhman Y, Akim O, Park KJ, et al. Stage IB1 cervical cancer: role of preoperative MR imaging in selection of patients for fertility-sparing radical trachelectomy. Radiology, 2013, 269: 149-158.

[17] Halaska MJ, Robova H, Pluta M, et al. The role of trachelectomy in cervical cancer. Ecancermedicalscience, 2015, 9:506.

[18] Uzan C, Gouy S, Desroque D, et al. Analysis of a continuous series of 34 young patients with earlystage cervical cancer selected for a vaginal radical trachelectomy: should "staging" conization be systematically performed before this procedure? Int J Gynecol Cancer, 2013, 23: 331-336.

[19] Tang J, Li J, Wang S, et al. On what scale does it benefit the patients if uterine arteries were preserved during ART? Gynecol Oncol, 2014, 134: 154-159.

[20] Bentivegna E, Gouy S, Maulard A, et al. Oncological outcomes after fertility-sparing surgery for cervical cancer: a systematic review. Lancet Oncol, 2016, 17:240-253. http://www. thelancet. com/oncology.

[21] Schneider A, Erdemoglu E, Chiantera V, et al. Clinical recommendation radical trachelectomy for fertility preservation in patients with early-stage cervical cancer. Int J Gynecol Cancer, 2012, 22: 659-666.

[22] Li X, Li J, Wu X. Incidence, risk factors and treatment of cervical stenosis after radical trachelectomy: a systematic review. Eur J Cancer, 2015, 51: 1751-1759.

[23] Dursun P, Leblanc E, Nogueira MC. Radical vaginal trachelectomy (Dargent's operation): a critical review of the literature. Sur Surg Oncol, 2007, 33: 933-941.

[24] Lanowska M, Mangler M, Spek A, et al. Radical vaginal trachelectomy (RVT) combined with laparoscopic lymphadenectomy; prospective study of 225 patients with early-stage cervical

cancer. Int J Gynecol Cancer, 2011, 21: 1458-1464.

[25] Plante M, Gregoire J, Renaud MC, et al. The vaginal radical trachelectomy: na update of a series of 125 cases and 106 pregnancies. Gynecol Oncol, 2011, 121: 290-297.

[26] Speiser D, Köhler C, Schneider A, et al. Radical vaginal trachelectomy. Dtsch Arztebl Int, 2013, 110: 289-295.

[27] Gizzo S, Ancona E, Saccardi C, et al. Radical trachelectomy: the first step of fertility preservation in young women with cervical cancer (review). Oncol Rep, 2013, 30: 2545-2554.

[28] Hauergerg L, Hogdall C, Loft A, et al. Vaginal radical trachelectomy for early stage cervical cancer. Results of the Danish National Single Center Strategy. Gynecol

Oncol, 2015, 138: 304-310.

[29] Mangler M, Lanowska M, Köhler C, et al. Pattern of cancer recurrence in 320 patients after radical vaginal trachelectomy. Int J Gynecol Cancer, 2014, 24: 130-134.

[30] Speiser D, Mangler M, Köhler C, et al. Fertility outcome after radical vaginal trachelectomy. A prospective study of 212 patients. Int J Gyn Onc, 2011, 21: 1635-1639.

[31] Sheperd JH. Challenging dogma: radical conservation surgery for early stage cervical cancer in order to retain fertility. Ann R Coll Surg Engl, 2009, 91: 181-187.

[32] Perrson J, Imboden S, Reynisson P, et al. Reproducibility and accuracy of robot-assisted laparoscopic fertility sparing radical trachelectomy. Gynecol Oncol, 2012, 127: 484-488.

第28章　经阴道辅助腹腔镜保留神经的根治性宫颈切除术：巴西肿瘤中心手术技术介绍及早期结果

Marcelo de Andrade Vieira,
Geórgia Fontes Cintra, Ricardo dos Reis,
Carlos Eduardo Mattos da Cunha Andrade

手术步骤

患者取妇科手术体位，上肢位于身体两侧，置于艾伦马镫形多功能腿架上，间歇充气加压以避免血栓形成。全面探查有无子宫外病灶后转垂头仰卧位（图28.1）。

手术团队成员包括：主刀医生戴紫色手术帽；一助位于患者左侧，在主刀医生后方，戴绿色伴米黄色手术帽；二助戴红色手术帽；器械护士位于患者右侧，戴绿色手术帽（图28.2）。

手术操作

我们将手术步骤分为两步：腹腔镜操作及经阴道操作。

M. de A. Vieira (⊠) • G. F. Cintra • R. dos Reis
C. E. M. da C. Andrade
Gynecologic Oncology Department,
Hospital de Câncer de Barretos, Barretos, SP, Brazil

腹腔镜操作

穿刺器放置位置如下：1个11mm穿刺器位于脐部，3个5mm穿刺器位于双侧髂窝及耻骨联合上（图28.3）。

通常首先进行盆腔淋巴结评估，并且常规先行前哨淋巴结活检。虽然术中淋巴结冰冻切片病理检查结果为阴性的预测值较低，但是我们进行这项操作是为了在进行具有挑战性的根治性宫颈切除术前了解是否有同步放化疗的指征。在最终的病理报告中，需要对淋巴结进行病理超分期。

接下来，我们进行全面的盆腔淋巴结清扫术。该手术步骤是标准化的，包括切除髂外血管、髂总血管、髂内血管前支周围的淋巴组织及闭孔窝淋巴组织。解剖学边界包括闭塞脐动脉（中间）、生殖股神经生殖支（侧面）、髂总动脉

© Springer International Publishing AG, part of Springer Nature 2018
G. G. Gomes-da-Silveira et al. (eds.), *Minimally Invasive Gynecology,*
https://doi.org/10.1007/978-3-319-72592-5_28

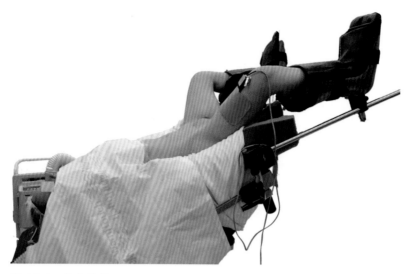

图 28.1　患者体位

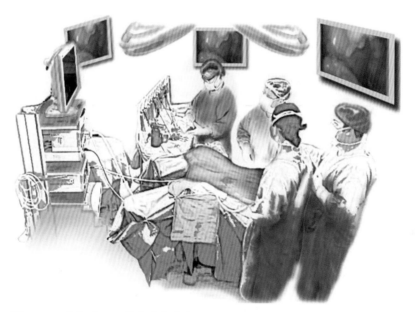

图 28.2　手术团队人员在手术室内的站位

分叉（头侧）、旋髂静脉（尾侧）和闭孔神经（后方）。

在这些步骤中，可以使用双极钳、剪刀、超声设备或者电热双极闭合器/切割器进行操作。切除后的淋巴结需要用酒精固定液浸泡以备后续更好地检查和最终计数。下一步是从髂内动脉的起始部位对子宫动脉进行切断和游离。

通过暴露和分离其间所谓的"宫旁组织"，就可以确认膀胱侧窝及直肠侧窝。手术进行到此，可以看到输尿管下方约 2cm 处的下腹下神经丛的走行。熟悉此处的结构对于进行保留神经的操作尤为重要（图 28.4）。

通过切开前部的宫旁组织（膀胱子宫韧带）、侧面的宫旁组织（主韧带）和后面的宫旁组织（子宫骶韧带）可充分游离输尿管。

腹腔镜操作的最后一步为完成阴道切开术。

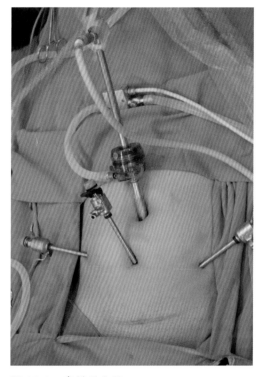

图 28.3 穿刺器位置

经阴道操作

冷刀切开子宫颈峡部连接区，另外再切除 3mm 阴道残端送冰冻切片病理检查。如果在此处边缘找到浸润性肿瘤改变，则需行子宫切除术。

如果冰冻切片病理检查结果呈阴性，则将 6 号 Hegar 扩张器置入宫颈管后行环扎术。在宫颈管内口置入宫内模具（DUDA®），并缝合固定至术后 30d 拆除，以预防晚期挛缩狭窄（图 28.5）。

之后进行宫颈阴道处的重建。最后用生理盐水冲洗，进行腹腔内探查止血。

结 果

22 例早期宫颈癌患者（ⅠA1 期伴淋巴脉管浸润～ⅠB2 期）接受了经阴道辅助腹腔镜下根治性宫颈切除术。

其中 1 例患者先接受新辅助化疗，其余 21 例患者直接进行手术作为初始治疗。患者平均年龄为 30 岁，平均体重指数为 $23.6kg/m^2$（表 28.1）。

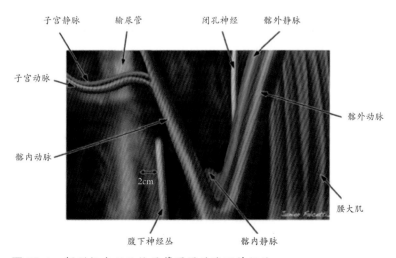

图 28.4 解剖标志以及输尿管周围的腹下神经丛

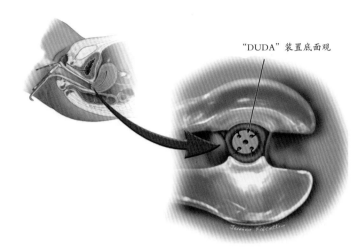

"DUDA"装置底面观

图 28.5　避免宫颈狭窄的宫颈扩张器（DUDA）®。DUDA——由巴雷图斯肿瘤医院发明应用

表 28.1　患者一般资料及术前数据（n=22）

	n（%）
年龄［岁，平均值（最小值~最大值）］	30（20~38）
婚姻状态	
单身	11（50）
已婚	11（50）
BMI［kg/m², 平均值（最小值~最大值）］	23.6（17~30）
产次	
0	13（59.1）
1	7（31.8）
FIGO 分期	
ⅠA1+LVSI	1（4.5）
ⅠA2	5（22.7）
ⅠB1	15（68.2）

BMI：体重指数；LVSI：淋巴脉管浸润

患者平均手术时间为 211min，范围为 150~335min。无中转开腹或需要行根治性全子宫切除的病例。平均估计出血量为 56mL（最大值为 300mL），

无术中输血。7 例患者（31.8%）的子宫动脉上行支被予以保留。

2 例患者出现术中并发症，1 例需行单侧输卵管切除，另 1 例由于在膀胱三角区水平发生输尿管断裂需行输尿管再植。两项操作均在腹腔镜下进行（表 28.2）。

表 28.2　术中及术后数据（n=22）*

	N（最小值~最大值）
手术时间（min）	211（150~335）
估计出血量（mL）	56.5（20~300）
右宫旁组织（mm）	23.3（14~37）
左宫旁组织（mm）	23.2（10~37）
盆腔淋巴结数量（枚）	16（5~31）
术中并发症（例，%）	2（9）
住院时间（d）	1

最后病理分析结果显示，切除的左侧宫旁组织的平均宽度为 23.2mm（14~37mm），右侧宫旁组织为 23.3mm（15~35mm）。盆腔淋巴结清扫的平均

---

* 译者注：原著中此表数据与文字不符，但未查到真实数据，故与原著保持一致。

数量为16枚（5~31枚）。4例患者仅行前哨淋巴结活检。22例患者的住院时间均只有1d（表28.3）。

术后病理组织学检查结果提示，11例（50%）为鳞状细胞癌，8例（36.6%）为腺癌，3例（13.6%）为腺鳞癌。只有2例（9%）被证实为淋巴脉管侵犯。

根据国际妇产科联盟（FIGO）分期，ⅠB1期多见，共14例（63.6%）。

1例患者的分期为ⅠB2期（4.4cm）。仅3例患者的病灶大于2cm（13.3%），4例（18.1%）存在深部间质浸润。2例（9%）存在盆腔淋巴结阳性（表28.3）。

表28.3　最终病理结果（*n*=22）*

变量	*n*（%）
组织学类型	
鳞状细胞癌	11（50）
腺癌	8（36.6）
腺鳞癌	3（13.6）
组织学分级	
1	4（18.1）
2	12（54.5）
3	4（18.1）
肿瘤大小（cm）	
≤2	20（86.7）
>2	2（13.3）
深部间质浸润	4（18.1）
淋巴脉管浸润	2（9）
淋巴结转移	2（9）
宫旁转移	2（9）

4例患者（18.1%）需要辅助治疗。1例33岁的患者诊断为低分化鳞癌，合并淋巴脉管浸润，分期为ⅠB1期（≤2cm），接受了根治性宫颈切除术和盆腔淋巴结切除术。该病例术中阴道切除长度为1.5cm，双侧宫旁切除宽度为3cm。虽然术中冰冻切片病理检查结果提示切缘为阴性，在最终的病理分析中，尽管无深部间质浸润，但是阴道切缘及宫旁仍有鳞癌的局灶性浸润。我们在初次术后37d将卵巢移位至盆腔外，之后行45cGy的辅助放射治疗。尽管已进行卵巢移位，但是患者放射治疗后仍出现了卵巢功能衰退，目前使用激素替代治疗以缓解绝经后症状。另1例27岁患者存在淋巴脉管侵犯，诊断为ⅠB2期（>2cm）中分化鳞癌，术中阴道切除长度为2cm，双侧宫旁切除宽度为2.5cm，术中冰冻切片病理检查结果提示切缘阴性。在最后的病理分析中证实深部间质侵犯，盆腔淋巴结阳性（1/29）。该患者在初次术后42d行卵巢盆腔外移位术，之后再接受4个周期的化学治疗（顺铂75mg/m²，紫杉醇175mg/m²，每3周一次）。这例患者有强烈的保留生育能力的需求并拒绝行放射治疗，因此需要个体化治疗方案。随访54个月，患者无复发迹象。

术后患者平均随访时间为29.8个月（1~55个月）。其中2例（9%）患者复发。第一例为对新辅助化学治疗无效的ⅠB2期患者。患者因为年龄（20岁）的缘故，最初因强烈的生育愿望而拒绝放射治疗，故行根治性宫颈切除术的个体化治疗方案。该患者于根治性宫颈切除术后7个月复发，在同步放化疗期间

---

*译者注：原著中此表数据有误，并且与正文内容不符，但未查到真实数据，故与原著保持一致。

出现病情进展，之后接受盆腔廓清术，并且很快出现了新的复发，从初始治疗到死亡仅有 16 个月。第 2 例复发患者的年龄为 36 岁，为 I B1 期鳞癌，无淋巴脉管间隙浸润，根治性宫颈切除术后 10 个月出现小的局部复发。患者于 1 个月前行挽救性子宫切除术，目前无复发证据。

讨 论

相比于根治性子宫切除术，根治性宫颈切除术是可行且可重复的操作，并且两者具有相近的肿瘤学结局。微创手术（腹腔镜或机器人手术）相比于传统的经腹手术，术中出血量少，盆腹腔解剖更清晰，住院时间短，恢复日常活动所需时间更短[1-4]。

在我们的系列研究中，能够完整重复保留神经的操作，将其步骤标准化可以简化可重复性或学习曲线。我们的患者与其他系列研究中的患者有着相似的特征，平均年龄为 30 岁。目前，已有研究数据显示，在 40 岁之前被诊断为宫颈癌的患者占比超过 25%[1,5-8]。

根治性宫颈切除术的手术指征中，最重要的是肿瘤病灶大小，最佳指征为小于 2cm。文献报道，行根治性宫颈切除术最常见的分期为 I B1 期，达总数的 71%[9-11]，这与我们的系列研究结果相似。

目前，也有一些文献报道这项技术可用于肿瘤大于 2cm 的患者，联合或不联合新辅助化学治疗均可。但是值得注意的是，中转行根治性子宫切除及辅助治疗的概率增加[12-13]。肿瘤的大小及深部间质浸润程度与预后直接相关[1,14-15]。我们本次的研究病例中，肿瘤大于 2cm 者占 13.3%，深部间质浸润者占 18.1%。

在我们的系列研究中，术后未发生即刻的并发症，在其他腹腔镜宫颈切除术研究中也有类似结果[15-16]。Park JY 等人在研究中发现，5.1% 的术中并发症是由于下腔静脉的损伤导致中转开腹手术[1]。Lu 等人发表的一项纳入 140 例腹腔镜手术患者的研究中，术中并发症发生率为 0.7%，术后并发症发生率为 6.4%[14]。在这项研究中，2 例患者（9%）的术中并发症在前面已有介绍。在绝大多数案例中，术中输血的需求说明了术中有并发症或技术上的困难。本研究中患者均不需要输血，平均估计出血量为 56.5mL。相反，2004—2012 年一项纳入 79 例患者的腹腔镜手术研究结果显示，术中输血者占 21.5%，术中平均出血量为 393mL[17]。近期发表的另一项研究结果也显示，术中输血率达 22%[1,15]。Lu 在一篇综述中报道，术中平均出血量为 85~650mL，输血率极低[14]。

据文献报道，根治性宫颈切除术的平均手术时间为 250[1,18]~353min[14,19]。目前的系列案例中，平均手术时间为 211min，少于文献报道的时间。我们没有中转根治性子宫切除术和（或）经腹手术者。与文献报道相比，术中需行根治性子宫切除术的完成率为 18.5%[15]。该研究对比了经腹子宫根治性切除术和机器人手术的完成率，两者结果相似（分别为 24% 和 33%）[10]。Persson 等人在比较经阴道和机器人根治性宫颈切除术的研究中发现，仅有 1 例患者（7.7%）

由于宫颈内切缘浸润需完成根治性子宫切除术[20]。

所有患者均在术后 12~24h（1d）出院，短于既往文献报道的住院时间（4~17.5d）[5-21]。Park 等人的研究中报道的平均住院日为 9d（3~28d）[1]。在目前的系列研究中，仅有 1 例患者的住院时间为 1d[15]。

随着技术的进步，本研究中仍有 7 例患者的子宫动脉上行支被予以保留，尽管这项操作被认为是复杂且具有挑战的技术。目前，鲜有保留该血管的文献研究报道[22]。

目前，对于保留子宫动脉上行支是否影响患者生育能力的观点仍存在争议。一些研究认为，降低子宫血供会影响产科结局[23]。但是，目前尚无评估关于保留子宫动脉上行支是否会影响患者生育结局的随机研究。

一项关于子宫肌瘤的研究对比了两种技术，即术前子宫动脉栓塞和腹腔镜子宫肌瘤剥除术不结扎子宫动脉起始部，结果表明后者的生育结局更好[23]。因此，我们认为保留子宫的动脉上行支是有利的。

文献描述的常见晚期并发症包括闭经、月经不规律、环扎线移位，最严重且需要外科手术治疗的并发症是宫颈狭窄，其发生率高达 14%。宫颈狭窄的发生可能与宫颈环扎和（或）术中宫颈管内口未放置抗狭窄的器具有关[9]。Nick AM 等人的研究结果表明，如果术中使用扩张器具（Smit Sleeve）或 Foley 导尿管保持宫颈内口扩张，将增加自然受孕率，并且使用扩张器具（Nucletron）的患者无宫颈狭窄发生[10,24]。本研究中，

22 例患者的规律月经开始于术后第 1 个月。但是，其中 4 例患者（18.1%）由于术后宫颈狭窄引起晚期闭经、严重的痛经，并且需要进行宫颈扩张手术。1 例患者术后发生宫颈环扎线移位。

根治性子宫切除术后平均随访时间为 29.8 个月（1~55 个月），2 例患者的肿瘤复发。通常来说，初次治疗后 75% 患者的肿瘤复发发生在术后 2~3 年。这一结果提示，在此期间需进行频率更高的随访[25-27]。在已发表的评估微创手术的研究中，肿瘤复发率为 2.5%~11%[1,8,15]。Park 等人证实，肿瘤大小与复发直接相关，肿瘤小于 2cm 者的复发率为 6%，肿瘤大于 2cm 且小于 4cm 患者的复发率上升至 20.7%[1]。至今已发表的其他几项小样本研究也得出相同结论，应用这项手术技术后，在随访期间也未观察到肿瘤复发[10,16,28]。

在这些患者中，最常见的组织学类型是鳞状细胞癌和腺鳞癌。在本研究中，腺鳞癌占 36.3%，与既往研究报道的该病理类型的比例（平均 25%）不同[29]；我们的病例中主要为鳞癌（50%），与文献报道中棘细胞亚型的比例（70%~75%）相近[1,9,11]。然而，从近年发表的文献来看，腺鳞癌的发生率有所升高[30-31]。

考虑到需要重视的肿瘤手术的质量模式，淋巴结切除数目及宫旁组织的切除范围这两个方面值得重点关注。宫颈肿瘤主要通过淋巴和（或）直接侵犯而转移[32]。盆腔淋巴结分期在宫颈癌的治疗中是非常重要的步骤，淋巴结转移与否是影响预后的主要风险因素。盆腔淋巴结切除技术在文献中已经得到系统化介

绍[33-34]。在本研究中，平均切除的淋巴结数量为 16 枚（5~31 枚）。Nick 等人的研究表明，微创手术及经腹手术切除的平均淋巴结数目类似[10]。Kim 等人报道，通过微创手术可以切除足够的盆腔淋巴结数量（24 枚）[15]。就宫旁组织切除而言，我们切除的平均宫旁范围为左侧 23.3mm，右侧 23.2mm。近几年有研究结果显示，与经阴道入路相比，经腹腔镜或经腹手术切除的宫旁组织范围更大[10]。

本研究中，2 例患者的最终病理检查结果提示淋巴结阳性，其中 1 例患者因强烈的保留生育能力意愿拒绝行放射治疗，仅接受辅助化学治疗。该病例术后随访 55 个月，无复发，并且正在尝试通过辅助生殖技术受孕。

已有系列案例报道，术中冰冻切片病理检查结果为阴性但是存在淋巴结转移患者的比例为 3.8%[1]。在该研究中，对存在盆腔淋巴结微转移但是因有强烈生育要求而未行辅助放射治疗的患者进行预后评估，结果显示淋巴结微转移并不是复发的独立危险因素[1]。

就产科结局而言，虽然 3 例患者接受盆腔放射治疗，但其中 1 例患者在行宫颈切除后自然受孕。

近期的研究结果显示，根治性宫颈切除术后约一半患者需要通过辅助生殖技术才能受孕[35]。因此，这点需要在手术前与患者进行着重说明，尤其在发展中国家，要获得由公共卫生系统资助的辅助生殖技术是较为困难的。虽然本研究中一半的病例当时并不希望以后妊娠，但是他们仍然保留了潜在的生育能力。Nick 等人也报道，术后仅有 36% 的病例成功受孕[10]。

尽管手术路径不同（经腹、经阴道、腹腔镜或机器人），所有关于根治性宫颈切除术的研究均表明，选择手术路径时应根据不同的机构及技术限制而定，该保留生育功能的手术结局与根治性子宫切除术类似，是安全、可行的。因此，对于有生育要求的早期宫颈癌患者来说，根治性宫颈切除术是一种安全的抗肿瘤治疗方案。

本研究的样本量较小，随访时间短。如果有更多的患者接受这种手术方案，有可能获得更多可靠的肿瘤治疗和产科结局的研究数据。

结论

本研究结果表明，经阴道辅助腹腔镜下保留神经功能的根治性宫颈切除术是可行的，并且有可能在发展中国家的肿瘤中心进行广泛推广。在我们的病例系列研究中，该手术的术中并发症发生率低，术后住院时间较短，术中出血量低，肿瘤学结局满意。这些均表明，这项技术应得到鼓励，在专科医院中可对早期宫颈癌患者积极开展。

与已发表的较多病例数的文献报道相比，足够的淋巴结切除数量、手术切缘状态以及足够的宫旁切除范围可以佐证本中心系列研究的肿瘤学安全性。

（闻笔伟 译）

参考文献

[1] Park JY, Joo WD, Chang SJ, et al. Long-term outcomes after fertilitysparing laparoscopic radical trachelectomy in young women with early-stage cervical cancer: an Asan Gynecologic Cancer Group (AGCG) study. J Surg Oncol, 2014, 110: 252.

[2] Persson J, Kannisto P, Bossmar T. Robot-assisted abdominal laparoscopic radical trachelectomy. Gynecol Oncol, 2008, 111(3): 564-567.

[3] Hoogendam JP, Verheijen RH, Wegner I, et al. Oncological outcome and long-term complications in robot-assisted radical surgery for early stage cervical cancer: an observational cohort study. BJOG, 2014, 121(12): 1538-1545.

[4] Ramirez PT, Schmeler KM, Malpica A, et al. Safety and feasibility of robotic radical trachelectomy in patients with early-stage cervical cancer. Gynecol Oncol, 2010, 116(3): 512-515.

[5] Ebisawa K, Takano M, Fukuda M, et al. Obstetric outcomes of patients undergoing total laparoscopic radical trachelectomy for early stage cervical cancer. Gynecol Oncol, 2013, 131(1): 83-86.

[6] Sonoda Y, Abu-Rustum NR, Gemignani ML, et al. A fertility-sparing alternative to radical hysterectomy: how many patients may be eligible? Gynecol Oncol, 2004, 95(3): 534-538.

[7] Watson M, Saraiya M, Benard V, et al. Burden of cervical cancer in the United States, 1998-2003. Cancer, 2008, 113(10 Suppl): 2855-2864.

[8] Diaz JP, Sonoda Y, Leitao MM, et al. Oncologic outcome of fertilitysparing radical trachelectomy versus radical hysterectomy for stage IB1 cervical carcinoma. Gynecol Oncol, 2008, 111(2): 255-260.

[9] Pareja R, Rendon GJ, Sanz-Lomana CM, et al. Surgical, oncological, and obstetrical outcomes after abdominal radical trachelectomy-a systematic literature review. Gynecol Oncol, 2013, 131(1): 77-82.

[10] Nick AM, Frumovitz MM, Soliman PT, et al. Fertility sparing surgery for treatment of early-stage cervical cancer: open vs. robotic radical trachelectomy. Gynecol Oncol, 2012, 124(2): 276-280.

[11] Marchiole P, Benchaib M, Buenerd A, et al. Oncological safety of laparoscopic-assisted vaginal radical trachelectomy (LARVT or Dargent's operation): a comparative study with laparoscopic-assisted vaginal radical hysterectomy (LARVH). Gynecol Oncol, 2007, 106(1): 132-141.

[12] Li J, Wu X, Li X, et al. Abdominal radical trachelectomy: is it safe for IB1 cervical cancer with tumors ≥2cm? Gynecol Oncol, 2013, 131(1): 87-92.

[13] Pareja R, Rendon GJ, Vasquez M, et al. Immediate radical trachelectomy versus neoadjuvant chemotherapy followed by conservative surgery for patients with stage IB1 cervical cancer with tumors 2cm or larger: a literature review and analysis of oncological and obstetrical outcomes. Gynecol Oncol, 2015.

[14] Lu Q, Liu C, Zhang Z. Total laparoscopic radical trachelectomy in the treatment of early-stage cervical cancer: review of technique and outcomes. Curr Opin Obstet Gynecol, 2014, 26(4): 302-307.

[15] Kim JH, Park JY, Kim DY, et al. Fertility-sparing laparoscopic radical trachelectomy for young women with early stage cervical cancer. BJOG, 2010, 117(3): 340-347.

[16] Chen Y, Xu H, Zhang Q, et al. A fertility-preserving option in early cervical carcinoma: laparoscopy-assisted vaginal radical trachelectomy and pelvic lymphadenectomy. Eur J Obstet Gynecol Reprod Biol, 2008, 136(1): 90-93.

[17] Chuang LT, Lerner DL, Liu CS, et al. Fertility sparing robotic-assisted radical trachelectomy and bilateral pelvic lymphade-nectomy in early-stage cervical cancer. J Minim Invasive Gynecol, 2008, 15(6): 767-770.

[18] Cibula D, Ungar L, Palfalvi L, et al. Laparo-

scopic abdominal radical trachelectomy. Gynecol Oncol, 2005, 97(2): 707-709.

[19] Lee CL, Huang KG, Wang CJ, et al. Laparoscopic radical trachelectomy for stage IB1 cervical cancer. J Am Assoc Gynecol Laparosc, 2003, 10(1): 111-115.

[20] Persson J, Imboden S, Reynisson P, et al. Reproducibility and accuracy of robot-assisted laparoscopic fertility sparing radical trachelectomy. Gynecol Oncol, 2012, 127(3): 484-488.

[21] Kucukmetin A, Biliatis I, Ratnavelu N, et al. Laparoscopic radical trachelectomy is an alternative to laparotomy with improved perioperative outcomes in patients with early-stage cervical cancer. Int J Gynecol Cancer, 2014, 24(1): 135-140.

[22] Tang J, Li J, Wang S, et al. On what scale does it benefit the patients if uterine arteries were preserved during ART? Gynecol Oncol, 2014, 134(1): 154-159.

[23] Wang YF, Chen GW, Li WS, et al. Total laparoscopic radical trachelectomy with ascending branches of uterine arteries preservation. Chin Med J, 2011, 124(3): 469-471.

[24] Noyes N, Abu-Rustum NR, Ramirez PT, et al. Options in the management of fertility-related issues after radical trachelectomy in patients with early cervical cancer. Gynecol Oncol, 2009, 114(1): 117-120.

[25] Greer BE, Koh WJ, Abu-Rustum NR, et al. Cervical cancer. J Natl Compr Cancer Netw, 2010, 8(12): 1388-1416.

[26] Elit L, Fyles AW, Oliver TK, et al. Follow-up for women after treatment for cervical cancer. Curr Oncol, 2010, 17(3):65-69.

[27] Samlal RA, Van Der Velden J, Van Eerden T, et al. Recurrent cervical carcinoma after radical hysterectomy: an analysis of clinical aspects and prognosis. Int J Gynecol Cancer, 1998, 8(1): 78-84.

[28] Burnett AF, Stone PJ, Duckworth LA, et al. Robotic radical trachelectomy for preservation of fertility in early cervical cancer: case series and description of technique. J Minim Invasive Gynecol, 2009, 16(5): 569-572.

[29] Ries LAG, Krapcho M, Stinchcomb DG, et al. SEER cancer statistics review, 1975-2005. National Cancer Institute, 2008.

[30] Smith HO, Tiffany MF, Qualls CR, et al. The rising incidence of adenocarcinoma relative to squamous cell carcinoma of the uterine cervix in the United States-a 24-year population-based study. Gynecol Oncol, 2000, 78(2): 97-105.

[31] Wang SS, Sherman ME, Hildesheim A, et al. Cervical adenocarcinoma and squamous cell carcinoma incidence trends among white women and black women in the United States for 1976-2000. Cancer, 2004, 100(5): 1035-1044.

[32] Koh WJ, Greer BE, Abu-Rustum NR, et al. Cervical cancer. J Natl Compr Cancer Netw, 2013, 11(3): 320-343.

[33] Levenback C, Coleman R, VdZ AGJ. Clinical lymphatic mapping in gynecologic cancers. London: Martin Dunitz Ltd, 2004.

[34] Kavallaris A, Kalogiannidis I, Chalvatzas N, et al. Standardized technique of laparoscopic pelvic and para-aortic lymphadenectomy in gynecologic cancer optimizes the peri-operative outcomes. Arch Gynecol Obstet, 2011, 283(6): 1373-1380.

[35] Vieira MA, Rendón GJ, Munsell M, et al. Radical trachelectomy in earlystage cervical cancer: A comparison of laparotomy and minimally invasive surgery. Gynecol Oncol, 2015, 138(3): 585-589.

第 29 章 腹腔镜下子宫内膜癌手术治疗

Natalia R. Gomez-Hidalgo, Pedro T. Ramirez

引　言

在美国，子宫内膜癌是第四常见的恶性肿瘤和最常见的妇科恶性肿瘤，2016 年新发病例约有 60 050 例，每年死亡病例估计超过 10 470 例[1]。子宫内膜癌患者的预后取决于疾病的分期，5 年生存率为 75%~80%[2-4]。早期子宫内膜癌的治疗方式仍然是子宫切除术和双侧输卵管卵巢切除术，以及基于术前和术中危险因素评估进行的盆腔和腹主动脉旁淋巴结清扫术。这些因素包括组织学亚型、分级、子宫肌层侵犯程度、宫颈受累情况或是否有宫外转移等[5-6]。过去，子宫内膜癌患者的标准治疗方法是经腹手术。然而，鉴于微创手术的明确优势，例如出血量少、输血率低、住院时间短、术后并发症发生率低，微创手术已成为子宫内膜癌患者的首选治疗方法。

文献综述

大量回顾性研究已证实微创手术在子宫内膜癌患者管理中的益处（表 29.1），至少包括 9 项随机试验，涉及 3 500 余例患者，对经腹手术和腹腔镜手术进行比较后证实腹腔镜手术具有更多的优势[7]。

单中心随机试验

Fram[8] 发表了第一项对比腹腔镜手术与经腹手术治疗子宫内膜癌的随机对照试验研究，这是一个单中心试验，共纳入 61 例 I 期子宫内膜癌患者。本研究的目的是评估术中和术后并发症，以及手术时间、淋巴结计数和住院时间。将患者随机分为两组，第一组（A 组）包括 29 例患者，行腹腔镜辅助经阴道子宫切除术 + 双侧输卵管卵巢切除术 ±

N. R. Gomez-Hidalgo

Department of Surgery, Memorial Sloan Kettering Cancer Center, New York, NY, USA

P. T. Ramirez (✉)

Department of Gynecology Oncology and Reproductive Medicine, The University of Texas MD Anderson Cancer Center, Houston, TX, USA

e-mail: peramire@mdanderson.org

© Springer International Publishing AG, part of Springer Nature 2018

G. G. Gomes-da-Silveira et al. (eds.), *Minimally Invasive Gynecology*,

https://doi.org/10.1007/978-3-319-72592-5_29

表 29.1 子宫内膜癌微创手术

作者	时间(年)	研究设计	参与者	干预	结果
Fram 等人	2002	单中心随机临床试验，无盲法	61 例 I 期子宫内膜癌患者	LAVH+BSO±LPLA（n=29）vs. TAH+BSO±PLA（n=32）	手术/术后并发症；手术时间；淋巴结计数；LOS
Zorlu 等人	2005	单中心随机临床试验，无盲法	52 例 I~III 期子宫内膜癌患者	LAVH+BSO±LPLA（n=26）vs. TAH+BSO±PLA（n=26）	术中/术后并发症；手术时间；淋巴结计数；LOS
Malzoni 等人	2009	单中心随机临床试验，无盲法	159 例 I 期子宫内膜癌患者	LAVH+BSO±LPLA（n=81）vs. TAH+BSO±PLA（n=78）	OS，无病生存期，复发；术中/术后并发症；手术时间；淋巴结计数；LOS
Kluivers 等人	2011	单中心随机临床试验，无盲法	17 例 I 期子宫内膜癌患者	TLH+BSO±LPLA（n=11）vs. TAH+BSO±PLA（n=16）	术中/术后并发症；复发；手术时间，LOS，QoL
Walker 等人	2009	多中心随机临床试验，无盲法	2 616 例 I~IV 期子宫内膜癌患者	LAVH+BSO+LPLA/LPALA（n=1 630）vs. TAH/TRAH+BSO±PLA±PALA（n=868）	无复发生存率，围手术期不良事件，中转开腹，住院时间，术后住院时间，手术时间，生活质量，复发部位，生存率
Mourorits 等人	2009	多中心随机临床试验，无盲法	283 例 I 期子宫内膜癌患者	LAVH+BSO+LPLA/LPALA（n=1 630）vs. TAH/TRAH+BSO±PLA±PALA（n=868）	术中/术后并发症；手术时间，淋巴结计数；LOS
Janda 等人	2010	多中心随机临床试验，无盲法	332 例 I 期子宫内膜癌患者	TLH+BSO±LPLA（n=185）vs. TAH+BSO±PLA（n=94）	术中/术后并发症；复发；LOS，QoL

BSO：双侧输卵管卵巢切除术；EC：子宫内膜癌；LAVH：腹腔镜辅助经阴道子宫切除术；LOS：住院时间；LPLA：腹腔镜下盆腔淋巴结清扫术；PALA：腹主动脉旁淋巴结清扫术；PLA：盆腔淋巴结清扫术；TAH/TRAH：经腹全子宫切除术；TLH：腹腔镜全子宫切除术；OS：总生存期；QoL：生活质量；RCT：随机临床试验

腹腔镜盆腔淋巴结清扫术；第二组（B组）包括32例患者，采用传统方法进行手术，即经腹全子宫切除术（TAH）+ 双侧输卵管卵巢切除术 ± 盆腔淋巴结清扫术。研究结果显示，A组患者的出血量明显低于B组（145.5mL *vs.* 501.6mL，*P*<0.05），并且住院时间较短（2.3d *vs.* 5.5d，*P*<0.05），手术时间较长（136.2min *vs.* 101.9min，*P*<0.05）。两组患者获得的淋巴结数目无显著差异（A组为21.3枚，B组为21.9枚；*P*>0.05）。腹腔镜组患者的并发症包括浅表血栓性静脉炎1例、泌尿系统感染1例和阴道残端血肿1例。经腹手术组中，2例患者发生膀胱损伤。作者的结论是，腹腔镜手术可以显著减少失血量，缩短住院时间，但是手术时间更长。

Zorlu 等人[9] 报道了一项包含52例子宫内膜癌患者的研究，评估了腹腔镜手术在早期子宫内膜癌治疗中的可行性。对患者行包括全子宫切除术、双侧输卵管卵巢切除术和盆腔淋巴结清扫术在内的分期手术，并进行细胞学检查，其中26例患者接受经腹手术，其余26例患者接受腹腔镜手术。腹腔镜手术组和经腹手术组患者的平均淋巴结清扫数量分别为18.2枚和21.1枚（*P*>0.05）。腹腔镜手术组和经腹手术组中分别有7.7% 和15.4% 的患者发生盆腔淋巴结转移，差异无显著统计学意义。腹腔镜手术组中42.3% 的患者和经腹手术组中38.5% 的患者于术后行辅助放射治疗。经腹手术组围手术期并发症发生率较高（主要原因是术后伤口感染），住院时间较长。腹腔镜手术组患者的住院时间明显短于经腹手术组（4.1d *vs.* 8.2d，

P<0.05）。腹腔镜手术组手术时间接近于经腹手术组（155min *vs.* 144min，*P*>0.05）。经腹手术组中5例患者出现伤口并发症，其中1例患者清创后需再次行手术缝合。经腹手术组患者输注了8个单位的红细胞，腹腔镜手术组患者输注了6个单位的红细胞。作者认为，淋巴结数量和淋巴结转移检测在腹腔镜手术组和经腹手术组之间无显著差异。

Tozzi 等人[10] 报道了一项前瞻性随机试验，该研究比较了子宫内膜癌患者行分期手术后的生存率。将63例患者分配到腹腔镜手术组，将59例患者分配到经腹手术组。所有患者的中位随访时间为44个月（范围为5~96个月）。腹腔镜手术组中8例患者（12.6%）复发，经腹手术组中5例患者（8.5%）复发（*P*=0.65）。在随访中期，腹腔镜手术组和经腹手术组的无病生存率分别为87.4%、91.6%（*P*=0.38），总生存率分别为82.7%、86.5%（*P*=0.33）。腹腔镜手术组的病因特异性生存率为90.5%，经腹手术组为94.9%（*P*=0.47）。作者得出结论，腹腔镜手术和经腹手术有相似的生存结局。

Malzoni 等人[11] 报道了一系列行腹腔镜全子宫切除术（LPS组）或经腹子宫切除术联合淋巴结清扫术（LPT组）治疗159例早期子宫内膜癌患者的可行性、安全性和发病率的研究。该研究的次要研究终点是评估无病生存期和复发率。LPS组的平均手术时间为（136±31）min（95% CI：118~181min），LPT组的平均手术时间为（123±29）min（95% CI：111~198min）（*P*<0.01）。

LPS组的平均出血量为（50±12）mL（95% CI：20~90mL），LPT组的平均出血量为（145±35）mL（95% CI：60~255mL；*P*<0.01）。LPS组的平均住院时间为（5.1±1.2）d，LPT组的平均住院时间为（2.1±0.5）d（*P*<0.01）。本研究的结论是，腹腔镜手术是治疗早期子宫内膜癌患者的合适方法，但是似乎没有改变无病生存期和总生存期。

Kluivers等人[12]发表了一项关于子宫内膜癌患者行腹腔镜子宫切除术与经腹子宫切除术的术后恢复情况和长期愈后的随机研究。主要观察指标是术后12周内的生活质量和恢复情况。研究中采用了三份问卷：RAND-36、QoR-40和RI-10。RAND-36总分的组间差异为142个单位（95% CI：46~236），支持腹腔镜子宫切除术的治疗方案。该研究的结论是，与经腹子宫切除术相比，腹腔镜子宫切除术后12周内的生活质量更高。

多中心随机试验

评价腹腔镜手术在子宫内膜癌患者中作用的最权威研究是2009年所发表的妇科肿瘤学组开展的研究LAP2[13]。在这项研究中，将临床分期为Ⅰ~ⅡA期的子宫内膜癌患者随机分配到腹腔镜手术组（*n*=1 696）和经腹手术组（*n*=920），实施的手术包括子宫切除术、输卵管卵巢切除术、盆腔和腹主动脉旁淋巴结清扫术，并且行盆腔细胞学检查。主要研究终点是术后6周的并发症率和死亡率、住院时间、中转开腹率、复发部位和生活质量评分。1682例患者最初进行腹腔镜手术，1248例患者

（74.2%）完成了腹腔镜手术且未中转开腹。246例患者（14.6%）中转开腹手术的最常见原因是术野可视性差。腹腔镜手术的中度至重度术后不良事件少于经腹手术（14% *vs.* 21%；*P*<0.0001），虽然手术时间明显较长（中位数：204min *vs.* 130min；*P*<0.001），但是术中并发症发生率相似。住院治疗时间超过2d以上的腹腔镜手术组患者占比显著低于经腹手术组（52% *vs.* 94%；*P*<0.0001）。8%的腹腔镜手术患者和4%的经腹手术患者未切除盆腔和主动脉旁淋巴结（*P*<0.0001）。晚期患者（ⅢA期、ⅢC期或ⅣB期）的总体检出率没有差异（腹腔镜手术组为17%，经腹手术组为17%；*P*=0.841）。根据这项具有里程碑意义的研究得出的结论是：就短期结局而言，对子宫内膜癌患者采用腹腔镜进行分期手术是可行且安全的，并且并发症更少，住院时间更短。

随后Mourits等人[14]在发表的研究中报道了从荷兰21家医院收集的数据。将283例Ⅰ期子宫内膜样腺癌和复杂不典型增生患者随机（比例为2：1）分为干预组（TLH，*n*=187）和对照组（TAH，*n*=96）。主要研究结果包括术中和术后6周内记录的主要并发症发生率（肠道、输尿管、膀胱损伤，感染，血肿和出血，伤口裂开，伤口感染，需要干预的肠梗阻和死亡）。根据不良事件通用术语标准评估并发症的严重程度。腹腔镜全子宫切除术（TLH）组中严重并发症的发生率为14.6%（27/185），而TAH组为14.9%（14/94），差异无统计学意义（*P*=0.95）。次要研究结果包括轻微并发症（肺部和尿路感染，尿潴留，发热，

不需要干预的伤口感染，轻微麻醉问题，无须输血或干预的出血或血肿）、治疗相关结果和生活质量。与治疗相关的结果是中转开腹率、手术时间、失血量、住院时间、止痛药使用情况和日常活动的恢复情况。TLH 组中轻微并发症的发生率为 13.0%（24/185），TAH 组为 11.7%（11/94，$P=0.76$）。10.8%（20/185）的患者中转为开腹手术。TLH 组患者的失血量明显较少（$P<0.0001$），使用止痛药较少（$P<0.0001$），住院时间较短（$P<0.0001$），日常活动恢复较快（$P=0.002$），但是耗费的手术时间比 TAH 组更长（$P<0.0001$）。研究结果显示，就主要并发症（术中或术后）而言，没有证据表明 TLH 比 TAH 更有利，但是 TLH 在缩短住院时间、减轻疼痛和加速日常活动恢复方面使患者受益更多。

Janda 等人发表了针对 I 期子宫内膜癌行 TLH 和 TAH 治疗的比较结果（LACE 试验）[15]。该研究的主要目的是评估 TLH 是否能在术后长达 6 个月的时间内带来相同或更高的生活质量（与 TAH 相比）。将来自澳大利亚、新西兰和中国香港共 19 个研究中心的 361 例患者纳入生活质量的研究，共 332 例患者完成了生活质量分析。除了情绪和社会幸福感外，在所有子量表中，接受 TLH 治疗患者的生活质量较接受 TAH 治疗患者显著提高。通过计算每个变量在术后早期（1 周和 4 周）和术后晚期（3 个月和 6 个月）时间点的测量值和基线测量值之间的变化分数，分析生活质量随时间的变化。本研究报告了围手术期参数，TLH 组的手术时间（138±43）min 明显长于 TAH 组［（109±34）min，$P=0.001$］。然而，两

组间术中不良事件的比例相似（TAH 为 8/142，即 5.6%；TLH 为 14/190，即 7.4%；$P=0.53$）。术后 TAH 组出现 3 级或更高级别不良事件的患者数量是 TLH 组的两倍（TAH 为 33/142，即 23.2%；TLH 为 22/190，即 11.6%；$P=0.004$）。与 TLH 组相比，TAH 组术后严重不良事件的发生率更高（TAH 为 27/142，即 19.0%；TLH 为 16/190，即 7.9%；$P=0.002$）。本研究的结论是，治疗 I 期子宫内膜癌时，对于生活质量在手术恢复早期和晚期阶段的改善以及不良事件概率，TLH 较 TAH 更有优势。

总之，这是一篇关于子宫癌治疗的最新系统综述，其证实了腹腔镜手术的益处，即住院时间更短，术后并发症发生率更低，肿瘤学和手术结局相当，但是手术时间更长[7]。

外科技术

在考虑子宫内膜癌患者的微创手术时，有多种方法可供选择。在这里，我们详细描述腹腔镜下标准子宫切除分期手术。

将患者置于低截石位。小心放置患者以避免神经损伤，提供符合人体工程学的外科手术体位，并且在必要时提供充足空间以便进入阴道，这些措施是必要的。在手术开始时，应将手术床处于水平位置，并且降低高度，以便所有手术人员可以放松手臂[16]。

妇科腹腔镜手术入口通常位于脐处[17]。然而，对于以前曾在中线行切口手术的患者，应该考虑将初始入口选为下文所

述的 Palmer 点。可选择的进入途径包括两种，即使用气腹针盲穿，直接通过可视化光学穿刺器或开放式进入。在降低并发症发生率方面，两种方法均未显示出更多优势，因此手术入路的选择通常取决于外科医生的偏好。为了避免损伤腹壁神经或血管（特别是髂腹股沟神经和髂腹下神经、腹壁浅动脉和腹壁下动脉），取下腹切口位置位于髂前上棘内侧约 2cm 和尾部约 2cm 处、腹直肌边界的外侧[18]。我们还主张在耻骨联合上方的中线增加一个 5mm 的穿刺口。一旦腹部进气，可将患者置于倾斜角度较大的头低臀高位，通过移动肠道至上腹部暴露骨盆。如果存在盆腔或腹腔内粘连，通过分离网膜、肠道或腹壁粘连暴露和游离盆腔器官显得格外重要。恢复正常解剖结构可使重要的骨盆结构可视化。

此时，电凝并切断圆韧带，通过扩大切口进入腹膜，切口位于阔韧带后叶上方，并且在骨盆漏斗韧带和髂血管的外侧。行钝性或锐性解剖分离，清除覆盖在髂外动脉上的疏松结缔组织。沿髂外动脉上方到达其分叉处，可见输尿管跨过髂总动脉。将输尿管附着在阔韧带的内侧或后侧，以确保不破坏其血液供应。进行输卵管卵巢切除术前，将阔韧带开口向上延伸至骨盆漏斗韧带。进行输卵管卵巢切除术时，电凝骨盆漏斗韧带。用腹腔镜器械通过钝性和锐性分离相结合的方式从子宫下段游离膀胱，此可为切除子宫做准备。打开阔韧带前叶，沿膀胱子宫腹膜反折继续分离。如果遇到膀胱周围脂肪，则表明已接近膀胱，应指导外科医生避开此区域。当处理较

严重的膀胱粘连时，避免使用能量器械，应使用腹腔镜剪刀进行解剖，以避免可能对膀胱造成潜在的热损伤。在某些情况下，完全游离膀胱可以延迟到切断主韧带 / 子宫血管复合体之后，以便沿耻骨宫颈筋膜进入膀胱平面。

通过打开阔韧带后叶和分离周围筋膜可识别并裸化子宫血管。确认输尿管位置后，在子宫颈内口处电凝子宫血管。使用举宫器或腹腔镜器械沿头部方向抬升子宫以增加电外科器械至输尿管的距离，这是避免输尿管损伤的重要一步。电凝后在子宫血管处切开一个切口，独立处理这个区域以形成一个远离输尿管的血管蒂，在止血不充分的情况下可以安全烧灼该血管蒂以进行止血。使用超声刀或单极器械以环绕子宫颈的经典方式进行阴道切开术。当使用举宫器时，其边缘可以作为有效的指引。抬高举宫器前端将有助于暴露阴道穹隆轮廓，并且使输尿管与阴道切开部位保持一定距离。将标本通过阴道取出，然后将一块湿润的海绵放入阴道。或者可以在阴道内放置一个气腹封堵器（如装有外科纱布或塑料球的无菌手套），用于防止气腹压力不足。

影响子宫内膜癌预后的最重要因素之一为是否存在宫外转移，尤其是盆腔和腹主动脉旁淋巴结转移。对于诊断为早期疾病的女性，是否进行淋巴结评估尚存在争议。前哨淋巴结（SLN）示踪在子宫内膜癌患者的治疗中越来越受关注。SLN 示踪显影时需要注入放射性示踪剂或有色染料（通常是蓝色或荧光绿色）来定位热点或可视化有色结节。根据注射部位，存在三种不同类型的 SLN

示踪技术，即子宫浆膜下、宫颈、宫腔镜下子宫内膜注射[19-20]。

在斯隆-凯特林癌症研究所（MSKCC）[21]，研究人员发现宫颈注射足以进行有效的 SLN 示踪。使用宫颈注射的基本原理包括：子宫的主要淋巴回流来自宫旁；浅层（1~3mm）和深层（1~2cm）宫颈的联合注射就足以达到要求；子宫颈容易触及；子宫内膜癌患者的子宫颈很少因解剖变异（如肌瘤）而扭曲；大多数早期子宫内膜癌患者的子宫底部浆膜中没有病变浸润和溃疡形成[22]。当患者处于麻醉状态时，注射有色染料，例如 1% 的异硫蓝（淋巴蓝）、1% 的亚甲蓝、2.5% 的专利蓝钠（专利蓝 V）或吲哚菁绿。可将 4mL 染料分为 4 次单独注射，每次注射到子宫颈的一个象限（每次 1mL）。然而，大多数研究中心的研究人员提出，在 3 点钟和 9 点钟位置注射 1mL 染料就可以得到理想的效果[20]。

通过病理检查评估 SLN 的步骤为使用常规 HE 染色进行初步筛查；如果是阴性，则从每个蜡块上连续切 2 张 5nm 厚切片，间隔 50nm，再连续切 2 张。对于每个水平的连续 2 张切片，一张行 HE 染色，一张选用抗细胞角蛋白抗体 AE1/AE3（Ventana 细胞诊断）行免疫组织化学染色（IHC），对每个蜡块共取 4 张切片。通过这种 IHC 超分期，病理学家能够检测到额外 3%~4% 的常规 HE 染色有可能会遗漏的 SLN 微转移病灶[23]。

如果病理结果呈阳性，需进行双侧盆腔和腹主动脉旁淋巴结切除术，应遵循以下步骤。

• 通过沿骨盆血管水平侧的腰大肌旁侧切开腹膜，进入腹膜后方，锐性分

离左侧乙状结肠的粘连。

• 随后通过钝性和锐性相结合的方式分离直肠旁间隙和膀胱旁间隙。有效的解剖学标志是闭塞脐动脉，其通常被视为膀胱两侧的离散褶皱。在闭塞脐动脉和髂外血管之间进一步游离区域内侧以暴露膀胱旁间隙，游离外侧可暴露闭孔窝。

• 在输尿管内侧和髂内血管旁侧起始部位之间游离直肠旁间隙。

• 开始清扫盆腔淋巴结，从腰大肌分离外侧淋巴结组织，向内侧牵拉髂外血管以暴露血管和腰大肌之间的间隙。当解剖进行到尾侧时，助手将器械放入膀胱旁间隙并向内侧牵拉，持续解剖至旋髂静脉清晰可见。

• 提起髂外血管周围的纤维脂肪组织并游离，切开覆盖在髂外动脉上方的纤维鞘以充分游离淋巴组织。然后，外科医生钳夹淋巴组织，并将其向中间牵拉。

• 切开髂外动脉中间部分的所有粘连。通过钝性和锐性分离将髂外动脉、静脉之间的间隙打开。接下来，将附着在髂外静脉上的组织轻轻剥离。

• 外科医生解剖闭孔窝，将淋巴集合束的纤维脂肪组织向内牵拉，在髂外静脉内下方形成一个平面。在闭孔窝内进行钝性、锐性解剖，直至闭孔神经可见；将该神经在闭孔窝内沿其走行游离。副闭孔血管通常起源于髂外静脉下的表面；只有将闭孔神经清楚暴露并且将输尿管安全地从解剖区域中游离后，才可以钳夹或电凝。必须特别注意闭孔窝的顶端，此处有髂总动脉分叉，淋巴结可能更容易附着在髂内血管上。

为了继续进行腹主动脉旁淋巴结

清扫术，在右侧髂总动脉上方的腹膜上切开一个切口，沿主动脉向头部延伸至十二指肠水平。只要已确认主动脉分叉处，就可以切开左侧髂总动脉上方的腹膜。将乙状结肠的肠系膜向前牵拉，然后将左髂总动脉和主动脉及乙状结肠肠系膜之间的疏松结缔组织通过钝性和锐性分离打开，直至左腰大肌可见。

• 识别左侧输尿管，将其向旁侧牵拉以便安全脱离解剖范围。在开始行淋巴结清扫前，识别肠系膜下动脉是非常重要的。

• 一旦充分暴露完毕，外科医生可钳夹邻近主动脉或近端左髂总动脉的淋巴结节并向前抬起，同时解剖大血管和邻近的淋巴结之间的平面。然后通过钝性和锐性分离将其向头部方向延伸。为了切除右侧腹主动脉旁淋巴结，可在主动脉上继续横向解剖以寻找覆盖在下腔静脉上方的右侧腹主动脉旁淋巴结。识别右侧输尿管，仔细解剖下腔静脉上方的淋巴结节。

• 然后在肠系膜下动脉附近的头端横断淋巴结链。解剖的上界（头侧边界）仍然是一个存在争议的话题，然而大多数学者主张彻底解剖至肾血管水平。进行右侧主动脉旁淋巴结清扫时必须小心，以避免损伤来源于腔静脉的右侧卵巢静脉。

特殊关注点

肥　胖

子宫内膜癌最大的危险因素是肥胖。美国近 2/3 的女性呈超重或肥胖状态，超过 6% 的女性患有病态肥胖（体重指数 $\geq 40kg/m^2$）[24-25]。肥胖已被证实是子宫内膜癌的一个重要危险因素，约有 40% 的病例与肥胖相关[4-8]。随着体重指数的增加，进入腹腔受限、难以暴露盆腔器官和进行充分的淋巴结清扫术，这些均会导致中转开腹率成比例增长。对肥胖患者行经腹手术时，出血、伤口感染和伤口裂开、血栓形成和肺栓塞的风险增加，此时应鼓励采用腹腔镜手术。

Tinelli 等人开展的一项研究[26]，结果显示，腹腔镜手术较经腹手术治疗早期子宫内膜癌肥胖女性更有优势。该研究中，纳入 75 例体重指数大于 $35kg/m^2$ 的临床 I 期子宫内膜癌肥胖患者，均进行子宫切除术和双侧输卵管卵巢切除术。所有患者均通过腹腔镜手术（平均体重指数为 $38 \pm 7.3kg/m^2$）或经腹手术（平均体重指数为 $39 \pm 8.1kg/m^2$）进行系统性盆腔淋巴结清扫术。在所有病例中，腹腔镜手术均顺利完成，无须中转开腹。作者得出结论，与经腹手术相比，腹腔镜手术可被认为是治疗肥胖女性早期子宫内膜癌的安全、有效的治疗方法，具有较低的并发症发生率，并且手术部位感染率低，术后住院时间短。

在另一项研究中，Bouwman 等人[27]评估了子宫内膜癌患者的体重指数、围手术期并发症与预后之间的关系。根据不同体重指数（$<30kg/m^2$、$\geq 30kg/m^2$ 及 $\geq 40kg/m^2$）对纳入患者进行分组，评估组间患者的特征、手术并发症、术中和术后结果。该项研究共涉及 627 例女性患者，最终纳入 514 例研究对象。249 例

女性的体重指数为 <30kg/m², 195 例女性的体重指数为 30~39.9kg/m², 70 例女性的体重指数不小于 40kg/m²（病态肥胖）。肥胖女性（体重指数 ≥ 30kg/m²）的术后并发症明显增多，包括切口并发症和使用抗生素。作者得出结论，腹腔镜手术可以很好地减少肥胖患者的大多数术后并发症，可作为首选的手术方法。

中转开腹率

在 GOG-LAP2 研究中[13]，研究的终点之一是腹腔镜手术的中转开腹率。随机分配到腹腔镜手术组中的 434 例参与者（25.8%）需要转为经腹手术完成手术。246 例患者（占腹腔镜组 14.6%，占中转者 56.7%）从腹腔镜手术中转为开腹手术的原因是术野暴露不良；69 例患者（4.1%）中转开腹的原因是癌症情况需要行开腹手术切除；49 例患者中转开腹的原因是过度出血；其他原因包括设备故障（n=10）或其他原因（n=70）。腹腔镜手术失败的发生风险随着年龄［优势比（OR）=1.27，95% 置信区间（CI）为 1.14~1.42，年龄增加 10 岁为一个单位（P<0.0001）］、体重指数（OR=1.11，95% CI：1.09~1.13，体重指数增加 1kg/m² 为单位，P<0.0001）和转移性疾病（OR=2.54，95% CI：1.90~3.41，P<0.0001）而增加。所有亚组结果均显示，随着体重指数的增加，腹腔镜手术的风险增加。

穿刺孔转移

穿刺孔部位转移是腹腔镜手术的一种罕见并发症，所有肿瘤相关的腹腔镜手术的发生率为 1%~2%[28-33]。然而，对于穿刺孔部位转移的确切发生率，目前尚不清楚。Ramirez 等人[30] 回顾了所有关于妇科恶性肿瘤患者中腹腔镜穿刺孔部位转移的报道，以及潜在的病因和预防措施。在研究期间，共进行 248 例腹腔镜手术，所有患者的中位随访时间为 8 个月（范围 1~33 个月）。在 181 例患者中，2 例（1.1%）发生穿刺孔部位转移。71% 患者的穿刺口部位复发（15/21）与穿刺孔组织取出有关。作者得出结论，妇科癌症患者行腹腔镜手术后穿刺孔部位转移率较低，与腹腔镜诊断相似。

Zivanovic 等人[28] 描述了患有潜在恶性疾病的女性中腹腔镜穿刺器相关皮下肿瘤种植的比率。

1694 例患有恶性腹腔内疾病的患者进行了腹腔镜手术，其中 20 例患者（1.2%）出现了穿刺孔转移。15 例患者被诊断为卵巢上皮癌或输卵管癌，2 例为乳腺癌，2 例为宫颈癌，1 例为子宫内膜癌。20 例患者中，19 例患者（95%）发生穿刺孔部位转移，同时在其他部位也发生了转移。该研究的结论是，患有恶性疾病的女性在腹腔镜手术后发生穿刺孔部位肿瘤的概率较低，并且几乎与腹腔内或远处转移同步。

肿瘤学结果

在 GOG-LAP2 研究中，已发表的复发和生存结局[13] 表明，腹腔镜手术不会对总生存期、无复发生存期、复发率或疾病复发模式产生不利影响[34]。因此，子宫内膜癌的综合分期手术可以在腹腔镜下进行，复发率差异可被忽略不计（估计3年复发率的差异为1.14%）。总之，目前正在进行长期随访，以确定经腹手术组和腹腔镜手术组之间的复发率和生存率是否有差异[35]。

机器人手术

自从2005年美国食品药品监督管理局批准妇科手术应用于临床以来，机器人辅助手术迅速得到外科医生的认可，并成为进行子宫恶性肿瘤分期手术的有效工具。对于子宫内膜癌，与经腹手术相比，机器人手术减少了围手术期并发症，特别是腹部伤口并发症，同时保证了足够的盆腔和腹主动脉旁淋巴结清扫数目、总生存期和复发率。

本小节将机器人辅助手术与传统腹腔镜或经腹手术治疗子宫内膜癌的临床结果进行对比研究。一项包括8个研究、纳入1591例患者的系统综述将机器人辅助腹腔镜子宫内膜癌分期手术与传统腹腔镜手术和经腹手术进行了比较[36]。患者接受了子宫全切术、双侧输卵管卵巢切除术和淋巴结切除术（机器人手术589例，腹腔镜手术396例，经腹手术606例）。与经腹手术相比，机器人手术的优势主要是失血量明显低于经腹手术（平均减少186mL）和传统腹腔镜手术（平均减少86mL，这一差异不显著）。与经腹手术（OR = 0.3，95% CI：0.1~1.2）或传统腹腔镜手术（OR = 0.5，95% CI：0.1~2.2）相比，机器人手术的输血率未显著降低。与经腹手术相比，机器人手术的切口并发症和其他并发症（脑卒中、肠梗阻、淋巴水肿、神经麻痹、

急性肾衰竭、淋巴囊肿、尿潴留）的发生率显著降低（切口，OR = 0.1，95% CI：0.04~0.4；其他并发症，OR = 0.3，95% CI：0.1~0.6），但是传统腹腔镜手术的发生率并未降低。机器人手术的主要缺点是手术时间较长（比经腹手术长平均89min）。该研究的结论是，机器人子宫切除术和腹腔镜子宫切除术的围手术期临床结局基本相似（除了机器人病例的失血量较少外），机器人手术和腹腔镜手术患者的手术时间较长。

最近，Chan等人[36]比较了接受子宫内膜癌治疗的病态肥胖患者中机器人手术、腹腔镜手术和经腹手术的并发症和费用。在1087例病态肥胖子宫内膜癌患者中（体重指数 ≥ 40kg/m²，中位年龄为59岁，年龄范围为22~89岁），567例（52%）采用经腹手术，98例（9%）采用腹腔镜手术，422例（39%）采用机器人手术。共有23%的经腹手术、13%的腹腔镜手术和8%的机器人手术患者出现术中或术后并发症，包括输血、机械通气、尿路损伤、胃肠道损伤、伤口清创、感染、静脉血栓栓塞和淋巴水肿（$P<0.0001$）。与经腹手术相比，机器人手术和腹腔镜手术患者接受输血的可能性较低（分别为5%、6%和14%；$P<0.0001$）。经腹手术、腹腔镜手术和机器人手术患者的平均住院时间分别为4d、1d和1d（$P<0.0001$）。经腹手术、腹腔镜手术和机器人手术患者的住院总费用的中位数分别为39 281美元、40 997美元和45 030美元（$P=0.037$）。在病态肥胖的子宫内膜癌患者中，与经腹手术相比，微创机器人或腹腔镜手术的并发症更少，住院时间更短。与腹腔镜手

术相比,机器人手术的并发症发生率相近,但是手术费用更高。

　　Park 等人[37]比较了机器人手术或经腹手术治疗子宫内膜癌女性的复发情况和存活结局。共有 936 例患者被纳入研究,其中 350 例患者接受机器人手术,586 例患者接受经腹手术。两组患者在年龄、种族、体重指数和合并症情况方面无差异。经腹手术组有更多的2~3 级肿瘤、非子宫内膜样组织学分型及 Ⅲ～Ⅳ 期疾病患者。在多变量分析中,手术方式不是术中并发症的独立危险因素,但机器人手术的术后并发症较少、再入院率较低。机器人手术组的中位随访时间为 30 个月,经腹手术组为 42 个月。机器人手术组和经腹手术组的 3 年无进展生存率分别为 90.9% 和 78.3%（$P<0.001$）,机器人手术组和经腹手术组的 5 年总生存率分别为 89.1% 和79.5%（$P<0.001$）。这项研究的结论是,与经腹手术相比,机器人手术治疗子宫内膜癌后发病率更低,并且不会影响短期复发率或生存结局。

　　迄今为止,尚无比较经腹手术、腹腔镜手术和机器人辅助腹腔镜分期手术治疗子宫恶性肿瘤的前瞻性随机对照试验。四项 meta 分析评估了 2913 例机器人手术、2196 例腹腔镜手术和1219 例经腹手术治疗的患者,研究结果表明,除了失血量较少和中转开腹手术率较低[35,38-40]外,机器人手术的大多数结果与腹腔镜手术相似。与经腹手术相比,机器人手术和传统腹腔镜手术在失血量、输血率、围手术期并发症、伤口感染、术后疼痛、较短的恢复时间和缩短住院时间等方面具有良好的结局。此外,最近的成本分析研究表明,更短的手术时间和机器人手术经验带来的效率可能有助于显著降低手术室的成本[41-42]。

结　论

　　对于子宫内膜癌患者,应考虑选择微创手术治疗。机器人手术系统克服了一些传统腹腔镜器械的限制,增加了妇科医生获得更先进微创技术的机会。随着腹腔镜手术技术的不断发展、临床经验的积累和腹腔镜器械的不断改进,手术并发症发生率有望继续降低,腹腔镜手术治疗子宫恶性肿瘤的疗效可能优于传统开腹手术。

（逯非凡　译）

参考文献

[1] Siegel RL, Miller KD, Jemal A. Cancer statistics, 2016. CA Cancer J Clin, 2016, 66(1): 7-30.

[2] Rodriguez M. Endometrial cancer: part 1-epidemiology, diagnosis and work-up. Menopause Manage, 2001, 10: 19-21.

[3] Purdie DM, Green AC. Epidemiology of endometrial cancer. Best Pract Res Clin Obstet Gynaecol, 2001, 15: 341-345.

[4] German Working Group on Gynaecologic Oncology. Recommendations for diagnosis and treatment in patients with endometrial carcinoma. Zentralb Gynakol, 2002, 1: 58-62.

[5] Morrow CP, Bundy BN, Kurman RJ, et al. Relationship between surgical-pathological risk factors and outcome in clinical stage

I and II carcinoma of the endometrium: a Gynecologic Oncology Group study. Gynecol Oncol, 1991, 40: 55-65.

[6] Zaino RJ, Kurman R, Herbold D, et al. The significance of squamous differentiation in endometrial carcinoma. Data from a Gynecologic Oncology Group study. Cancer, 1991, 68: 2293-2302.

[7] He H, Zeng D, Ou H, et al. Laparoscopic treatment of endometrial cancer: systematic review. J Minim Invasive Gynecol, 2013, 20: 413-423.

[8] Fram KM. Laparoscopically assisted vaginal hysterectomy versus abdominal hysterectomy in stage I endometrial cancer. Int J Gynecol Cancer, 2002, 12: 57-61.

[9] Zorlu CG, Simsek T, Seker Ari E. Laparoscopy or laparotomy for the management of endometrial cancer. JSLS, 2005, 9: 442-446.

[10] Tozzi R, Malur S, Koehler C, et al. Laparoscopy versus laparotomy in endometrial cancer: first analysis of survival of a randomized prospective study. J Minim Invasive Gynecol, 2005, 12: 130-136.

[11] Manzoni M, Tinelli R, Cosentino F, et al. Total laparoscopic hysterectomy versus abdominal hysterectomy with lymphadenectomy for early stage endometrial cancer: a prospective randomized controlled trial. Am J Obstet Gynecol, 2009, 200: 296. e1-9.

[12] Kluivers KB, Florien A, Cate T, et al. Total laparoscopic hysterectomy versus total abdominal hysterectomy with bilateral salpingooophorectomy for endometrial carcinoma: a randomized controlled trial with 5-year follow up. Gynecol Surg, 2011, 8: 427-434.

[13] Walker JL, Piedmonte MR, Spirtos NM, et al. Laparoscopy compared with laparotomy for comprehensive surgical staging of uterine cancer: Gynecologic Oncology Group study LAP2. J Clin Oncol, 2009, 27: 5331.

[14] Mourits MJ, Bijen CB, Arts HJ, et al. Safety of laparoscopy versus laparotomy in early-stage endometrial cancer: a randomized trial. Lancet Oncol, 2010, 11:763.

[15] Janda M, Gebski V, Brand A, et al. Quality of life after total laparoscopic hysterectomy versus total abdominal hysterectomy for stage I endometrial cancer (LACE): a randomized trial. Lancet Oncol, 2010, 11: 772.

[16] Chandler JG, Corson SL, Way LW. Three spectra of laparoscopic entry access injuries. J Am Coll Surg, 2001, 192: 478.

[17] Mayol J, Garcia-Aguilar J, Ortiz-Oshiro E, et al. Risks of the minimal access approach for laparoscopic surgery: multivariate analysis of morbidity related to umbilical trocar insertion. World J Surg, 1997, 21: 529.

[18] Kavallaris A, Kalogiannidis I, Chalvatzas N, et al. Standardized technique of laparoscopic pelvic and para-aortic lymphadenectomy in gynecologic cancer optimizes the perioperative outcomes. Arch Gynecol Obstet, 2011, 283: 1373.

[19] Khoury-Collado F, Abu Rustum NR. Lymphatic mapping in endometrial cancer: a literature review of current techniques and results. Int J Gynecol Cancer, 2008, 18: 1163-1168.

[20] Abu Rustum NR, Khoury-Collado F, Gemignani ML. Techniques of sentinel lymph node identification for early stage cervical and uterine cancer. Gynecol Oncol, 2008, 111: S44-50.

[21] Abu Rustum NR. Update on sentinel node mapping in uterine cancer: 10-year experience at Memorial Sloan-Kettering Cancer center. J

Obstet Gynaecol, 2014, 40(2): 327-334.

[22] Khoury-Collado F, Glaser GE, Zivanovic O, et al. Improving sentinel lymph node detection rates in endometrial cancer: how many cases are needed? Gynecol Oncol, 2009, 115: 453-455.

[23] Kim CH, Barber EL, Khoury-Collado F, et al. Pathologic ultrastaging improves micrometastasis detection in sentinel lymph nodes during endometrial cancer staging. Int J Gynecol Cancer, 2013, 23: 964-970.

[24] Ogden CL, Carroll MD, Kit BK, et al. Prevalence of childhood and adult obesity in the United States, 2011—2012. JAMA, 2014, 311(8): 806-814.

[25] DeSantis CE, Lin CC, Mariotto AB, et al. Cancer treatment and survivorship statistics, 2014. CA Cancer J Clin, 2014, 64(4): 252-271.

[26] Tinelli R, Litta P, Meir Y, et al. Advantages of laparoscopy versus laparotomy in extremely obese women (BMI>35) with early-stage endometrial cancer: a multicenter study. Anticancer Res, 2014, 34: 2497-2502.

[27] Bouwman F, Smits A, Lopes A, et al. The impact of BMI on surgical complications and outcomes in endometrial cancer surgery. An institutional study and systematic review of the literature. Gynecol Oncol, 2015, 139(2): 369-376.

[28] Zivanovic O, Sonoda Y, Diaz JP, et al. The rate of port-site metastases after 2251 laparoscopic procedures in women with underlying malignant disease. Gynecol Oncol, 2008, 111(3): 431-437.

[29] Dobronte Z, Wittmann T, Karascony G. Rapid development of malignant metastases in the abdominal wall after laparoscopy. Endoscopy, 1978, 10: 127-130.

[30] Ramirez PT, Frumovitz M, Wolf JK, et al. Laparoscopic port-site metastases in patients with gynecological malignancies. Int J Gynecol Cancer, 2004, 14: 1070-1077.

[31] Childers JM, Aqua KA, Surwit EA, et al. Abdominal-wall tumor implantation after laparoscopy for malignant conditions. Obstet Gynecol, 1994, 84: 765-769.

[32] Kruitwagen RF, Swinkels VM, Keyser KG, et al. Incidence and effect on survival of abdominal wall metastases at trocar or puncture sites following laparoscopy or paracentesis in women with ovarian cancer. Gynecol Oncol, 1996, 60: 233-237.

[33] Abu-Rustum NR, Rhee EH, Chi DS, et al. Subcutaneous tumor implantation after laparoscopic procedures in women with malignant disease. Obstet Gynecol, 2004, 103: 480-487.

[34] Scalici J, Laughlin BB, Finan MA, et al. The trend towards minimally invasive surgery (MIS) for endometrial cancer: an ACS-NSQIP evaluation of surgical outcomes. Gynecol Oncol, 2015, 136: 512-515.

[35] Gaia G, Holloway RW, Santoro L, et al. Roboticassisted hysterectomy for endometrial cancer compared with traditional laparoscopic and laparotomy approaches: a systematic review. Obstet Gynecol, 2010, 116(6): 1422-1431.

[36] Chan JK, Gardner AB, Taylor K, et al. Robotic versus laparoscopic versus open surgery in morbidly obese endometrial cancer patients. A comparative analysis of total charges and complication rates. Gynecol Oncol, 2015, 139(2): 300-305.

[37] Park HK, Helenowski IB, Berry E, et al. A comparison of survival and recurrence outcomes in patients with endometrial cancer

undergoing robotic versus open surgery. J Minim Invasive Gynecol, 2015, 22(6): 961-967.

[38] Lu D, Liu Z, Shi G, et al. Robotic assisted surgery for gynaecological cancer. Cochrane Database Syst Rev, 2012, 1.

[39] Gala RB, Margulies R, Steinberg A, et al. Systematic review of robotic surgery in gynecology: robotic techniques compared with laparoscopy and laparotomy. J Minim Invasive Gynecol, 2014, 21: 353-361.

[40] Ran L, Jin J, Xu Y, et al. Comparison of robotic surgery with laparoscopy and laparotomy for treatment of endometrial cancer: a meta-analysis. PLoS One, 2014, 9: e108361.

[41] Wright JD, Ananth CV, Tergas AI, et al. An economic analysis of robotically assisted hysterectomy. Obstet Gynecol, 2014, 123: 1038-1048.

[42] Leitao MM Jr, Bartashnik A, Wagner I, et al. Costeffectiveness analysis of robotically assisted laparoscopy for newly diagnosed uterine cancers. Obstet Gynecol, 2014, 123: 1031-1037.

第30章 卵巢癌：微创技术的最新应用

Giovanni Favero, Christhardt Köhler,
Alexandre Silva e Silva, Jesus Paula Carvalho

引 言

在发达国家，卵巢癌是女性生殖系统中第二常见的癌症，也是最致命的癌症[1]。在过去的几十年中，卵巢癌的发病率和死亡率显著增加，在不久的将来，其必定会成为一个重大的医疗健康问题[2]。据估计，全世界每年有125 000名女性死于卵巢癌[3]。尽管进行了大量的筛查工作，但是约75%的患者一经发现便被诊断为晚期卵巢癌[4]。事实上，手术是治疗这种疾病的主要手段，各项研究明确表明，实现完全满意的肿瘤细胞减灭术（无肉眼可见的残留肿瘤）对生存率有重大影响[5-6]。不幸的是，由于卵巢癌转移的严重性，只有20%~50%的晚期卵巢癌患者可以在技术上实现最佳的减瘤手术[4,6-7]。在这种情况下，替代的策略（如新辅助化疗）能带来更高效的切除率，使一些最初被认为无法手术的患者获益[4,8]。近年来，新辅助化疗被用于晚期卵巢癌的临床治疗，伴随着现代技术的发展以及腹腔镜技术娴熟外科医生的数量增加，这为合适的患者进行腹腔镜下减瘤术提供了可能。但是，目前普遍认为，关于这种新策略的可行性和肿瘤安全性的数据非常少。

妇科肿瘤的手术治疗有史以来都是通过经腹手术进行的。在过去的几十年中，微创手术在妇瘤领域中逐渐得到普及。事实上，腹腔镜手术显著降低了手术相关并发症的发病率[9]。另一方面，几个重要的肿瘤学问题限制了腹腔镜的广泛应用，尤其是在卵巢癌中，例如穿刺口部位转移、肿瘤腹腔播散、手术分

G. Favero, M.D., Ph.D. (✉)
Department of Gynecology, Instituto do Câncer do Estado de São Paulo-ICESP Faculdade de Medicina da Universidade de São Paulo, São Paulo, Brazil

Department of Advanced Gynecologic Surgery and Oncology, Asklepios Hospital Hamburg, Hamburg, Germany

C. Köhler, M.D., Ph.D.
Department of Advanced Gynecologic Surgery and Oncology, Asklepios Hospital Hamburg, Hamburg, Germany

A. Silva e Silva, M.D. • J. P. Carvalho, M.D., Ph.D.
Department of Gynecology, Instituto do Câncer do Estado de São Paulo (ICESP), Faculdade de Medicina da Universidade de São Paulo, São Paulo, SP, Brazil

期不充分以及肿瘤细胞减灭的质量无法保证[10]。在晚期卵巢癌病例中，肿瘤在腹膜和内脏器官中的扩散程度使外科医生不敢尝试进行内镜下减瘤术。因此，与其他妇科恶性肿瘤相比，腹腔镜手术在卵巢癌中的应用经常受到质疑，并被认为是尽量不考虑的治疗方法。

充分权衡和考虑才能确保患者从腹腔镜手术中获益，在避免并发症的同时不影响长期生存。卵巢癌治疗的关键点包括腹腔镜手术治疗卵巢癌的适应证和可行性，以及腹腔镜手术治疗对患者和外科医生的成本、效益、治疗的存活率和复发率的影响。这些要点见如下讨论。

关于内镜在卵巢癌中应用的重要问题

卵巢肿瘤破裂或溢出是否造成影响？

腹腔镜肿瘤手术的一个关注点是术中卵巢囊肿破裂和肿瘤溢出，这可能导致潜在的不良预后，并且影响总体生存率。据报道，腹腔镜手术中卵巢囊肿破裂的发生率为6%~27%，这比经腹手术的肿瘤溢出风险要高，但是该数据并非最终结论[11-14]。早期研究表明，术中囊肿破裂可能导致 I 期上皮性卵巢癌的5年生存率降低[15]。一些研究发现，与术中囊肿破裂组相比，术前囊肿破裂组的存活率在统计学上显著降低[15-19]。最近一项对1545例 I 期患者的回顾性分析发现，术中囊肿破裂是无病生存期的独立危险因素（HR = 1.64，95% CI：

1.07~2.51；$P=0.002$）[20]。2014 年 FIGO 对卵巢癌、输卵管癌和腹膜癌分期系统的主要更新之一是对肿瘤的不同情况进行了细分，例如术中肿瘤破裂、卵巢和输卵管表面肿瘤受累、腹水或腹腔冲洗液中存在恶性细胞，明确为 I C 分期。目前，其分类如下[21]：

- I C1：肿瘤术中破裂；
- I C2：肿瘤术前破裂或肿瘤位于卵巢或输卵管表面；
- I C3：腹水或腹腔冲洗液中有恶性肿瘤细胞。

气腹是否会加速恶性细胞的扩散？

腹膜器官具有多种生物学功能，包括免疫调节、炎症、纤溶、血管生成和重塑过程[22]。手术创伤可导致间皮细胞损伤并引发炎症反应[23]。行内镜手术时在腹腔内引入了新的影响因素，如腹压增加、CO_2 气体以及腹腔内温度降低。这些因素可引起腹膜完整性和生理学的改变，导致局部缺氧、酸中毒和纤溶功能减退[24]，这一过程的最终结果是炎症反应显著减弱[22]。许多动物模型的研究结果表明，当暴露于高压和注入气体时，腹膜的免疫功能受损。因此，气腹为肿瘤细胞在无创伤的腹膜内种植创造了更有利的环境。

独特的免疫微环境是腹膜腔的显著特征。作为第一道防线，局部巨噬细胞和中性粒细胞（多形核中性粒细胞）在保护器官方面具有重要意义。暴露在 CO_2 气腹中会引发多形核中性粒细胞更多的迁移（从血液到腹膜），凋亡减少[25-26]。腹腔镜手术的微创减少了对腹膜的损伤，并可能引发细胞介导的免疫系统中抗原暴露减少[27]。相反的是，有学者可能会推测，在开放性手术过程中，腹膜大量暴露于不同的抗原介质是否会产生局部"免疫增强"，从而产生对肿瘤播散的不利环境。肿瘤与肿瘤环境之间的免疫相互作用是阻碍肿瘤进展和扩散的关键因素。与其他疾病不同，腹腔内器官在卵巢癌的临床进展过程中具有极其重要的作用。尽管炎症反应减少可导致粘连形成较少，这可能有利于许多良性、恶性疾病的手术治疗，但是在卵巢癌中反而可能会产生负面的肿瘤学后果。

手术的持续时间确实是影响腹膜免疫保护的一个重要因素。正如在许多文献中所证明的结论，在晚期卵巢癌的短时间内镜干预（诊断性或分期/腹腔镜检查评分）过程中，腹膜的变化不足以改变预后。而腹腔和肿瘤长时间暴露于高压、CO_2、低温、强光照和手术分离对细胞减灭术的影响很大。

穿刺口部位转移的发生率是否显著增加？

许多学者报道，腹腔镜手术后可发生腹腔内肿瘤播散和（或）腹部切口（穿刺口）转移的情况[20,28-41]。据报道，在各类癌症中，穿刺口部位转移的发生率为 0~16%，似乎并未高于经腹手术。然而，穿刺口部位转移可能是孤立转移灶，也可能是肿瘤播散的一部分，肿瘤患者行腹腔镜手术后发生穿刺口部位转移的时间从数天到数年不等。肿瘤患者行腹腔镜术后穿刺口部位转移的预后因肿瘤原发灶和组织学不同具有很大差别。

发生穿刺口部位转移需要"种子"和合适的"土壤"。许多机制被认为是

可能导致穿刺口部位转移的原因，例如，晚期恶性肿瘤，广泛性的无保护性操作或腹水导致癌细胞直接种植转移，气腹压力下穿刺口周围气体泄漏（烟囱效应），以及在使用 CO_2 环境下发生组织酸中毒。穿刺口部位的创伤性损伤增加或皮下组织中肿瘤细胞生长的倾向可能会促进这一过程，例如，交界性肿瘤可以仅转移至腹壁而不发生不良结局。建议采用一些措施以最大限度地降低穿刺口转移的风险，相应措施包括以下几个方面。

1. 使用切口保护器。

2. 尽量减少对肿瘤的操作。

3. 固定穿刺口以防止移位。

4. 避免 CO_2 泄漏和突然放气。

5. 使用无气腹腔镜。

6. 撤出器械和穿刺器前冲洗腹腔、设备和穿刺口。

7. 使用肝素或 0.25%~1% 的聚维酮碘溶液冲洗伤口和腹部。

8. 切除穿刺口部位，并且有目的地关闭所有腹部层次，包括腹腔镜检查后或术后穿刺口部位经过放射治疗后的腹膜。

9. 尽早行充分手术或化学治疗。

10. 使用 5- 氟尿嘧啶，局部使用牛磺酸利多卡因或腹腔注射内毒素。

尽管有大量关于穿刺口转移的文献，但是有关的有效预防性干预措施仍然缺乏确凿性证据[42-43]。

对于恶性卵巢肿瘤，其穿刺口部位转移的准确发生率尚不清楚，但是英文文献中报道了 44 例以上的病例[44-45]。在一项专门针对Ⅲ期和Ⅳ期卵巢癌患者的早期研究中，7 例腹壁转移患者中 6 例（86%）死亡，137 例无切口肿瘤转移的

患者中 63 例（46%）死亡[34]。然而，由于该研究的样本量小，所以差异并不显著。另一项研究报道，如果将 17d 确定为截断值，初次腹腔镜手术后经腹分期手术的间隔时间延长是疾病分期的独立预后因素[38]。随后的一系列研究结果还显示，穿刺口部位转移的发生与化学治疗或肿瘤细胞减灭术间隔时间较长存在显著相关性。然而，这项研究最终得出的结论是，穿刺口部位发生转移（$n=9$）对疾病结局并无显著影响[39]。一般来说，大多数研究涉及的病例数量较少，随访期有限，这些患者的真实发病率、发病机制和长期预后尚不清楚。

腹腔镜在不同肿瘤治疗中的应用

手术是卵巢癌治疗的主要方法，经典的手术方式是经腹手术。标准的减瘤术/肿瘤细胞减灭术需要至少包括子宫切除术、双侧输卵管卵巢切除术、盆腔和腹主动脉旁淋巴结清扫术、大网膜切除术以及腹膜表面所有可疑病灶的减灭术。手术干预的主要目的是不留肉眼可见的残余肿瘤。考虑到这些患者通常有相关的内科合并症，在遵从标准的外科手术原则的基础上，微创手术尽管不是首选治疗方法，但是已被证明是适当的替代方法。尤其是在有合并症的患者群体中，微创手术可以显著降低与手术相关的并发症发生率，加快康复[9]。此外，放大图像、提高关键部位解剖的精确度、同时进行相关性手术、缩短住院时间、减少失血量、减少术后镇痛药物需求、

更早开始或继续化学治疗也是内镜技术的潜在优势[9-10,46]。另一方面，一些重要的肿瘤学问题限制了腹腔镜在卵巢癌手术中的广泛应用。可能不充分的分期或减瘤、穿刺口部位转移、医源性肿瘤破裂和潜在的癌细胞扩散是引起全球专家激烈争论的常见原因[47-48]。

尽管存在一些肿瘤学和技术上的限制，但是近年来关于腹腔镜技术在卵巢癌中应用的报道越来越多。目前，根据疾病的临床分期，可将内镜检查在卵巢癌手术中的潜在作用分为 4 类。

（A）早期卵巢癌的腹腔镜评估、诊断和分期，包括可疑附件肿瘤的手术评估。

（B）腹腔镜诊断和评估，以确定晚期卵巢癌患者是否适合进行手术或新辅助化疗。

（C）对经筛选的晚期卵巢癌病例进行腹腔镜肿瘤细胞减灭术或新辅助化疗后再行腹腔镜手术。

（D）腹腔镜再次评估、二次探查术和孤立性复发病灶切除术。

（A）早期卵巢癌的腹腔镜评估、诊断和分期，包括可疑附件肿瘤的手术评估

诊断早期卵巢癌的困难在于早期表现无特异性，缺乏可靠的术前诊断标准，以及恶性肿瘤在普通人群中的患病率低（每 100 000 名女性中有 30~50 例）[49-50]。在已发表文献中，有许多关于可疑附件肿瘤行腹腔镜治疗的研究。在 1011 例腹腔镜手术患者中，共取得 1209 个大小为 2~25cm 的附件肿块，术中发现了 4 例卵巢癌。奥地利的一项调查表明，平均每 1000 例行

腹腔镜手术的附件肿块女性患者中，就有 6.5 例意外发现患卵巢癌[51]。另一项来自法国的调查结果显示，经腹腔镜手术治疗的 5307 例卵巢病变患者中，78 例为非良性卵巢肿瘤（1.47%），其中 18 例（0.34%）为卵巢癌，其余 60 例为交界性肿瘤[52]。最近的一项综述得出结论，根据严格的选择标准，绝经前患者中无预兆卵巢恶性肿瘤估计为 1% 或更少，在绝经后患者中这一比率上升到 3.0%[53]。因此，意外发现的恶性肿瘤的发生率主要取决于所使用的选择标准。当然，腹腔镜手术是对临床可疑附件肿块进行最终诊断和评估的首选方法[9-13]（图 30.1，图 30.2）。

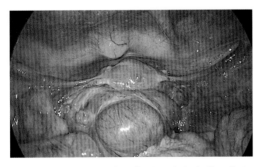

图 30.1　可疑附件肿块来源于左侧卵巢。组织学检查结果证实原发性卵巢癌肉瘤局限于卵巢（Ⅰ期）

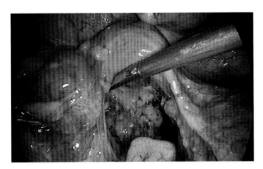

图 30.2　卵巢癌（左侧）伴直肠子宫陷凹内腹腔转移（FIGO Ⅱ期）

在确诊的恶性肿瘤中，所有必要的微创诊疗措施都可以通过内镜检查安全地进行。一些回顾性和病例系列报告已经证明了腹腔镜手术治疗早期卵巢癌的可行性和安全性[53-55]。这些研究表明，腹腔镜手术可为围手术期带来诸多益处，例如减少失血量、缩短住院时间、更快恢复肠功能。重要的是，关于早期卵巢癌的回顾性分析也表明，腹腔镜手术与开放式分期手术后的复发率相似，表明腹腔镜技术不会影响早期卵巢癌的预后[54-55]。

（B）腹腔镜诊断和评估，以确定晚期卵巢癌患者是否适合进行手术或新辅助化疗

如前所述，治疗晚期卵巢癌的主要方法是满意的肿瘤细胞减灭术，然后进行以铂为基础的联合化学治疗。对于仅镜下可见的残余病灶，满意的肿瘤细胞减灭术与最佳存活率息息相关[56-57]。为了评估晚期卵巢癌的可切除性，所选择的患者最好经过满意的初始肿瘤细胞减灭术或新辅助化疗后行间歇性肿瘤细胞减灭术。为了更好地确定上述每种治疗策略的候选患者（初始手术和新辅助化疗），2006 年 Fagotti 等人根据腹腔镜检查结果制定了一个评分标准，该评分标准比影像学检查能更准确地预测潜在的不满意肿瘤细胞减灭术[58]。这一检查的基本目的是提高肿瘤细胞减灭率，避免不成功的经腹手术，从而加快新辅助化疗的启动时机。

腹腔镜检查的分析参数如下：

- 网膜饼
- 腹膜转移
- 膈肌转移

- 肠系膜转移挛缩
- 肠浸润
- 胃浸润
- 肝转移

每个参数为0（无疾病）或2（存在疾病），可操作性预测指数是所有7个参数的数值之和。
- 最小预测指数：0。
- 最大预测指数：14。
- 得分越高，患者在最终手术中获得满意肿瘤细胞减灭的可能性越小。
- 作者观察到，评分≥8分的患者不能获得满意的减瘤效果。相反，在得分低于4分的情况下，78%的患者可以获得满意的肿瘤细胞减灭效果（图30.3~图30.7）。

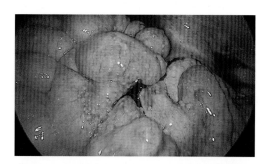

图30.3 卵巢癌伴小肠多发转移和肠系膜挛缩

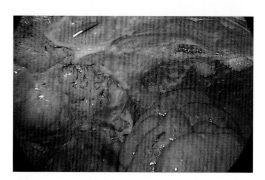

图30.4 上腹部大面积腹膜转移和肠转移

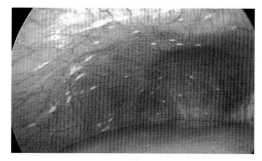

图30.5 右侧膈区多处腹膜结节

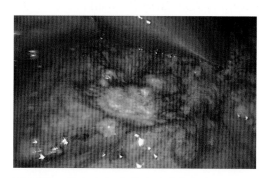

图30.6 胃小弯部网膜（网膜囊）浸润

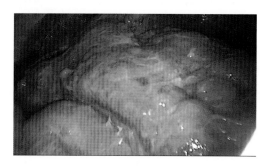

图30.7 腹腔镜下网膜饼

（C）对经筛选的晚期卵巢癌病例进行腹腔镜肿瘤细胞减灭术或新辅助化疗后再行腹腔镜手术

由于临床或技术原因，经常无法进行充分的肿瘤细胞减灭术，这促使一些学者进一步研究新辅助化疗的应用。这一策略的基本原理是减少肿瘤大小和腹膜播散，从而提高肿瘤完全切除的可能性，降低复发率。例如，高达30%的患者可能出现完全的病理学缓解[7]。尽管一项涉及 835 例患者的 meta 分析结果表明，这种方法可能造成肿瘤预后更差，但是最近的临床随机试验结果表明，新辅助化疗后间歇性肿瘤细胞减灭术的效果至少不劣于标准疗法[4,7]。从外科角度来看，为晚期卵巢癌患者实施微创技术的关键因素是缩小肿瘤的体积。2015 年 Favero 等人和 2016 年 Guell Alletti 等人获得的手术结果表明，腹腔镜下细胞减灭术在技术上是可行的。潜在的围手术期并发症与新辅助化疗并不相关[59-60]。虽然仅有有限数量的报道专门分析新辅助化疗对腹腔镜手术的影响，但是在这种情况下行腹部手术可能更困难，并且容易造成并发症。从经验上来讲，手术范围可能直接导致手术风险增加。然而，在现有的一系列研究中，我们观察到腹腔镜手术的明确优势，例如住院时间短、失血量少，并且手术时间和并发症发生率在可接受范围。此外，腹腔镜手术带来的潜在心理和麻醉方面的益处也要考虑到。

另一方面，一些学者担忧腹腔镜手术后肿瘤患者的结局。2015 年 Favero 等人发现内镜手术患者的死亡率明显较高（20% *vs.* 0%），化学治疗后复发间隔时间较短[59]。在这种情况下，有关腹腔镜应用的重要问题包括分期不充分和操作困难区域的肿瘤切除不足，最明显的部位是上腹部。有学者认为，通过腹腔镜手术获得的肿瘤结局较差是由于受限区域（膈后方或肝后区）的病变被忽略和未切除，但是这些病例仍被视为 R0。此外，正如前面所描述和讨论的内容，腹腔镜手术引起的腹膜生理学变化对较差的预后也有重要的影响。

事实上，应该只在严格筛选的病例中考虑这种类型的手术。我们认为，低水平 CA125 和 CT 扫描显示无腹膜转移、特殊区域无肿瘤征象是内镜下满意肿瘤细胞减灭效果的良好预测指标。当然，这需要更大规模的前瞻性试验来证实观察到的结果。

（D）腹腔镜再次评估、二次探查术和孤立性复发病灶切除术

在过去的几十年中，二次探查术被建议作为晚期卵巢癌患者接受肿瘤标准治疗（手术和化学治疗）以确认无残留病灶治疗分类的一部分。近年来，随着新辅助化疗概念逐渐融入临床实践，腹腔镜手术可用于评估肿瘤化学治疗效果，并重新评估间歇性肿瘤细胞减灭术在剖腹探查前的可能性。该手术仅在临床试验或对初始治疗临床效果不确定的特定病例中进行。这类干预处置的基本原理是优化化学治疗药物，以加速肿瘤细胞减灭术的实施，甚至在临床疗效差的情况下避免不成功的经腹手术。在评估这些病例的盆腔和上腹部病变时，腹腔镜手术与经腹手术的效果相似[61]。

对晚期卵巢癌行二次肿瘤细胞减灭术的作用是有争议的。最近，几位学者提出了一些标准（如孤立性复发、无腹水和初次手术减瘤满意）作为二次减瘤的适应证[62-63]。在这些选定的病例中，腹腔镜下二次肿瘤细胞减灭术在疗效和结局方面的报告是令人满意的[64-67]（图 30.8~ 图 30.10）。

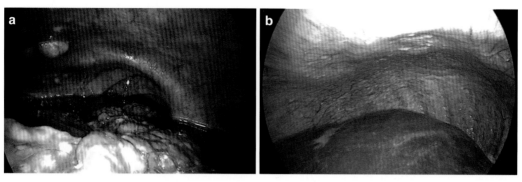

图 30.8 上腹部（肝脏和膈肌）病灶经新辅助化疗（3 个周期）后肿瘤消退

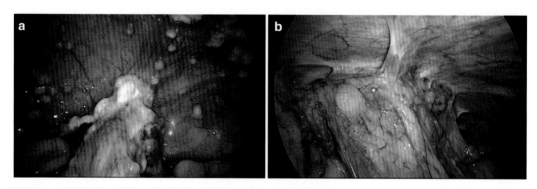

图 30.9 新辅助化疗（3 个周期）后腹腔转移灶大面积消退

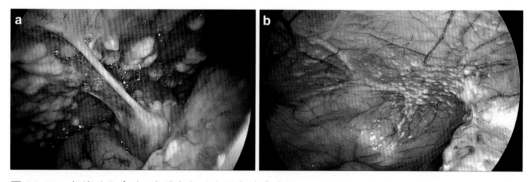

图 30.10 新辅助化疗（3 个周期）后盆腔内肿瘤消退

结 论

早期卵巢癌很少在术前被诊断，大多数是在腹腔镜手术治疗良性附件肿块时被偶然发现。过去，通常将腹腔镜手术中转为经腹手术，以确保最佳分期，并且避免存在潜在的残留病灶。然而，最近的技术进步提供了崭新的微创技术选择，使外科医生能够治疗早期卵巢癌患者。在这种情况下，内镜手术至少在肿瘤学结局上不亚于经腹手术 [6,9]，并且创伤小，能够促进患者恢复，从而可能加速辅助化学治疗的实施。

卵巢癌腹腔镜手术可能存在一些缺点，手术前应考虑的缺点包括难以切除较大的卵巢肿块，无法完整检查全部的肠道，肿瘤破裂或操作可能导致肿瘤扩散，可能发生穿刺口部位转移。然而，在没有卵巢癌组织学诊断的情况下，对可疑附件肿块可以使用一些超前的预防措施，例如完整切除整个肿瘤而不留组织碎片，并且通过保护袋将其外部包裹。如果患者在手术过程中被诊断患有卵巢恶性肿瘤，建议适当用聚维酮溶液冲洗后关闭腹膜和各层腹壁。如果在腹腔镜检查后几天被诊断为卵巢恶性肿瘤，后续行标准的经腹肿瘤细胞减灭术时应切除所有穿刺口部位周围组织。

尽管腹腔镜手术后恢复期更短，腹腔镜技术娴熟的外科医生数量不断增加，手术室设备日益完善，以及包括机器人手术技术在内的先进医疗技术不断涌现，但是根据目前的文献，对晚期卵巢癌实施内镜减瘤手术必须仅在临床试验的背景下进行。另一方面，以评估减瘤术的可操作性和确定最适当的前期治疗方式（手术和新辅助化疗）的腹腔镜下分期手术被认为是晚期卵巢癌管理中不可或缺的一部分，目前正在逐渐普及。

（逯非凡 译）

参考文献

[1] Siegel R, Naishadham D, Jemal A. Cancer statistics, 2012. CA Cancer J Clin, 2012, 62: 10-29.

[2] Goss PE, Lee BL, Badovinac-Crnjevic T, et al. Planning cancer control in Latin America and the Caribbean. Lancet Oncol, 2013, 14: 391-436.

[3] Ferlay J, Shin HR, Bray F, et al. Estimates of worldwide burden of cancer in 2008: GLOBOCAN 2008. Int J Cancer, 2010, 127: 2893-2917.

[4] Vergote I, Tropé CG, Amant F. Neoadjuvant chemotherapy or primary surgery in stage IIIC or IV ovarian cancer. N Engl J Med, 2010, 363: 943-953.

[5] Bristow RE, Tomacruz SR, Armstrong DK, et al. Survival effect of maximal cytoreductive surgery for advanced ovarian carcinoma during the platinum era: a meta-analysis. J Clin Oncol, 2002, 20: 1248-1259.

[6] Elattar A, Bryant A, Winter-Roach BA, et al. Optimal primary surgical treatment for advanced epithelial ovarian cancer. Cochrane Database Syst Rev, 2011, 8: CD007565.

[7] Kang S, Nam BH. Does neoadjuvant chemotherapy increase optimal cytoreduction rate in advanced ovarian cancer? Meta-analysis of 21 studies. Ann Surg Oncol, 2009, 16: 2315-2320.

[8] Morrison J, Haldar K, Kehoe S, et al. Chemotherapy versus surgery for initial treatment in advanced ovarian epithelial cancer. Cochrane Database Syst Rev, 2012, 8: CD005343.

[9] Cho JE, Liu C, Gossner G, et al. Laparoscopy and gynecologic oncology. Clin Obstet Gynecol, 2009, 52: 313-326.

[10] Mettler L, Meinhold-Heerlein I. The value of laparoscopic surgery to stage gynecological cancers: present and future. Minerva Ginecol, 2009, 61: 319-337.

[11] Yuen PM, Yu KM, Yip SK, et al. A randomized prospective study of laparoscopy and laparotomy in the management of benign ovarian masses. Am J Obstet Gynecol, 1997, 177: 109-114.

[12] Fanfani F, Fagotti A, Ercoli A, et al. A prospective randomized study of laparoscopy and minilaparotomy in the management of benign adnexal masses. Hum Reprod, 2004, 19: 2367-2371.

[13] Havrilesky LJ, Peterson BL, Dryden DK, et al. Predictors of clinical outcomes in the laparoscopic management of adnexal masses. Obstet Gynecol, 2003, 102: 243-251.

[14] Gal D, Lind L, Lovecchio JL, et al. Comparative study of laparoscopy vs. laparotomy for adnexal surgery: efficacy, safety, and cyst rupture. J Gynecol Surg, 1995, 11: 153-158.

[15] Webb MJ, Decker DG, Mussey E, et al. Factor influencing survival in stage I ovarian cancer. Am J Obstet Gynecol, 1973, 116: 222-228.

[16] Sevelda P, Dittrich C, Salzer H. Prognostic value of the rupture of the capsule in stage I epithelial ovarian carcinoma. Gynecol Oncol, 1989, 35: 321-322.

[17] Dembo AJ, Davy M, Stenwig AE, et al. Prognostic factors in patients with stage I epithelial ovarian cancer. Obstet Gynecol, 1990, 75: 263-273.

[18] Vergote IB, Kaern J, Abeler VM, et al. Analysis of prognostic factors in stage I epithelial ovarian carcinoma: importance of degree of differentiation and deoxyribonucleic acid ploidy in predicting relapse. Am J Obstet Gynecol, 1993, 169: 40-52.

[19] Sjovall K, Nilsson B, Einhorn N. Different types of rupture of the tumor capsule and the impact on survival in early ovarian carcinoma. Int J Gynecol Cancer, 1994, 4: 333-336.

[20] Morice P, Camatte S, Larregain-Fournier D, et al. Port-site implantation after laparoscopic treatment of borderline ovarian tumors. Obstet Gynecol, 2004, 104: 1167-1170.37.

[21] Prat J, FIGO Committee on Gynecologic Oncology. Staging classification for cancer of the ovary, fallopian tube, and peritoneum. Int J Gynecol Obstet, 2014, 124(1): 1-5.

[22] Brokelman WJ, Lensvelt M, Borel Rinkes IH, et al. Peritoneal changes due to laparoscopic surgery. Surg Endosc, 2011, 25: 1-9.

[23] Bergström M, Ivarsson ML, Holmdahl L. Peritoneal response to pneumoperitoneum and laparoscopic surgery. Br J Surg, 2002, 89: 1465-1469.

[24] Rosário MT, Ribeiro U Jr, Corbett CE, et al. Does CO_2 pneumoperitoneum alter the ultrastructure of the mesothelium? J Surg Res, 2006, 133: 84-88.

[25] Hynninen J, Lavonius M, Oksa S, et al. Is perioperative visual estimation of intra-abdominal tumor spread reliable in ovarian cancer surgery after neoadjuvant chemotherapy? Gynecol Oncol, 2013, 128: 229-232.

[26] Moehrlen U, Schwoebel F, Reichmann E, et al. Early peritoneal macrophage function after laparoscopic surgery compared with laparotomy in a mouse mode. Surg Endosc, 2005, 19: 958-963.

[27] Moehrlen U, Ziegler U, Boneberg E, et al. Impact of carbon dioxide versus air pneumoperitoneum on peritoneal cell migration and cell fate. Surg Endosc, 2006, 20: 1607-1613.

[28] Hsiu JG, Given FT Jr, Kemp GM. Tumor implantation after diagnostic laparoscopic biopsy of serous ovarian tumors of low malignant potential. Obstet Gynecol, 1986, 68(3 Suppl): 90S-93S.

[29] Maiman M, Seltzer V, Boyce J. Laparoscopic excision of ovarian neoplasms subsequently found to be malignant. Obstet Gynecol, 1991, 77: 563-565.

[30] Gleeson NC, Nicosia SV, Mark JE, et al. Abdominal wall metastases from ovarian cancer after laparoscopy. Am J Obstet Gynecol, 1993, 169(3): 522.

[31] Shepherd JH, Carter PG, Lowe DG. Wound recurrence by implantation of a borderline ovarian tumour following laparoscopic removal. Br J Obstet Gynaecol, 1994, 101: 265-266.

[32] Childers JM, Aqua KA, Surwit EA, et al. Abdominal-wall tumor implantation after laparoscopy for malignant conditions. Obstet Gynecol, 1994, 84: 765-769.

[33] Lecuru F, Darai E, Robin F, et al. Port site metastasis after laparoscopy for gynecological cancer: report of two cases. Acta Obstet Gynecol Scand, 2000, 79: 1021-1023.

[34] Kruitwagen RF, Swinkels BM, Keyser KG, et al. Incidence and effect on survival of abdominal wall metastases at trocar or puncture sites following laparoscopy or paracentesis in women with ovarian cancer. Gynecol Oncol, 1996, 60: 233-237.

[35] Kadar N. Port-site recurrences following

laparoscopic operations for gynaecological malignancies. Br J Obstet Gynaecol, 1997, 104: 1308-1313.

[36] Wang PH, Yuan CC, Lin G, et al. Risk factors contributing to early occurrence of port site metastases of laparoscopic surgery for malignancy. Gynecol Oncol, 1999, 72: 38-44.

[37] Leminen A, Lehtovirta P. Spread of ovarian cancer after laparoscopic surgery: report of eight cases. Gynecol Oncol, 1999, 75: 387-390.

[38] Lehner R, Wenzl R, Heinzl H, et al. Influence of delayed staging laparotomy after laparoscopic removal of ovarian masses later found malignant. Obstet Gynecol, 1998, 92: 967-971.

[39] van Dam PA, DeCloedt J, Tjalma WA, et al. Trocar implantation metastasis after laparoscopy in patients with advanced ovarian cancer: can the risk be reduced? Am J Obstet Gynecol, 1999, 181:536-541. Taiwan J Obstet Gynecol 2009, Vol 48, No 1.

[40] Morice P, Viala J, Pautier P, et al. Port-site metastasis after laparoscopic surgery for gynecologic cancer: a report of six cases. J Reprod Med, 2000, 45: 837-840.

[41] Nduka CC, Monson JR, Menzies-Gow N, et al. Abdominal wall metastases following laparoscopy. Br J Surg, 1994, 81:648-652.

[42] Balli JE, Franklin ME, Almeida JA, et al. How to prevent port-site metastases in laparoscopic colorectal surgery. Surg Endosc, 2000, 14: 1034-1036.

[43] Canis M, Botchorishvili R, Wattiez A, et al. Cancer and laparoscopy, experimental studies: a review. Eur J Obstet Gynecol Reprod Biol, 2000, 91: 1-9.

[44] Ramirez PT, Wolf JK, Levenback C. Laparoscopic port-site metastases: etiology and prevention. Gynecol Oncol, 2003, 91: 179-189.

[45] Nagarsheth NP, Rahaman J, Cohen CJ, et al. The incidence of port-site metastases in gynecologic cancers. JSLS, 2004, 8: 133-139.

[46] Jernigan AM, Auer M, Fader AN, et al. Minimally invasive surgery in gynecologic oncology: a review of modalities and the literature. Womens Health, 2012, 8: 239-250.

[47] Nezhat FR, DeNoble SM, Liu CS, et al. The safety and efficacy of laparoscopic surgical staging and debulking of apparent advanced stage ovarian, fallopian tube, and primary peritoneal cancers. JSLS, 2010, 14: 155-168.

[48] Rutten MJ, Gaarenstroom KN, Van Gorp T, et al. Laparoscopy to predict the result of primary cytoreductive surgery in advanced ovarian cancer patients (LapOvCa-trial): a multi-centre randomized controlled study. BMC Cancer, 2012, 12: 31.

[49] NIH consensus conference. Ovarian cancer: screening, treatment, and follow-up. NIH Consensus Development Panel on Ovarian Cancer. JAMA, 1995, 273: 491-497.

[50] ACOG Committee on Gynecologic Practice. The role of the generalist obstetrician-gynecologist in the early detection of ovarian cancer. Gynecol Oncol, 2002, 87: 237-239.

[51] Wenzl R, Lehner R, Husslein P, et al. Laparoscopic surgery in cases of ovarian malignancies: an Austria-wide survey. Gynecol Oncol, 1996, 63: 57-61.

[52] Blanc B, Boubli L, D'Ercole C, et al. Laparoscopic management of malignant ovarian cysts: a 78-case national survey, part 1: pre-operative and laparoscopic evaluation. Eur J Obstet Gynecol Reprod Biol, 1994, 56: 177-180.

[53] Muzii L, Angioli R, Zullo M, et al. The unexpected ovarian malignancy found during operative laparoscopy: incidence, management, and implications for prognosis. J Minim Invasive Gynecol, 2005, 12: 81-89, quiz 90-91.

[54] Tozzi R, Schneider A. Laparoscopic treatment of early ovarian cancer. Curr Opin Obstet Gynecol, 2005, 17: 354-358.

[55] Weber S, McCann CK, Boruta DM, et al. Laparoscopic surgical staging of early ovarian cancer. Rev Obstet Gynecol, 2011, 4: 117-122.

[56] Winter WE III, Maxwell GL, Tian C, et al. Gynecologic Oncology Group Study. Prognostic factors for stage III epithelial ovarian cancer:

a Gynecologic Oncology Group Study. J Clin Oncol, 2007, 25: 3621-3627.

[57] Winter WE III, Maxwell GL, Tian C, et al. Tumor residual after surgical cytoreduction in prediction of clinical outcome in stage IV epithelial ovarian cancer: a Gynecologic Oncology Group Study. J Clin Oncol, 2008, 26: 83-89.

[58] Fagotti A, Ferrandina G, Fanfani F, et al. A laparoscopy-based score to predict surgical outcome in patients with advanced ovarian carcinoma: a pilot study. Annal Surg Oncol, 2006, 13: 1156-1161.

[59] Favero G, Macerox N, Pfiffer T, et al. Oncologic concerns regarding laparoscopic cytoreductive surgery in patients with advanced ovarian cancer submitted to neoadjuvant chemotherapy. Oncology, 2015, 89(3): 159-166.

[60] Gueli Alletti S, Bottoni C, Fanfani F, et al. Minimally invasive interval debulking surgery in ovarian neoplasm (MISSION trial-NCT02324595): a feasibility study. Am J Obstet Gynecol, 2016, 214(4): 503.e1-6.

[61] Abu-Rustum NR, Barakat RR, Siegel PL, et al. Second-look operation for epithelial ovarian cancer: laparoscopy or laparotomy? Obstet Gynecol, 1996, 88: 549-553.

[62] Schorge JO, Wingo SN, Bhore R, et al. Secondary cytoreductive surgery for recurrent platinum-sensitive ovarian cancer. Int J Gynaecol Obstet, 2010,108: 123-127.

[63] Frederick PJ, McQuinn L, Milam MR, et al. Preoperative factors predicting survival after secondary cytoreduction for recurrent ovarian cancer. Int J Gynecol Cancer, 2011, 21: 831-836.

[64] Amara DP, Nezhat C, Teng N, et al. Operative laparoscopy in the management of ovarian cancer. Surg Laparosc Endosc, 1996, 6: 38-45.

[65] Chi DS, Abu-Rustum NR, Sonoda Y, et al. Laparoscopic and hand-assisted laparoscopic splenectomy for recurrent and persistent ovarian cancer. Gynecol Oncol, 2006, 101: 224-227.

[66] Trinh H, Ott C, Fanning J. Feasibility of laparoscopic debulking with electrosurgical loop excision procedure and argon beam coagulator at recurrence in patients with previous laparotomy debulking. Am J Obstet Gynecol, 2004, 190: 1394-1397.

[67] Nezhat FR, Denoble SM, Cho JE, et al. The safety and efficacy of video laparoscopic surgical debulking of recurrent ovarian, fallopian tube, and primary peritoneal cancers. JSLS, 2010, 14: 155-168.

第31章 妇科肿瘤的前哨淋巴结

Cecilia Escayola Vilanova, Denis Querleu

引 言

前哨淋巴结活检极大改变了妇科肿瘤的诊断和治疗方法。不可否认，前哨淋巴结手术不仅简化了癌症手术方案，而且显著降低了手术并发症。同时，前哨淋巴结活检还被证明可以为妇科肿瘤提供更准确的分期，从而有助于制订辅助治疗方案。目前，前哨淋巴结活检是乳腺癌和外阴癌的标准治疗方法。借助前沿的影像学技术，前哨淋巴结活检术被强烈推荐用于宫颈癌和子宫内膜癌。

子宫内膜癌的前哨淋巴结

简 介

子宫内膜癌是发达国家中最常见的妇科肿瘤，每10万人群中有13.6名患者发病。其中，绝大部分子宫内膜癌患者为50岁以上的女性，只有4%的患者年龄小于40岁。80%的患者为总生存率较高的早期（Ⅰ期）。淋巴结转移改变了子宫内膜癌的分期，并且对患者的生存率产生了负面影响。

子宫内膜癌分为两种类型：Ⅰ型多见于早期，含有高水平无拮抗性雌激素（子宫内膜样腺癌，占90%）；Ⅱ型多见于晚期，非激素依赖性（非子宫内膜样癌，如浆液性透明细胞癌、未分化癌、癌肉瘤、恶性混合米勒管肿瘤，占10%）。每种类型都有不同的基因改变。此外，依据病理学研究结果，可确定三类高危人群：低危（Ⅰ型，ⅠA1级或2级）、中危（Ⅰ型，ⅠA3级或ⅠB1级或2级）和高危（Ⅰ型ⅠB3级或Ⅱ型）。在遗传性子宫内膜癌（HNPCC，林奇综合征）病例中，Ⅱ型比散发病例的占比高。肥胖、多囊卵巢综合征、不育、长期使用非拮抗性雌激素进行激素替代治疗等因素与子宫内膜癌风险呈正相关[1-3]。根据这一分类并遵循欧洲指南，推荐低危患者采用单纯子宫切除术，无须辅助治疗；中危患者应采用子宫切除术、盆

C. E. Vilanova, M.D.
Hospital Pilar Quiron Salud,
Barcelona, Spain

D. Querleu, M.D. (✉)
Department of Surgery, Institut Bergonié,
Bordeaux, France
e-mail: querleu@aol.com

© Springer International Publishing AG, part of Springer Nature 2018
G. G. Gomes-da-Silveira et al. (eds.), *Minimally Invasive Gynecology*,
https://doi.org/10.1007/978-3-319-72592-5_31

腔和主动脉旁淋巴结切除术，并且辅以近距离放射治疗，以减少阴道转移；高危患者应该采用手术治疗（类似卵巢上皮癌），并且根据情况联合同步放化疗。

前哨淋巴结活检与淋巴结切除术

子宫内膜癌分期是遵循国际妇产科联盟（FIGO）制定的指南进行的。淋巴结病变是子宫内膜癌分期的一部分，其与辅助治疗有直接关系。淋巴结切除术的并发症包括血管或神经损伤、深静脉血栓形成、淋巴囊肿、下肢淋巴水肿和淋巴管炎等并发症。在获得准确分期的同时，淋巴结切除术也增加了手术时间、出血量和从腹腔镜到经腹手术的中转率。这些并发症可能会对许多患者的生存和生活质量产生负面影响。对于这些患者而言，手术的最终获益甚微或没有。前哨淋巴结切除术将降低淋巴结切除术的并发症发生率，增加诊断的准确性，将系统性淋巴结切除和不切除淋巴结折中。毫无疑问，前哨淋巴结切除术不仅将改善低风险患者的生活质量，降低肥胖和高龄患者并发症的发生率，还有助于在不常见的部位发现淋巴结转移，许多研究团队提出了前哨淋巴结示踪和超分期[4-6]。

在子宫内膜癌中，前哨淋巴结活检因其低并发症发生率和高阴性预测值越来越受关注。前哨淋巴结的检出率与解剖因素、使用的技术、注射部位和使用的示踪剂直接相关，唯一的一项评估前哨淋巴结在子宫内膜癌中可行性的前瞻性研究是法国多中心研究 SENTI-ENDO[7]。该研究纳入了 133 例 I ~ II 期子宫内膜癌患者，通过向患者宫颈双重

注射锝 –99m 和蓝色染料进行前哨淋巴结活检，随后行系统性盆腔淋巴结切除术。研究结果表明，以半骨盆为分析单位，灵敏度和阴性预测值均为 100%。

前哨淋巴结检测技术

在前哨淋巴结活检的应用中，需要解决三个主要问题。首先，根据注射部位的不同，有两种不同的前哨淋巴结检测方法，即宫颈注射和通过宫腔镜内膜下注射。与宫颈癌和外阴癌的肿瘤更易定位相比，子宫内肿瘤的定位仍然具有挑战性。子宫的淋巴通路极其复杂，通常子宫的主要淋巴管沿着子宫血管到达髂淋巴结，位于子宫底的肿瘤有可能沿着性腺血管流入主动脉旁淋巴结。宫腔镜下注射要求较长的学习曲线和熟练的宫腔镜技术，这是一个更耗时的技术。宫颈注射的简单性和良好的检出率使其成为最受欢迎的方法。与宫腔镜下注射相比，宫颈注射的主要问题是主动脉旁淋巴结的检出率较低。一项前瞻性的非随机研究结果显示，宫颈浅部和深部联合注射是检测子宫内膜癌 I 期最简单且足够准确的方法[8]。宫颈注射作为准确检测高危子宫内膜癌患者前哨淋巴结的一种可靠技术，实施前必须设计合理的验证性研究。

第二个问题是关于用于检测前哨淋巴结的示踪剂。术前宫颈注射锝 –99m 联合术中宫颈注射蓝色染料的效果最佳。Abu-Rustum 等人的研究纳入了42 例子宫内膜癌 I 期患者[9]。术前淋巴显像检测到前哨淋巴结的患者占 71%，而术中检测率为 86%。所有患者术前前哨淋巴结的灵敏度为 100%。然而，这

两种示踪剂的使用均存在一些缺陷。蓝色染料的过敏反应虽然不常见，但是可能出现。通常，蓝色染料主要用于浅表淋巴结的检测。至于放射性核素，其使用过程中需要核医学科医生的协助，并非所有医院都能够配备。最近，为了克服上述示踪剂的缺陷，荧光有机分子作为示踪剂被引入。Jewell 等人进行了一项研究，旨在对子宫癌和宫颈癌使用吲哚菁绿和近红外荧光成像，评估前哨淋巴结的检出率[10]。该研究纳入了227 例患者，其中大多数被诊断为子宫内膜癌 1 级或 2 级。使用 20mL 无菌水稀释吲哚菁绿后，于术前注射入宫颈。研究结果显示，总检出率为 95%，双侧检出率为 79%。此外，研究证实，加入蓝色染料注射液并未提高检测率。因此，没有必要在使用吲哚菁绿的同时补充注射蓝色染料注射液。

术中评估与微小转移性病灶

第三个问题是超分期，有助于发现更多的微小转移性病灶患者。如果通过常规苏木精 – 伊红（HE）染色评估，这些患者可能会被遗漏。超分期的临床意义尚不确切。低转移负荷包括肿瘤微小转移灶（0.2~2mm）以及簇状或单个肿瘤细胞（<0.2mm）。前哨淋巴结检测流程包括，从常规 HE 染色中未发现转移癌的石蜡块上，在两个层面的每一层切下两个相邻 5mm 的切片。在每一层，一张玻片使用 HE 进行染色，另一张玻片则使用抗细胞角蛋白抗体（AE1/AE3）行免疫组织化学染色。最近的一项回顾性研究纳入了 508 例成功示踪的患者，超分期发现了另外 23 例微小转移性病灶的患者[11]。这 23 例患者中，19 例有孤立性肿瘤细胞，4 例有微转移。在这项研究中，淋巴示踪采用浅部和深层注射蓝色染料。研究者还证实，超分期检测到的转移发生率与肌层浸润深度相关，说明无肌层浸润的患者可以不行前哨淋巴结超分期。这项研究表明，按照指南，这些患者无须行完整淋巴结切除术，术后也无须接受辅助治疗。另一项回顾性研究纳入了 103 例低危或中危子宫内膜癌患者，分析了前哨淋巴结活检在疾病分期中的作用。明确的前哨淋巴结活检组织学结果显示，12 例术前考虑为低危患者和 7 例中危患者的疾病分期升级[12]。前瞻性多中心研究 SENTI-ENDO 的亚组分析[5]证实，术前核素淋巴显像可检测到更高的异常引流率，尤其是在主动脉旁区域。

术中冰冻切片病理检查诊断的准确率较高，但是灵敏度较低，其主要原因是微转移和孤立性肿瘤细胞。为获得更快速和更可靠的前哨淋巴结诊断，一步核酸扩增分析（OSNA）作为新技术，目前尚在研究中。Nagai 等人分析了 200 例子宫内膜癌患者的原发肿瘤样本[13]。研究结果表明，应用细胞角蛋白 19 mRNA 的 OSNA 技术可用于检测子宫内膜癌淋巴结转移。免疫组织化学分析耗时长，不适用于术中诊断，OSNA 分析比免疫组织化学分析所需时间更短。

Barlin 等人最近开展的研究强调了坚持前哨淋巴结显影程序的重要性[14]。该程序包括腹膜和浆膜的评估和冲洗，切除所有已显影的前哨淋巴结，去除所有可疑淋巴结（无论是否显影），以及在一侧盆腔未显影时进行该侧盆腔淋巴结切除。这项研究纳入 498 例接受蓝色染料宫颈注射（浅部和深部）和前哨淋巴结显影的患者。81% 的患者至少有一个淋巴结显影。应用该淋巴结显影程序后，假阴性率由 15% 下降到 1.9%。必须强调的是，建议将前哨淋巴结检测应用于子宫内膜癌 I 期患者，因为盆腔淋巴结阴性的孤立腹主动脉旁淋巴结转移的风险仍为 1%~3%。值得一提的是，如果我们考虑到前哨淋巴结超分期可以提高微小转移性病灶的检测率，这个风险可能会降低，但是常规组织学检测无法做到。

为了评估可能影响子宫内膜癌患者总体生存率的临床因素和病理因素，Barlin 等人进行了分类和回归树分析（CART）[15]。他们回顾了 1920 例至少切除 1 个淋巴结的患者资料。研究结果证实，就子宫内膜癌而言，两个重要的因素是最终的分期和分级，而不是切除的淋巴结总数。

宫颈癌的前哨淋巴结

简　介

宫颈癌是全球女性中排名第三的常见恶性肿瘤。浸润性宫颈癌患者中有一半在 35 岁之前被诊断。发达国家和不发达国家的发病率差异很大。宫颈癌的死亡率超过乳腺癌，近年来位居癌症死亡的首要原因。在发达国家中，近年来宫颈癌的发病率稳定，每 10 万人群中，年发病人数约为 7.2 名。全世界每年超过 500 000 人死于宫颈癌。

宫颈癌是临床上唯一根据国际妇产科联盟（FIGO）分期进行分类的妇科肿瘤。阳性淋巴结的发生率随 FIGO 分期的增加而增加，从 I 期的 5%~19% 到 IV 期的 34%~70% 不等。尽管淋巴结转移是最重要的预后因素之一，但是淋巴结转移未被纳入分类中。此外，淋巴结转移对宫颈癌辅助治疗至关重要。

淋巴引流

宫颈癌中最常见的扩散方式是直接局部扩散和淋巴转移。直接局部扩散通常表现为累及宫旁、主韧带。在大病灶的病例中，常累及阴道的中段和远端 1/3。宫颈的主要淋巴引流通过旁侧通道到达髂外、髂内、闭孔和髂总淋巴结（图 31.1）；前侧穿过膀胱，终止于髂外淋巴结；后侧穿过子宫骶韧带，终止于髂总淋巴结、主动脉下淋巴结、主动脉旁淋巴结和直肠上淋巴结。主动脉旁淋巴结链主要有三条：左侧位于主动脉左侧，主动脉腔静脉淋巴结位于主动脉和腔静脉之间，右侧位于腔静脉右侧。无盆腔淋巴结转移的主动脉旁淋巴结可通过后干受累。

宫颈癌的外科手术在过去几十年中不断发展，随着时间的推移变得不那么激烈。目前，早期宫颈癌手术治疗的金标准是根治性子宫切除术和双侧盆腔淋巴结切除术。尽管这种治疗策略取得了良好的生存率，但是也随之带来诸多并发症。在传统的根治性子宫切除术后，患者的并发症常表现为下尿路功能障碍、性功能障碍和与自主神经损伤相关的肠道运动障碍。淋巴结切除术可带来短期和长期并发症，如淋巴水肿、血管损伤、淋巴囊肿、手术时间延长、失血量增加和静脉血栓栓塞。20 世纪 90 年代，外科腹腔镜检查的出现使一些肿瘤性疾病的淋巴结转移得以确认，从而降低了经腹手术的死亡率[16]。尽管如此，淋巴结切除术引起的短期和长期并发症仍然存在，在后期放射治疗时这类并发症会加重[17]。

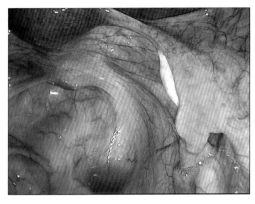

图 31.1　宫颈、左侧和右侧淋巴管、右盆腔淋巴结染蓝

宫颈癌 ⅠA2 期盆腔淋巴结转移的发生率为 7%，ⅠB1 期则为 20% 左右[18]，大部分患者做了不必要的淋巴结切除术而未获益。这一数据使得科学界从 20 世纪 90 年代末开始研究前哨淋巴结活检在宫颈癌中的应用[19]。由于前哨淋巴结检测在其他肿瘤（如黑色素瘤、乳腺癌和外阴癌）中的应用，在宫颈癌中进行前哨淋巴结检测引发了极大的科学兴趣[20-23]。相对于完整淋巴结清扫，前哨淋巴结检测的这些益处是显而易见的。其可以更准确地检测微小转移灶[11,24]，发现不常见的引流途径[25]，从而改善患者疾病的治疗方案。有几篇文献强调了前哨淋巴结检测的应用[26-28]，但是宫颈癌前哨淋巴结检测尚未被纳入早期宫颈癌治疗的指南。

前哨淋巴结的定位

必须从不同方面评估前哨淋巴结。众所周知，宫颈癌中约 10% 的前哨淋巴结在系统性淋巴结切除术常见区域中未被发现[25,29]。Bats 等人进行了一项多中心前瞻性研究，旨在检测少见的淋巴引流途径。该研究纳入了 145 例诊断为早期宫颈癌的患者[30]。80.6% 的前哨淋巴结位于常见部位，5.1% 的患者在不常见部位发现前哨淋巴结。另一项纳入 211 例患者的前瞻性研究[31]结果显示，16.6% 的宫颈癌患者至少有 1 个前哨淋巴结处于少见的区域，如髂总区、骶前区和主动脉旁区。这些淋巴结的定位有助于更精确地诊断疾病的程度，从而设计更好的治疗策略。

前哨淋巴结检测技术

前哨淋巴结检测技术已被证明是可行和有效的。两项前瞻性临床试验，即 SENTICOL Ⅰ 和 AGO 研究[26,28]提供证据支持这一结论。法国一项前瞻性多中心研究纳入了 139 例早期宫颈癌患者。几乎所有患者接受了联合技术，术前行锝 –99m 淋巴显像和蓝色染料注射，随后进行腹腔镜淋巴结示踪、前哨淋巴结活检和完整盆腔淋巴结切除术。结果显示，97.8% 的患者检测出前哨淋巴结，76.5% 的患者检测出双侧淋巴结。第二项研究纳入 507 例患者，所有患者在术前 1d 注射锝 –99m，麻醉诱导后注射蓝色染料，或两者联合使用。结果显示，联合检测法的检出率最高，可达 93.5%。此外，与术中淋巴显像相比，术前通过核素淋巴显像检测前哨淋巴结的检出率较低，但是可为外科医生提供有价值、不常见的引流路径信息[30]。放射性核素的给药时间根据所采用的方案而不同，包括长时间（手术前1d）、短时间（手术前几个小时）或超短时间（术中麻醉状态下）。这种检测技术存在的问题之一是，并非所有中心都有核医学科，故而其应用相当有限，成本也很高。此外，即使辐射剂量很小，患者和卫生人员也会受到辐射。联合检测技术产生的风险主要是过敏反应，尽管这种情况很少发生。

在宫体癌和宫颈癌中，前哨淋巴结的检测必须是双侧的。一侧盆腔显影失败后，必须行该侧淋巴结切除术。为了提高前哨淋巴结的检测率并克服某些缺陷，新的成像方法方兴未艾。在过去的几年中，使用吲哚菁绿（使用特殊的红外相机进行荧光测定）检测妇科疾病中前哨淋巴结被证明与联合技术同样有效，并且成本更低[32-34]。Jewell等人进行的一项研究使用吲哚菁绿和近红外荧光成像提高子宫癌和宫颈癌前哨淋巴结的检出率，227例患者在术前接受吲哚菁绿注射，研究结果显示，前哨淋巴结的总检出率为95%，双侧为79%[10]。

前哨淋巴结手术的目的是确定肿瘤的第一批淋巴引流，从而避免广泛的淋巴结切除术，降低其并发症的发生率。因此，确定前哨淋巴结必须具有高灵敏度和几乎为零的假阴性率，这是通过识别盆腔两侧的前哨淋巴结来实现的。迄今为止，使用前哨淋巴结超分期进行的唯一的一项前瞻性研究是法国的SENTICOL I研究，其旨在评估前哨淋巴结活检的可靠性[26]。结果显示，

总灵敏度为92%，但是在行双侧前哨淋巴结检测患者中，没有1例出现假阴性结果，灵敏度为100%。Cibula等人对宫颈癌患者前哨淋巴结检测进行了最大规模的回顾性研究，共纳入645例患者[35]。对于所有组的患者来说，灵敏度为91%；而对于双侧检测的亚组，灵敏度则为97%。该研究结果证实了法国SENTICOL I研究的结果。

病理学评估与低转移负荷

毫无疑问，前哨淋巴结检测的一大优点是可以对淋巴系统进行更详尽的研究。与其他病理学检测一样，宫颈癌也有宏转移（≥2mm）、微转移（0.2mm<y<2mm）和孤立性肿瘤细胞（≤0.2mm）的概念。宫颈癌微转移的预后意义仍然是一个值得关注的问题。目前，已经发表了两项关于这个问题的研究[35-36]。第一项是多中心回顾性研究，纳入了645例宫颈癌患者。前哨淋巴结超分期可检出14.7%的宏转移、10.1%的微转移和4.5%的孤立性肿瘤细胞。研究数据显示，与宏转移患者相比，微转移患者的总生存率显著降低，孤立性肿瘤细胞与总生存率无相关性。第二项研究使用来自同一患者群体的数据来评估盆腔淋巴结切除术是否能提高前哨淋巴结微转移患者的生存率。结果证实，对于前哨淋巴结低转移负荷患者，切除16个以上非前哨淋巴结可提高生存率。为了明确辅助放射治疗对淋巴结阳性而未行手术切除的宫颈癌患者是否能达到同样的效果，必须开展前瞻性临床试验。

前哨淋巴结手术的第三个突出特点是根据术中检测结果为患者选择最

佳治疗方案。不幸的是，一些研究表明，术中假阴性的发生率很高（灵敏度仅为 20%），并且对部分患者造成了损害[31,37-38]。一项旨在比较两种前哨淋巴结检测方法的前瞻性研究纳入了 211 例早期宫颈癌患者[31]。在双侧前哨淋巴结检测组中冰冻切片病理检查结果假阴性率为 41.7%，漏检微转移 7 例、孤立性肿瘤细胞 2 例、宏转移 1 例。法国的一项研究结果则证实，术中冰冻切片病理检查对前哨淋巴结的诊断价值很低[37]。15 例患者中 17 次检查结果为假阴性，其中宏转移 4 例，微转移 4 例，孤立性肿瘤细胞 9 例。在最近一项纳入 225 例患者的研究中，前哨淋巴结的术中检查结果显示灵敏度较差，漏检 8 例宏转移、18 例微转移和 8 例孤立性肿瘤细胞的宫颈癌患者[38]。研究结果提示，肿瘤较大者和淋巴管间隙受累患者的假阴性率较高。

免疫组织化学技术不能在手术时进行，因此许多淋巴结转移的病例（主要是宏转移和孤立细胞）在手术时不能被识别。为解决此问题，新的分子诊断技术方兴未艾。最近一项旨在检测 54 例人乳头瘤病毒（HPV）阳性宫颈癌患者淋巴结中 HPV mRNA 的研究已经发表[39]。研究结果显示，4 例前哨淋巴结阴性患者检测到 HPV mRNA，灵敏度为 100%。应当指出的是，类似的诊断技术已经存在于其他肿瘤中，例如乳腺癌中的 OSNA。细胞角蛋白 19 mRNA 这种分子技术也在宫颈癌中得到应用[40]。Okamoto 等人在他们的研究中使用该项技术对 59 例患者的 239 个淋巴结进行了评估。该研究结果表明，OSNA 可以像标准组织病理学技术一样准确地检测淋巴结转移。此外，与耗时长、技术困难和费用昂贵的免疫组织化学技术相比，OSNA 的操作简单，速度快，可以在手术中完成。

另一个选择是设计一个两步走的治疗策略，即首先进行前哨淋巴结的识别和切除，然后通过免疫组织化学分析的结果确定最合适的手术方式，从而避免术中检测时出现假阴性的情况。

外阴癌的前哨淋巴结

简　介

外阴癌是第四位常见的妇科癌症，占所有女性生殖系统恶性肿瘤的 5%。大多数病例的分型为鳞状细胞癌，其次为黑色素瘤和肉瘤。鳞状细胞癌可分为两大类。第一种与 HPV 感染有关。HPV 感染可导致外阴上皮内瘤变，主要见于年轻患者，主要表现为疣。第二种多见于老年女性，HPV 为阴性，呈角化型，与硬化性苔藓有关。对于患有外阴上皮内瘤变Ⅲ级（VIN Ⅲ）的女性，如果不治疗，80% 的病例会发展为浸润性外阴癌。

外阴癌采用 FIGO 分期和 TNM 分期系统进行分期。这两个系统非常相似，可根据肿瘤大小、淋巴结受累和远处转移进行分类。约 80% 的患者在早期被诊断。淋巴结转移是最重要的预后因素，其次是组织学、肿瘤大小和患者年龄。来自 SEER 项目监测、流行病学和最终数据的最近一项研究结果显示，与小于

50 岁的女性相比，50~64 岁女性的死亡风险为其 2 倍，65~79 岁女性的死亡风险为其 4 倍，而大于 80 岁女性的死亡风险为其 7 倍[41]。

由于缺乏解剖屏障，外阴癌的扩散方式为：先进入邻近器官、阴道、尿道和肛门，然后进入局部淋巴结，最后经血行扩散至远处器官。淋巴系统复杂且丰富，任何淋巴结群都可能在任何时候被累及。由于外阴癌主要扩散到淋巴系统，早期患者的标准治疗包括肿瘤完全切除和选择性腹股沟淋巴结切除术。这种手术有明显的近期和长期并发症，如伤口裂开、感染、对身体形象和性功能的负面影响、住院时间延长和淋巴水肿。然而，只有 10% Ⅰ 期和 27% Ⅱ 期的患者会有淋巴结转移[42]，其他患者将不会受益于完整淋巴结切除术，但是会承受其并发症带来的不利。在 3 个或更多单侧淋巴结转移的患者中，预计只有 30%的患者在术后 5 年存活[43]。在外阴癌 Ⅲ期患者中，60%~80% 的患者伴有腹股沟淋巴结转移。绝大多数患者在初次治疗后的第一年就会复发。1986 年，GOG研究团队发表了一项随机研究，该研究中对外阴浸润性鳞状细胞癌腹股沟淋巴结阳性患者行根治性外阴切除术和双侧腹股沟淋巴结切除术后进行放射治疗与盆腔淋巴结切除术的比较[44]。盆腔放射治疗被证明优于盆腔淋巴结切除术，特别是对于临床疑似或有固定性溃疡淋巴结，或有两个及以上病理阳性腹股沟淋巴结的女性。这些结果改变了腹股沟淋巴结转移外阴癌患者的治疗方案。在2009 年，Kunos 等人发表了一项随机对照试验的结果，旨在比较淋巴结阳性外阴癌患者行放射治疗与盆腔淋巴结切除术的长期生存率和放射治疗毒副作用[45]。研究者对 114 例原发性外阴浸润性鳞状细胞癌患者进行了根治性外阴切除术和双侧腹股沟淋巴结切除术。结果显示，根治性外阴切除术和腹股沟淋巴结切除术后的放射治疗显著减少了局部复发和癌症相关性死亡。在多变量分析中，20% 的淋巴结阳性对无复发生存率、癌症相关死亡和总生存率仍具有显著的统计学意义。放射技术的改进，如调强放疗已显示出较好的结果，可减少对膀胱、直肠和小肠的不必要放射剂量[46]。

前哨淋巴结的检测

在乳腺癌和黑色素瘤中，前哨淋巴结技术除了可以降低发病率、改善生活质量和缩短住院时间外，还显示出较低的假阴性率和淋巴结复发率。2008年，格罗宁根国际外阴癌前哨淋巴结研究（GROINSS-V）的结果得以发表。从那时起，外阴癌患者的外科治疗方式发生了巨大变化。前哨淋巴结活检已被许多机构纳入对外阴癌患者的诊疗指南。第一个针对早期外阴癌的前哨淋巴结手术由 Van der Zee 完成[47]。该项多中心前瞻性观察性研究中，将放射性示踪剂和蓝色染料用于鳞状细胞癌患者（小于4cm），浸润深度超过 1mm，并且无临床可疑腹股沟淋巴结。使用病理超分期检查前哨淋巴结阴性时，不行淋巴结切除术。研究结果显示，腹股沟的复发率较低（多灶性疾病为 3%，单灶性疾病为 2.3%），3 年内疾病特异性生存率为97%。与治疗相关的并发症发生率也值得一提。在近期内，与接受腹股沟淋巴结切除术患者相比，单独接受前哨淋巴结切除术患者的伤口裂开、蜂窝组织炎更少，住院时间更短。长期来看，前哨淋巴结阴性且未行淋巴结切除术患者的复发性丹毒和腿部淋巴水肿的发生率较低。该研究的结论是，前哨淋巴结手术应该由一个高质量的多学科团队实施，并且应为早期外阴癌患者行标准治疗的一部分。最近，该研究团队报道了这些患者的长期随访结果，重点关注局部复发和生存率情况。随访结果显示，前哨淋巴结阴性患者的孤立性腹股沟复发率为 2.5%，前哨淋巴结阳性患者为 8%[48]；前哨淋巴结阴性患者的疾病特异性 10 年生存率为 91%，前哨淋巴结阳性患者为 65%；前哨淋巴结阴性患者 5 年和 10 年局部复发率分别为 24.6% 和 36.4%，前哨淋巴结阳性患者分别为 33.2% 和 46.4%。这些结果表明，无论前哨淋巴结状态如何，大部分患者都会出现局部复发。

2012 年，Levenback 等人报告了 GOG-173 方案的结果，这是一项前瞻性多中心验证试验，旨在确定前哨淋巴结活检是否可以取代腹股沟淋巴结切除术[49]。先前的两项 GOG 研究均未能证明次广泛手术或放射治疗较之于完全腹股沟淋巴结切除术的优越性。1992 年，GOG 成员将 58 例无可疑腹股沟淋巴结的鳞状细胞癌患者随机分为两组，一组接受淋巴结切除术，另一组接受腹股沟放射治疗。由于腹股沟放射治疗组中患者腹股沟淋巴结复发过多，该研究提前结束[50]。同样，在 1992 年，GOG 研究团队发表了一项前瞻性研究的结果，旨在评估临床外阴癌 I 期患者的改良根治性患侧外阴切除术和同侧浅表淋巴结切除术的疗效。结果显示，与根治性外阴切除术和双侧腹股沟淋巴结切除术相比，改良根治性患侧外阴切除术和同侧浅表淋巴结切除术的复发风险均显著增加[51]。

在 Levenback 的研究中，452 例患者接受了淋巴示踪[49]。其中 418 例至少有 1 个前哨淋巴结被识别，淋巴结转移率为 31.6%。具体而言，肿瘤大小为 2~3.9cm 的患者，其淋巴结转移率为 26.4%；肿瘤大小为 6cm 以上者，其淋巴结转移率为 40.9%。关于假阴性预测值，肿瘤小于 4cm 者为 2%，肿瘤大小为 4~6cm 者则为 7.4%。

前哨淋巴结检测技术

关于前哨淋巴结的最佳检测方式，目前认为蓝色染料和放射性核素的联合应用有助于学习者熟悉前哨淋巴结的识别，缩短学习曲线。Sutton 等人[52]发表了一项比较外阴癌前哨淋巴结活检与腹股沟淋巴结切除术的成本-疗效的研究。基于 2 年的无病生存结局表明，锝-99m、蓝色染料和超分期的联合应用是最有效的策略。

外阴癌患者术前核素淋巴显像可作为前哨淋巴结示踪的有用辅助工具[53]，有助于确定前哨淋巴结的位置以及淋巴引流是单侧还是双侧。对不累及中线但距中线小于 2cm 的肿瘤行单侧淋巴显像转移的风险较低，因此可避免行对侧淋巴结清扫。对侧淋巴结转移的风险随着病灶接近中线而增加。

为排除严重受累的淋巴结，某些形式的术前成像（如 CT 检查、超声检查、PET 或 MRI 检查）是至关重要的，因为淋巴结转移的漏检会造成致命后果。关于这些术前检查中哪一种最适合于手术方案的文献很少。在丹麦最近发表的一项前瞻性研究[54]中，术前CT扫描被认为是外阴癌患者术前评估的有力工具。然而，其研究结果显示，CT扫描对最初的手术治疗方案无明显改变；与局部淋巴结的前哨淋巴结检查相比，CT扫描不准确，可能会延迟治疗，并且增加不必要的费用。另一篇综述旨在进行根治性外阴切除术和腹股沟淋巴结切除术前根据PET-CT进行分期。结果显示，其灵敏度为50%，特异性为100%，阳性预测值为100%，阴性预测值为57.1%。因此，PET-CT灵敏度差，不适合替代淋巴结切除术进行分期[55]。2013年的一项研究对60例外阴癌患者进行了回顾性分析，通过超声检查评估腹股沟淋巴结有无受累。研究结果显示，86%的病例中超声检查能正确预测腹股沟淋巴结转移的存在与否[56]。其他回顾性研究[57-58]也报道了类似的结果。

前哨淋巴结技术也存在一些缺点。检测前哨淋巴结的传统方法包括使用放射性核素和蓝色染料，可以达到较高的检出率。但是放射性核素会使患者暴露于电离辐射中，并且需要核医学科医生的协助，然而并非所有研究中心都设置有核医学科。此外，蓝色染料在密度高的脂肪中会快速运输，进而损失能见度。吲哚菁绿近红外荧光成像已被用于不同恶性肿瘤的前哨淋巴结手术。吲哚菁绿是一种带负电荷的三碳菁染料，能迅速与血浆蛋白结合，由肝脏排出，对肾脏无毒性。经近红外线照射后，血液

中的吲哚菁绿产生800~850nm波长的近红外荧光，近红外光能最大限度地穿透1~2mm的软组织。最近开展了一项前瞻性试点研究，旨在评估近红外在妇科癌症中的可行性[59]。研究结果显示，在学习曲线和剂量优化下，前哨淋巴结的检出率为100%，最大特异性和灵敏度为100%。在外阴癌术前行经皮检测腹股沟前哨淋巴结可缩短前哨淋巴结的检测时间。荧光最早可在注射后6min出现。另外两项初步研究证实了近红外荧光技术在外阴癌前哨淋巴结活检中的可行性[60-61]（图31.2）。

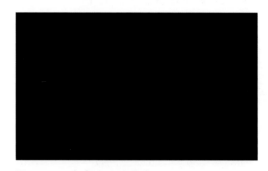

图31.2　前哨淋巴结荧光

总之，外阴癌前哨淋巴结活检是一种安全的方法。行前哨淋巴结活检前，应该仔细选择患者，如病灶体积小（小于4cm）和单个病灶患者。临床检查或影像学检查可排除淋巴结转移。最重要的是，前哨淋巴结活检应由经验丰富的团队进行评估。病灶位于中线2cm以内或超过中线的患者应行双侧前哨淋巴结切除术。当术中未发现前哨淋巴结时，应行完整淋巴结切除术。此外，应将有腹股沟手术史、多灶性疾病或曾接受过外阴放射治疗的患者排除在外，因为这类患者的淋巴引流可能已遭到破坏。

检测淋巴结转移的新成像技术

影像学检查可用于研究淋巴结状态，从而避免使用手术来进行分期。一般来说，经阴道超声检查和（或）MRI检查可用于评估肿瘤局部范围，PET-CT检查或CT检查可用于评估淋巴结转移和远处扩散。就PET-CT检查而言，检测转移淋巴结的能力受到淋巴结大小的限制。诊断淋巴结受累时最常用的标准是短轴直径大于8~10mm。一项前瞻性研究纳入了30例子宫内膜癌患者和15例宫颈癌患者，旨在评估18F–氟脱氧葡萄糖PET-CT检测盆腔和主动脉旁淋巴结转移的准确性。结果显示，其灵敏度仅为50%[62]。为提高诊断性能，新型成像技术应运而生。弥散加权磁共振成像（DWI）是一种功能成像技术，通过该技术可对比来自生物组织内水分子的随机运动[63]。在一项纳入47例子宫内膜癌患者的回顾性研究中，DWI-MRI检查被证明是评估子宫肌层浸润的准确方法[64]。另一项研究则证实，DWI检查有助于检测妇科恶性肿瘤患者的盆腔淋巴结[65]。此外，DWI-MRI检查可作为对造影剂过敏或有肾源性全身纤维化风险患者的有效替代检查方法[66]。

Selman等人发表了包括72项研究在内的系统综述，以确定MRI检查、CT检查、PET检查和前哨淋巴结活检在检测宫颈癌患者淋巴转移方面的诊断准确性[67]。研究结果显示，PET检查和前哨淋巴结活检是检测淋巴结受累的更好方法，MRI检查和CT检查的灵敏度较低，分别为55.5%和57.5%。Gouy等

人发表的一篇综述显示，PET检查对盆腔外器官转移具有较高的灵敏度，但是对低转移负荷（尤其是≤5mm的转移）的检测能力却令人失望。在他们的研究中，PET检查诊断腹主动脉旁淋巴结阴性，而病理阳性的占比高达12%。PET检查诊断盆腔淋巴结阳性的假阴性率为22%[68]。在Leblanc等人[69]的研究中，纳入了125例局部晚期宫颈癌患者。在经病理证实的主动脉旁转移患者中，66.7%患者的PET-CT检查结果呈阴性。因此，在目前正在进行的临床试验结果被报道之前，当PET检查被认为是阴性时，常规影像学检查似乎不足以代替手术分期。目前，新的成像技术正在不断出现，以克服这些缺陷。

一种新的由超微氧化铁颗粒组成的淋巴结特异性造影剂已被证明在不丧失特异性的情况下提高了MRI检查预测淋巴结转移的灵敏度[70]，但是这些颗粒通过静脉注射给药，并被巨噬细胞吸收，进而导致信号强度显著降低。然而，该造影剂已被制造商撤回，等待进一步验证。在未来很有可能出现新的造影剂为临床医生制订最佳手术治疗方案提供有价值的信息。

结　论

淋巴结切除术在子宫内膜癌中的作用仍存在争议。目前尚无前瞻性随机研究证实前哨淋巴结检测在子宫内膜癌中的有效性，也没有关于生存率的长期随访结果。因此，单独应用前哨淋巴结切除治疗子宫内膜腺癌的复发风险仍然未

知。前哨淋巴结技术也加剧了这一争论：在肿瘤疾病存在的情况下是否必须进行完整淋巴结切除术，或者是否辅以放射治疗足矣？迄今，尚无科学证据表明淋巴结切除术对这些病例有益。但是，前哨淋巴结活检明显增加了淋巴结转移的检出率（主要是微转移和孤立性肿瘤细胞病例的检出）。因此，我们应该对这些患者采取适当的治疗。有必要开展进一步的研究以解决在肿瘤学方面的安全性及微小转移性病灶的意义。一项正在进行的随机研究将前哨淋巴结活检与现行的法国早期子宫内膜癌中、高复发风险的初始分期方案进行比较，其结果将是非常重要的（NCT02598219）。

迄今为止，已发表的所有文献均提供了大量证据证实前哨淋巴结检查在宫颈癌中的应用。然而，事实上全世界只有少数手术团队在未进行系统性淋巴结切除的情况下使用前哨淋巴结切除术。无休止的疑问是，淋巴结切除术是否有治疗作用。Leblanc 等人证实，病灶小的主动脉旁淋巴结受累患者接受扩大野放射治疗的预后与无淋巴结转移病灶的患者具有相似的生存率[41]。这些淋巴结转移小于 5mm 的患者可能会被 PET 漏检。对于患者来说，未来可借助新的影像学检查和根据肿瘤的基因组状态确定预后因素。此外，目前正在进行的对照研究将有希望回答前哨淋巴结活检是否可以取代完整淋巴结切除术。

正在进行的多中心观察性研究 GROINSS-V Ⅱ 将有助于医学界了解手术和（或）放射治疗对外阴癌的治疗效果。本研究的主要目的是探讨 ≤ 2mm 前哨淋巴结转移的早期外阴癌患者采用辅助放射治疗替代完整腹股沟淋巴结切除术的安全性。一项中期分析研究显示，前哨淋巴结转移 >2mm 的外阴癌患者的腹股沟淋巴结复发率较高。因此，该研究对此进行修改，定期观察前哨淋巴结阴性患者，不大于 2mm 前哨淋巴结转移的患者单独接受放射治疗，大于 2mm 前哨淋巴结转移的患者接受腹股沟淋巴结切除术。该结果已于 2017 年公布。

（贺海威 译）

参考文献

[1] Zhang Y, Liu H, Yang S, et al. Overweight, obesity and endometrial cancer risk: results from a systematic review and meta-analysis. Int J Biol Markers, 2014, 29: e21-29.

[2] Ali AT. Reproductive factors and the risk of endometrial cancer. Int J Gynecol Cancer, 2014, 24(3): 384-393.

[3] Barry JA, Azizia MM, Hardiman PJ. Risk of endometrial, ovarian and breast cancer in women with polycystic ovary syndrome: a systematic review and meta-analysis. Hum Reprod Update, 2014, 20(5): 748-758.

[4] Burke TW, Levenback C, Tornos C, et al. Intraabdominal lymphatic mapping to direct selective pelvic and paraaortic lymphadenectomy in women with high-risk endometrial cancer: results of a pilot study. Gynecol Oncol, 1996, 62(2): 169-173.

[5] Frati A, Ballester M, Dubernard G, et al. Contribution of lymphoscintigraphy for sentinel lymph node biopsy in women with early stage endometrial cancer: results of the SENTIENDO study. Ann Surg Oncol, 2015, 22(6): 1980-1986.

[6] Abu-Rustum NR. Sentinel lymph node mapping for endometrial cancer: a modern approach to surgical staging. J Natl Compr

Canc Netw, 2014, 12(2): 288-297.

[7] Ballester M, Dubernard G, Lécuru F, et al. Detection rate and diagnostic accuracy of sentinel-node biopsy in early stage endometrial cancer: a prospective multicentre study (SENTI-ENDO). Lancet Oncol, 2011, 12(5): 469-476.

[8] Mariani A, Dowdy SC, Cliby WA, et al. Prospective assessment of lymphatic dissemination in endometrial cancer: a paradigm shift in surgical staging. Gynecol Oncol, 2008, 109(1): 11-18.

[9] Abu-Rustum NR, Khoury-Collado F, Pandit-Taskar N, et al. Sentinel lymph node mapping for grade 1 endometrial cancer: is it the answer to the surgical staging dilemma? Gynecol Oncol, 2009, 113(2): 163-169.

[10] Jewell EL, Huang JJ, Abu-Rustum NR, et al. Detection of sentinel lymph nodes in minimally invasive surgery using indocyanine green and near-infrared fluorescence imaging for uterine and cervical malignancies. Gynecol Oncol, 2014, 133(2): 274-277.

[11] Kim CH, Soslow RA, Park KJ, et al. Pathologic ultrastaging improves micrometastasis detection in sentinel lymph nodes during endometrial cancer staging. Int J Gynecol Cancer, 2013, 23(5): 964-970.

[12] Ballester M, Naoura I, Chéreau E, et al. Sentinel node biopsy upstages patients with presumed low-and intermediateriskendometrial cancer: results of a multicenter study. Ann Surg Oncol, 2013, 20(2): 407-412.

[13] Nagai T, Niikura H, Okamoto S, et al. A new diagnostic method for rapid detection of lymph node metastases using a one-step nucleic acid amplification (OSNA) assay in endometrial cancer. Ann Surg Oncol, 2015, 22(3): 980-986.

[14] Barlin JN, Khoury-Collado F, Kim CH, et al. The importance of applying a sentinel lymph node mapping algorithm in endometrial cancer staging: beyond removal of blue nodes. Gynecol Oncol, 2012, 125(3): 531-535.

[15] Barlin JN, Zhou Q, St Clair CM, et al. Classification and regression tree (CART) analysis of endometrial carcinoma: Seeing the forest for the trees. Gynecol Oncol, 2013, 130(3): 452-456.

[16] Querleu D, Leblanc E, Castelain B. Pelvic lymphadenectomy under celioscopic guidance. J Gynecol Obstet Biol Reprod (Paris), 1990, 19(5): 576-578. French. No abstract available.

[17] Achouri A, Huchon C, Bats AS, et al. Complications of lymphadenectomy for gynecologic cancer. Eur J Surg Oncol, 2013, 39(1): 81-86.

[18] DiSaia PJ, Creasman TC. Clinical gynecologic oncology. 5th ed. St. Louis: Mosby, 1997.

[19] Echt ML, Finan MA, Hoffman MS, et al. Detection of sentinel lymph nodes with lymphazurin in cervical, uterine, and vulvar malignancies. South Med J, 1999, 92(2): 204-208.

[20] Tax C, Rovers MM, de Graaf C, et al. The sentinel node procedure in early stage cervical cancer, taking the next step; a diagnostic review. Gynecol Oncol, 2015, 139(3): 559-567.

[21] Smith B, Backes F. The role of sentinel lymph nodes in endometrial and cervical cancer. J Surg Oncol, 2015, 112(7): 753-760.

[22] Cibula D, Oonk MH, Abu-Rustum NR. Sentinel lymph node biopsy in the management of gynecologic cancer. Curr Opin Obstet Gynecol, 2015, 27(1): 66-72.

[23] Holman LL, Levenback CF, Frumovitz M. Sentinel lymph node evaluation in women with cervical cancer. J Minim Invasive Gynecol, 2014, 21(4): 540-545.

[24] Cibula D, Abu-Rustum NR, Dusek L, et al. Bilateral ultrastaging of sentinel lymph node in cervical cancer: Lowering the false-negative rate and improving the detection of micrometastasis. Gynecol Oncol, 2012, 127(3): 462-466.

[25] Bats AS, Mathevet P, Buenerd A, et al. The sentinel node technique detects unexpected drainage pathways and allows nodal ultrastaging in early cervical cancer: insights from the multicenter prospective SENTICOL study. Ann Surg Oncol, 2013, 20(2): 413-

422.

[26] Lécuru F, Mathevet P, Querleu D, et al. Bilateral negative sentinel nodes accurately predict absence of lymph node metastasis in early cervical cancer: results of the SENTICOL study. J Clin Oncol, 2011, 29(13): 1686-1691.

[27] Gortzak-Uzan L, Jimenez W, Nofech-Mozes S, et al. Sentinel lymph node biopsy vs. pelvic lymphadenectomy in early stage cervical cancer: is it time to change the gold standard? Gynecol Oncol, 2010, 116(1): 28-32.

[28] Altgassen C, Hertel H, Brandstädt A, et al. Multicenter validation study of the sentinel lymph node concept in cervical cancer: AGO Study Group. J Clin Oncol, 2008, 26(18): 2943-2951.

[29] Gil-Moreno A, Magrina JF, Pérez-Benavente A, et al. Location of aortic node metastases in locally advanced cervical cancer. Gynecol Oncol, 2012, 125(2): 312-314.

[30] Bats AS, Frati A, Mathevet P, et al. Contribution of lymphoscintigraphy to intraoperative sentinel lymph node detection in early cervical cancer: Analysis of the prospective multicenter SENTICOL cohort. Gynecol Oncol, 2015, 137(2): 264-269.

[31] Roy M, Bouchard-Fortier G, Popa I, et al. Value of sentinel node mapping in cancer of the cervix. Gynecol Oncol, 2011, 122(2): 269-274.

[32] Buda A, Crivellaro C, Elisei F, et al. Impact of indocyanine green for sentinel lymph node mapping in early stage endometrial and cervical cancer: comparison with conventional radiotracer 99mTc and/or blue dye. Ann Surg Oncol, 2016, 23(7): 2183-2191.

[33] Darin MC, Gómez-Hidalgo NR, Westin SN, et al. Role of indocyanine green in sentinel node mapping in gynecologic cancer: is fluorescence imaging the new standard? J Minim Invasive Gynecol, 2016, 23(2): 186-193.

[34] Plante M, Touhami O, Trinh XB, et al. Sentinel node mapping with indocyanine green and endoscopic near-infrared fluorescence imaging in endometrial cancer. A pilot study and review of the literature.

Gynecol Oncol, 2015, 137(3): 443-447.

[35] Cibula D, Abu-Rustum NR, Dusek L, et al. Prognostic significance of low volume sentinel lymph node disease in early-stage cervical cancer. Gynecol Oncol, 2012, 124(3): 496-501.

[36] Zaal A, Zweemer RP, Zikán M, et al. Pelvic lymphadenectomy improves survival in patients with cervical cancer with low-volume disease in the sentinel node: a retrospective multicenter cohort study. Int J Gynecol Cancer, 2014, 24(2): 303-311.

[37] Bats AS, Buénerd A, Querleu D, et al. Diagnostic value of intraoperative examination of sentinel lymph node in early cervical cancer: a prospective, multicenter study. Gynecol Oncol, 2011, 123(2): 230-235.

[38] Slama J, Dundr P, Dusek L, et al. High false negative rate of frozen section examination of sentinel lymph nodes in patients with cervical cancer. Gynecol Oncol, 2013, 129(2): 384-388.

[39] Köhler C, Le X, Dogan NU, et al. Molecular diagnosis for nodal metastasis in endoscopically managed cervical cancer: the accuracy of the APTIMA test to detect high-risk human papillomavirus messenger RNA in sentinel lymph nodes. J Minim Invasive Gynecol, 2016, pii: S1553-4650(16).

[40] Okamoto S, Niikura H, Nakabayashi K, et al. Detection of sentinel lymph node metastases in cervical cancer: assessment of KRT19 mRNA in the one-step nucleic acid amplification (OSNA) method. Gynecol Oncol, 2013, 130(3): 530-536.

[41] Rauh-Hain JA, Clemmer J, Clark RM, et al. Management and outcomes for elderly women with vulvar cancer over time. BJOG, 2014, 121(6): 719-727.

[42] Hacker NF, Leuchter RS, Berek JS, et al. Radical vulvectomy and bilateral inguinal lymphadenectomy through separate groin incisions. Obstet Gynecol, 1981, 58(5): 574-579.

[43] Homesley HD, Bundy BN, Sedlis A, et al. Assessment of current International Federation of Gynecology and Obstetrics

staging of vulvar carcinoma relative to prognostic factors for survival (a Gynecologic Oncology Group study). Am J Obstet Gynecol, 1991, 164(4): 997-1003.

[44] Homesley HD, Bundy BN, Sedlis A, et al. Radiation therapy versus pelvic node resection for carcinoma of the vulva with positive groin nodes. Obstet Gynecol, 1986, 68(6): 733-740.

[45] Kunos C, Simpkins F, Gibbons H, et al. Radiation therapy compared with pelvic node resection for node-positive vulvar cancer: a randomized controlled trial. Obstet Gynecol, 2009, 114(3): 537-546.

[46] Beriwal S, Heron DE, Kim H, et al. Intensity-modulated radiotherapy for the treatment of vulvar carcinoma: a comparative dosimetric study with early clinical outcome. Int J Radiat Oncol Biol Phys, 2006, 64(5): 1395-1400.

[47] Van der Zee AG, Oonk MH, De Hullu JA, et al. Sentinel node dissection is safe in the treatment of early-stage vulvar cancer. J Clin Oncol, 2008, 26(6): 884-889.

[48] Te Grootenhuis NC, van der Zee AG, van Doorn HC, et al. Sentinel nodes in vulvar cancer: long-term follow-up of the GROningen International Study on Sentinel nodes in Vulvar cancer (GROINSS-V) I. Gynecol Oncol, 2016, 140(1): 8-14.

[49] Levenback CF, Ali S, Coleman RL, et al. Lymphatic mapping and sentinel lymph node biopsy in women with squamous cell carcinoma of the vulva: a gynecologic oncology group study. J Clin Oncol, 2012, 30(31): 3786-3791.

[50] Stehman FB, Bundy BN, Thomas G, et al. Groin dissection versus groin radiation in carcinoma of the vulva: a Gynecologic Oncology Group study. Int J Radiat Oncol Biol Phys, 1992, 24(2): 389-396.

[51] Stehman FB, Bundy BN, Dvoretsky PM, et al. Early stage I carcinoma of the vulva treated with ipsilateral superficial inguinal lymphadenectomy and modified radical hemivulvectomy: a prospective study of the Gynecologic Oncology Group. Obstet Gynecol, 1992, 79(4): 490-497.

[52] Sutton AJ, Barton P, Sundar S, et al. Cost-effectiveness of sentinel lymph node biopsy vs inguinofemoral lymphadenectomy in women with vulval cancer. Br J Cancer, 2013, 109(10): 2533-2547.

[53] Coleman RL, Ali S, Levenback CF, et al. Is bilateral lymphadenectomy for midline squamous carcinoma of the vulva always necessary? An analysis from Gynecologic Oncology Group (GOG) 173. Gynecol Oncol, 2013, 128(2): 155-159.

[54] Andersen K, Zobbe V, Thranov IR, et al. Relevance of computerized tomography in the preoperative evaluation of patients with vulvar cancer: a prospective study. Cancer Imaging, 2015, 15:8.

[55] Kamran MW, O'Toole F, Meghen K, et al. Whole-body [18F]fluoro-2-deoxyglucose positron emission tomography scan as combined PET-CT staging prior to planned radical vulvectomy and inguinofemoral lymphadenectomy for squamous vulvar cancer: a correlation with groin node metastasis. Eur J Gynaecol Oncol, 2014, 35(3): 230-235.

[56] de Gregorio N, Ebner F, Schwentner L, et al. The role of preoperative ultrasound evaluation of inguinal lymph nodes in patients with vulvar malignancy. Gynecol Oncol, 2013, 131(1): 113-117.

[57] Hall TB, Barton DP, Trott PA, et al. The role of ultrasound-guided cytology of groin lymph nodes in the management of squamous cell carcinoma of the vulva: 5-year experience in 44 patients. Clin Radiol, 2003, 58(5): 367-371.

[58] Moskovic EC, Shepherd JH, Barton DP, et al. The role of high resolution ultrasound with guided cytology of groin lymph nodes in the management of squamous cell carcinoma of the vulva: a pilot study. Br J Obstet Gynaecol, 1999, 106(8): 863-867.

[59] Laios A, Volpi D, Tullis ID, et al. A prospective pilot study of detection of sentinel lymph nodes in gynaecological cancers using a novel near infrared fluorescence imaging system. BMC Res Notes, 2015, 8: 608.

[60] Hutteman M, van der Vorst JR, Gaarenstroom KN, et al. Optimization of near-infrared fluorescent sentinel lymph node mapping for vulvar cancer. Am J Obstet Gynecol, 2012, 206(1): 89.

[61] Crane LM, Themelis G, Arts HJ, et al. Intraoperative near-infrared fluorescence imaging for sentinel lymph node detection in vulvar cancer: first clinical results. Gynecol Oncol, 2011, 120(2): 291-295.

[62] Kitajima K, Murakami K, Yamasaki E, et al. Accuracy of integrated FDG-PET/contrast-enhanced CT in detecting pelvic and para-aortic lymph node metastasis in patients with uterine cancer. Eur Radiol, 2009, 19(6): 1529-1536.

[63] Haldorsen IS, Salvesen HB. Staging of endometrial carcinomas with MRI using traditional and novel MRI techniques. Clin Radiol, 2012, 67(1): 2-12.

[64] Rechichi G, Galimberti S, Signorelli M, et al. Myometrial invasion in endometrial cancer: diagnostic performance of diffusion-weighted MR imaging at 1.5-T. Eur Radiol, 2010, 20(3): 754-762.

[65] Nakai G, Matsuki M, Inada Y, et al. Detection and evaluation of pelvic lymph nodes in patients with gynecologic malignancies using body diffusion-weighted magnetic resonance imaging. J Comput Assist Tomogr, 2008, 32(5): 764-768.

[66] Lin G, Ho KC, Wang JJ, et al. Detection of lymph node metastasis in cervical and uterine cancers by diffusion-weighted magnetic resonance imaging at 3T. J Magn Reson Imaging, 2008, 28(1): 128-135.

[67] Selman TJ, Mann C, Zamora J, et al. Diagnostic accuracy of tests for lymph node status in primary cervical cancer: a systematic review and meta-analysis. CMAJ, 2008, 178(7): 855-862.

[68] Gouy S, Morice P, Narducci F, et al. Nodal-staging surgery for locally advanced cervical cancer in the era of PET. Lancet Oncol, 2012, 13(5): e212-220.

[69] Leblanc E, Gauthier H, Querleu D, et al. Accuracy of 18-fluoro-2-deoxy-D-glucose positron emission tomography in the pretherapeutic detection of occult para-aortic node involvement in patients with a locally advanced cervical carcinoma. Ann Surg Oncol, 2011, 18(8): 2302-2309.

[70] Rockall AG, Sohaib SA, Harisinghani MG, et al. Diagnostic performance of nanoparticle-enhanced magnetic resonance imaging in the diagnosis of lymph node metastases in patients with endometrial and cervical cancer. J Clin Oncol, 2005, 23(12): 2813-2821.

第 6 部分

手术并发症

第 32 章　腹腔镜手术的并发症

Jamal Mourad, Stephanie Henderson, Javier Magrina

引　言

　　一个多世纪前，Hans Christian Jacobaeus 医生第一次对患者行腹腔镜手术[1]。至今，腹腔镜手术和微创手术可以提高诊断能力和处置各种不同专业的复杂病种，从而推动医学的不断发展。妇科医生开创了微创手术的专业领域，并且得到了广泛认可。微创手术以降低手术相关的发病率和死亡率为目的的快速发展。例如，18 世纪报道的子宫切除术患者的死亡率高达 70%，但是随着无菌技术、抗生素和麻醉的使用以及微创技术的显著进步，目前子宫切除术患者的死亡率已降至 0.02% 以下[2]。

　　以清晰、简洁的方式对并发症进行分类和定义是非常重要的。尽管文献中存在一些差异，但是最普遍接受的并发症的定义是："在医疗干预期间或之后发生的意外和不希望发生的事件或情况，对患者的健康状况造成广泛的不利影响和（或）发生不可修复的伤害，因而有必要调整医疗干预措施"[3]。几十年来，妇科腹腔镜手术并发症的总发生率一直保持在 1% 以下[4-7]，总死亡率则为 0.0333‰[5]。

　　本章旨在讨论腹腔镜手术从进腹到术后这一期间可能出现的并发症。外科技术的熟练掌握、高超的解剖学知识和不断提高的外科技术是所有外科医生的必备法宝。然而，避免并发症的最关键一环仍然是预防。及时、安全、有效地早期发现和处理并发症亦是克服腹腔镜手术缺陷的关键。

腹壁穿刺和穿刺器放置引起的并发症

　　在进入腹腔时发生的并发症是腹腔镜手术时发生损伤的最常见原因之一。一些前瞻性研究表明，1/3~1/2 的并发症发生在穿刺器进入腹腔时[5,8-9]，其发

J. Mourad, M.D. (✉) • S. Henderson, M.D.
J. Magrina, M.D.
The Women's Institute, Banner University
Medical Center-Phoenix, University of Arizona
College of Medicine-Phoenix, 1441 N 12th Street,
Phoenix, AZ 85006, USA
e-mail: swwcjm@mac.com

© Springer International Publishing AG, part of Springer Nature 2018
G. G. Gomes-da-Silveira et al. (eds.), *Minimally Invasive Gynecology*,
https://doi.org/10.1007/978-3-319-72592-5_32

生率为 1.1‰ ~5.5‰[6,10-11]。进入腹腔时可采用许多技术，包括闭合进入技术（Veress）、开放进入技术（Hassan）、直接进入技术、直接可视化进入技术和放射状扩张进入技术。一些回顾性和前瞻性研究表明，每种入路技术的主要并发症发生率无显著差异。因此，针对腹腔镜进入腹腔的优选方案尚无明确的共识[12]。入路技术的选择应根据外科医生的培训和经验确定。无论采用何种方式，通过前腹壁引入穿刺器都存在风险。与腹壁入路相关的最常见并发症包括无法进入腹腔、腹膜外气肿、气体栓塞、腹壁血管和神经损伤、肠道损伤、膀胱损伤和大血管损伤[13]。

无法进入腹腔

Veress 进入技术最有可能出现穿刺失败，其发生率高达 0.06%[12]，既往腹部手术后出现粘连时更为常见。对穿刺失败的穿刺口应常规检查，以评估该部位是否受伤。在放置气腹针或初始穿刺器时，如果发现胆汁、粪便或血液回流，应将装置留在原位，并且立即采用替代穿刺口。如果进入失败，但是未发生损伤，则可以在同一穿刺口重新尝试进入[14]。如果怀疑有血管损伤，则应基于外科医生完成修补的能力和出血程度选择手术方式（腹腔镜手术或经腹手术）（见下文"大血管损伤"一节）。

腹膜外气肿

腹膜外气肿或腹膜外无意中形成气囊是腹腔镜手术中不常见的并发症，其发生率仅为 0.001%~ 0.59%[13]。腹膜外气肿因其临床意义有限而报道数量不足。当通过闭合法未能可视化地确认进入腹腔前建立 CO_2 气腹，最有可能发生腹膜外气肿[15-16]；腹部前壁皮下组织扩张可导致进入腹部困难或失败，或手术可视性差。轻度至重度皮下气肿也是一种已知的并发症，当气体沿着筋膜前平面流动时，皮下气肿可延伸至阴唇、阴囊、腿部、胸部、头部和颈部[17]。皮下气肿表现为皮肤下的捻发音或术中 CO_2 水平缓慢升高，通常 1~2d 可消退[18]。严重的皮下气肿虽然很少见，但是与气胸、纵隔气肿、心包气肿和高碳酸血症等严重并发症有关[19-20]。这可能是腹膜外气体直接上升或气体通过先天性横膈膜缺陷造成的结果[21]。在手术时间较长（>200min）、测量的最大潮气末 CO_2 浓度较高、穿刺口数量较多（>6 个）和患者年龄较大（>65 岁）的情况下，这些并发症的发生率较高[22]。

气体栓塞

气腹充气时最佳气体是 CO_2，因为它无色、无毒、不易燃烧、高度溶解，易于在血液中缓冲，并且可通过肺部迅速排出[19,21]。亚临床 CO_2 栓塞很常见。最近一项研究结果表明，在腹腔镜子宫全切术中使用连续经食管超声心动图显示，CO_2 栓塞的发生率为 100%[23]。然而，在腹腔镜手术中有临床表现的 CO_2 栓塞是一种罕见的、可致命并发症，气体直接进入静脉、动脉或实体器官[24]。具有临床重要意义的 CO_2 栓塞发生率很低，为 0.001%~0.59%[25-27]，但是死亡率则高达 28.5%[28]。气体栓塞通常发生在通气期间或结束后不久，表现为突然出现心动过速或心动过缓、全身性低血压、发绀、心律失常或心脏停搏[24]。

一旦发生心血管衰竭且怀疑为 CO_2 栓塞引起时，必须立即开始一系列急救步骤[24]。

1. 外科医生应该停止使用 CO_2 气腹。

2. 麻醉医生应停止使用一氧化二氮，并用 100% 氧气进行通气，以改善通气灌注不足和低氧血症。

3. 患者应处于头低脚高位和左侧卧位，以使气体上升到右心房的顶端，并且防止其进入肺血管系统。

4. 外科团队应启动心肺复苏：

（1）积极扩张容量以增加中心静脉压；

（2）使用强心药物和血管升压药维持心输出量；

（3）放置中心静脉或肺动脉导管，从右心房或右心室抽吸气体。

5. 如果有条件，考虑体外循环和（或）高压氧治疗。

腹壁血管损伤

腹壁损伤的发生率为 0.52%，最常见的情况是放置侧旁穿刺器时造成深部腹壁下血管和腹壁上血管的损伤[9]。严重的并发症很少见，但是会导致输血、血肿、脓肿形成和二次手术止血[29]。手术时应仔细选择侧孔穿刺位置，以避开这些血管。既可通过腹腔镜经腹腔直接显示腹壁下血管沿腹壁至肌肉和筋膜走行的路径，也可透照腹壁上血管，彻底了解沿着前腹壁的血管解剖关系。关于尸体解剖、成像技术和术中影像检查的研究表明，腹壁下血管从髂外血管分出后向脐内韧带侧面走行，并沿圆韧带内侧走行，然后沿着距中线 4~8cm 的前

腹壁延伸[30-32]。在肥胖患者和气腹不足的患者中，这种距离变得更远，距离中线可达 11cm[32]。"安全区"通常被认为是在髂前上棘水平上距中线大于 8cm 处。基于对腹壁解剖结构的理解选择合适的穿刺位置可以最大限度地降低血管损伤的风险。然而，由于解剖结构的变异，术中需要有处理腹壁血管损伤的预案[29]。

由于穿刺器和气腹的压迫作用，腹壁血管损伤可表现为出血沿穿刺器轴渗出或滴入腹腔，或在取出穿刺器前出血不明显。如果发现出血，可以通过电凝控制表浅出血，但是受伤的血管可能会从切口处回缩。因此，如果出血持续存在，应立即采取其他方法。可将 Foley 导尿管插入穿刺口部位，充气后轻轻牵引并压迫 24h，也可以对该部位血管的近端和远端进行缝合结扎。缝合时可以通过几种方法实现：①经腹距离皮肤切缘 1cm 处全层缝合（12~24h 后取下）；②经腹延长皮肤切口，探查切口并行深 "U" 形缝线；③在穿刺器位置使用筋膜闭合装置进行腹腔镜下缝合[18]。

腹壁神经损伤

腹壁神经损伤是腹腔镜手术中少见且已知的并发症。据报道，Pfannenstiel 切口手术中，髂腹股沟和髂腹下神经损伤的发生率高达 3.7%[33]，但是在腹腔镜手术中的发生率较低。这是因为髂腹股沟神经和髂腹下神经在髂前上棘下方和内侧进入腹壁[34]，妇科腹腔镜手术中很少在这个区域放置穿刺口。因此，髂前上棘下方和内侧区域增加了腹壁神经损伤和压迫的风险[35]，应予以避开。

术中并发症

大血管损伤

大血管损伤是指主动脉、下腔静脉或髂血管损伤。幸运的是，行腹腔镜检查时大血管损伤的发生率很低，为 0.1‰~6.4‰，然而大血管损伤的死亡率则接近 12.5%[21]。大多数血管损伤发生在腹腔入路时，与用气腹针（39%）或因腹部充气不足放置主要穿刺器（37.9%）有关[36]。大血管损伤也可以发生在腹腔镜手术时，尤其是在比较复杂的操作中（如腹膜后血管和淋巴结清扫）。大血管损伤以动脉多见，常累及主动脉或髂总动脉。由于在很短时间内发生大量失血，这些血管的损伤会导致严重的血流动力学变化，最常见的受累静脉是下腔静脉[37]。

一项关于近 30 000 例妇科腹腔镜手术的回顾性研究显示，外科医生的经验与总并发症发生率相关，但与大血管损伤的发生率无关[5]。这表明，无论外科医生的专业水平如何，都需要意识到大血管损伤可能出现的风险性。预防仍然是避免大血管损伤的最好方法，在进入手术室前应了解病理学知识，研究相关解剖学结构，分析危险因素，仔细设计手术方案。

迅速判断大血管损伤是改善预后的关键环节。腹腔内积血的出现提示主干血管有较大的撕裂伤。然而，由于腹膜后出血的干扰，大血管损伤可能不能立即被发现。在这些情况下，血流动力学的变化可能首先被麻醉医生发现。彻底

了解出血期间发生的生理/血流动力学变化，并且与手术团队的所有成员进行明确和即时的沟通，对于改善患者预后和生存情况至关重要。腹膜后血肿、腹部暗深色静脉积血或鲜红搏动性血液的出现提示外科医生发生了大血管损伤（图 32.1），医生应立即采取措施确定损伤部位，保护血管并控制出血。

发生大血管损伤时，外科医生保持冷静很重要，并且应帮助手术团队了解当前形势的紧迫性，立即通知麻醉人员和护理人员准备复苏工作、行紧急经腹手术和制订大量输血方案。一旦发现大血管损伤，应立即呼叫血管和（或）创伤医生协助。一旦手术团队被适当告知事件的紧急性质，应立刻行正中剖腹探查，并且用干海绵直接按压出血部位。手术助手在食管裂孔处用手按压主动脉也有助于处理大血管损伤，以减少损伤部位的血流。如果损伤部位很容易被确定，在血管外科医生到来之前应保持对损伤血管的直接压力。如果没有血管外科医生，应用多块干燥的经腹手术海绵紧紧填塞腹部，在一定张力状态下关闭腹腔，然后启动紧急转移程序，将患者转移到三级医疗中心。

肠道损伤

肠道损伤的发生率很低，在所有接受腹腔镜手术的患者中，其发生率仅为 0.03%~0.18%[38]。然而，妇科手术中的肠道损伤发生率似乎更高一些，为 0.06%~0.65%[18]。对肠道损伤的及时认识和处理对于降低此类损伤的发病率和死亡率至关重要。行腹腔镜检查时肠道损伤的死亡率为 2.5%~5%[21]，延迟诊断

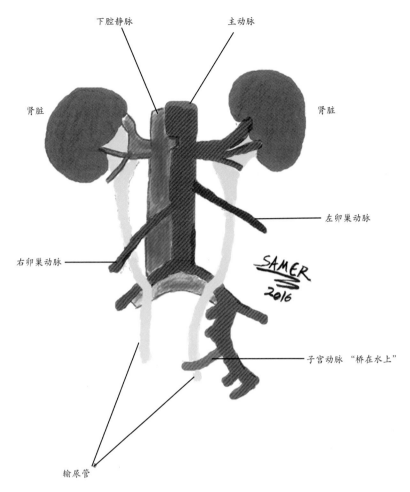

图 32.1 输尿管与盆腔血管的关系。当输尿管从骨盆边缘下降到髂总分叉处时，应注意输尿管的走行。一旦进入盆腔深部，输尿管就沿着子宫骶韧带外侧延伸，然后穿过阔韧带底部。在子宫动脉下方穿过（"桥在水上"），进入膀胱三角区前在阴道前穹隆向内侧走行

时死亡率则接近 28%[18]。大多数肠道损伤不能立即得到诊断，所以术后病程中常发生恶化，并伴有疼痛、发热、白细胞增多，最终发生腹膜炎和败血症，此时应立即引起关注并采取相应措施。

肠道损伤通常是在进入腹壁时由气腹针或主要穿刺器穿刺造成的，也可以在粘连松解或使用电外科器械时发生。大约 50% 的肠道损伤发生在腹腔穿刺入路时，绝大多数发生在既往有手术史或粘连性疾病的患者中。

减少肠道损伤发生的可能性的关键因素是合理的手术计划、先进的外科解剖学知识、对有可能出现的异常情况的应对以及对组织结构的重视。发生术中损伤时应立即识别和处理。当出现下列迹象之一时，应怀疑插入气腹针时发生肠道损伤，即腹内压高（>10mmHg）、吸引出粪样物质、异味或腹部不对称扩张。行腹腔镜手术时进入腹腔后要进行

常规检查、腹部和骨盆的彻底检查以及术中肠道完整性的检查，当怀疑乙状结肠损伤时，也称为"轮胎实验"。术中肠道完整性测试可以通过用水充满盆腔并将空气导入直肠轻松完成。可以用钝器阻塞近端结肠，同时从远端引入空气，出现气泡则证实为乙状结肠穿孔。一旦术中发现肠道损伤，应立即进行修复，充分冲洗腹部，并静脉注射抗生素，同时检查整个肠道以排除隐匿性损伤。修复结果取决于损伤的类型、位置和大小。肠道损伤可分为机械损伤（针头或穿刺器）或热损伤（电外科），可位于小肠或大肠。

小的针刺伤可较快愈合，但是较大的伤口则需要修复。如果外科医生具备专业知识，在技术上是可行的，则可通过腹腔镜进行修复[39]。可以先修复小的损伤，对大的损伤则可能需要行节段切除。在出现严重污染和（或）晚期腹膜炎的情况下可使用结肠造口术，因为预防性结肠造口术已被证明会增加并发症发生率，但不会增加吻合口瘘发生率。累及浆膜层或黏膜下层的浅表裂伤可用单层延迟可吸收缝线缝合。对较深的裂伤需要分两层进行缝合，即用延迟可吸收缝线缝合黏膜、黏膜下层和肌层，然后用间断丝线缝合黏膜下层至浆膜层。为避免管腔狭窄，修复时应始终保持横向关闭。

未被发现的肠道损伤可使患者并发症和死亡率显著增加。如果术后出现疼痛、发热、恶心和呕吐等症状，应首先立即进行评估，这是十分必要的。术后第1天或第2天，术中未发现的肠破裂通常会出现症状，但未发现的肠道热损伤可能要到术后第7~10天才会出现症状。症状的表现程度可能不等，从非常轻微和非特异性症状直至发生剧烈疼痛、发热，最终出现败血症，因此对所有术后主诉持高度怀疑态度并进行严谨评估是至关重要的。初步评估内容通常包括全面的病史和体格检查、实验室评估和通过口服造影剂的CT检查。如果检查时不能明确诊断，但是根据临床症状怀疑肠道损伤，应考虑腹腔镜探查。

泌尿系统损伤

在妇科腹腔镜手术中，膀胱和输尿管损伤的发生率为0.02%~1.7%[21]。如前所述，预防、发现和早期处理损伤对改善预后和降低发病率至关重要。手术时未发现膀胱或输尿管损伤将不可避免地导致术后并发症，例如腹膜炎、瘘和肾功能损害。

膀胱损伤的发生率比输尿管损伤的发生率高得多。损伤类型因手术的复杂性和手术经验而异。最常见的膀胱损伤类型是用气腹针或在耻骨上放置穿刺器而导致的膀胱穿孔。减少膀胱损伤的简单方法包括行手术切口前用Foley导尿管行膀胱排空，以及在直接腹腔镜引导下放置辅助孔。对针穿刺伤和小裂伤可以行保守处理，但是对较大的损伤（>10mm）应使用延迟可吸收缝线分两层进行修复。修复的完整性应通过膀胱灌注和观察是否有渗漏确认。对于复杂损伤或位于膀胱三角附近的损伤，应留置Foley导尿管至少7d。当从子宫下段分离膀胱时，膀胱会受到热损伤。既往有剖宫产史或子宫膀胱陷凹处有子宫内膜异位症的患者，其局部有严重粘连，这种情况发生损伤的概率较高。细致的外科技术包括从外侧到内侧途径游离膀胱，应使用锐利的解剖器械而非电刀，避免钝性分离，这些将有助于防止膀胱损伤。

虽然输尿管损伤并不常见，但是其与严重的并发症相关。在手术中可能会无意中切断或损伤输尿管，并使其失去血供或灼伤。腹腔镜手术中输尿管损伤的危险因素包括手术经验不足、大肌瘤、大附件包块、严重粘连和子宫内膜异位症。大多数输尿管损伤发生在主韧带或骨盆漏斗韧带水平，但是也可能发生在子宫骶韧带外侧缘、卵巢窝和输尿管隧道。了解输尿管从髂总分叉处上方的骨盆边缘下降的走行对于防止损伤（图32.2）和术中定位至关重要。一旦输尿管进入盆腔深部，其沿着子宫骶韧带的外侧走行，穿过阔韧带的底部。然后，输尿管通过子宫动脉下方，即"桥（子宫动脉）在水（输尿管）之上"，在进入膀胱前向阴道穹隆内侧移动。影像学研究[40]表明，输尿管可以位于距离宫颈5mm的位置。仔细解剖，轻柔处理组织，以及对骨盆解剖结构的透彻了解将有助于减少和防止输尿管损伤。在电凝和横断组织前，必须对输尿管进行可视化检查。如果外科医生不能通过腹膜看到输尿管蠕动，应进行腹膜后分离以暴露输尿管。将膀胱从宫颈阴道交界处游离，使子宫动脉裸化，在后方形成腹膜反折，这将有利于保护输尿管和膀胱。向头侧牵拉子宫可导致输尿管侧移，这可有效增加输尿管与宫颈阴道交界处之间的距离。

如果怀疑输尿管损伤，应立即进行评估。外科医生顺着输尿管走行沿骨盆侧壁向下进入膀胱路径后进行输尿管检查。输尿管出现蠕动时也并不能排除受伤。如果发生部分或完全横断，尿液外

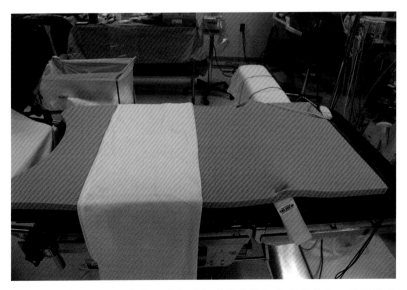

图 32.2　将 Xodus 医疗产品（公司）的粉色垫放在手术台上，并用尼龙搭扣固定到位。在完成手术后，约束带将有助于手臂收拢和患者转移。该垫用于直接接触患者皮肤，以减少手术过程中的滑动

渗即可证实输尿管损伤。必要时，静脉注射靛蓝胭脂红有利于发现损伤区域。在行膀胱镜检查时，通过观察损伤侧输尿管无尿液流出可以更容易地确定输尿管断裂和通过缝合结扎或闭合装置造成的输尿管完全梗阻。术中输尿管损伤的治疗取决于损伤的类型和严重程度及其解剖位置。通常会邀请泌尿科医生会诊，请其帮助修复输尿管。一般来说，最好是进行输尿管植入而非对其进行吻合，这是因为输尿管植入并发症的风险较低；游离膀胱以连接到输尿管断端，要比游离输尿管断端以连接到膀胱更有利，这是因为后者可能导致输尿管缺血。通过分离膀胱两侧的腹膜，可以轻易将膀胱与骨盆边缘水平的输尿管断端相连接。发生严重的输尿管热损伤和断裂时需要切除受影响的区域，再重新吻合或重新植入。

绝大多数膀胱损伤是在术中被发现的，与肠道损伤相似，如果术中未发现输尿管损伤，可导致治疗上的延迟和患者并发症的增加。术后出现发热、恶心、呕吐、疼痛、血尿、腹胀或腹水、排尿功能障碍，以及切口处或阴道液体渗漏时，应立即引起对输尿管或膀胱损伤延迟诊断的关注。这些并发症通常在术后第2~7天出现，最迟可在术后33d出现[41]。应立即对此进行评估，以确定是否发生损伤、损伤位置以及损伤的严重程度。行肾脏超声检查时可确定是否有肾积水、输尿管扩张或腹腔内尿液潴留。尿路造影（CT检查）和逆行肾盂造影也是有效的成像方式。一旦确诊膀胱损伤，建立肾引流是必要的，可以采用经皮肾造瘘、放置输尿管支架或Foley导尿管，或三种方法结合使用。行支持性治疗时应首先清除腹腔内尿液，必要时使用抗生素，并且在患者病情稳定时进行手术修复。发生膀胱损伤时可伴有输尿管损伤，此时必须排除输尿管损伤。反之亦然，发生输尿管损伤时必须排除膀胱损伤。

神经损伤

妇科手术后神经损伤的发生率很低，约为2%[42]，但是其后果却很严重，通常会导致轻微的不适和感觉异常。根据损伤的类型和严重程度不同，偶尔会导致运动功能丧失和永久性残疾。神经病理性损伤可能发生在手术期间的任何时候，从患者准备手术到麻醉苏醒并将患者转移到恢复室皆可能。如果手术不复杂，当患者抱怨术后疼痛、感觉异常、感觉丧失或运动无力时，应该怀疑有神经损伤。除了在手术过程中的直接损伤外，例如横断、夹闭或热损伤，外科医生还必须认识到在手术过程中患者体位摆放或患者移动时有神经压迫或拉伸的可能。

大多数妇科腹腔镜手术中患者取截石位和一定程度的头低脚高位。陡峭的头低脚高位（>30°）是臂丛神经损伤的独立危险因素[21]，手术时间延长（>4h）、肥胖和手术期间患者体位的频繁变动显著增加了神经损伤的风险。当在截石位手术后怀疑发生下肢神经损伤时，股神经、坐骨神经和腓神经受累最多见，通常由神经受压所致。

临床表现通常可以帮助确定哪根神经受累。例如，如果患者表现为四肢无力且无股四头肌疼痛，同时行走和爬楼梯困难，应考虑股神经损伤的可能。股神经损伤通常是由于腿部过度弯曲导致腹股沟韧带受压所致。当下肢在髋关节处外旋和（或）外展时，股神经被拉伸，也会发生这种情况。当患者出现下肢后方无力和从上肢向下肢后侧放射性疼痛时，坐骨神经损伤的可能性大。当膝盖在马镫形多功能腿架中伸直且长时间手术过程中神经直接受到压迫时，高位截石位牵拉可引起坐骨神经损伤。当患者出现足部下垂和足背部无力或麻木时，可能是腓总神经损伤。这通常是由于膝盖外侧部分紧靠马镫形多功能腿架造成的。

与任何其他类型的并发症一样，预防远胜于补救。外科团队应采取一切必要措施，确定患者是否有神经病变损伤的风险，特别是病态肥胖、可能超过 4h 的复杂手术、关节炎造成畸形并影响体位摆放的患者以及先前存在神经病变的患者。术前应记录完整的病史和详细的体格检查，评估先前存在的情况。如果有必要，在手术前应请神经科医生进行会诊和评估。一旦进入手术室，外科医生要负责对患者进行体位摆放，并确保没有压力点或可能导致神经损伤的错位变化。这一职责至关重要，不应将其委托给团队的其他成员。可以通过在固定位置收拢手臂保护上肢，通过垫衬肘部、手腕和手来消除任何压力点的可能性，并且尽可能避免长时间（>4h）截石位和肩撑。若情况允许，当手术时间接近 4h 时，应考虑重新对患者调整体位。如果发生体位变动或移位时，重新调整体位可暂时缓解压力和减少受影响神经的压力，也有助于更好地摆放体位。

防止手术损伤的另一个重要步骤是避免陡峭（30°~45°）的头低脚高位。在将患者转移到手术台之前，用尼龙搭扣带将泡沫垫固定在手术台上，并且放置一条约束带以便收束手臂，手术完成后将患者转移到转移床上（图 32.2）。该垫子直接接触患者皮肤，以消除手术过程中的滑动，进而有效地减少对垫子和肩撑的需要。

当发现神经损伤时，应进行物理和药物支持性治疗，以减少神经性疼痛，如三环类抗抑郁药和抗惊厥药。神经组织恢复较缓慢，大约需要 3~4 个月才能再生。医生的耐心和安慰将对患者的恢复大有帮助。如果症状严重且保守治疗后症状反复，应考虑转诊至神经科。

粉碎相关的损伤

随着微创外科技术的进步、工业创新以及高效机械粉碎设备的引入，以微创方式完成的复杂手术数量急剧增加。从腹腔镜手术利用超声刀到手动粉碎设备，再到电动粉碎设备的发展，这些均有利于组织的提取，但是也带来了新的手术风险。内脏和血管损伤的报道 [43]，以及开放式粉碎过程中良性或恶性细胞组织植入的潜在风险，这些导致了对这些设备使用的重新评估。当考虑到行腹腔中任何组织的粉碎时，告知可能的风险和得到书面知情同意至关重要。因为粉碎过程中留下的小碎片可能导致疼痛、感染、寄生性平滑肌瘤病和潜在的恶性细胞种植等并发症。当选择微创方法治疗病灶较大肿块患者时，排除恶性疾病的可能是非常重要的。需要尽一切努力不增加患者的并发症和死亡率，使微创方法获益。例如，来自日本的最新文献^[44]表明，患有平滑肌肉瘤风险的患者在术前评估时检测多种预测因子是制订术前肉瘤评分的重要工具，包括影像学检查（经阴道超声检查和 MRI 检查）、子宫内膜活检和血清乳酸脱氢酶水平检测。此外，在行腹腔镜子宫切除术时，应尽可能通过阴道或小切口完整取出标本。当采用微创方法提取大样本时，建议在整个过程中控制组织外溢。许多技术和工具已被用于组织提取。最近，美国食品药品监督管理局（FDA）批准，将第一个组织封闭系统与某些腹腔镜动力粉碎器联合使用封闭子宫组织，以粉碎无可疑癌变的组织。无论使用何种工具或技术进行组织提取，手术报告中必须包括合理的知情同意文件和详细的操作说明。

术后并发症

穿刺口感染

穿刺口感染是腹腔镜手术后的一种手术部位感染，通常在术后 1 个月内出现^[45]。腹腔镜手术后的伤口感染在术前使用抗生素、无菌技术和充分止血的情况下并不常见，但是在有尼古丁使用史、糖尿病、类固醇服用史、肥胖、癌症或营养不良的患者中更易发生。当感染发生时，其典型表现为局部红斑、硬结、发热和腔镜穿刺口处渗出。一些患者可能出现全身症状，包括发热和白细胞增多。坏死性筋膜炎的特点是大量引流液、失活的皮下组织和筋膜。穿刺口感染最

常见于脐部，与较大的穿刺器位置和标本提取有关。表皮感染通常表现为红斑和发热，可以采用局部伤口护理和抗生素治疗。深部感染通常表现为波动感或脓性分泌物，需要探查、冲洗和填塞，必要时清创。

穿刺口疝

腹腔镜手术后穿刺口疝的发生率为 0.21%~5.4%^[46-48]。当使用大穿刺口（≥10mm）时，譬如单孔手术^[49]，穿刺口疝的发生概率增加。高危因素包括年龄大、体重指数高、既往疝病史、刀片式穿刺器设计、穿刺器直径≥10mm、手术时间延长、多个辅助孔道、延长穿刺口以进行标本提取、皮肤吻合器或单孔手术等。据报道，为避免穿刺口疝，可在 5mm 和 7mm 的穿刺口部位以及 ≥ 10mm 的穿刺口部位进行一次性筋膜闭合术。

穿刺口疝通常表现为在先前的腹腔镜穿刺切口处存在间歇性或连续的隆起。这可能只是一个美容问题，或可导致不同程度的疼痛，但是通常会因劳累或 Valsalva 动作（屏气、捏鼻鼓气）出现。患者还可出现肠梗阻或肠梗死的临床症状，如恶心、呕吐、腹胀、持续疼痛、发热、心动过速和电解质失衡。这种情况可能发生在腹腔镜手术后数年。手术后的时间越久，其发病率可能越高^[48]。当行腹腔镜检查发现穿刺口疝时，应进行修补。通常情况下，腹腔镜下简单的缝合修补足以修复穿刺口疝。但是，应根据临床情况、疝的大小和缺陷的位置进行个性化手术修补。

术后肩痛

　　术后膈肌腹膜底面的刺激通常可引起患者肩关节出现疼痛，即牵涉性疼痛现象，于术后常见。肩关节疼痛的原因是膈肌由左右膈神经支配，膈神经由脊髓 C3~C5 水平的感觉神经元和运动神经元组成。当膈神经的感觉成分被滞留在腹腔的气体、血液或冲洗液激活，或因气腹、头低脚高体位引起腹部器官压力变化导致神经伸展时，膈神经发出传入信号，这些信号在颈段 3~5 的背角被处理。来自肩部的感觉轴突也汇聚在同一个背角，进而导致人体将膈神经发出的传入信号误认为来自肩部。这种融合被认为是牵涉性疼痛的基础[21]，其过程是自限性的。安慰和对症护理是有效的处理方法。

（贺海威 译）

参考文献

[1] Hatzinger M, Häcker A, Langbein S, et al. Hans-Christian Jacobaeus (1879-1937): the inventor of human laparoscopy and thoracoscopy. Urologe A, 2006, 45(9): 1184-1186.

[2] Sutton C. Past, present, and future of hysterectomy. J Minim Invasive Gynecol, 2010, 17(4): 421-435.

[3] Jansen FW. Complications. In: Istre O, editor. Minimally invasive gynecological surgery. 1st ed. Berlin: Springer, 2015: 177-190.

[4] Miranda CS, Carvajal AR. Complications of operative gynecological laparoscopy. JSLS, 2003, 7: 53-58.

[5] Chapron C, Queleu D, Bruhat MA, et al. Surgical complications of diagnostic and operative gynaecological laparoscopy: a series of 29,966 cases. Hum Reprod, 1998, 13: 867-872.

[6] Jansen FW, Kapiteyn K, Trimbos-Kemper T, et al. Complications of laparoscopy: a prospective multicentre observational study. Br J Obstet Gynaecol, 1997, 104: 595-600.

[7] Johnston K, Rosen D, Cario G, et al. Major complications arising from 1265 operative laparoscopic cases: a prospective review from a single center. J Minim Invasive Gynecol, 2007, 14: 339-344.

[8] Mac Cordick C, Lécuru F, Rizk E, et al. Morbidity in laparoscopic gynecological surgery: results of a prospective single-center study. Surg Endosc, 1999, 13(1): 57-61.

[9] Hashizume M, Sugimachi K. Needle and trocar injury during laparoscopic surgery in Japan. Surg Endosc, 1997, 11: 1198-1201.

[10] Molloy D, Kaloo PD, Cooper M, et al. Laparoscopic entry: a literature review and analysis of techniques and complications of primary port entry. Aust N Z J Obstet Gynaecol, 2002, 42: 246-254.

[11] Garry R. Towards evidence-based laparoscopic entry techniques: clinical problems and dilemmas. Gynaecol Endosc, 1999, 8: 315-326.

[12] Ahmad G, Gent D, Henderson D, et al. Laparoscopic entry techniques. Cochrane Database Syst Rev, 2015, 8: CD006583. https://doi.org/10.1002/14651858. CD006583. pub4.

[13] Cuss A, Bhatt M, Abbott J. Coming to terms with the fact that the evidence for laparoscopic entry is as good as it gets. J Minim Invasive Gynecol, 2015, 22(3): 332-341.

[14] Pryor A, Gracia G. Abdominal access techniques used in laparoscopic surgery. UpToDate, 2015.

[15] Angioli R, Terranova C, De Cicco Nardone C, et al. A comparison of three different entry techniques in gynecological laparoscopic surgery: a randomized prospective trial. Eur J Obstet Gynecol Reprod Biol, 2013, 171: 339-342.

[16] Byron JW, Markenson G, Miyazawa K. A

randomized comparison of Verres needle and direct trocar insertion for laparoscopy. Surg Gynecol Obstet, 1993, 177: 259-262.

[17] Celik H, Cremins A, Jones KA, et al. Massive subcutaneous emphysema in robotic sacro-colpopexy. JSLS, 2013, 17(2):245-248.

[18] Makai G, Isaacson K. Complications of gynecologic laparoscopy. Clin Obstet Gynecol, 2009, 52(3):401-411.

[19] Ott DE. Subcutaneous emphysema-beyond the pneumoperitoneum. JSLS, 2014, 18(1): 1-7.

[20] Kalhan SB, Reaney JA, Collins RL. Pneumo-mediastinum and subcutaneous emphysema during laparoscopy. Cleve Clin J Med, 1990, 57: 639-642.

[21] Magrina J. Complications of laparoscopic surgery. Clin Obstet Gynecol, 2002, 45:469-480.

[22] Murdock CM, Wolff AJ, Van Geem T. Risk factors for hypercarbia, subcutaneous emphysema, pneumothorax, and pneumo-mediastinum during laparoscopy. Obstet Gynecol, 2000, 95(5):704-709.

[23] Kim CS, Kim JY, Kwon JY, et al. Venous air embolism during total laparoscopic hysterectomy: comparison to total abdominal hysterectomy. Anesthesiology, 2009, 111(1): 50-54.

[24] Park EY, Kwon JY, Kim KJ. Carbon dioxide embolism during laparoscopic surgery. Yonsei Med J, 2012, 53(3): 459-466.

[25] Mintz M. Risks and prophylaxis in laparo-scopy: a survey of 100,000 cases. J Reprod Med, 1977, 18: 269-272.

[26] Hynes SR, Marshall RL. Venous gas embolism during gynaecological laparoscopy. Can J Anaesth, 1992, 39(7): 748-749.

[27] Bonjer HJ, Hazebroek EJ, Kazemier G, et al. Open versus closed establishment of pneumoperitoneum in laparoscopic surgery. Br J Surg, 1997, 84: 599-602.

[28] Cottin V, Delafosse B, Viale JP. Gas embolism during laparoscopy: a report of seven cases in patients with previous abdominal surgical history. Surg Endosc, 1996, 10(2): 166-169.

[29] Hurd WW, Pearl ML, DeLancey JO, et al. Laparoscopic injury of abdominal wall blood vessels: a report of three cases. Obstet Gynecol, 1993, 82(S): 673-676.

[30] Hurd WW, Rude RO, DeLancey JO, et al. The location of abdominal wall blood vessels in relationship to abdominal landmarks apparent at laparoscopy. Am J Obstet Gynecol, 1994, 174(3): 642-646.

[31] Saber AA, Meslemani AM, Davis R, et al. Safety zones for anterior abdominal wall entry during laparoscopy: a CT scan mapping of epigastric vessels. Ann Surg, 2004, 239(2): 182-185.

[32] Burnett TL, Garza-Cavazos A, Groesch K, et al. Location of the deep epigastric vessels in the resting and insufflated abdomen. J Minim Invasive Gynecol, 2016, 23(5): 798-803.

[33] Luijendijk RW, Jeekel J, Storm RK, et al. The low transverse Pfannenstiel incision and the prevalence of incisional hernia and nerve entrapment. Ann Surg, 1997, 225: 365-369.

[34] Rahn DD, Phelan JN, Roshanravan SM, et al. Anterior abdominal wall nerve and vessel anatomy: clinical implications for gynecologic surgery. Am J Obstet Gynecol, 2010, 202(3): 234.

[35] Whiteside JL, Barber MD, Walters MD, et al. Anatomy of ilioinguinal and iliohypogastric nerves in relation to trocar placement and low transverse incisions. Am J Obstet Gynecol, 2003, 189(6): 1574-1578.

[36] Philips PA, Amaral JF. Abdominal access complications in laparoscopic surgery. J Am Coll Surg, 2001, 192: 525-536.

[37] Sandadi S, Johannigman JA, Wong VL, et al. Recognition and management of major vessel injury during laparoscopy. J Minim Invasive Gynecol, 2010, 17(6): 692-702.

[38] Pryor A, Mann W, Garcia G. Complications of laparoscopic surgery. UpToDate, 2016.

[39] Chapron C, Fauconnier A, Goffinet F, et al. Laparoscopic surgery is not inherently dangerous for patients presenting with benign gynaecologic pathology. Hum Reprod, 2002, 17: 1334-1342.

[40] Gemer O, Simonovsky A, Huerta M, et al. A radiological study on the anatomical

proximity of the ureters and the cervix. Int Urogynecol J Pelvic Floor Dysfunct, 2007, 18(9): 991-995.

[41] Sharp HT, Swenson C. Hollow viscus injury during surgery. Obstet Gynecol Clin N Am, 2010, 37: 461-467.

[42] Cardosi RJ, Cox CS, Hoffman MS. Post-operative neuropathies after major pelvic surgery. Obstet Gynecol, 2002, 100: 240-244.

[43] Milad MP, Sokol E. Laparoscopic morcellator-related injuries. J Am Assoc Gynecol Laparosc, 2003, 10: 383-385.

[44] Nagai T, Yakahori TY, Ishida H, et al. Highly improved accuracy of the revised Preoperative Sarcoma Score (PRESS) in the decision of performing surgery for patients presenting with a uterine mass. Springer Plus, 2015, 4: 520.

[45] Sasmal PK, Mishra TS, Rath S, et al. Port site infection in laparoscopic surgery: a review of its management. World J Clin Cases, 2015, 3(10): 864-871.

[46] Montz FJ, Holschneider CH, Munro MG.

Incisional hernia following laparoscopy: a survey of the American Association of Gynecologic Laparoscopists. Obstet Gynecol, 1994, 84(5): 881.

[47] Bunting DM. Port-site hernia following laparoscopic cholecystectomy. JSLS, 2010, 14(4): 490-497.

[48] Bensley RP, Schermerhorn ML, Hurks R, et al. Risk of late-onset adhesions and incisional hernia repairs after surgery. J Am Coll Surg, 2013, 216(6): 1159-1167.

[49] Marks JM, Phillips MS, Tacchino R, et al. Single-incision laparoscopic cholecystectomy is associated with improved cosmesis scoring at the cost of significantly higher hernia rates: 1-year results of a prospective randomized, multicenter, single-blinded trial of traditional multiport laparoscopic cholecystectomy vs single-incision laparoscopic cholecystectomy. J Am Coll Surg, 2013, 216(6): 1037.